"博学而笃志，切问而近思"
《论语》

"正其谊不谋其利，明其道不计其功"
《春秋繁露》

U0377338

国家高水平公共卫生学院建设

国家高层次应用型公共卫生人才培养创新项目　**系列教材**

教育部"双一流"学科建设

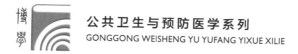

公共卫生与预防医学系列

GONGGONG WEISHENG YU YUFANG YIXUE XILIE

流行病学原理

（第二版）

主　审　姜庆五

主　编　徐　飚

副主编　赵根明　何　纳

复旦大學 出版社

编委会名单

P前言
Preface

2020 年，值此《流行病学原理（第二版）》编写工作启动之际，正是全球新型冠状病毒肺炎大流行之时。流行病学作为公共卫生与预防医学的一门主干学科，以其科学的病因学推断理论、客观的现场调查方法和先进的统计及生物信息分析技术，在新型冠状病毒肺炎的病例发现、传播途径识别、流行风险判断、诊疗技术和疫苗效果评价以及人群防控策略制定等诸多方面作出了重要贡献。

流行病学是临床医学和生命科学的基础学科，也是人群健康发展研究的重要方法学，已在疾病的病因学研究、新技术和新方法评价、人群健康干预实施和健康策略研究等领域获得了广泛的应用。以人群为对象，研究健康与疾病的人群现象，并提高人群的健康水平是流行病学追求的目标。在当前全球化发展和地域政治共存的情况下，流行病学是了解不同国家和地区人群疾病负担、掌握人群疾病变迁、识别地区主要公共卫生问题、开展科学合理的疾病防治进而提高全人群健康的重要工具。每个医学科研工作者都有必要掌握流行病学的基本原理和方法。

《流行病学原理（第二版）》由复旦大学公共卫生学院流行病学学科人员在《流行病学原理》（2007 版）的基础上编写而成。复旦大学流行病学学科的发展历史可追溯至上海医科大学建校初期。早在 1928 年，颜福庆教授便在成立不久的上海医学院内建立了公共卫生科，开展社区疾病控制的探索与实践。新中国成立后，在著名流行病学家苏德隆教授的带领下，上海医科大学形成了一支优秀的流行病学学科团队，其中包括李婉先、徐志一、俞顺章、袁鸿昌和沈福民等教授。他们开拓性的工作奠定了今天复旦大学公共卫生学院流行病学的教学与研究基础，并为全国乃至世界各国培养了一大批优秀的流行病学专业研究人员。当前，复旦大学流行病学学科的教师秉承着前辈的优秀传统，始终坚持以疾病的病因学和预防控制策略研究为主要方向，聚焦严重危害人群健康的重大慢性病和新发、再发传染病，关注健康老龄化新挑战，以人群为基础，将疾病预防控制实践与科学研究相结合，依托社区队列和人群健康数据，通过多学科结合，开展系统、深入的流行病学研究，并致力于流行病学学科和疾病预防控制新理论、新技术和新方法的发展与应用。

《流行病学原理（第二版）》是复旦大学公共卫生学院流行病学教研室以硕士研究

生教学课程内容为核心编写的一本教材，旨在培养医学和公共卫生专业人员针对主要健康问题设计研究方案，为开展现场和实验室研究、科学地处理和分析数据提供帮助。《流行病学原理（第二版）》还可以作为预防医学科研工作者的参考书，帮助读者了解当前流行病学的研究进展，掌握经典的和新兴的流行病学研究设计方法，正确认识和报告研究结果。

《流行病学原理（第二版）》分为基础篇和应用篇两个部分，分别介绍了病因学理论、暴露和疾病的测量、流行病学研究设计、流行病学研究结果的解释和当前已被广泛应用的流行病学分支学科。 本书保留了《流行病学原理》（2007 版）的精髓，新加入国际知名高校研究生的流行病学教学内容，更新了国内外流行病学研究实例，使读者通过学习，在掌握流行病学基本理论的基础上，把握当前流行病学学科的发展方向，并结合实际工作，开展预防医学的科学研究和现场实践。

《流行病学原理（第二版）》由国内外传染病流行病学和公共卫生应急研究领域的知名专家编写而成，由复旦大学公共卫生学院的徐飚教授、赵根明教授和何纳教授担任主编和副主编。 编写团队还邀请了当前活跃在公共卫生领域的国内外多所专业院校的流行病学专家和青年学者参与。

本书的国内编者有复旦大学公共卫生学院的姜庆五、赵根明、徐飚、何纳、钱序、王伟炳、付朝伟、张志杰、周艺彪和蒋泓教授；南京医科大学、浙江大学、安徽医科大学和武汉大学的流行病学专家沈洪兵、吴息凤、王建明、杨万水、张志将教授和徐小林研究员。 参与编写的还有复旦大学的赵琦、张涛、刘星、索晨和南京医科大学的朱猛、王玉琢等青年学者，其为本书的撰写作出了重要贡献。 本书的国外编者有资深的流行病学教授，也有营养流行病学、药物流行病学等分支流行病学研究领域的知名专家。 他们是加州大学洛杉矶分校菲尔丁（Fielding）公共卫生学院的流行病学系主任张作风教授，耶鲁大学公共卫生学院的流行病学教授马晓妹博士，纽约州立大学布法罗分校的流行病学副教授穆丽娜博士，加拿大渥太华大学医学院的流行病学终身教授、在肺部疾病流行病学研究领域享有极高国际学术地位的陈跃博士，哈佛大学陈曾熙（T. H. Chan）公共卫生学院营养学助理教授张学宏博士，安斯泰来制药（美国）公司高级流行病学总监崔亚东博士和国际著名的分子流行病学专家、现浙江大学公共卫生学院院长吴息凤教授等。 这些国际专家的加盟赋予了本书内容新颖、信息量大的特点。

《流行病学原理（第二版）》的所有编者均曾就学于上海医科大学公共卫生学院，均具有长期的国内外流行病学学习、教学和工作经验。 他们长期以来参与了多项国家和全球重大公共卫生问题的研究，著述丰富，具有较高的学术地位。 本书汇集了这些编者在科研和教学过程中积累的资料和经验，内容系统、深入且实用。

　　本书主审姜庆五教授，作为复旦大学公共卫生学院前任院长、教育部流行病学重点学科带头人，长期致力于流行病学的教学和科研。姜庆五教授对全书进行了审校，并提出了建设性的修改意见。姜庆五教授以深厚的专业知识和对研究生流行病学教学的准确定位，为本书的面世提供了不可或缺的支持和帮助。

　　感谢《流行病学原理》（2007版）的编者赵耐青教授，为本书的部分章节提供了编写指导。

　　感谢秘书张涛副教授和硕士研究生张雨格、林婉靖同学在本书编写过程中的辛勤劳动和重要贡献。

　　《流行病学原理（第二版）》的出版，获得了上海市高水平地方高校建设项目的大力支持，谨此表示感谢！

　　受新型冠状病毒肺炎全球大流行的影响，本书由国内外学者分头撰写，虽进行了多次在线讨论，但全书的文笔、风格、叙述方式等仍不尽相同。衷心希望广大读者能不吝指正，提出宝贵的意见和建议，使本书得以不断修正、发展和完善，成为我国公共卫生和预防医学教学以及科研工作者案头的一本好书。

　　谨代表所有编者，感谢母校上海医科大学公共卫生学院的前辈、专家、教授给予我们的培养和教导。

徐　飚

2023 年 1 月

C目录
Contents

第二篇　应用篇

第一篇

基础篇

　　流行病学是在人类与疾病抗争的历史中形成的一门医学基础学科,它起自对传染病病因和传播机制的探索,目前已广泛应用于包括传染病、慢性非传染性疾病、伤害和各类健康问题的病因学和防治研究。临床医学研究的对象是患者,尤其是出现症状的患者,治疗疾病是临床医学研究的主要目标。而流行病学研究的对象是人群,是产生疾病的人群,探索疾病的病因和干预疾病在人群中的发生与流行是流行病学工作的重点。

第一节 流行病学理论和方法的发展

　　流行病学是研究人群疾病发生和健康状态的科学,其核心是通过定量研究的方法来测量人群中所研究疾病的负担,分析暴露与疾病间的联系,探索疾病发生和流行的原因,以达到预防和控制疾病流行的目的。流行病学的基本理论可以追溯至 2 000 多年前古希腊有关环境对人体健康影响的理论,而 19 世纪上半叶英国和法国学者在环境卫生改革中的研究为现代流行病学奠定了基础。二次世界大战后,流行病学进入了它的“现代期”,70 余年来,流行病学在理论、方法和应用方面有了飞速发展。

一、流行病学发展历史

（一）流行病学发展初期

　　古代,人类将疾病看作是神的意志或自然存在,缺乏对疾病病因的识别和认识。现代医学之父希波克拉底(Hippocrates,公元前 460—前 370 年)对流行病学的贡献在于提出了环境在疾病发生中具有重要作用的观点,强调物理因素对健康和疾病的影响。例如,希波克拉底理论认为气候变化和季节特征决定了疾病流行的上升和下降;著名的《空气、土壤和水》是第一本系统阐述环境和疾病关系的论著。希波克拉底对清洁的水源和合理的生活方式对健康影响的描述在 2 500 年后的今天仍具有实际意义。

　　中世纪的瘟疫流行,使人们对传染病有了广泛的体验。物理和经济环境的恶化、贫困以及罗马文明的衰退将人类带入了瘟疫大流行时代。这一时期是“全球饥荒”和“全球疾病”的时期,而 1348 年发生的鼠疫大流行更使人群的期望寿命由 30～35 岁骤降至 20

多岁。

14 世纪的瘟疫大流行及其在此后两个世纪内的周期性流行强化了人们对公共卫生的关注。有些城市开始把死亡记录归档,继而形成了全面的死亡率记录,可用于识别疫病的流行及其过程。从这些记录可见,早期的瘟疫死亡率高得惊人,在有些城市半数以上的居民死于鼠疫大流行。根据鼠疫流行的死亡情况,意大利北部城市发布了一系列用于保护中上阶层人群健康的公共卫生措施,包括隔离怀疑带有传染病患者的到港船只,对这些船只的检疫期设置长达 40 天。

17 世纪前后,瘴气理论和传染理论一直是关于疾病病因的两个主要学说。瘴气由有机物分解产生的混浊和有毒的粒子组成。瘴气理论认为许多疾病是由瘴气引起的。尽管瘴气理论最终没有被接受,但在其盛行期间产生了很多重要的公共卫生干预行动和策略。传染理论可以追溯到古代对患者的隔离措施。1546 年,由吉罗拉莫·弗拉卡斯托罗(Girolamo Fracastoro)首次提出疾病种子理论,认为流行病的传播是由携带疾病的微小粒子所致,这一理论被视为细菌理论的前身。1683 年,人类在显微镜视下发现了微生物,传染理论得到了广泛的认可和发展,最终成为传染病病因学的主要学说。

(二) 17 世纪至 19 世纪流行病学的发展

17 世纪,流行病学最突出的贡献之一是英国统计学家约翰·格兰特(John Graunt)对死亡率周报的分析。这一分析为流行病学和卫生统计学的发展打下了良好的基础。

诞生于 16 世纪末伦敦的《死亡率周报》(*Weekly Bills of Mortality*)主要用于向人群报告传染病的流行程度。格兰特用死亡率周报的数据描述了当地的死亡率和出生模式,指出了男婴超额出生、较高的婴儿死亡率和死亡率季节性变化等现象。格兰特还制作了第一张寿命表,提出可以用寿命表来比较不同国家人群的健康水平。鉴于所获数据的局限性,格兰特强调必须长期、连续、全面地收集数据。

1747 年,著名的英国海军军医詹姆斯·林德(James Lind)开展了坏血病(一种当时病因不清、由维生素 C 缺乏所致的疾病)病因和治疗的实验研究。林德纳入了 6 组 12 例患有坏血病的海员,所有对象都给予常规的饮食,然后每组海员分别增补一种不同的饮食,连续 6 天。结果发现,获得增补柑橘和柠檬的那一组海员在 6 天后其坏血病基本痊愈。林德由此推断含柠檬酸的水果可以治愈坏血病,并有可能预防坏血病。1753 年,林德的研究结果得以发表。1795 年,英国海军官方认可了他的研究发现,并在海军的饮食中添加了柠檬。林德的研究以病情相似的研究对象、有对照的比较以及严格控制的实验条件来进行病因学研究,在流行病学发展中发挥了重要作用。

工业革命对人群健康具有深远的意义。伴随城市化过程而至的污浊的环境和贫困直接威胁劳动力的健康,进而威胁着社会经济的发展。死亡率数据显示了不良生存环境与死亡的密切联系,由此也引起了政府和研究人员对数据收集和统计分析的强烈兴趣。19 世纪统计学的发展促进了流行病学的发展,法国的皮尔·查尔斯·亚力山大·路易斯(Pierre Charles Alexander Louis)是第一个将统计学引入医学领域的统计学家,他将哲学和统计学理论相结合并运用于疾病研究,发展了生命统计理论,为流行病学基本理论和方法的发展奠定了基础。

同样是在 19 世纪,瑞士产科大夫伊格那兹·塞麦尔维斯(Ignaz Semmelweiss)通过比较 1841—1843 年由医生及其助手接产和助产士接产的不同产房产妇产褥热死亡率,识别了产褥热的传染病特征。塞麦尔维斯假设在医生及其助手接产的产房出现较高的产褥热死亡率是由于医生将解剖室的某种传染性物质传播到了产房。1847 年,塞麦尔维斯要求医生及其助手在接产前用含氯溶液洗手,相应产房的产褥热死亡率立即下降至与助产士接产产房相同的水平(表 1-1)。

表 1-1 医生和助产士接产产房产褥热死亡分布

年份	医生接产产房			助产士接产产房		
	出生数(例)	死亡		出生数(例)	死亡	
		死亡数(例)	%		死亡数(例)	%
1842 年	3 287	518	15.8	2 659	202	7.5
1844 年	3 157	260	8.2	2 956	68	2.3
1846 年	4 010	459	11.4	3 754	105	2.7
1848 年	3 556	45	1.3	3 219	43	1.3

注:1847 年 5 月实施用含氯溶液洗手干预。
引自:LILIENFELD A M,LILIENFELD D E. Epidemiology and the public health movement:a historical perspective [J]. J Public Health Pol,1982,3(2),140-149.

19 世纪,流行病学学科在法国、英国和美国均得以快速发展,其共同的特点是拥有流行病学理论,熟悉统计学并开展了基于人群的公共卫生行动。

在此期间,英国的威廉·法尔(William Farr)为流行病学学科的建立作出了重要贡献。1839 年,法尔建立了以解剖学为基础的生命统计方法,这一系统后来成为国际疾病分类标准的基础。在 40 余年的研究中,法尔还致力于疾病分布和影响因素的方法学研究。法尔将统计学视为社会改革的科学,利用统计学为社会改革提供切入点和平台。他建立了一套先进的公共卫生监测系统,这一系统还为其后的伦敦霍乱研究提供了证据。法尔所建立的生命统计报告系统,已经被很多国家和机构采用,包括世界卫生组织的每周流行病学记录。一个最近的实例是 2020 年 2—6 月世界卫生组织对英国新型冠状病毒病(COVID-19)病例每日新增确诊和死亡病例的报告(图 1-1)。

约翰·斯诺(John Snow),现代流行病学的又一位奠基人,通过一系列环环相扣的研究,证明了 1854 年 8—9 月伦敦苏荷地区的霍乱流行是由于宽街水泵供水受到污染所致。斯诺的研究全面、深入并且系统化地描述了污染的饮用水与霍乱发病和传播的联系。

1834 年,伦敦统计学会成立,很快成为当时的生命统计和流行病学研究中心。1850 年,伦敦流行病学学会成立,其设立的目标为:开展对影响疾病的流行、传播、衰减和预防的原因和条件的研究;开展对疾病特性和规律的基础和系统性研究;与政府和法律部门沟通开展流行性疾病的预防;汇集与疾病流行有关的各项工作。

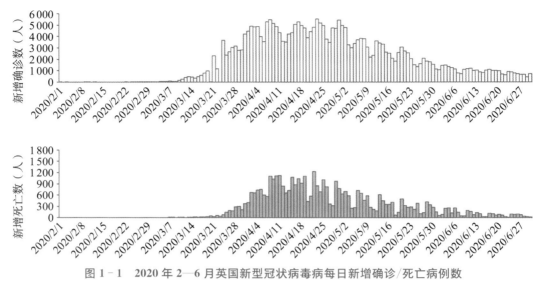

图 1－1　2020 年 2—6 月英国新型冠状病毒病每日新增确诊/死亡病例数

引自:WHO. WHO-COVID-19-global-data[EB/OL]. (2022.2.4)[2022.2.7]. https://covid19. who. int/data.

19 世纪后期,流行病学逐渐被细菌学理论所掌控。科赫法则以实验室细菌学检测结果为标准来判断疾病的病因,取代了 19 世纪中期以人群为基础的病因学推断。这一阶段一直持续到了 20 世纪初,直到大量的事实揭示细菌并非所有疾病的病因时,流行病学才进入了复苏阶段。

(三)20 世纪流行病学的复兴

在疾病病因学以细菌学为主流时期,英美的统计学和流行病学研究人员却同时对传染病和非传染病产生了极大的兴趣。1935 年,格林伍德(Greenwood)发表了著名的《流行病与人群疾病》(*Epidemics and Crowd Disease*),书中不但有结核病章节,还有关于癌症和心理疾病的专门章节。

1914—1923 年,约瑟夫·戈德伯格(Joseph Goldberger)通过一系列经典的研究,证明了糙皮病并非通常所认为的感染性疾病,而是一种由饮食中某种营养元素缺乏所致的疾病,后来的研究证实了缺乏复合维生素 B 中的尼克酸是糙皮病的病因。

社会经济的发展带来了人口变迁和流行病学变迁,形成了健康变迁理论,进而推动了流行病学对慢性非传染性疾病的关注,并将其列为主要的研究领域。心脑血管疾病和癌症等死亡率呈现出明显的年龄相关性,这一现象引起了流行病学家极大的兴趣。最初,这些慢性非传染性疾病被认为是退行性疾病,是衰老过程中不可避免的结局。然而,理查德·多尔(Richard Doll)和奥斯汀·布莱德福·希尔(Austin Bradford Hill)有关吸烟与肺癌的研究以及美国的弗明汉危险因素评分(Framingham risk score,FRS)和心脏病研究等改变了既往对疾病生物学病因的认识,反映了行为和环境危险因素对慢性非传染性疾病的致病作用,尽管此时对环境和行为危险因素的认识仍只限于个体水平,还未能从广义的社会经济层面上来评价疾病发生的危险性。慢性非传染性疾病的发病危险因素和人群干预已逐渐成为流行病学的主要研究目标。与此同时,传染病流行病学仍是流行病学的一个重要部分。一方面,新的传染病不断出现;另一方面中低收入国家仍面临着传统传染病流行的严重局面。当前,传染病流行病学研究主要集中在新型冠状病毒病、艾滋病、人感染禽流感和耐多药结核病等新现和再现传染病的流行、传播、治疗和预防上。

流行病学研究领域的变迁也促进了流行病学理论和方法的发展。尽管传染病和非传染性疾病的自然史往往不同,但这两类疾病都有急性和慢性之分,在研究设计和方法学上并没有很大差别。很多流行病学家对慢性病的研究都是从结核病这一慢性传染病起步的,例如 20 世纪 30 年代的结核病队列分析研究。20 世纪慢性非传染性疾病流行病学研究的重要成就之一是在英国和美国开展的病例对照研究发现了吸烟和肺癌的病因学联系。这一发现不但为医学和公共卫生专业人员所接受,而且获得了政治家、民众乃至全社会的认可。另一个突出成就是弗明汉研究,这项研究拓展了队列研究方法,将研究从一个以心脏病为目标的单一疾病研究发展为对一系列慢性非传染性疾病的大规模人群队列研究。目前,研究对象人群已扩大到原始队列中对象的子女和孙子女。

二次大战以来,现代流行病学经历了几个发展阶段。

1946—1960 年是现代流行病学发展的第一阶段。在此期间,非传染性疾病流行病学的研究方法得以建立和发展。莫里斯(J. N. Moris)的《流行病学应用》(*Use of Epidemiology*)和布莱恩·麦克马洪(Brain Macmahon)等的《流行病学:原理与方法》(*Epidemiology:Principles and Methods*)首次对流行病学研究设计及其在非传染性疾病研究中的应用展开了系统性的讨论,并首次论述了目前已广为应用的疾病病因的多因素网状模型。

20 世纪 60—80 年代早期现代流行病学发展进入了第二阶段。这一阶段形成了更为科学的流行病学研究方法,提出流行病学研究必须充分考虑偏倚、混杂和交互作用等问题;同时拓展了病例对照研究的设计方法。计算机及统计软件的广泛应用促进了对大规模流行病学数据的处理和分析。1983 年,由约翰·拉斯特(John Last)主编的第一本介绍流行病学术语的著作《流行病学大全》(*Dictionary of Edpdemiology*)出版。

最近 20 余年来,现代流行病学经历了发展的第三阶段。肯尼斯·罗斯曼(Kenneth Rothman)的《现代流行病学》(*Modern Epidemiology*)强调了流行病学研究在疾病控制和公共卫生各领域中的设计一致性和整体性,流行病学研究是公共卫生研究和疾病预防控制领域重要的方法学。这一阶段对暴露的测量给予了相当的重视,大量的研究探讨了在非传染性疾病流行病学研究中如何准确测量环境和行为危险因素,如烟草、酒精、饮食、职业危害因素等的暴露水平。分子流行病学对暴露、效应和易感性生物标志物的测量使流行病学有可能打开疾病发生发展机制的黑箱,如对结核分枝杆菌和艾滋病病毒基因型的研究有助于识别这两种传染病在人与人之间的传播过程。而实验流行病学,尤其是临床流行病学的发展使药物和疫苗效果评价得以标准化,并促进了循证医学在医学实践中的广泛应用。

进入 21 世纪以来,经济的发展、卫生条件的改善以及生物医药技术的发展和公共卫生干预行动的普及使人类的期望寿命得以日趋延长,而慢性病和退行性疾病的流行、新型冠状病毒肺炎等新型传染病的此起彼伏对流行病学理论和方法提出了更高的要求;方兴未艾的人工智能技术、现代通信方法和生物信息多组学分析为基于人群研究的流行病学学科发展提供了必要条件和突破空间。

二、流行病学基本概念和研究方法

流行病学是研究人群中疾病与健康状态的科学。流行病学描述疾病的频率与分布,分析其影响因素,探索病因与流行规律,借以制订相应的防制措施,并对措施的效果进行评价。随着危害人群健康的主要疾病谱的变化,流行病学研究的范围也从以传染病为主发展到包括一切疾病和各种健康状况。疾病的病因,相应地,也同时涵盖了遗传因素和环境因素。对环境因素的考虑不仅有生物学因素,如细菌、病毒等,亦包括理化、社会和行为等诸多方面。流行病学与生物医学各学科相互渗透,形成了临床流行病学、传染病流行病学、慢性非传染性疾病流行病学、组学流行病学、环境流行病学、营养流行病学和职业病流行病学等。

(一) 流行病学研究目的

从流行病学定义可见,流行病学既要描述影响人群健康的主要疾病和问题、探索疾病的病因学和危险因素,又要应用病因学研究所获得的结果来预防和控制人群中疾病的流行。因此,流行病学研究的目的主要包括下列几个方面。

1. 描述人群的健康状况,掌握疾病负担　通过对疾病或健康问题发生数量的测量和连续监测,了解不同人群疾病或健康问题的发生频率和流行程度。这一目的的实现为识别人群主要健康问题、明确卫生决策优先领域提供了基础证据。

2. 建立疾病的病因学,识别疾病的危险因素　通过对暴露因素和健康结局的测量,寻找能够增加或降低疾病或健康问题发生风险的因素。这一目的的实现为预防疾病的发生、发展、传播和流行提供了具体目标和可能的机制。

3. 研究疾病的自然史和疾病预后　通过对新现疾病或尚无有效治疗方法的疾病临床、实验室和人群各项指标的测量,建立疾病的基线水平,认识疾病发生、发展和死亡的整个过程。这一目的的实现为评价疾病防治新技术、新方法的效果提供了基线数据。

4. 评价疾病预防和控制技术、方法及策略的效果　通过严格设计的临床试验、人群现场试验或社区干预研究,评价新技术、新方法、新干预行动及人群健康策略的效果。这一目的的实现为优选疾病防治方法和策略提供科学依据。

(二) 流行病学研究方法

成功的流行病学研究常常借助于若干其他学科或综合其他学科的原理与方法,诸如生物医学(病理学、生理学、微生物学、病毒学、免疫学及临床医学)、社会科学(心理学、社会学、人类学、政治经济学等)和定量学科(数学、统计学、人口学、运筹学)等。20

世纪 40 年代,在医学、定量学科和社会科学的基础上形成了流行病学的描述性研究。这一研究方法目前已经成为很多国家开展人群健康监测的基本工具,并广泛应用于对疾病危险因素的描述性研究中。流行病学的随机对照临床试验已成为新药效果评价的"金标准"。

流行病学研究根据是否由观察者将所研究的因素加之于观察对象,分为实验(性)研究(experimental study)和观察性研究(observational studies)两大类。

1. 实验研究　流行病学研究中检验假设最有效的方法是实验研究。在实验研究中,暴露(干预)和结局有明确的时间先后顺序,可以有充分的把握进行因果推断。实验研究的基本要素是随机、对照和重复,并在条件许可时采用盲法。在完全随机化的临床试验中,必须将志愿参加的研究对象随机分成实验组与对照组。实验组给予所研究的因素或新疗法,对照组给予安慰剂或传统疗法;观察一段时间,测量并记录两组的结果并作比较。此时,为防止观察者及研究对象对实验结果主观因素的影响,可采用盲法。

20 世纪 40 年代,英国医学研究协会开展了一项链霉素治疗结核病效果的经典多中心临床试验。当时,链霉素刚刚问世,其产量仅够供应大约 50 余例病例。这项试验给予 55 例结核病患者链霉素,同时将另外 52 例以卧床休息为治疗手段的结核病患者作为对照,观察期为 6 个月。结果发现,用链霉素组仅有 7 人死亡,而对照组 52 例中 27 例死亡。自此开始,链霉素治疗成为英国和其他许多国家治疗结核病的标准疗法。

在疫苗的评价研究中,流行病学现场试验是最基本和经典的方法。接受疫苗的基本单位是个人,而不是人群或亚人群,研究对象是未患所研究疾病的个体。为了提高现场试验的效率,通常在高危人群中进行研究,如在母亲 HBsAg 阳性的婴儿中评价乙型肝炎疫苗接种预防乙型肝炎病毒感染的效果。

大规模的社区干预实验主要用于开展针对某些危险因素的一级预防,常用来测量改变某种个人行为、生物学特征或某环境条件后可能获得的人群疾病防治的收益。社区干预的结果可供卫生决策及规划参考。

在严格的设计下,实验的条件可以获得严格、准确的设置和控制。然而即使在设计得很好的实验中,仅靠随机分组来控制可能的混杂因素也往往不易。研究对象可能有选择性,样本可能不够大,因而观察到的结果不一定能在人群中出现。有时医生和患者都认为某疗法有效,而用随机分组却不给某些人此疗法时,可能存在着伦理学问题等。在这种情况下,可采取准实验。

开展准实验所遇到的困难较少、较易实施、便于大规模进行,且通常可以满足伦理学需求。然而准实验中对象往往并非随机分组,较难控制混杂因素的影响。例如,2020 年新型冠状病毒肺炎流行之初,不同国家采取了不同严格程度的封闭策略(lock down),当疫情结束后,可以准实验的方式来比较不同封闭程度下美国、英国、瑞典、芬兰、巴西、印度、日本和中国等国家的新型冠状病毒病发病率、病死率、分布特征、流行周期和变化趋势等。但不容忽视的是,社会经济水平和文化特征可能会对这一策略的实施产生非常大的混杂效应。

2. 观察性研究　研究因素不经人为安排,可有多种研究形式。最简单的设计类似实验或准实验。例如可观察未经干预的血压变化与继发老年性痴呆的关系。

观察性研究为流行病学研究的中心内容。根据以往对疾病的了解情况,可将观察性研究分为描述性研究和分析性研究两类。

描述性研究:当对某病的发生、自然史及其危险因素了解甚少时,通常先开展描述性研究。描述性研究的目的在于了解某人群中该病发生的频率和时间趋势,描述该病及其可能的影响因素在不同时间、空间和人群间的分布,寻找疾病的病因线索,形成该病的病因假设。例如对老年人精神卫生了解甚少时,可以在一个社区研究,估计某些精神疾患的相对频率。如果发现某种忧郁性精神异常在某年龄组较一般人群更为常见时,可以进一步研究,探求其原因,并寻找有关的社会与行为因素。

分析性研究:对某病的分布已有一定了解时,可通过分析性研究来检验其病因假设。分析性研究的目的在于验证有关所研究疾病与各种危险因素关系的假设,估计因素对疾病发生的作用大小,并提出可能的干预策略。分析性研究的主要方法为病例对照研究和队列研究。

弗明汉研究是队列研究设计发展的一个范例。它最初的目的是了解人群心脏病发病率,但很快就扩大到对影响心脏病发病率危险因素的研究。弗明汉研究的研究目的在当时并不明确,样本大小和代表性考虑也不充分,但对队列研究方法学发展的价值却不容忽视。在弗明汉研究的基础上,出现了一系列有关心血管病和其他非传染性疾病的队列研究,包括社区人群的长期队列研究。现代流行病学中队列研究的两个基本特征是设计简单和大样本,队列研究尤其适合在有组织的人群和职业人群中应用。例如20世纪70年代开始的护士健康研究,收集了美国东地区约120 000已婚护士的基线信息,随访这些护士的总死亡率和主要疾病发病率,调查工具为信访-自填调查表。结局的随访采用国家生命统计系统死亡率登记和信访获得的自报发病率。研究还采用一个亚样本人群来评价资料质量。队列研究有明确的暴露和结局时序,有统一客观的暴露与结局的测量方法,可以有效地验证暴露因素和疾病发病的关系。但队列研究实施成本高,在资源紧缺国家和地区,这一研究方法的应用受到了较大的限制。

病例-对照研究目前已成为流行病学分析性研究的主要部分,而且在很大程度上利用了队列研究设计的优点。最初的病例对照研究常以临床患者为对象,对照是未患所研究疾病的其他疾病患者。例如20世纪40年代初一项风疹感染和先天性白内障关系的研究,病例为在某诊所就诊的先天性白内障患者,对照是100例其他疾病患者,暴露因素为两组患者的风疹史。现代流行病学中的病例对照研究不仅包括以医院人群为基础的研究,还发展了社区人群的病例对照研究。在队列研究的基础上,巢式病例对照研究或病例队列研究的应用正日益多见。对研究设计和分析方法的改进主要目标是提高病例对照研究的有效性,预防病例对照研究中较易发生的偏倚,尤其是选择偏倚,合理控制和测量混杂。

观察性研究往往是最实际、最便于开展的研究,一般是在较接近于自然条件下进行的。研究人群较能代表目标人群,卫生规划或策略制定者往往要根据这些研究的结果作出决策。观察性研究的主要缺点是不能控制研究条件,有时研究结果可能受到影响。

（三）流行病学的研究范围

随着流行病学原理的发展和流行病学研究方法的迅速进步，流行病学的用途也越来越广泛。现代流行病学早已超越了以传染病为主要研究对象的传统流行病学，它已深入到医药卫生领域的各个方面。对应于流行病学研究目的，其应用主要包括下列几个方面。

1. 描述人群中疾病的分布　疾病在人群中的分布是致病因子、环境因素与宿主特征综合作用的结果，由疾病在人群、时间、空间(地区)三方面的频率分布构筑而成。疾病的三间分布可体现疾病在人群中的发生程度，包括呈散发、流行或大流行。研究疾病的分布可以解释疾病的人群现象，提出疾病病因假设，阐明疾病流行规律，指导疾病防治对策的制定。描述疾病的分布是流行病学工作的起始步骤，许多疾病的流行病学研究建立在对疾病分布的描述与分析的基础上。

在描述性研究中，除了横断面研究和生态学研究外，疾病监测也发挥了极其重要的作用。疾病监测是长期地、连续地在一个地区范围内收集并分析疾病及其影响因素的动态，以判断疾病及其影响因素的发展趋势，并评价预防对策的效果或决定是否需修改已制定的预防对策。监测地区可大可小，监测时期可长可短；可以是一个地区或整个国家；可以是长期，也可以是短期；所监测疾病可以有一种或多种；可以是传染病，也可以是非传染病或其他健康问题；监测内容可以是疾病的发生，也可以是已实施的措施。疾病监测是一项主动的工作，便于在疾病一旦暴发时及时采取行动。我国目前已建立了传染病发病报告系统，在全国开展传染病监测工作。

2. 研究疾病的病因和危险因素　对疾病发生和流行原因的深入了解是有效控制疾病的前提。流行病学关心疾病形成的原因以及引起疾病流行的致病因子、环境因素与宿主特征。流行病学所研究的"病因"具有广义的概念，尤其是在非传染性疾病的流行病学病因学研究中，更多地强调危险因素对疾病发生的影响。从流行病学角度来看，凡能引起疾病流行的致病因子、环境因素与宿主特征，都应被列入疾病相关病因研究的范畴。

尽管许多疾病的病原体或致病因子是单一的，如麻疹、天花、水痘等传染病，但其发病和流行却往往并非由单一的致病因子所决定。个体遗传易感性、行为方式、环境暴露和群体社会经济发展水平、公共卫生干预策略、卫生服务可及性等都可以影响疾病的发生和流行。例如：结核病感染显然与暴露于结核杆菌有关，但人体的营养状态、免疫水平和健康状况却可以影响结核病的感染和发生；而当地是否有完善的结核病诊断和治疗服务、患者管理策略、人群健康教育水平等也都可以影响个体是否会发生和传播结核病。相对于传染病，非传染病的发病机制更为复杂，往往由许多因素综合作用所致。如高血压、高脂血症、高盐饮食、吸烟、缺乏体力活动、肥胖乃至个体遗传易感性都可能与冠心病有关，这些因素均被认为是冠心病的危险因素。流行病学的任务是对这些危险因素进行评价，从中找出主要的危险因素，并研究各危险因素对疾病发生的相互作用。有时，真正的病因尚未完全被阐明，而诸多危险因素已被发掘出来，据此制定的疾病防治策略常常可以收到很好的效果。如吸烟可致肺癌，但吸烟只是肺癌的一个主要危险因素，而真正的病因可能是烟草中的某个成分,但控制吸烟却能有效地预防肺癌。因此流行病学工作不应拘泥于寻找病因,若找到一些关键的危险因素,也能在很大程度上解决防病问题。这是流行病学应用中的一大特点,具有很大的实际意义。

流行病学工作常常遇到"未明原因"的疾病调查。这些疾病呈暴发或在短时期内高发,如 2020 年的新型冠状病毒病大流行。对这些原因不明的疾病采取流行病学现场调查方法,配合临床检查和实验室检测,由寻找危险因素入手,最终大多能找到疾病暴发的原因,并识别疾病。

3. 研究疾病的自然史　对疾病自然史的研究有助于了解疾病和健康的发展规律,并可进一步用于预防疾病和促进健康。疾病在人体中有其自然发展过程,如亚临床期、症状早期、症状明显期、症状缓解期、恢复期等;对于传染病有潜伏期、发病期和恢复期,有隐性感染和显性感染,这是个体的疾病自然史。疾病在人群中也有其发生的自然规律,称为人群的疾病自然史,简称疾病自然史。对尚无有效治疗方法的疾病,可以观察其在无干预状态下各阶段的发展过程,如多发性硬化、阿尔茨海默病(Alzheimer's disease,AD)等。自然史研究既有理论意义,又有实际意义,一个典型的例子是:流行病学研究者通过对乙型肝炎自然史观察,证实了乙型肝炎可通过孕妇垂直传播给新生儿,而这一传播方式曾是我国人群乙型肝炎感染率居高不下的主要原因之一。因此,国家卫生决策部门决定将乙型肝炎疫苗免疫列入我国的免疫规划中,以期达到人群中早期预防乙型肝炎传播的目的。另一个例子是宫颈癌,对宫颈癌自然史的研究发现宫颈癌有长约 10 年的临床前期,因此,对育龄妇女定期实施宫颈癌筛检可以有效地预防临床宫颈癌发生,并可降低人群宫颈癌发病率和死亡率。

4. 评价疾病防治措施效果,促进人群疾病干预和控制　流行病学可广泛应用于临床医学和公共卫生行动,从疾病的诊断、治疗方法到人群疾病流行的控制策略,都需要通过流行病学研究来评价其效果。如通过比较不同地区、不同年龄和不同接种年限人群的乙型肝炎(简称乙肝)感染率来评价乙肝疫苗接种纳入国家免疫规划后中国的乙型肝炎感染是否得到了有效控制。又如评价一种新药物是否有疗效,可开展大规模、多中心的随机化临床试验,必要时可在社区人群中开展试验。一些在社区中实行的大规模干预,如减少吸烟以降低肺癌、限盐预防高血压等措施也常用流行病学实验方法来评价。类似的评价也常见于国家卫生策略和公共卫生健康干预项目的效果评价,如评价国家现代结核病控制项目对降低我国农村结核病患病率的效果、艾滋病高危人群是否已受益于免费的自愿检测策略等。不管是一种药物,还是人群的一项干预策略,对其效果的评价必须以临床或社区人群为基础。要用群体指标来评价干预效果,要观察人群的发病率、治愈率和保护率等。只有人群中的结果才能最终说明人群中的问题。显然,只有流行病学才能承担此任务。

表 1-2 概括了流行病学研究的主要研究类型及与之相对应的研究方法、内容和应用。

表 1 - 2　流行病学研究方法和应用

研究类型	研究方法	研究内容	应用
描述性研究	横断面研究	时间分布	监测
	纵向研究	地区分布	健康计划
	生态学研究	人群分布	提出假设
分析性研究	病例对照研究	危险因素	危险因素评价
	队列研究	病因	假设检验
实验性研究	临床试验	效果	验证危险因素假设
	人群现场试验	效益	流行病学试验
	社区干预试验	效应	卫生服务评价

第二节 | 现代流行病学面临的挑战

一、现代流行病学的发展

20 世纪以来,流行病学在很多国家得到了飞速发展。在全球范围内,流行病学已成为公共卫生和疾病控制领域一门重要的基础学科。无论是在传染病和非传染性疾病病因学研究和控制中,还是在改善人群健康状态和医疗服务方面,流行病学都发挥了重要的作用。

（一）流行病学与人群健康发展

流行病学对全球的人群健康发展作出了重要贡献。例如,在消灭天花的战役中,无论是天花疫苗的改进、评价和推广以及人群天花病例的识别、监测、报告,还是天花疫情的处置和防治,都离不开流行病学理论和实践。又如发达国家男性人群中肺癌发病率的明显下降,也是在流行病学建立的吸烟和肺癌病因学关系的基础上开展长期控烟的效果。在非传染性疾病防治上,流行病学已经识别了心脑血管疾病、某些癌症和营养缺陷性疾病等诸多疾病的危险因素,促进了针对这些疾病危险因素的人群干预。在癌症防治领域中,除了女性肺癌外,各主要癌症发病率和死亡率在世界各国的下降趋势反映了流行病学研究和人群干预措施的重要作用。流行病学研究对传染病控制的贡献更是广为人知,在本书的编写过程中,我们正身陷新型冠状病毒肺炎全球大流行中,不管是政府、民众和科研人员,都对此病的流行和控制存有极大的困惑,并由此提出了一系列问题:是什么引起了此次大流行? 哪种防控策略最有效? 感染后的发病、住院、重症和死亡的风险有多高? 如何采取科学的管控措施? 哪一种疫苗最为有效? 疫苗的持续保护时间有多久? 大量针对新型冠状病毒病的流行病学研究正在进行中,包括对疾病的描述、自然史观察、临床治疗效果以及疫苗有效性评价等,尽管当前阶段流行病学还不能直接回答其中的很多问题,但流行病学原理和方法的应用终将能够为解答这些问题提供科学证据。

遗憾的是,除了那些有明确病因的疾病的防治措施外,流行病学对人群健康发展的贡献并不是直观的,因为流行病学只是公共卫生的一部分,而公共卫生也只是促进人群健康发展的一个重要方面。

从流行病学研究获得的成果有时并不足以促使全社会来应用。吸烟和肺癌的病因学联系在不同地区、不同人群都得到了相似的流行病学研究证据,所有这些证据促发了在全人群倡导控烟这一公共卫生干预行动。但是,控烟行动在各个国家和地区的开展力度不一,很多地区只是停留在针对个人行为的干预。半个多世纪以来,尽管公共卫生领域始终坚持控烟干预,但部分地区的吸烟人口仍在增长,还有越来越多的女性吸烟。流行病学的成果、公共卫生的努力尚不足以抵御烟草企业的市场发展策略及其对贫困国家市场的拓展。即使是在发达国家,控烟针对的也主要是消费人群而不是生产企业。而中上阶层人群有更多的机会获得相应的健康知识并改变危险行为,这在一定程度上加剧了不同社会经济水平人群的健康不公平性。

同样的现象出现在控制高脂饮食防治心血管疾病的公共卫生干预中。健康教育的效果是增加了个体对胆固醇水平的关注,而不同人群获得相应健康教育和干预的机会不同,其结果是不同社会阶层人群中心血管疾病发病率和死亡率差别增大。目前对非传染性疾病危险因素的健康教育主要是针对个体的,一定程度上将疾病归咎于个体的生活方式,而忽视了商业因素、生产者和政策策略对疾病的病因学意义。

（二）流行病学与医疗卫生服务发展

随机对照的临床试验和卫生服务效果效率研究是临床流行病学和循证医学的基础,其对卫生服务和临床医学的发展功不可没。

1993 年牛津大学成立了科克伦(Cochrane)中心,对各项临床试验进行系统性的、不断更新的综述、报告。中心鼓励在多方合作的基础上开展以问题为基础的(如冠心病、乳腺癌、分娩等)、干预为基础(如营养保健、新生儿保健等)和专业为基础(如公共卫生、初级卫生保健)的系统综述。

将临床试验的结果进行系统综述和传播对发展医疗技术和方法作用明显。例如,第一项关于孕妇使用皮质类固醇预防早产儿呼吸系统疾病的临床试验结果早在 1972 年就发表了,但直到 1989 年,在根据多个随机对照临床试验结果进行的系统综述发表后,许多产科医生才了解孕妇使用皮质类固醇可以使新生儿死于未成熟并发症的危险性显著降低。另一个典型的例子是过去 20 余年来对心血管病患者和高危人群的早期治疗性干预有效地降低了这些人群的心血管病死亡率,而这一干预策略同样是基于多个大规模、多中心的随机对照临床试验。

总之,在医疗卫生实践中引入流行病学的原理和方法可产生巨大的健康效益,临床流行病学的发展还将不断促进医疗卫生服务效益的提高。

二、现代流行病学面临的挑战

（一）流行病学研究的局限性

近年来,流行病学因其侧重于基础科学和临床医学,缺乏对健康和疾病的社会、经济决定因素的关注而受到了来自公共卫生和社会科学领域的各种批评,同时流行病学研究的危险因素理论、数据质量等也呈现出一定的局限性。

疾病的多因素病因理论是在对非传染性疾病的流行病学研究中逐步形成的,在此过程中引入了"危险因素"概念。但是,流行病学对"危险因素"这一术语使用时的随意性在一定程度上影响了它的科学性。有些并非严格设计的流行病学研究将与疾病发病危险性增高相伴随的个别因素都作为疾病的危险因素或病因来解释,一方面在各类网络或媒体发布传播,另一方面又要求对这些因素进行大规模研究乃至直接干预。当然,随着人们对疾病认识的深入,流行病学研究发现的疾病危险因素也在不断增加,但是,应该指出只有在有较强的证据证明所研究的危险因素与疾病的发生相关时,流行病学研究人员才应该考虑建议展开公共卫生或临床干预。目前广为开展的社区人群和特定人群的队列建设有利于研究多种疾病的多因素充分病因模型,也为构建疾病风险预测模型提供了可能性。

流行病学研究人员对其使用的数据质量、测量工具的精确性问题、结果解释中存在的偏倚和统计学推断与病因学推断间的距离有一定的认识。然而,在实际运用中,很多国家和地区都还缺乏以人群为基础的完善的疾病和健康数据库,还未能建立有效的人群疾病监测体系。在现代通信技术的助力下,越来越多的流行病学研究采用人群大数据,但这些数据库本身的建设标准、数据来源和收集方法等尚缺乏统一的评价体系。在这种情况下,流行病学所获得的数据面临着较大的发生偏倚、混杂和随机误差的可能性,所获结果的代表性、测量工具的重复性等也需加以认证。因此,在解释流行病学研究结果时,必须注意研究自身在方法及数据来源等方面存在的不足。

流行病学受到的批评还在于流行病学未能考虑个体的社会性。尤其是流行病学强调个体危险因素,而忽视了社会经济因素对疾病的人群分布差异的影响。其结果是由个体来为疾病发生承担责任,不管这个责任是由遗传还是由个体不良的饮食习惯、行为方式和卫生状况所致。事实上,疾病的发生和流行并不仅仅与个体有关,还往往与人群所处的社会经济发展水平、环境污染程度、气候变化、卫生服务可及性和公平性、战争、灾害和卫生政策等密切相关。就疾病流行的社会性而言,流行病学必须承认其社会职责,同时关注疾病的社会和个体危险因素,将流行病学研究与公共卫生实践紧密结合起来。

(二)现代流行病学急需解决的问题

1. 流行病学基础信息的收集 疾病负担测量是一个国家和地区制定卫生政策的依据,是识别人群主要健康问题、开展人群干预、制定卫生投入和开展流行病学病因学及防治策略研究的基础。

然而从目前的疾病监测系统中获得的疾病负担信息与各国实际的疾病负担之间还存在着很大差别。2015年后,全球疾病负担(Global Disease Burden)数据库的公开发布和推广应用,为了解不同国家和地区的人群健康提供了一个较为全面的平台,但其数据质量仍取决于各个国家的疾病监测和生命统计报告能力。全球在以健康寿命年来评价疾病负担时,因对失能的测量缺乏可靠的监测资料而严重影响了结果的应用价值。对人群健康状态、人群危险因素暴露水平的测量等也都因整个监测体系在系统、资源和技术上的不足而与期望相距甚远。

尽管对疾病负担的准确测量可以为流行病学研究描述疾病分布特征、提供病因线索,但迄今为止,测量疾病负担并未获得流行病学家的重视,健康领域的研究人员更多地认为测量疾病负担应该是政府而不是研究机构的职责,同时也缺乏在大范围人群中测量疾病负担的有效方法。

总之,疾病负担监测是一项长期而又艰巨的工作,流行病学专业人员应该而且必须在这一体系的发展过程中发挥自己的作用。

2. 因果推断   流行病学的病因学因果推断理论面临着来自宏观和微观两方面的挑战,流行病学需要加深对疾病的病因机制、作用通路及其社会学起因的认识。迄今为止,流行病学主要认为疾病是基因和环境交互作用的产物,流行病学黑箱理论强调暴露和疾病的关系,例如吸烟与肺癌关系的建立并未解释吸烟导致肺癌的作用机制。不容置疑的是对病因学作用机制和通路的了解必须从群体水平、个体水平和分子水平 3 个层面入手,既要研究病因因素作用于个体后导致的个体分子水平结构、形态和功能的变化过程,又要追溯疾病病因链上游的社会和环境因素。当前飞速发展的生物信息技术为流行病学从基因组、代谢组学等水平来研究疾病病因提供了技术手段,但如何使微观证据在宏观条件下得以呈现仍是一个难题。流行病学必须在人群的疾病现象与病毒、分子和基因研究之间架起一座桥梁,同时,还应将社会行为、政治结构和经济状况联系起来。只有这样我们才能真正地理解并有效地预防疾病。现以非感染性疾病为例,描述疾病病因学所涉及的多个层面(图 1 - 2)。

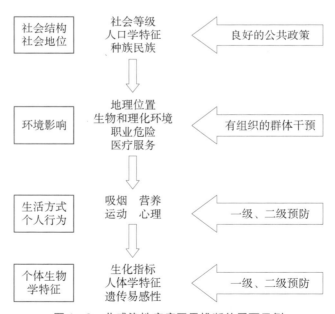

图 1 - 2   非感染性疾病因果推断的层面示例

3. 面向全球主要健康问题   当前人群的疾病和健康状态呈现出明显的全球化特征。传染病的跨国界迅速传播,非传染性疾病在全球的主流趋势,战争、贫困和全球环境气候变化对疾病谱的影响，所有这一切，都需要流行病学家以全球的眼光来研究疾病的病因学和防治策略。

全球气候变暖及其环境影响与当前主要健康问题间的关系已经成为流行病学关注的重要问题，但全球健康问题的流行病学研究更多地集中于发达国家，对低收入国家人群健康的危害尚缺乏广泛深入的研究，而低收入国家城市化和经济发展过程中的人群健康变迁对全球未来的疾病负担具有重要影响。

对重大公共卫生健康问题的流行病学研究往往受制于研究经费和人力资源，而目前全球对重大传染病如新型冠状病毒病、艾滋病、结核病和疟疾的共同抗击集合了大量的人力、物力资源和国际合作形式，为流行病学研究提供了前所未有的机遇。全球主要健康问题的日益突出产生了对流行病学理论、方法和技术的极大需求，而流行病学研究的理论和方法也可以在全球化情况下，通过广泛的国际合作和多学科交流获得发展和提高。在科学技术日新月异的今天，流行病学家必须适应科学的发展，创造性地运用新的信息技术和工具，以全球公共卫生和健康问题为目标，开展既有科学价值又有社会意义的流行病学研究。

除了上述挑战之外，流行病学还必须在公共政策，尤其是卫生政策的决策过程中发挥重要作用。研究结果要通过良好的沟通技术和传播策略向决策者传递，也应使用大众传媒或开展公共卫生干预行动来向人群传播。流行病学要克服与其他科学领域和公共卫生实践间的隔离，要发展交叉学科和分支学科，要主动介入公共卫生实践并加强在临床医学中的应用。

总之，流行病学是公共卫生的基础学科，是人类抗击疾病、促进健康的有效科学工具。流行病学描述了人群中疾病和健康状态的分布及其影响因素，致力于发展和实施预防疾病和促进健康的干预活动，并开展对公共卫生干预策略和行动的科学评价。在流行病学实践中，仅仅掌握流行病学研究设计和统计分析方法是不够的，要结合多学科理论和知识，创造性地运用流行病学方法去解答特定的公共卫生问题。

（徐　飚　姜庆五）

参考文献

1. 沈福民. 流行病学原理与方法[M]. 上海：复旦大学出版社，2001.
2. LASH T L，VANDERWEELE T J，HANEUSE S，et al. Modern epidemiology [M]. 4th ed. Mexico：Wolters Kluwer，2021.
3. LAST J M. A dictionary of epidemiology[M]. 4th ed. New York：Oxford University Press，2001.
4. ROTHMAN K J. Epidemiology：an introduction[M]. 2nd ed. Oxford：Oxford University Press，2012.
5. SZKLO. M，NIETO F J. Epidemiology：beyond the basics[M]. 4th ed. Burlington，MA：Jones & Bartlett Learning，LLC，2019.

第二章 病因模型

第一节 | 确定性病因模型

一、基本概念

一般说来,人们是从个体水平上来给病因或病因推断下定义的。根据确定性或虚拟现实模型(deterministic/counterfactual model),一个人是否会发生某病取决于其是否暴露于该病的致病因素或保护因素以及暴露程度。理论上,如果我们掌握了该病的所有致病因素和保护因素,则可以根据某个体对这些致病因素和保护因素的暴露情况来确定和判断该个体是否发生该病。根据个体是否暴露于某因素以及是否发生某病,可将人群中的所有个体划分为且只能划分为以下4类相互独立和排斥的病因学属性中的一类(表2-1)。①第一类人或病因学属性1:无论是否暴露于该因素,该个体最终均会不可避免地发生该病。②第二类人或病因学属性2:该个体暴露于该因素时发病,不暴露于该因素就不会发病。③第三类人或病因学属性3:该个体暴露于该因素时不发病,但不暴露于该因素时就会发病。④第四类人或病因学属性4:无论是否暴露于该因素,该个体最终均不会发生该病。在以上4种情形中的第一类和第四类个体身上,该因素对该病没有任何生物学上的致病效应或保护效应;在第二类个体身上,该因素是该病的致病因素;而在第三类个体身上,该因素则是该病的保护因素。需要注意的是,如果所研究的疾病为某感染性疾病,而所研究的暴露因素是该感染性疾病的特异病原体,则由于并不存在"不暴露于此特异病原体而发病"的情形,因此,该特异病原体与该感染性疾病在个体水平上的病因学属性并不存在第一类和第三类,而只有第二类和第四类。

表 2-1 个体水平上暴露于某因素与某病发生之间的关系

个体的病因学属性	如果暴露于某因素	如果不暴露于某因素
无生物学效应	发病	发病
致病效应	发病	无病
保护效应	无病	发病
无生物学效应	无病	无病

然而,事实上,一个个体要么暴露于某因素,要么不暴露于某因素,不可能同时既暴露于某因素又非暴露于某因素,也就是说,这两种情况中有一种暴露状态是无法观察的,即所谓的逆现实(counter-to-fact)或虚拟现实(counterfactual)。正因为无法同时在同一个体身上既观察到其暴露于某因素的结局又观察到其不暴露于某因素的结局,我们实际上是无法确定个体的病因学属性的。例如,我们实际观察到某个体暴露于某因素后发病了,但由于无法知道或确定该个体假如不暴露于该因素是发病还是不发病,因此,我们并不能确定该个体的病因学属性是第一类人还是第二类人:如果该个体不暴露于某因素仍然发病,则该个体为第一类人,该暴露因素在该个体身上并无生物学效应;如果该个体不暴露于某因素就不发病,则该个体为第二类人,该暴露因素在该个体身上有生物学效应。同理,如果实际观察到某个体未暴露于某因素且没有发病,但由于无法知道或确定假如该个体暴露于某因素是发病还是不发病,我们同样不能确定该个体的病因学属性是第二类人(假如暴露于某因素后就发病)还是第四类人(假如暴露于某因素后仍不发病)?该暴露因素在该个体身上有(第二类人)还是无生物学致病效应(第四类人)?

既然我们无法同时观察同一个体暴露时和不暴露时的发病情况,也就不能直接从个体水平上确定某暴露因素是否是某病的病因。换句话说,个体水平上疾病的病因是无法直接观察确定的。为解决这一问题,流行病学工作者从人群中选择两组人群,一组人群暴露于某因素,而另一组人群不暴露于某因素,并假定非暴露组人群的发病情况代表了假如暴露组人群不暴露时的发病情况,随后对此两组人群进行观察,比较两组人群的发病率并进行统计学检验。如果确定暴露组的发病率与非暴露组的发病率存在显著差异,则认为在这一研究人群(study population)中某暴露因素与该病的发生之间存在统计学关联(statistical association),该暴露因素是该病的危险因素(risk factor),以此间接反映或推断该暴露因素与该疾病存在因果关联,即在人群中存在第二类病因学属性的个体,在这些个体身上,该暴露因素是该病的病因。这种基于群体水平的因果关联推断个体病因的方法正是流行病学方法(epidemiological methods)的要义。

由上可见,所谓的流行病学方法,其真实性取决于暴露组与非暴露组人群中 4 类病因学属性个体的分布情况或构成比之间的可比性。例如,如果所比较的暴露组中所有个体均属于第一类病因学属性(也即不管暴露与否,这些人均会得此病),而所比较的非暴露组中所有个体均属于第四类病因学属性(也即不管暴露与否,这些人均不会得此病),则在这些个体身上该因素对该疾病的发生并没有生物学效应,该因素不是该疾病的病因。但我们在群体水平上实际观察到的是,暴露组的发病率为 100%,非暴露组的发病率为 0,相对危险度(relative risk,RR)为无穷大(∞)。从群体流行病学角度,我们会据此得出结论:该因素是疾病的危险因素。导致这种歪曲事实的原因在于暴露组与非暴露组之间的不可比,即两组间个体病因学属性的分布不可比,非暴露组发病率水平(0)不能真实地反映暴露组个体假如不暴露时的发病率水平(仍然为 100%)。由此可见,确定性病因模型有助于我们正确理解基于流行病学方法,从群体水平分析暴露因素与疾病因果关联的内涵。

二、必要病因与充分病因

根据经典的确定性病因模型,可以认为:一种特定的暴露因素可能是某病发生的必要条件(病因)和/或充分条件(病因);同样地,某一特定因素的缺失或非暴露也可能是某病发生的必要条件(病因)和/或充分条件(病因)。为了更好地理解这些概念,表2-2列出了某一基本人群(base population)中真实的暴露与发病情况的分布情形。

表2-2 某人群中暴露与发病的分布

比较项	病例	非病例
暴露	A	B
非暴露	C	D

(1) 什么情况下该暴露因素为该病的病因(cause),即该人群中是否有第二类病因学属性的人? 这里有3种情况需要进一步考虑。

1) 必要病因:如果人群中没有非暴露的病例,即以上四格表中的C总是为0,则该暴露因素为该病的必要病因。此时,该基本人群中没有第一类人和第三类人(参照表2-1)。

2) 充分病因:如果人群中所有暴露者均发病,即以上四格表中的B总是为0,则该暴露因素为该病的充分病因。此时,该基本人群中没有第三类人和第四类人。

3) 充分且必要病因:如果上述四格表中的B和C均总是为0,则该暴露因素既是该病的充分病因也是其必要病因。此时,该基本人群中没有第一、三、四类人,即所有个体均为第二类人。

(2) 什么情况下该暴露因素为该病的保护性因素(preventive factor),即该人群中是否有第三类病因学属性的人? 这里也有3种情况需要进一步考虑。

1) 必要的保护因素:如果人群中所有非暴露者均为病例,即以上四格表中的D总是为0,则该暴露因素为该病的必要保护因素。此时,该基本人群中没有第二类人和第四类人(参照表2-1)。

2) 充分的保护因素:如果人群中没有暴露的病例,即以上四格表中的A总是为0,则该暴露因素为该病的充分保护因素。此时,该基本人群中没有第一类人和第二类人。

3) 充分且必要的保护因素:如果上述四格表中的A和D均总是为0,则该暴露因素既是该病的充分保护因素也是其必要保护因素。此时,该基本人群中没有第一、二、四类人,即所有个体均为第三类人。

三、Koch 病因推断三原则

19 世纪 80 年代罗伯特·科赫(Robert Koch)尝试在医学科学领域引入并应用经典的确定性病因模型来做疾病的病因推断,这就是著名的 Koch 病因推断三原则。这三个原则是：①病因因素必须存在于每一个病例，即病因因素是必要病因；②该因素不可能以非致病的方式存在于其他疾病的病例中；③该病因因素必须能从体内分离并培养，并且能在易感者中引起新的病例，即病因因素是充分病因。

其实，科赫本人也没有认为上述第三条原则是必要的，也认识到当时某些疾病的病因并不符合第一、二条原则。

Koch 病因推断三原则中存在的缺陷和问题主要在于：①所有的疾病均是多病因的，这些病因多数既不是必要病因也不是充分病因；②已知某些因素（如吸烟）有多种致病效应或引起多种健康问题，并且可能在不同的疾病中具有不同的生物学致病机制；③应用经典的确定性病因模型对某些因素进行病因推断时存在一定的困难，如环境因素、行为因素或计量因素（连续变量，如血压）；④并不能通过应用经典的确定性病因模型来克服我们对疾病致病机制和病程进展的有限了解，也不能帮助和指导我们如何对疾病的致病机制和病程进展进行观察。因此，当研究某病的病因时，我们并不能确定是否在研究合适的因素或情形、是否对合适的变量进行了准确的测量、是否科学地选择了合适的人群等。

四、确定性病因模型在现代流行病学中的应用

现代流行病学中的很多概念都是建立在确定性病因模型基础之上的，特别是对混杂效应和混杂因素的定义、相对危险度和归因危险度的定义和理解等。

第二节 | 充分病因模型

一、基本概念

在充分病因模型的理论框架下，可将疾病的病因定义为当其他因素或条件满足且固定不变时，导致该病在某一特定时间内发生所必需的因素、特征或事件等。换句话说，疾病的病因指的是在该病发生前的某一事件、情形或特征，如果没有它，该病将根本不会发生或至少只能在将来较晚的时间发生。根据这一定义，可以认为没有任何一个事件、情形或特征可以单独导致某病的发生，也就是说没有哪一个因素可以是某病的充分病因（sufficient cause）。因此，这一定义实际上是对疾病多病因中一个组分病因（component cause）所作的定义。

根据多病因学说，任何一个疾病都是在多种病因的共同作用下发生的。如果某几个因素组合在一起总是能足以导致某病的发生，则这几个因素就共同组成为该病的一个充分病因，其中的每一个组成因素均称为组分病因。一个疾病可以只有一个充分病因，也可以有多个充分病因。如果某一组分病因出现在该病的所有充分病因中，则该组分病因就是该病的必要病因。假设某病有且只有 3 个充分病因，即当 A、B、C 同时存在于某一个体时，该个体将不可避免地发生某病；同理，当 A、D、E 或 A、F、G、H 同时存在于某

一个体时,该个体也将不可避免地发生某病;其中 A 因素出现在全部 3 个充分病因中,因此,A 因素是该病发病不可或缺的要素,是必要病因(图 2-1)。

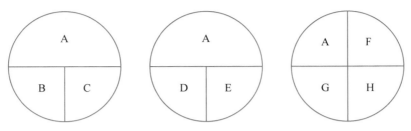

图 2-1　某病的 3 个充分病因

二、致病效应强度

运用充分病因模型理论可以更好地理解流行病学研究中关于病因效应强度的真正内涵。假设某人群中某病有且只有 3 种充分病因,其组成要素分别如图 2-2 所示。

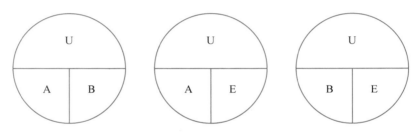

图 2-2　某人群某病有且只有 3 个充分病因

假设两个不同人群中 3 个组分病因 A、B、E 的分布组合情况,这里假定 U 因素总是存在的;根据上述本病的 3 个充分病因,可以推断出两个人群中该病的发生情况和频率(表 2-3)。

表 2-3　两个不同人群中组成病因 A、B、E 的暴露频率及理论发病情况

| 组分病因 | | | 是否发病 | 暴露分布 | |
A	B	E		人群一	人群二
1	1	1	是	100	900
1	1	0	是	100	900
1	0	1	是	900	100
1	0	0	否	900	100
0	1	1	是	900	100
0	1	0	否	900	100
0	0	1	否	100	900
0	0	0	否	100	900

注:1 表示"存在",0 表示"不存在"。

　　现假定我们忽略或没有测量组分病因或暴露因素 A,根据表 2-3 可以推断出暴露因素 B 和 E 不同组合情况下的疾病发病比例或发病率。由表 2-4 可见,尽管两个人群中该病的致病机制完全相同,均有且只有 3 个充分病因,同时,在不考虑 A 分布的情况下,B 和 E 的组合分布情况在两个人群中也完全相同,即 4 种组合(B 和 E 均存在、B 存在而 E 不存在、B 不存在而 E 存在以及 B 和 E 均不存在)的人数在人群一和人群二中均分别为 1000 人,但显而易见,人群一中暴露因素 E 表现出来的致病效应强度要远高于暴露因素 B。因为"只暴露于 B 而不暴露于 E"的 1000 人中发生的新病例数只有 100 人,发病率为 10%,而"只暴露于 E 而不暴露于 B"的 1000 人中发生的新病例数高达 900 人,发病率为 90%。相反,人群二中暴露因素 B 表现出来的致病效应强度要远高于暴露因素 E,因为"只暴露于 E 而不暴露于 B"的 1000 人中发生的新病例数只有 100 人,发病率为 10%,而"只暴露于 B 而不暴露于 E"的 1000 人中发生的新病例数却达 900 人,发病率为 90%。事实上,重新审视表 2-3 可以发现,在这两个人群中,暴露因素 A、B、E 是相互独立的,且在人群中的分布比例均为 50%。

表 2-4　两个不同人群中组分病因 B 和 E 的致病效应(假定忽略 A 的分布情况)

比较项	人群一			人群二		
	新发病例数	总人数	发病率(%)	新发病例数	总人数	发病率(%)
B=1, E=1	1000	1000	100	1000	1000	100
B=1, E=0	100	1000	10	900	1000	90
B=0, E=1	900	1000	90	100	1000	10
B=0, E=0	0	1000	0	0	1000	0

注:1 表示"存在",0 表示"不存在"。

　　造成两个人群中组分病因 B 和 E 的致病效应强度明显不同的原因在于:①在最能凸显 E 致病效应强度的"只暴露于 E 而不暴露于 B"情形下,"暴露于 A"成为充分且必要的病因。从表 2-3 可见,这种"暴露于 A"的状态在"只暴露于 E 而不暴露于 B"的人群一中是 90%(900/1000),而在人群二中是 10%(100/1000);②在最能凸显 B 致病效应强度的"只暴露于 B 而不暴露于 E"情形下,"暴露于 A"同样成为充分且必要的病因。从表 2-3 可见,这种"暴露于 A"的状态在"只暴露于 B 而不暴露于 E"的人群一中是 10%(100/1000),而在人群二中是 90%(900/1000)。

　　根据充分病因模型,某因素常常需要与其他组分病因或暴露因素共同作用而致病,流行病学家们将该因素致病所需的充分而必要的组分病因或条件(sufficient and necessary condition)称为该因素的病因补体(causal complement)。通过上面的例子可以看出,特定人群中某因素的致病效应强度取决于其病因补体在该人群中的分布情况。一种疾病的各类组分病因在不同人群中的分布可能有很大差异,当我们在研究某一危险因素的致病效应强度时,通常会用专门的指标来反映这种病因强度,如在队列研究中用相对危险度或风险比(relative risk 或 risk ratio,RR)来反映,在病例对照研究中常用比值比(odds ratio，OR)来反映，可能会因为该危险因素的病因补体在不同人群中的分布不同而观察到不同甚至是相差很大的致病效应强度，即出现效应修饰现象。这种效应强度的差异本身与疾病的生物学机制没有关系。了解了这一点，我们就能理解为什么在不同国家和地区、在不同人群或不同时点对同一危险因素采用同样设计的研究却会得出不同的致病效应强度。理解这一点在公共卫生上是很有意义的，在不同人群中针对同一种疾病，通过相同的预防或干预措施，如行为干预措施，可能会获得不同的公共卫生效应。

三、组分病因间的交互作用

依据充分病因模型，我们可以认为同一个充分病因中的任何两个组分病因间均存在生物学上的交互作用。这里，两个组分病因间发生的这种生物学交互作用并不一定要求是同一时间发生的，可以是一种组分病因发生致病效应在前，而另一种组分病因在随后的某一时间甚至是数年后发挥致病效应，只要这两种组分病因的致病效应对该个体的发病来说是必需的。例如，出生时即携带的某个遗传变异与后期生活中暴露的某些环境或行为因素共同作用组成了某个特定肿瘤的充分病因。在图 2－1 中，共有 3 个充分病因，组分病因 A、B、C 共存于充分病因 1 中，因此，A 与 B 之间、A 与 C 之间以及 B 与 C 之间均存在生物学交互作用。同样，在充分病因 2 中 A、D、E 之间存在着生物学交互作用，在充分病因 3 中 A、F、G 和 H 之间也存在着生物学交互效应。

根据上述理论可进一步推断，人群中某两个因素之间表现出来的交互作用（可观察到的交互作用）大小取决于该病共有多少充分病因以及出现的全部病例中有多少是由包括这两个因素（组分病因）的充分病因所引起的。如在图 2－3 中，假设因素 G 事实上是不存在的，那么人群中没有一个病例是由充分病因 2 引起的。在此情形下，组分病因 B 和 F 的致病效应只能分别通过充分病因 1 和 3 而独立起作用，因此，B 和 F 之间不存在任何生物学交互作用。相反，如果假设因素 G 是存在的，则组分病因 B 和 F 就可以通过充分病因 2 而共同发挥致病效应，B 和 F 之间存在生物学交互作用。在此情形下如果进一步假定人群中因素 C 完全不存在，则人群中所有病例均只能通过充分病因 2 而发生，这时，在所有的病例中 B 和 F 之间均存在生物学交互作用。

综上所述，依据充分病因模型，两个暴露因素之间的生物学交互作用取决于人群中其他致病危险因素的存在和分布。

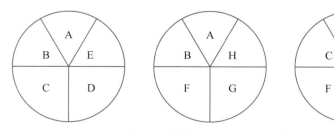

图 2－3　某病的 3 个充分病因模式

第三节 | 人群系统病因模型

一、基本概念

早期流行病学研究主要服务于传染病的预防控制,因此,有关传染病在人群中的传播动力及其影响因素的传播动力学模型便成了重要的研究方向。此后,随着全球抗生素的大规模使用及公共卫生状况的改善,传染病在工业发达国家和相当多数的发展中国家得到了有效控制,以肿瘤和心脑血管疾病为代表的慢性病的预防控制成为重大的公共卫生问题和现代流行病学关注的焦点。

20 世纪后半叶,现代流行病学研究主要围绕探索和确定个体发病的危险因素,提出并发展了相关的分析方法和病因模型。这些方法正如上述充分病因模型所示,将人群中疾病发生的频率和现象单纯地理解为人群中各个体发病情况的简单累加与合计。近年来,流行病学家们开始认识到,人群疾病发生的频率和现象并不能抛开人群中各个体之间的关联。如果只是简单、孤立地看待人群中每个个体的暴露和发病与否,而忽视群体内个体之间的相互关联和关联方式,则无法全面准确地反映人群疾病发生的现象。换言之,除个体特征外,群体特征对人群中疾病的发生与流行也具有重要影响。研究和分析群体特征及人群中暴露分布特点如何影响疾病发生和流行的方法常被称为"人群系统流行病学(population system epidemiology)"。

人群系统流行病学不仅关注人群中各个体的暴露情况及发病风险,保留和应用前文所述的充分病因模型,而且关注各个体间的关联和相互影响,充分考虑这些关联和相互作用对疾病发生和群体疾病流行特征的影响,反映人群中个体之间动态的、相互作用的病因模型,即人群系统病因模型。在充分病因模型中,人群中暴露因素的致病效应是暴露因素对个体致病效应的线性叠加;而在人群系统病因模型中,人群中暴露因素的致病效应并不是暴露因素对个体的致病效应的简单的线性叠加,而是非线性的,需同时考虑人群中各个个体之间的关联。这种关联常常会随着时间的变化而变化,由此导致暴露因素对群体的致病效应也会随着时间的变化而变化。传染病的传播动力学模型在一定程度上反映了这种变化关系。在传染病的传播和流行中,部分个体的暴露和疾病状态及其与其他个体的关联决定了其他个体的疾病状态,进而决定了整个群体的疾病流行状态。

二、流行病学的三维数据结构

现代流行病学的很多分析方法是基于确定性病因模型或充分病因模型的,在作流行病学资料的统计分析时,常用的资料管理和统计分析软件如 Epi Data、EXCEL、SAS、SPSS 等均将资料整理成一个二维的个体数据平面(individual data plane)(表 2 - 5)。在这个平面中,各个体之间是孤立的、没有关联的。

表 2-5   常见的流行病学数据库格式(二维的个体数据平面)

研究对象	年龄(岁)	性别	文化程度	婚姻状况	各种有关特征 或变量……	暴露	发病
赵××	34	男	初中	已婚	…	是	是
钱××	25	女	初中	已婚	…	是	否
孙××	26	女	初中	未婚	…	否	否
李××	45	男	小学	已婚	…	是	是
周××	45	女	小学	已婚	…	否	是
吴××	56	男	高中	未婚	…	否	否
郑××	20	女	中专	未婚	…	否	否
王××	60	男	大学	未婚	…	否	否
……	…	…	…	…	…	…	…

　　然而,在实际生活中,一个人群中的个体之间常常表现出一定的关联性,如一个家庭中的所有个体可能暴露于同一个社会文化和生态环境,相互之间也常表现出行为上的相关性。这种个体间的关联性特征对个体疾病发生和人群中疾病群体流行状况的影响无法用上述个体数据平面充分反映。近年来,流行病学家将社会学中相关社会网络研究和分析方法介绍并运用于流行病学资料分析,产生了新的流行病学资料的社会网络分析(social network analysis)。在这种分析方法中,对资料的描述和整理不再仅局限于上述的个体数据平面,还增加了描述研究对象各个体之间关系网络的数据平面,形成流行病学资料的三维数据结构。

　　图 2-4 显示的是一个由 6 个研究对象(每个人与另外 2 个人有联系,即具有相同的暴露频率)组成的群体可能表现出来的两种完全不同的社会网络结构图,在网络 A 中,6 个研究对象组成了一个循环的、连贯的、可以维持疾病持续流行的关系链;而在网络 B 中,6 个研究对象组成了两个独立的关系链,因此,无法支持疾病的持续流行。由此可见,一个群体中疾病的流行特征和分布并不简单地等同于其中各个体发病状态的简单叠加,而可能随着人群中各个体之间的关联性不同而表现出不同的疾病流行状态。这种病因模式无法通过传统的分析方法和病因模型来识别和解释。

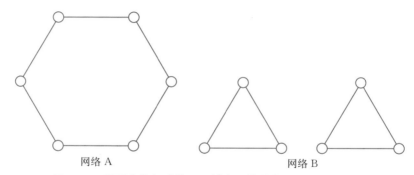

网络 A   网络 B

图 2-4   相同个体组成的不同社会网络结构和疾病传播模式

三、个体及社会网络效应

在图2-4中,所有个体在群体中的作用是相同的,而在图2-5中,不同个体在群体中对疾病传播所起的作用是不同的。在图2-5中,只有一个个体仅与另外2个个体有联系,其余个体均至少与3个其他个体有联系。假设病原体或致病因素是随机入侵这个人群的,则显而易见,处于网络中间只与另外2个个体有联系的个体发病的风险是最低的。因此,如果暂时忽略上述网络结构或三维结构,只运用传统的、经典的(平面结构或个人水平)病因分析方法来分析,会得出结论:这个个体对群体疾病的流行所作的贡献是最低的。然而,现实情况可能恰好相反,因为,从图2-5可以很清楚地看到,相比于其他任何一个个体,这个处于2个网络中间、只与另外2个个体有联系的个体对全人群疾病的流行所起到的作用是最关键的。可见,任何假定人群中个体发病现象是相互独立的危险因素分析方法都将无法识别这一事实。

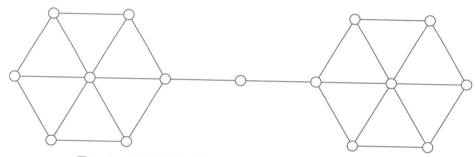

图2-5　暴露频率与发病风险最小的个体决定群体的发病水平

四、人群系统病因模型

随着现代流行病学研究的发展和方法学上的进步,人们开始从综合了个体水平信息和社会网络信息的三维数据结构的角度去分析流行病学资料,探索病因和分析疾病的流行特征。在传染病的传播动力学模型的基础上,已开始提出人群系统病因模型:不仅要考虑人群中各个体之间的相互关联作用,还要考虑各个体间这种关联在时间上的变化及其对人群中疾病发生和流行可能产生的影响,需要更为复杂的数学公式演绎和模拟。

人群系统病因模型试图更真实地反映人群暴露于危险因素后可能呈现的发病形势和结局。它与疾病充分病因模型的根本区别在于充分病因模型是线性的,而人群系统病因模型是非线性,这包括两层含义:一是病因在个体水平的致病效应的简单叠加并不等同于或真实反映病因在群体水平的致病效应;二是个体之间关联方式的不同或变化将对病因在群体水平的致病效应产生影响。

综上所述,公共卫生工作者在探索病因和评价病因的致病效应时,不仅要考虑病因在个体水平的致病效应,还要结合个体之间的相互关联及动态变化,全面、综合地考虑病因在群体水平的致病效应,从而采取有效的疾病预防和干预措施,获得最大的公共卫生效益。

(何　纳)

参考文献

1. KLEINBAUM D G, KUPPER L L, MORGENSTERN H. Epidemiologic research: principles and quantitative methods[M]. New York: John Wiley & Sons, 1991.

2. KOOPMAN J S, LYNCH J W. Individual causal models and population system models in epidemiology[J]. Am J Public Health, 1999, 89: 1170 – 1174.

3. LASH T L, VANDERWEELE T J, HANEUSE S, et al. Modern epidemiology [M]. 4th ed. Philadelphia: Wolters Kluwer, 2021.

4. ROTHMAN K J, GREENLAND S, LASH T L. Modern epidemiology [M]. 3rd ed. Philadelphia: Lippincott Williams & Wilkins, 2008.

5. ROTHMAN K J, GREENLAND S. Modern epidemiology [M]. 2nd ed. Philadelphia: Lippincott Williams & Wilkins, 1998.

第 三 章 疾病与健康的测量

测量是流行病学研究中最基本的特征和手段。流行病学研究中既包括暴露状态的测量，又包括结局变量的测量。测量的指标既可以是连续性变量，如血压值、生化检测结果，又可以是分类变量，如不同的健康状态、疾病水平等。本章节主要围绕关于结局指标的测量-疾病与健康的测量及其应用展开阐述。

第一节 疾病与健康的测量指标

一、概述

传统认知中，健康即是无病状态，但是在现代健康观中，健康是一个多元、多维的立体概念，是整体健康观。1947 年世界卫生组织（World Health Organization，WHO）提出健康是一种身体上、精神上和社会适应上的完好状态，而不仅仅是没有疾病和虚弱。1957 年，WHO 又进一步解释了健康的含义，强调健康是个体在一定的环境条件下，能够准确地表达其个体行为功能，在这个定义中第一次正式提出了行为功能作为判断健康的重要标准。1984 年，WHO 进一步修订、完善了健康的定义，指出健康是个人或群体能够实现愿望和满足需要的程度以及应对和改变环境的能力；健康是每天生活的资源，不仅仅是生活的目标；它是一个积极的概念，强调社会和个人的资源以及个人身体的能力。1990 年，在三维健康观（身体、心理和社会适应能力）的基础上，WHO 进一步提出包括"道德健康"维度的四维健康观。

随着健康概念的不断扩展，有关健康的评价指标也不断变化。健康测量的指标既可以是群体层面的，也可以是个体层面的，其中常用于反映人群健康的指标包括人群健康水平、平均期望寿命、伤残调整期望寿命、慢性病患病率、婴儿死亡率、孕产妇死亡率、法定传染病报告发病率等，而用于描述个体健康的指标大多从身体（生理）健康、心理健康以及社会适应能力这三个维度入手进行评价和分析。

二、常用测量指标

(一) 危险性和发病比例

危险性(risk)这个概念易于理解并已在流行病学中被广泛应用,它在测量维度和含义解释上都和概率基本相同。我们说某个个体将来发生某种疾病的危险性有多大,就是在描述该个体发病的概率。同样地,我们可以描述在今后一段时间内一个未患某病的人群中发生该病的人所占的比例以阐明这群人发病的危险性。比如一个由 N 人组成的人群(未患某病),如果其中 A 人在一段时间内发生了某病,那么 A/N 就是该人群在这段时间内发生该病的平均危险性。因此人群的平均危险性也称为发病比例(incidence proportion)。危险性测量要求在整个观察期内人群中的每一个人都被完整地观察到。一般而言,危险性常用于个体,而发病比例则多指群体。但由于我们经常用基于人群资料得到的比例来估计个体在观察期间所经历的发病风险,因此这两个词也可作为同义词使用,即可以用危险性或发病比例去评价疾病的发生风险、某种疾病的死亡风险或者任何具有健康结局指示作用事件的发生频率。

用危险性测量疾病发生频率的最大优点就是容易被人们理解,然而要将其作为一个科学的测量指标运用时,我们必须对危险性进行准确定义。例如,一个 25 岁的健康人在接下来的 5 分钟内发生某种疾病的危险性可能为 0,但在今后几十年中发生该病的危险性理论上可以达到 100%。由此可见,解释危险性含义的唯一方法是指明它所适用的时间范畴,否则危险性就失去了意义。另外,作为测量疾病发生的工具,危险性还有一个重要缺陷:在经过一个可测量的时间段后,我们常常无法测量疾病发生的危险性。原因在于我们必须面对这样一个事实,即对某人群随访一段时间后,经常会有某些人在发生研究所关注的疾病之前由于其他原因而死去。这种观察对象由所研究疾病以外的其他原因造成死亡而不得不退出研究的现象称之为竞争风险(competing risks)。如果观察时间很短,通常竞争风险带来的影响可以小到忽略不计;但如果观察对象年龄较大,或者研究需要长期观察随访,则不得不考虑竞争风险对研究结果的影响。另外,长时间的观察随访往往伴随观察对象的失访,造成研究者无法收集到观察对象的完整观察资料,从而使危险性或发病比例只能在理论意义上存在,而不能从人群中直接观察到。

(二) 发病

为了解决发病频率测量中由于竞争风险的存在而产生的问题,流行病学家采用发病率(incidence rate,I)来测量疾病的发生情况。发病率的分子和发病比例相同,都是人群中新发生某种疾病的例数;而分母却由随访之初的观察人数变成了所有观察对象所经历的全部观察时间的总和。

$$I = \frac{观察期间内的新发病例数}{观察对象经历的观察时间的总和} \qquad (公式 3-1)$$

按照疾病是否会在观察期内复发,发病率的计算有两种不同的情况:①在观察期内反复发生的疾病,如上呼吸道感染等。如果一个观察对象在观察期间多次发病,则按照发生次数记入分子,相应的分母就是每个观察对象可能发生任何一次感染的时间总和,即在观察期间任何对象发生感染后只是暂时退出分母时间合计的运算,当其在观察截止前病愈而再次成为易感者时又开始了对分母运算的贡献,也可以理解为每个观察对象经历的观察时间总和减去其每一次发生感染的病程时间总和。②在整个观察期间只发病一次,如白血病、高血压、糖尿病等,或者即使多次发病但研究只对首次发病计数(如心脏病发作),此时发病率分子的计算就是观察期间发病人数的累计,而一旦某个研究对象成为分子中的计数(即出现研究结局)就停止了他在分母观察时间累计中的贡献。

　　发病率的分母可以看作是观察人数和该人群平均观察时间的乘积,可用"人时"(person-time)来表示。人时测量的是一种能够观察到的疾病发生的经历,因此给定的观察人时可以来自不同情况下不同人群的观察经历。比如 100 人年既可以是对 100 个人观察了 1 年,又可以是 50 个人观察了 2 年,也可以是 200 个人观察了 6 个月,甚至是对 1 个人观察了 100 年得到的。根据性质不同,观察人群可以是封闭的,在观察期间没有新成员加入;也可以是开放或动态的,在观察期间可以不断有对象加入。假设在一个由 1 000 人组成的人群中观察死亡率(此处可定义为死亡的发病率),经过足够长的观察时间,该人群的观察人数将会从 1 000 降为 0,如图 3-1 所示。随着观察时间的延长,观察对象总数会随着死亡而逐步减少,直至所有对象全部死亡,因此图 3-1 是一条逐渐下降的曲线,曲线下面积代表的是这 1 000 个人所经历的观察人时总和。在死亡率固定的情况下,曲线的下降符合指数模型,因而这种由于死亡而造成的观察对象递减又称为指数衰减(exponential decay)。不过,指数衰减实际并不存在。因为随观察时间的推移,封闭人群观察对象的年龄渐长,死亡率也随之上升而非固定不变。在这种情况下,可以用寿命表法来估算随时间而改变的死亡率。

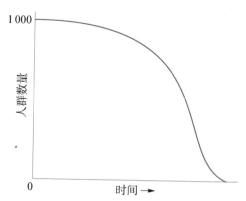

图 3-1　1 000 人口的封闭人群数量随时间改变模式

引自:LASH T L, VANDERWEELE T J, HANEUSE S, et al. Modern epidemiology [M]. 4th ed. Philadelphia:Wolters Kluwer, 2021.

　　与封闭人群不同,开放人群中的观察对象可以有不同的观察开始时间,在整个观察期间可以随时有新成员加入(如出生、移民进入),也可以有各种原因造成的观察对象退出观察(如死亡、移民退出)。当观察对象进入和退出的速度达到平衡时,这个开放人群就达到一种稳态,如图 3-2 所示。此时,观察对象的数量不随观察时间的推移而改变。理论上讲,在稳态条件下该人群的发病率在观察期间维持恒定,即可以用任意观察时间段内的发病率来代表整个观察期的发病情况,因此发病率可以表示为任意观察期内的发病例数与观察面积(即观察对象数和对应观察时间的乘积)的比值,这样发病率就具有了单位观察面积上疾病出现密度的意义,因此又称为发病密度(incidence density)。

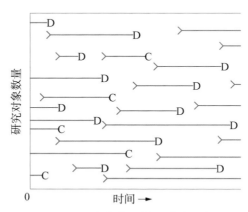

图 3-2   稳态中开放人群的组成

注:>表示进入人群,D 表示疾病发生,C 表示退出人群但没有发病。
引自:ROTHMAN K J, GREENLAND S. Morden Epidemiology[J]. 2nd edition. Philadelphia:Lippincott Williams & Wilkins,1998.

由发病率公式不难看出,发病率是时间的倒数,反之发病率的倒数是时间。在被观察的人群是封闭人群或处于稳态的开放人群且没有竞争风险时,这个时间相当于被观察人群从开始观察到出现疾病的平均时间,也称为等待时间。

在适当条件下,可以使用累积发病率(cumulative incidence, CI)来测量疾病的发生。累积发病率是指在一段时间内封闭人群的发病比例,即

$$CI_t = \frac{在\ t\ 时间内新发病例数}{初始观察人口数} \qquad (公式\ 3-2)$$

累积发病率实际上是一个平均危险性的测量指标,是一种发病比例,必须在一定的时间范围内才有明确的解释意义。对于一个封闭人群而言,当其发病率 I 恒定时,t 时间内的累积发病率可以由公式 3-3 得出:

$$CI_t = 1 - e^{-I\Delta t} \qquad (公式\ 3-3)$$

当 $|x| < 0.1$ 时 $e^x \approx 1 + x$,因此对于较小的累积发病率(<0.1)可以得到如下近似估计:

$$CI_t \approx I\Delta t \qquad (公式\ 3-4)$$

这就是说,如果所要估计的疾病在观察期间发病风险较小,那么可以直接用该病发

病率和观察时间的乘积来估计这段时间内的累积发病率。

累积发病率测量的是平均危险性(发病比例),因此其前提条件依然是观察人群不存在竞争风险。如前所述,除非观察的是各种原因造成的死亡,否则总是有竞争风险存在。不过当观察时间非常短以至于可以忽略竞争风险对测量带来的影响时,我们仍然可以使用这个指标。从原则上讲,一般无法测量长时间内的累积发病率。

运用发病比例来描述疾病发生频率的指标还有罹患率(attack rate),表示一个流行期内人群中某病的发病比例。例如,某人群在一个流感流行期内的罹患率为 10%,表示在该流行期内流感新发病例数占该人群总数的 10%。由于所描述疾病的生物学特点已经决定了该病的流行时间,因此使用罹患率描述疾病发生频率时,可以不特别指定其适用的时间范围。但罹患率多用于急性病的调查,观察期间可以为月、周、日,当疾病流行期超过几个月时很少采用这一指标。

(三)患病

患病率(prevalence proportion or prevalence)是一个关注疾病状态而不是发生风险的指标,是指在特定时点上患某病的人在整个观察人群中所占的比例,也称为时点患病率(point prevalence)。由此可见,患病率与发病率不仅在疾病测量状态上不同,两者性质也不相同。患病率是比例,没有量纲;而发病率是率,其量纲是时间单位的倒数。在有的教科书中还有另一个与时点患病率相对应的名词,期间患病率(period prevalence),表示在一段时期内患病人数与观察人口数的比例,但这一指标现在已很少使用。

显然,患病率大小受发病率的影响。发病率越高,患的人越多,患病率的分子就会越大。同时,病程的长短也会影响患病率。病程越长,累积的患病人数就越多,患病率也越高。如果某种疾病的发病率和病程不随时间而改变,即呈现一种稳定状态时,可以证明此时患病率 P 与发病率、病程有如下关系:

$$\frac{P}{1-P} = I \times \overline{D} \qquad (公式3-5)$$

公式 3-5 中 I 为发病率,$\overline{D}$ 为疾病的平均病程。如果 P 很小(通常为 $P<0.1$),则分母 $1-P$ 就接近于 1,因此该式可化简为

$$P \approx I \times \overline{D} \qquad (公式3-6)$$

上式表明,如果人群中某种疾病的患病率较低,且处于稳定状态,那么该病的患病率可以近似估计为其发病率与平均病程的乘积。

由于患病率同时受发病率和病程的影响,不能单纯反映疾病的发生,因此不适用于病因研究,而更适用于测量人群中的疾病负担,用来指导医疗卫生政策制订和卫生资源配置。但是,在某些特殊的研究领域中,往往更多地使用患病率而不是发病率来测量疾病的发生。比如进行出生缺陷的研究,描述活产婴儿中先天性畸形的发生情况常用畸形儿在所有活产婴儿中所占的比例来表示,这就是一种患病率测量,测量的是先天性缺陷这种状态的有无。如果要得到缺陷的发病率必须明确所有可能发生这种缺陷的胚胎数,这样的数据显然难以得到,因为许多妊娠在被检测到以前就已经终止了,所以实际的胚

胎数量很难确定。另外,还有许多原因使得研究者不能掌握与妊娠相关的全部信息。这些因素都使研究人员在进行出生缺陷的研究时更常使用患病率这一指标。

患病率有时还用在某些难以确定发病时间的退行性疾病研究中,如糖尿病、多发性硬化症。由于这类疾病的发病时间难以确定,因而在某些情况下只能计算患病率而不能计算发病率。

(四) 死亡率、病死率与死亡概率

死亡率(mortality rate)就是死亡的发生率,是一种特殊的发病率,测量的是死亡事件的发生情况,因此死亡率具有率的各种特征。病死率(case fatality rate)是完全不同于死亡率的一种死亡测量指标,表示因某病而死亡的人在患该病的人群中所占的比例,因此病死率是发病比例的特殊形式,病死率经常用于描述传染性疾病(如麻疹)的严重程度,而在患病时间较长的慢性病(如多发性硬化症)研究中则较少使用这个指标。此时要换用其他生存测量指标。

死亡率(M)、发病率(I)、病死率(F)三者之间有一定的联系,当这些测量指标都不随观察时间而发生变化时,则下式成立:

$$M \approx I \times F \qquad\qquad (公式\ 3-7)$$

公式 3-7 表明在一定条件下,如果已知某种疾病在人群中的发病率和死亡率,就可以得到该病病死率的估计值。

反映死亡水平的另一指标是死亡概率,是指一批人活到确切年龄 x 岁后,在活满 $x+n$ 岁之前可能死亡的比率,即确切年龄 x 岁与 $x+n$ 岁之间死亡的人数与活到确切年龄 x 岁的人数之比。近年来,过早死亡成为全球关注的热点之一。WHO 将发生在 30～69 岁的死亡定义为过早死亡,而早死概率是指死亡年龄介于 30～69 岁的死亡概率。其实际意义就是当年 30 岁的人群如果预计以当年人口中 30～69 岁各个年龄组的死亡概率存活到 69 岁时死亡的概率。

$$早死概率 = ({}_{69}q_{30}) = 1 - \prod_{x=30}^{69}(1 - {}_5q_x) \qquad (公式\ 3-8)$$

${}_5q_x$ 为某年龄组死亡概率,${}_5q_x = ({}_5M_x \times 5)/(1 + {}_5M_x \times 2.5)$,其中 ${}_5M_x$ 为某年龄组死亡率,${}_5M_x =$ 某年龄组死亡人数 / 某年龄组人口数。

除非洲外,全球其他地区 30 岁人群的期望寿命均超过 70 岁,即 70 岁之前发生的死亡可认为是过早死亡。此外,由于超过 69 岁的老年人群中原因不明确的死亡比例增高,共患疾病现象增加,以及在死亡和人口资料中年龄误报的情况增多,这些原因会导致 69 岁以上人群的死因别死亡率估计的不确定性增加,因此 WHO 将 30～69 岁选作了过早死亡的阈值。2014 年,WHO 在慢性病状况报告中指出:2012 年全球共死亡 5 600 万人,其中 3 800 万(68%)死于慢性非传染性疾病,42%(1 600 万)的慢性病死亡发生在 70 岁以下人群中,为过早死亡;而慢性病死亡中的 74%(2 800 万)以及大部分过早死亡(82%)集中在低收入和中等收入国家。类似于期望寿命和健康期望寿命,早死概率不受人口年龄构成的影响,可以在不同时间和区域间进行比较,心脑血管疾病、肿瘤、糖尿病和慢性呼吸系统疾病 4 类慢性病早死概率被 WHO 推荐为各国家评价慢性病控制水平的重要指标。2012 年 5 月召开的第 65 届世界卫生大会首次提出 4 类慢性病早死概率的控制目标,即在 2010~2025 年期间下降 25％;2015 年 9 月联合国制定了新的全球可持续发展目标,提出到 2030 年 4 类慢性病早死概率将在 2015 年的基础上降低 1/3。2016 年 10 月我国印发的《"健康中国 2030"规划纲要》指出 2030 年重大慢性病过早死亡概率比 2015 年降低 30％。《健康中国行动(2019—2030 年)》提出到 2030 年重大慢性病过早死亡率≤13.0％,并且将其纳入各级党委、政府绩效考核指标。2017 年国务院办公厅印发了《中国防治慢性病中长期规划(2017—2025 年)》,明确提出力争到 2020 年和 2025 年,30~70 岁人群因心脑血管疾病、癌症、慢性呼吸系统疾病和糖尿病等重大慢性病导致的过早死亡率分别较 2015 年降低 10％和 20％;同时围绕这一核心目标,从防治效果、早期发现和管理、危险因素控制、支持性环境建设等方面提出了 16 个具体工作指标。这是首次以国务院名义发布的慢性病防治规划,是今后 10 年我国慢性病防治领域的纲领性文件。

（五）生存率与期望寿命

生存率(survival rate),又称存活率,指患某病的患者(或接受某种治疗措施后)经过几年的随访观察,到随访期末仍存活的病例数与随访期满的全部病例数之比。

$$n \text{ 年生存率}(nP_0) = \frac{\text{随访 } n \text{ 年存活的病例数}}{\text{随访满 } n \text{ 年的病例数}} \times 100\% \qquad \text{（公式 } 3-9）$$

生存率常用来衡量疾病严重程度和考核治疗措施效果,多用于慢性疾病,如肿瘤、结核病等。

平均期望寿命(life expectancy)指在一定的年龄别死亡率水平下,活到确切年龄 x 岁后平均还能继续生存的年数,即反映同时期出生的一批人按现有年龄别死亡率计算平均可活多少岁。0 岁(即出生时)的平均期望寿命表示一批人出生后平均一生可活的年数,具有特别重要的意义。平均期望寿命的长短取决于各年龄死亡人数的比例。在同期出生的一批人当中,若低年龄死亡较多,则平均期望寿命数值便较低;反之则较高。任何一个年龄的死亡水平高低都影响平均期望寿命,因此平均期望寿命是一个综合反映人口死亡率水平的指标,它和死亡率是从不同方向阐明某人群的生存状态,死亡率降低,平均期望寿命便提高。平均期望寿命既能综合反映全体人口的死亡水平,又避免了实际人口年龄构成的影响,兼有总死亡率和年龄别死亡率的优点。它常用于对同一时期的不同人口或同一人口的不同时期进行对比分析。一般而言,女性的平均期望寿命高于男性,2000 年、2005 年、2010 年、2015 年中国男性的平均期望寿命为 70.7 岁、72.8 岁、73.8 岁、74.8 岁,而中国女性则为 73.7 岁、75.6 岁、76.7 岁、77.7 岁。

健康期望寿命(healthy life expectancy, HLE)是指一个人在某个年龄是健康的,不罹患疾病、不受死亡以及不受机能障碍因素的影响,在这种理想健康的状态下存活的年数。健康期望寿命是人群健康综合测量的代表性指标,目前主要有两大类别,即健康状态期望寿命(health state expectancy, HSE)和健康调整期望寿命(health-adjusted life expectancy，HALE)。两类指标的区别在于 HSE 类指标计算结果为不同状态的实际生存年数,是指在特定健康状态下的生存年数,不同研究可选择不同的健康状态作为 HSE 的评价终点,而 HALE 类指标则需要通过健康权重调整,两个指标群之间存在着联系,HALE 可看作是 HSE 各项指标加权后的总和。目前应用最多的是使用横断面资料,运用沙利文(Sullivan)法测算健康期望寿命,由于对象的不同,老年人指标更多为 HSE 类指标,而全人群或成年人群则以 HALE 类指标为主。

根据调查对象和收集资料的不同,健康期望寿命的测算方法也多种多样,如 Sullivan 法、多状态寿命表法、等级隶属度模型法(GOM)、微观仿真法和双递减生命表法 5 种。其中 Sullivan 法和 GOM 模型多用于处理横断面资料,而多状态生命表法和微观仿真法多用于处理纵向资料。Sullivan 法又以其突出优点得到大多数学者的认可,在该研究领域普及程度最好,其次使用较多的是多状态生命法。上海市的一项基于 Sullivan 法的调查结果显示,2017 年上海市≥18 岁成年人自评伤残测度为 0.25,女性(0.28)高于男性(0.23);≥18 岁成年人期望寿命为 65.76 岁,女性(68.22 岁)高于男性(63.39 岁);≥18 岁成年人健康期望寿命为 47.99 岁,男性(49.05 岁)高于女性(47.14 岁);健康期望寿命在期望寿命中的比例随年龄增加逐渐降低,18 岁组居民健康期望寿命占期望寿命比例为 72.97%,至 85 岁组仅为 39.00%。多状态生命表法作为研究老年人健康预期寿命的一种方法,在方法上比 Sullivan 法有了很大改进。它可以真实反映老年人的时期健康水平,并且可以预测某一老年人队列未来健康状况的变化。Sullivan 法在计算过程中只考虑了一个递减,即从健康到死亡,而没有考虑健康状态之间的转换,但这种转换在现实中是经常发生的,多状态生命表法考虑到了健康状态之间的转换,从而克服了 Sullivan 法在估算健康预期寿命上的偏差。

（六）疾病负担测量

疾病负担是指由于疾病所带来的损失,这个损失包括经济上的损失、生活质量的恶化和生命年的损失。其中由疾病所带来经济上的损失可以称之为疾病经济负担,而由于疾病所带来的生活质量和生命年的损失称为疾病负担。

1. 疾病经济负担   疾病经济负担是指由于疾病、伤残、死亡给患者、社会带来的经济损失以及为了防治疾病而消耗的卫生资源。根据疾病对社会与人群的影响,疾病经济负担可通过直接经济负担、间接经济负担和无形经济负担之和进行测算。直接经济负担又由直接医疗经济负担和直接非医疗经济负担组成,直接医疗经济负担包含在门诊和住院时所产生的检查费、医药费等;直接非医疗经济负担涵盖了患者或其陪护人的差旅费、营养费等;间接经济负担是指因疾病造成的伤残、失能或早死给患者、家庭和社会造成的经济损失;而无形经济负担则是指患者及其亲友因病而遭受的精神负担增加和生活水平降低。2002 年,WHO 提出了灾难性卫生支出(catastrophic health expenditure)这一指标作为测量疾病经济负担程度的有效工具,这个指标也是对我国医疗体制改革效果评价的重要监测指标之一。当前,灾难性卫生支出的主要测算方法为当家庭的现金卫生支出占家庭总消费(收入)的比重大于一定比例时,则认为该家庭发生了灾难性卫生支出。

2. 疾病负担   随着计算机系统的不断更新和数据收集的不断丰富,疾病负担的研究从 20 世纪 70 年代开始经历了几个阶段,其主要评价指标在不同阶段也不相同。

20 世纪 70 年代是疾病负担研究的第一阶段,认为疾病负担主要是疾病引起死亡所造成的损失,因此主要通过死亡率来衡量,其他评价指标还包括死因顺位、发病率等传统指标。

由于死亡率等传统指标不能区分不同类型人群死亡(如 30 岁死亡和 60 岁死亡)所带来的损失,即不能完全反映疾病给社会造成的负担,因此在疾病负担研究的第二阶段(20 世纪 80 年代)出现了一些可以衡量不同年龄死亡对疾病负担影响的指标。1982 年美国疾病控制中心(Centers for Disease Control and Prevention,CDC)提出应用潜在寿命损失年(years of potential life lost,YPLL)作为疾病负担的主要评价指标,来衡量疾病造成死亡而引起个体或人群寿命的减少。YPLL 是某病在某年龄组人群死亡者的期望寿命与实际死亡年龄之差的总和,即死亡所造成的寿命损失。

$$YPLL = \sum_{i=1}^{e} a_i d_i \qquad \text{(公式 3 - 10)}$$

公式 3 - 10 中:e 表示期望寿命(岁);i 表示年龄组(通常计算其年龄组中值);a_i 表示剩余年龄,$a_i = e - (i + 0.5)$ 其意义为当死亡发生于某年龄(组)时,至活满 e 岁还剩余的年龄,由于死亡年龄通常以上一个生日计算,所以尚应加上一个平均值 0.5 岁;d_i 表示某年龄组的死亡人数。

YPLL 的理论依据是不同死亡年龄对期望寿命的影响各异,当平均死亡年龄大时,对期望寿命影响较小;反之,当平均死亡年龄小时,对期望寿命的影响则较大。YPLL 在考虑死亡数量的基础上,以期望寿命为基准,进一步衡量死亡造成的寿命损失,强调了较早死亡所致的健康损失。用 YPLL 来评价疾病对人群健康影响的程度,能消除因死亡者年龄构成不同而造成的对人群期望寿命损失测量的影响。YPLL 是人群疾病负担测量的一个直接指标,也是评价人群健康水平的一个重要指标。通过比较各种不同原因所致的寿命减少年数,可反映出各种死因对人群的危害程度。此外,在卫生事业管理中筛选确定主要卫生问题或需重点防治疾病时,潜在寿命损失年是一个很有用的指标,同时也适用于对防治措施效果的评价和卫生政策分析。

YPLL 也有几方面的缺陷:在计算损失寿命时,采用期望寿命作为标准,因此超过期望寿命时的死亡损失难以评价;YPLL 的理论基础认为相同年龄个体完全等价,而没有考虑个体差异;此外,YPLL 只评价了疾病引起的死亡,而没有考虑疾病引起的残疾和失能状况。但总体而言,YPLL 计算简便、易于理解、结果直观,较全面地考虑了疾病带来的死亡损失,不仅可用于了解居民过去和现在的卫生健康水平,对卫生防疫工作的规划、评价和估计也是必需的。

20 世纪 90 年代,疾病负担研究进入了第三阶段,此时,疾病负担被认为应该包括两个部分,即由于疾病带来的死亡而引起的寿命减少和由于疾病造成残疾所带来的生活质量降低。其代表性评价指标是世界银行专家在 1993 年提出的伤残调整生命年(disability adjusted life year,DALY)。DALY 是将残疾损失健康生命年与死亡损失健康生命年结合起来的综合性指标,主要由 4 个方面构成:①死亡损失的健康生命年(years of life lost,YLL)。②伤残损失的健康生命年(years lived with disability,YLD):根据不同残疾症状的权重系数、伤残人数和伤残症状平均持续时间,可以将伤残状态下生存的非健康生命年转化成相应的死亡损失健康生命年。③健康生命年的年龄贴现:不同年龄的人群对社会的价值是不一样的,一般认为,中青年每存活 1 年的价值要比同时期儿童和老年人存活 1 年的价值更大。因此对于不同年龄段人群的生命损失需要用不同的权重系数加以贴现。④健康生命年的时间价值贴现:由于现有伤病对健康的危害过程可能长达数年甚至数十年,因而需要解决未来损失和现在损失之间的转换。

DALY 就是将该人群当中由于早逝所导致的生命年损失(YLL)和由于失能所导致生命年损失(YLD)两部分相加进行的综合运算。其计算公式为:DALY = YLL + YLD。 一个伤残调整寿命年即是损失一个健康寿命损失年。

在研究全球疾病负担中指出早逝生命损失年的计算公式如下:

$$YLL = \int_{x=a}^{x=a+L} Dcxe^{-\beta x}e^{-r(x-a)}dx$$
$$= \left[\frac{Dce^{(-\beta a)}}{(\beta+r)^2}\left[e^{(-(\beta+r)L}\left[1+(\beta+r)(L+\alpha)\right]-(1+(\beta+r)\alpha)\right]\right]$$

(公式 3 - 11)

在以上计算公式中:$cxe^{-\beta x}$ 为年龄权重连续函数;$e^{-r(x-a)}$ 为贴现率指数函数;dx 为年龄 x 岁时的死亡数。其余各个参数采用 WHO 推荐值来取值,其中:α 是指伤残或者死亡的发生年龄;L 是指残疾持续时间或者早死损失时间;D 是指残疾权数,取值范围为 0~1(其中对完全健康的取值为 0,对死亡的取值为 1);C 是指年龄权数调节因子,取值 0.165 8;β 是指年龄权重函数参数,取值 0.04;r 是指贴现率,取值为 0.03。

伤残所致生命损失年的计算方法有两种。一种是直接法,另外一种是间接法。直接法是指通过利用发病(或者患病)资料,结合残疾权重、病程等数据,根据全球疾病负担(GBD)提供的计算公式计算出当地的 YLD,其计算公式与 YLL 相同。间接法是在世界GBD 研究中,选择一处与所计算地区 YLL 值与分布比较吻合的地区,利用该地区各性别组、疾病组、年龄组的 YLD 与 YLL 的比值,从而推算出所计算地区各性别组、疾病组、年龄组的 YLD 值。

作为主要的疾病负担评价指标,DALY 有重要的应用价值:

(1) 对宏观地认识和控制疾病十分重要。可用于跟踪全球或一个国家或某一地区疾病负担的动态变化及监测其健康状况在一定时期内的变化,还可对已有的措施计划进行初步评价,测定医疗卫生干预措施的有效性。根据 2019 年 GBD 发布的 1990 年和2019 年全球疾病负担报告,导致负担增加的十大最重要因素(即 1990—2019 年间DALY 数量绝对增长最大的原因)包括 6 个主要影响老年人的原因(缺血性心脏病、糖尿病、脑卒中、慢性肾病、肺癌和年龄相关听力损失),而其他 4 种原因(艾滋病病毒感染/艾滋病、其他肌肉骨骼疾病、腰痛和抑郁症)从青少年到老年都很常见(图 3 - 3)。

所有年龄段

1990年主要原因	1990年伤残调整生命年的百分比	2019年主要原因	2019年伤残调整生命年的百分比	1990—2019年伤残调整生命年数的变化百分比	1990—2019年年龄标准化伤残调整生命率比的变化百分比
1 新生儿疾病	10.6 (9.9-11.4)	1 新生儿疾病	7.3 (6.4-8.4)	-32.3 (-41.7—-20.8)	-32.6 (-42.1—-21.2)
2 下呼吸道感染	8.7 (7.6-10.0)	2 缺血性心脏病	7.2 (6.5-7.9)	50.4 (39.9-60.2)	-28.6 (-33.3—-24.2)
3 腹泻病	7.3 (5.9-8.8)	3 中风	5.7 (5.1-6.2)	32.4 (22.0-42.2)	-35.2 (-40.5—-30.5)
4 缺血性心脏病	4.7 (4.4-5.0)	4 下呼吸道感染	3.8 (3.3-4.3)	-56.7 (-64.2—-47.5)	-62.5 (-69.0—-54.9)
5 脑卒中	4.2 (3.9-4.5)	5 腹泻病	3.2 (2.6-4.0)	-57.5 (-66.2—-44.7)	-64.6 (-71.7—-54.2)
6 先天性出生缺陷	3.2 (2.3-4.8)	6 慢性阻塞性肺病	2.9 (2.6-3.2)	25.6 (15.1-46.0)	-39.8 (-44.9—-30.2)
7 肺结核	3.1 (2.8-3.4)	7 道路伤害	2.9 (2.6-3.0)	2.4 (-6.9-10.8)	-31.0 (-37.1—-25.4)
8 道路伤害	2.7 (2.6-3.0)	8 糖尿病	2.8 (2.5-3.1)	147.9 (135.9-158.9)	24.4 (18.5-29.7)
9 麻疹	2.7 (0.9-5.6)	9 腰痛	2.5 (1.9-3.1)	46.9 (43.3-50.5)	-16.3 (-17.1—-15.5)
10 疟疾	2.5 (1.4-4.1)	10 先天性出生缺陷	2.1 (1.7-2.6)	-37.3 (-50.6—-12.8)	-40.0 (-52.7—-17.1)
11 慢性阻塞性肺病	2.3 (1.9-2.5)	11 艾滋病	1.9 (1.6-2.2)	127.7 (97.3-171.7)	58.5 (37.1-89.2)
12 蛋白质能量营养不良	2.0 (1.6-2.7)	12 肺结核	1.9 (1.7-2.0)	-41.0 (-47.2—-33.5)	-62.8 (-66.6—-58.0)
13 腰痛	1.7 (1.2-2.1)	13 抑郁症	1.8 (1.4-2.4)	61.1 (56.9-65.0)	-1.8 (-2.9—-0.8)
14 自残	1.4 (1.2-1.5)	14 疟疾	1.8 (0.9-3.1)	-29.4 (-56.9—-6.6)	-37.8 (-61.9—-6.2)
15 肝硬化	1.3 (1.2-1.5)	15 头痛障碍	1.8 (0.4-3.8)	56.7 (52.4-62.1)	1.1 (-4.2-2.9)
16 脑膜炎	1.3 (1.1-1.5)	16 肝硬化	1.8 (1.6-2.0)	33.0 (22.4-48.2)	-26.8 (-32.5—-19.0)
17 溺水	1.3 (1.1-1.4)	17 慢性肾病	1.8 (1.6-2.0)	69.1 (53.1-85.4)	-16.2 (-24.0—-8.2)
18 头痛障碍	1.1 (0.2-0.4)	18 其他骨骼肌肉病	1.6 (1.5-1.8)	93.2 (81.6-105.0)	6.3 (0.2-12.4)
19 抑郁症	1.1 (0.8-1.5)	19 其他年龄相关肌肉听力损失	1.6 (1.2-2.1)	128.9 (122.0-136.3)	30.7 (27.6-34.3)
20 糖尿病	1.1 (1.0-1.2)	20 年龄相关性听力损失	1.6 (1.2-2.1)	82.8 (75.2-88.9)	-1.8 (-3.7—-0.1)
21 肺癌	1.0 (1.0-1.1)	21 跌倒	1.5 (1.4-1.7)	47.1 (31.5-61.0)	-14.5 (-22.5—-7.4)
22 跌倒	1.0 (0.9-1.2)	22 自残	1.3 (1.2-1.5)	-5.6 (-14.2—-3.7)	-38.9 (-44.3—-33.0)
23 膳食铁缺乏	1.0 (0.7-1.3)	23 妇科疾病	1.2 (0.9-1.5)	48.7 (45.8-51.8)	-6.8 (-8.7—-4.9)
24 人际暴力	0.9 (0.9-1.0)	24 焦虑症	1.1 (0.8-1.5)	53.7 (48.8-59.1)	-0.1 (-1.0-0.7)
25 百日咳	0.9 (0.4-1.7)	25 膳食铁缺乏	1.1 (0.8-1.5)	13.8 (10.5-17.2)	-16.4 (-18.7—-14.0)
27 年龄相关性听力损失	0.8 (0.6-1.1)	26 人际暴力	1.1 (1.0-1.2)	10.2 (3.2-19.2)	-23.8 (-28.6—-17.8)
29 慢性肾病	0.8 (0.8-0.9)	40 脑膜炎	0.6 (0.5-0.8)	-51.3 (-59.4—-42.0)	-57.2 (-64.4—-48.6)
30 艾滋病	0.8 (0.6-1.0)	41 蛋白质能量营养不良	0.6 (0.5-0.7)	-71.1 (-79.6—-59.7)	-74.5 (-82.0—-64.5)
32 妇科疾病	0.8 (0.6-1.0)	46 溺水	0.5 (0.5-0.6)	-60.6 (-65.2—-53.6)	-68.2 (-71.9—-62.8)
34 焦虑症	0.7 (0.5-1.0)	55 百日咳	0.4 (0.2-0.7)	-54.5 (-74.6—-16.9)	-56.3 (-75.6—-20.3)
35 其他骨骼肌肉病	0.7 (0.5-1.0)	71 麻疹	0.3 (0.1-0.6)	-89.8 (-92.3—-86.8)	-90.4 (-92.8—-87.5)

图 3-3　1990 年和 2019 年全球 25 个第 3 级伤残调整生命年的主要原因和占总伤残调整生命年的百分比

引自：GBD 2019 Disease and Injuries Collaborators. Global burden of 369 diseases and injuries in 204 countries and territories, 1990 – 2019: a systematic analysis for the Global Burden of Disease Study 2019 [J]. Lancet, 2020,396(10258):1204 – 1222.

（2）对不同地区、不同对象(性别、年龄)、不同病种进行 DALY 分布的分析,可以帮助确定危害严重的主要病种、重点人群和高发地区,为确定防治重点及研究重点提供重要依据。2019 年全球疾病负担报告显示发达国家慢性非传染疾病造成的 DALY 所占比例较高,如欧美等国家,而经济条件较差的地区,主要还是传染性疾病造成的 DALY 所占比例较高。

（3）可进行成本-效果分析,研究不同病种、不同干预措施挽回一个 DALY 所需的成本,以求采用最佳干预措施来防治重点疾病,使有限的资源产生更大的健康生命年效果。

尽管 DALY 是到目前为止较为完善的疾病负担测量指标,但它仅仅考虑了病人群体,而未对受疾病影响的其他人群——家庭和社会加以考虑。此外,疾病造成的社会综合损失也难以用 DALY 来衡量;DALY 对不同年龄价值的衡量也受到了诸多批评。因此,发展和完善新的评价指标体系以弥补上述不足将会是今后疾病负担测量的主要研究方向。

（七）健康相关生命质量与质量调整生命年

如前所述,生命质量的损失是疾病负担的重要组成部分。所谓生命质量(quality of life),就是健康相关的生命质量(health related quality of life,HR－QoL)的简称,包括总的健康状态、生理功能、情感功能、认知功能、角色功能、社会功能、与疾病/健康相关的临床特征和与治疗相关的不良反应等。测量生命质量可用于临床治疗研究、流行病学研究、经济学评价及药物经济学(成本-效果分析)的研究。对生命质量效用的测量常采用质量调整生命年(quality adjusted life year,QALY),这是一个健康状态和生命质量的正向综合测量指标。其基本思想是把生存时间按生存质量高低分为不同阶段,每阶段给予不同的权重(0~1 间取值),然后根据研究人群的生存数量和生存质量得到质量调整生命年(图 3－4)。

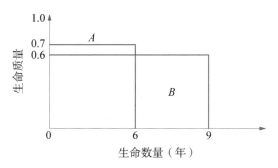

图 3－4 综合数量和生命质量的信息

注:A 表示 6 年 QoL 为 0.7＝4.2QALY;B 表示 9 年 QoL 为 0.6＝5.4QALY;B－A＝0.8QALY。
引自:胡善联. 卫生经济学[M]. 上海:复旦大学出版社,2003.

QALY 的计算也包括直接法和间接法,其中最常用的曲线下面积(area under the curve,AUC)方法。对于受访者 j,其 QALY 的计算见公式 3－12。

$$QALY = \sum_{j=1}^{n} U_j t_j$$

（公式 3 - 12）

公式 3 - 12 中：n 表示时间阶段数；U_j 表示受访者在 j 时间段的健康效用值；t_j 表示时间区间的长度。需要注意的是，t_j 需要用年表示。用健康效用值表示生命质量，在各个随访时点绘制出对应的健康效用值，再通过直线将这些散点连接起来，曲线下面的面积就是该受访者在这段时间的 QALY。

健康效用值是指人们对特定健康状态的偏好程度，是生命质量的量化指标，反映了生命质量的权重，权重为 0 说明健康状况接近死亡状态，权重为 1 说明处于完全健康状态。健康效用值可以通过时间权衡法、视觉模拟标尺法、标准博弈法等直接测量，也可以通过生命质量量表进行间接测量。在间接测量中，关键是构建效用值积分体系，将测量到的健康结果转换成健康效用。EQ - 5D 量表是目前应用最为广泛的健康效用值测量工具，可以用于健康人群和疾病人群健康效用值的测量。

QALY 的另一个关键变量是时间。在实际研究中，这个时间既可以是不同干预手段下患者的期望寿命，也可以是研究的时限。一般而言，一项研究会被划分成几个时间阶段，这个取决于随访次数。假设受访者在每个时点的效用值均得到了完整收集，没有出现缺失值或截断值，即可以将受访者的健康效用值作为权重，对每个时间段进行加权求和。

一个 QALY 反映一个健康生存年，即它可反映在疾病状态下或干预后剩余（经过调整）的健康寿命年数。在经济学研究中 QALY 可用于成本-效用分析，以识别影响人群健康寿命的主要疾病，评价不同健康服务干预措施的效果，为卫生决策提供依据。自 20 世纪 90 年代中期开始，QALY 作为参考标准用于卫生经济学中的成本-效果/效用分析，即在充分考虑成本部分（分母）的前提下，一项治疗或干预措施所引起的个体或群体的健康结局作为效果部分（分子），与另一项治疗或干预措施的健康结局（分子）进行比较，这种单位成本下的健康结局差异比较结果经常作为选择治疗或干预措施的依据。例如，对我国农村地区 20 种宫颈癌筛查方案的成本-效果分析结果显示，与未筛查组相比，筛查组每获益 1 个 QALY 的成本为 2 371～10 082 元，均低于当地人均 GDP，说明以 GDP 为评判界值时，所有筛查方案在目标农村实施都符合成本效益原则，为我国农村地区选择合适的宫颈癌筛查方案提供了很好的科学依据。

第二节 疾病频率测量的流行病学意义

一、疾病变迁的时间趋势

时间在疾病测量中至关重要，因为疾病频率总是随着时间而不断发生变化，且改变的方式多种多样，掌握这种变化规律能对流行病学家发现和探索疾病病因提供有力帮助。不同疾病随时间改变的特征不同,在各种原因的作用下同一种疾病在不同时段的变化趋势也不同,总体而言,疾病变迁的时间趋势可归纳为以下几种。

（一）短期变化

短期变化(short-term changes)一般是指疾病频率在数小时、数天或数周内发生剧烈变动,常常是一群人同时或持续暴露于单一致病源的结果。这种由单一致病源引起的疾病流行称为点源性流行(point-source epidemic)。各种疾病(包括传染病和非传染病)都可以发生点源性流行,只要流行是由人群短期内暴露于共同致病因素引起的。集体食堂食物中毒、伤寒、麻疹的暴发或流行、原子弹爆炸幸存者中癌症的大量发生都属于点源性流行。

流行病学中一个点源性流行的经典例子就是1854年在伦敦宽街地区发生的致死性霍乱暴发流行。流行的上升和下降如图3-5所示。疫情开始后病例数在短时间内大量增加,很快达到高峰,而后逐渐下降。整个曲线的形状类似一条对数正态分布曲线,这也是最常见的点源性流行的流行曲线。曲线不对称的原因主要是疾病的潜伏期是呈正偏态分布的。对于传染病而言,有时曲线的下降会被继发感染导致的第二次流行峰打断,这种分布在封闭型或半封闭型社区发生接触性传播的传染病流行时较常见。

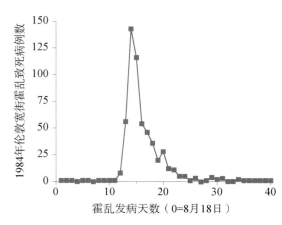

图3-5　1854年伦敦宽街致死性霍乱流行曲线

引自:ROTHMAN K J. Epidemiology［M］. New York:Oxford University Press,2002.

（二）长期变异

长期变异(secular changes)指在较长的一段时间内(通常是几十年)疾病频率发生的改变。研究疾病的长期变异曾经在慢性病病因探索方面发挥了重要作用,如明确肺癌在20世纪流行的主要原因。但是,疾病的长期变异受许多因素的影响,因此在得到某种疾病的长期变异是由人群暴露于某种环境改变所导致的结论之前,必须排除其他各种可能造成这一现象的原因。通常对于能够使疾病频率出现显著的长期变异的原因有:资料来源的完整性在观察期间内发生了改变;诊断水平的提高;疾病分类的改变;观察期间的人口构成发生明显改变等。对疾病的认识、诊断和疾病分类相关的改变常常是逐渐发生的,而且这些改变对疾病产生的效应也难以估量。因此,目前对于发现某种疾病存在明显的长期变异在流行病学研究中的意义还有不少争论。无论长期变异在病因假设中充当什么角色,病因学假设最终正确与否必须用除长期变异以外的其他证据来证明。

（三）周期性变化

疾病频率随着时间推移呈现有规律的起伏波动就是疾病的周期性变化(cyclic changes)。很多疾病,如17世纪的鼠疫、19世纪的霍乱、20世纪的肺癌等,都曾有过周期性变化。所谓周期性,是指具有可重复的循环,且在某种程度上可以预测未来可能出现的疾病频率。周期的长短并不固定,因疾病种类而异,可长可短,天、周、月、年都可以成为周期的单位。通常用绘制疾病发生频率相对于时间的二维线图的方法即可判断疾病是否具有周期性。

当疾病的周期性变化是随着季节更替而发生时,我们称这样的变化为季节性变化(seasonal variation)。季节性是疾病周期性的一个特例,同时也是许多疾病非常重要的流行病学特征。许多和疾病相关的生物现象随季节而变化常常是某些疾病出现季节性的主要原因,以昆虫为媒介的传染病和一些自然疫源性疾病就是如此。譬如,在 20 世纪五六十年代,我国北方 7~9 月为流行性乙型脑炎发病的高峰季节,这主要与乙型脑炎病毒在媒介昆虫体内的生态特点以及气温、雨量等蚊虫孳生所需要的气象条件有关,也与扩散宿主猪的病毒血症时间密切关联;在美国洛基山脉地区,一些由吸血节肢动物传播的疾病,如斑点热和莱姆病,也呈现出明显的春季和初夏季节高峰;人群拥挤地区在寒冷季节常会出现呼吸道传染病(如流行性感冒)的流行高峰。春季冷暖骤然变化以及人体免疫和防御功能的下降易导致腮腺炎、猩红热、水痘、风疹等疾病的发生;夏季多发霍乱、痢疾等消化道疾病;秋季则多发高血压、冠心病、传染性肝炎等;冬季以流行性感冒、哮喘居多。目前已有许多疾病被观察到有季节性变化,但引起疾病季节性变化的原因非常复杂,涉及包括气候、气象条件、病原体、宿主、传播媒介等在内的多种因素,因此对多数疾病季节性变化的出现尚缺乏完整合理的解释。

二、疾病分布的空间差异

与研究时间趋势一样,探讨疾病的空间(地区)分布特征对阐明疾病的病因、流行因素、制订防病策略等具有重要意义。目前,人们对于疾病地区分布差异的认识都是基于常规生命事件登记、疾病监测、医疗保健记录、疾病调查等数据分析,因而以行政区域为单位来描述疾病地区分布已经成为一种惯例。尽管疾病的发生受多种自然因素的影响,而不是按照行政边界的划分进行传播和流行的,但人群的基本信息和生命事件的统计却总是以行政区域为单位来收集和记录的。因此,虽然按照自然环境划分(如山区、平原、湖泊、河流、森林、草原等)可以显示自然条件的影响,同时也能反映当地居民共同或独特的文化传统、风俗习惯和遗传因素的作用,但却经常由于难以得到准确的人群资料和疾病统计数据而无法付诸实施。

(一) 疾病在国家与地区间的分布

无论是 WHO 公布的死因、传染病报告数据,还是国际癌症研究所报告的癌症相关资料,都是以国家为单位收集资料的。排除因各国诊断水平、诊断标准和报告体系的差异对资料统计带来的影响,仍然不难发现很多疾病的流行强度在国家和地区间具有明显差异。2000—2019 年不同经济水平地区以及 WHO 各区域的死亡原因的组成情况差别很大,低收入国家因传染病导致的死亡依然严峻,而在高收入国家则以慢性非传染性疾病占据死因的绝对优势(图 3 - 6)。

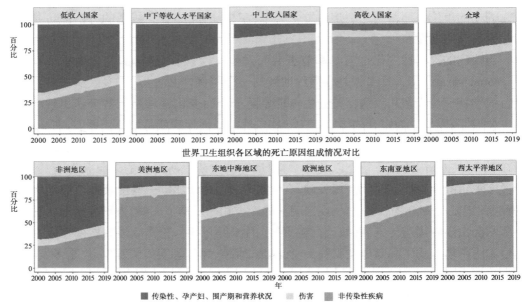

图 3 - 6   2000—2019 年不同经济水平地区以及 WHO 各区域的死亡原因组成情况对比

引自:WHO. World health statistics,2021 [R]. Geneva:WHO,2021.

大多数传染病在世界各地的分布都不相同。撒哈拉以南的非洲地区是全世界艾滋病疫情最严峻的地区,成年人中每 5 个中就有 1 个艾滋病病毒感染者;亚太地区是仅次于南部非洲的世界第二大艾滋病传播地区,尤以印度、印度尼西亚、泰国等国的流行情况为重,这些国家的艾滋病患者已占各国总人口的 1%以上。甲、乙型病毒性肝炎的高度流行地区是非洲和东南亚,东欧地区次之,西欧、北欧和北美地区流行率较低。

由于经济、文化和资源等方面的巨大差距,一些慢性病和肿瘤的流行特征在各国也不相同(图 3 - 7)。肝癌多见于非洲和欧洲东南部;结肠癌和乳腺癌在欧洲和北美洲的发达国家多见,发病率大约是发展中国家的 2 倍;宫颈癌则相反,发展中国家的发病率几乎 4 倍于发达国家。德国、冰岛、日本的胃癌发病率明显高于世界其他国家;芬兰、美国、荷兰等国为冠心病的高发国,日本、希腊为低发国,发病率相差 10 倍左右;我国冠心病发病和死亡与工业发达国家相比仍较低,但统计资料表明,随着我国经济发展、人民生活水平的迅速提高以及生活方式的改变,冠心病发病率在我国呈逐年增高的趋势。心血管疾病死亡率增加的大部分发生在撒哈拉以南的非洲、中国和东南亚地区的人口中。

(二) 疾病在国家内的分布

疾病在一个国家内的分布也有差别。在我国,鼻咽癌主要分布于华南,尤以广东省高发;大骨节病主要分布于东北、华北、西北的省(市、区),我国南方则无此病;地方性甲状腺肿以山区最多,流行地区的土壤、水和食物中含碘量均低于一般地区;原发性肝癌主要分布于东南沿海各地,以上海、福建、江苏、广西、浙江等省(市)死亡率最高;食管癌在我国北方多于南方,北方又以太行山脉地区的山西、河南、河北三省交界处为圆心,死亡

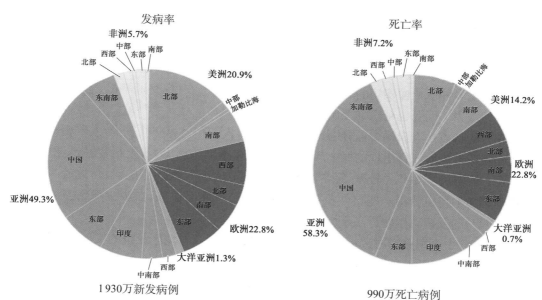

图 3-7 2020 年癌症新发病例及死亡病例在不同国家地区间的分布情况

引自:SUNG H, FERLAY J, SIEGEL R L, et al. Global cancer statistics 2020: GLOBOCAN estimates of incidence and mortality worldwide for 36 cancers in 185 countries [J]. CA Cancer J Clin, 2021,71(3):209-249.

率以同心圆向周围扩散,逐渐降低;高血压患病率南北差异较大,北方高于南方,可能主要与北方饮食中盐摄入量较高以及北方人超重、肥胖者比例较高有关;我国以东三省、河北省为代表的北方地区重工业较发达,且冬季会进行燃煤供暖,使其 $PM_{2.5}$ 污染浓度水平较高,因此其归因于 $PM_{2.5}$ 暴露的心血管疾病负担增长较快,如表 3-1 所示。

表 3-1 不同地区 $PM_{2.5}$ 暴露与心血管疾病负担关系

省级行政区	标化死亡率(/10万)			标化DALY率(/10万)			省级行政区	标化死亡率(/10万)			标化DALY率(/10万)		
	1990年	2019年	变化率(%)	1990年	2019年	变化率(%)		1990年	2019年	变化率(%)	1990年	2019年	变化率(%)
安徽	24.75	50.90	105.60	546.62	1 011.21	84.99	江西	20.72	38.33	85.01	478.31	764.33	59.80
北京	77.53	44.05	-43.19	1 666.34	945.32	-43.27	吉林	55.59	75.08	35.06	1 287.85	1 626.53	26.30
重庆	26.30	45.74	73.93	603.18	914.67	51.64	辽宁	51.96	73.60	41.63	1 102.47	1 578.17	43.15
福建	18.64	24.06	29.13	407.37	469.38	15.22	中国澳门	26.43	13.96	-47.17	630.24	344.19	-45.39
甘肃	17.93	42.03	134.37	410.27	870.12	112.09	宁夏	33.71	60.97	80.87	742.90	1 228.03	65.30
广东	30.50	30.60	0.35	661.76	634.98	-4.05	青海	24.79	57.79	133.12	575.97	1 233.93	114.24
广西	19.77	46.68	136.13	449.99	984.57	118.80	陕西	35.18	69.39	97.26	788.86	1 390.32	76.24
贵州	15.89	40.53	155.13	369.82	865.05	133.91	山东	38.68	59.18	53.01	820.38	1 196.23	45.81
海南	12.99	26.45	103.70	287.70	544.68	89.32	上海	43.94	25.77	-41.35	872.53	508.49	-41.72
河北	40.56	86.13	112.37	879.19	1 859.91	111.55	山西	35.70	67.92	90.28	790.51	1 408.39	78.16
黑龙江	46.75	76.36	63.35	1 056.90	1 635.20	54.72	四川	23.86	45.27	89.73	507.65	922.39	81.70
河南	33.04	73.26	121.73	724.05	1 530.56	111.39	天津	67.71	69.88	3.20	1 452.84	1 495.91	2.96
中国香港	18.89	11.28	-40.27	416.65	279.03	-33.03	西藏	8.84	20.73	134.58	224.89	478.77	112.89
湖北	34.92	55.05	57.64	764.25	1 091.36	42.80	新疆	36.68	76.94	109.79	887.70	1 687.29	90.07
湖南	26.10	47.58	82.35	574.77	1 001.81	74.30	云南	13.00	35.63	174.10	306.42	779.95	154.53
内蒙古	27.78	57.06	105.42	628.70	1 222.44	94.44	浙江	23.44	25.13	7.21	488.47	503.93	3.17
江苏	26.00	34.46	32.53	555.23	711.57	28.16							

引自:何敏,齐金蕾,殷鹏,等. 1990 年与 2019 年中国归因于室外 $PM_{2.5}$ 暴露的心血管疾病负担分析[J]. 中国循环杂志,2021,36(5):488—493.

（三）疾病的城乡分布

许多疾病的分布有城乡差异。城市的特点是人口密集、居住拥挤、交通方便、人口流动频繁，因此呼吸道传染病容易传播，如水痘、百日咳、流行性脑脊髓膜炎、流行性感冒等疾病经常在城市中散发和流行。另外，城市工业集中，环境污染较重，恶性肿瘤等各种慢性疾病以及多种职业性疾病的患病率和死亡率明显高于农村；交通事故、意外伤害以及精神心理压力等问题也越来越突出。

农村的特点是人口稀少，居住分散、交通不便，人们和外界交往较少，人群相对固定，因此呼吸道传染病流行出现的概率较低，但一旦有感染病例出现，则很容易迅速蔓延引起暴发。农村的卫生条件较差，经常有肠道传染病如伤寒、痢疾等的流行；此外，农村自然地理环境的特点使得一些自然疫源性疾病（如流行性出血热、血吸虫病、钩端螺旋体病、疟疾等）的发病率也明显高于城市。

近年来，由于国家农村政策的调整极大促进了我国农村地区经济的发展和农民生活水平的提高，农村的医疗卫生面貌有了很大改善。随着乡镇企业的大力发展、农村外出打工人员剧增，人口流动性大大增加，在城乡一体化的进程中，城乡疾病分布的差异也出现了新的变化：一些原来在农村高发的传染病和地方性疾病的发病率和患病率显著下降，而一些慢性病、职业病等城市常见的疾病在农村却逐渐增多，且具有一些不同于城市发病的新特点。尽管有些外国学者认为研究疾病分布的城乡差异对于病因假设的提出和验证作用不大，但对于我国这样一个农业大国，特别是在我国大力加强农村建设的特殊阶段，研究疾病城乡差异，对于评价卫生政策改革措施的作用、指导卫生资源的合理规划仍然具有重要意义。

（四）疾病的地方性分布

正如疾病在时间分布上具有聚集性，在空间分布中疾病也能表现出聚集的特点。当某种疾病经常局限于某一地区，或在某一地区的发病率稳定地高于其他地区，具有比较严格的地区选择和分布特征时，则称该疾病具有地方性（endemicity），具有该特征的疾病统称为地方性疾病。

判断一个疾病是否为地方性疾病的主要参考标准为：①疾病在当地各种常住居民中的发病率均高，并随年龄增长而上升；②移居外地的居民，该病的发病率下降，已患者症状减轻或呈自愈倾向；③外地迁入该地区的健康人，在到达居住地一定时间后可发病，其发病率和当地居民相近；④其他地区相似人群中该病的发病率甚低或无此疾病发生；⑤当地的易感动物可能发生类似疾病。

疾病的地方性可以分为统计地方性和自然地方性。疾病的地方性的分析与研究设计可以参考空间流行病学的具体内容。

三、疾病分布的人群差异

年龄、性别、经济收入、种族等人群特征会影响疾病的发生，有时甚至能在很大程度上影响疾病病因假设的形成，因为当某些人群特征与疾病之间的关联十分显著时，如果在分析时不控制其对疾病的影响,就会导致对其他可能危险因素的错误估计。

（一）年龄

年龄是人群最主要的人口学特征,几乎所有疾病的发生、发展都与年龄密切相关。与疾病的时间分布相似,研究疾病年龄分布最常用的方法是绘制疾病的年龄分布图,即分别以年龄和疾病发生频率为横、纵坐标,按照不同年龄发病情况作图,得到的曲线也称为年龄-危险性曲线（age-risk curve）;曲线形状常常能为病因假设提供有意义的线索。

不同类型的疾病可有不同的年龄表现,因而相应的年龄-危险性曲线也形状各异。传播途径容易实现且病后有牢固免疫力的疾病,如白喉、麻疹、百日咳、水痘等,其发病年龄高峰在学龄及学龄前儿童;以隐性感染为主的传染病,如流行性乙型脑炎、脊髓灰质炎、流行性脑脊髓膜炎等,也表现为儿童高发;病后无牢固免疫、可反复感染的传染病,如流行性感冒和普通感冒,则年龄发病率曲线趋势平缓,没有明显的年龄发病率差异;恶性肿瘤发病率一般随年龄增加而增加,但有些特殊肿瘤有两个发病年龄高峰,年龄曲线表现为双峰型,如白血病有儿童和老年两个发病高峰,而关节炎的发病率随着年龄增长先升后降,表现为 45～64 岁人群的发病率相当于 45 岁以下人群的 10 倍,65 岁以上人群的 2 倍。

疾病的年龄分布规律受许多因素的影响,主要包括:①暴露方式。如钩端螺旋体病的稻田型和洪水型流行时,以青壮年发病率高,而雨水型流行时则以儿童发病多。②暴露机会。呼吸道传染病在城市常年流行,但在农村,由于居住分散,城乡人口流动性低,发生呼吸道感染的机会较少,因而平时发病率低,但一旦有传染源进入该地,则易形成暴发。③机体免疫状况。在广泛推行计划免疫前,麻疹、百日咳、腮腺炎等急性呼吸道传染病主要发生于婴幼儿当中,但在普种相应疫苗后,这些疾病的发病年龄明显后移;一个地区若传入一种新传染病,则流行时往往不分老幼皆患病,但如果某病在一个地区常年存在并反复流行,则表现为儿童高发,流行性乙型脑炎在日本的流行情况就是如此。④机体的退行性变和多种病因效应的积累。如心脑血管病、糖尿病等多种慢性疾病的发病率、患病率均随年龄增长而显著上升。

在运用年龄-危险性曲线来阐明疾病随年龄发展变化的规律时要特别注意一些容易引起混淆或错误的信息存在。首先,应引起重视的就是同一种疾病（或死因）在不同年龄段人群中被正确诊断的可能性不同,这种差异会引起年龄分布曲线形状的改变。譬如:相对于一个 80 岁的死亡病例,40 岁的病例可能较少共患多种慢性病,其死因较为明确;如此造成的后果就是低估某种疾病高年龄组人群的死亡专率,同时人为增加了该年龄组人群死于其他原因（如衰老）的比例;这种年龄诊断差异还会造成基线人群资料的准确性下降,进而导致更大的谬误。其次,年龄分布曲线的形状还取决于绘图运用的单位（发病率、患病率、死亡率等）以及被测量疾病所处的阶段。

分析疾病的年龄分布也需要明确观察时间。通常,我们都是在某个时间点或较短的时间范围内收集人群的基线资料,继而根据年龄分组绘制成年龄分布图来进行分析,这种分析方法叫做横断面分析（cross-sectional analysis）,常用于急性疾病,特别是急性传染病,它能够反映同一时期不同年龄组人群疾病发生频率的高低或不同调查时间相同年龄组人群疾病发生频率的差别。但对于非传染病或慢性疾病,由于暴露距发病的时间可能很长,致病因子的分布强度在不同时期可能有变化,用横断面分析方法就无法正确阐明年龄和疾病频率之间的关系。此时,要借助于另一种将疾病年龄分布和时间分布相结合的分析方法——出生队列分析方法(birth cohort analysis)。所谓出生队列,就是由同一时期出生的人组成的组。对一个或多个这样的组随访,观察他们在不同年代的疾病发生频率。最早运用出生队列分析方法的是道恩(Dorn)和卡特勒(Cutler)。他们在研究肺癌死亡率与年龄的关系时,发现不同时期的横断面分析结果均提示肺癌死亡率在高年龄组(>60 岁)人群中都不同程度地下降,但如果用出生队列去考察年龄和肺癌死亡率之间的关系,则发现各出生队列的肺癌死亡率均随年龄增长而不断升高,如图 3 - 8。与出生较早的队列相比,出生较晚的队列死亡率高,死亡年龄明显提前。

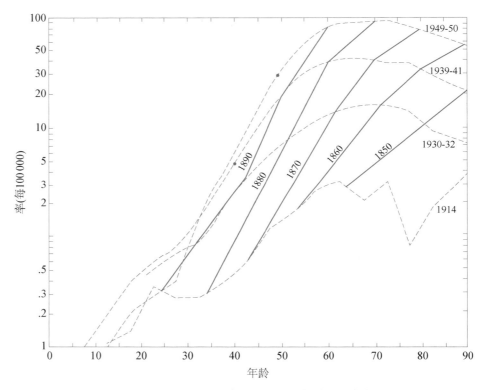

图 3 - 8   1914—1950 年美国白人男性肺癌死亡率

注:实线为出生队列死亡率曲线,虚线为横断面调查年龄死亡率曲线。

引自:MACMAHON B, TRICHOPOULOS D. Epidemiology: principles and methods [M]. London: Little Brown, 1996.

与横断面分析相比,这种方法能够比较好地揭示暴露因素、时代特征、年龄效应与疾病发生频率之间的关系,在研究慢性病疾病年龄分布的长期变化趋势及探讨病因线索等方面具有十分重要的意义。一项关于不同性别的甲状腺乳头状癌的发病率和年龄之间关系的研究分析发现,在横断面年龄曲线中表现出女性发病高峰为 40~60 岁,男性则为 65~69 岁,但是出生队列年龄曲线却没有发病峰值,女性和男性的发病率都随着年龄的增长而持续增加(图 3 - 9)。

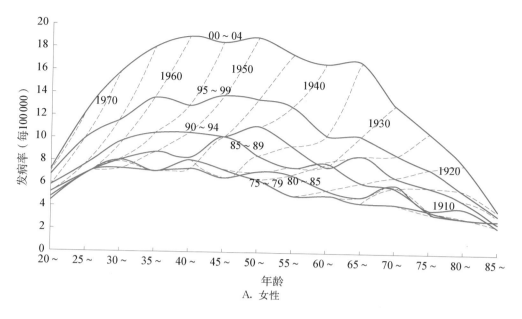

A. 女性

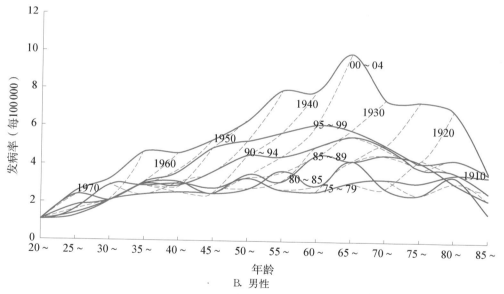

B. 男性

图 3 - 9　1973—2004 年美国不同性别人群的甲状腺乳头状癌发病率

注：实线为横截面年龄发病率曲线；虚线为出生队列发病率曲线。

引自：ZHU C, ZHENG T, KILFOY B A, et al. A birth cohort analysis of the incidence of papillary thyroid cancer in the United States, 1973 - 2004 [J]. Thyroid, 2009, 19(10):1061 - 1066.

（二）性别

许多疾病的分布都存在性别差异。除了一些性别特异性疾病（如宫颈癌、前列腺癌等）外，男女性在很多慢性疾病和传染病的发病率和死亡率上也有显著差异。如图 3-10 所示：在每个年龄段，男性的结直肠癌以及其他晚期肿瘤的患病率都是女性的 2 倍；

55 岁、60 岁和 65 岁的男性结直肠癌患病率与 63 岁、69 岁和 74 岁的女性相似(即 8~9 年的差异);55 岁男性任何晚期肿瘤的患病率与 70 岁女性相似,而 60 岁和 65 岁男性任何晚期肿瘤的患病率甚至都超过了 75 岁女性。

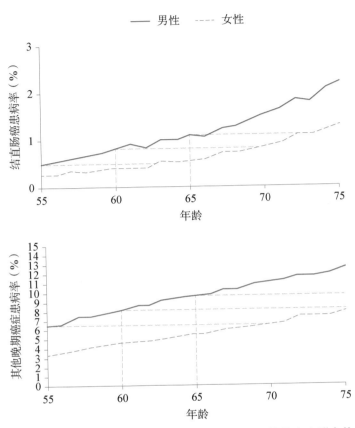

图 3‐10   2003—2007 年不同性别、年龄德国结肠镜筛查人群中的结直肠癌和其他晚期肿瘤的患病率比较

引自:BRENNER H, ALTENHOFEN L, HOFFMEISTER M. Sex, age, and birth cohort effects in colorectal neoplasms: a cohort analysis [J]. Ann Intern Med, 2010,152(11):697‐703.

造成疾病性别差异的原因很多,包括与性别相关的解剖、生理和内分泌等生物特征以及由于职业、生活方式、行为特征等的不同而造成的危险因素暴露机会的差异。譬如,血吸虫病、流行性出血热、钩端螺旋体病、森林脑炎以及职业中毒、职业伤害等皆因在日常生产、生活活动中的暴露或接触机会较多而在男性人群中呈显著的高发状态。由于烟酒等个人嗜好的差异较大,男女性人群肺癌、肝硬化等疾病的发病率也显著不同。不过,目前很多疾病出现性别差异的原因仍未得到合理的解释。在比较疾病分布的性别差异时,应注意使用标准化去除性别间年龄分布不同对疾病频率测量造成的影响。

（三）社会经济地位

社会经济地位是影响疾病分布的一个重要人群决定因素。从 1993 年美国国家卫生统计中心报告的监测数据可以看出，随着家庭经济收入的增加，因健康损害导致的活动受限，特别是人均卧床天数递减，在 45～64 岁年龄层这一趋势尤为明显。虽然在 5 岁以下的儿童中没有观察到这一现象，但事实上，许多数据均表明社会经济地位对 1 岁以下儿童健康状态的影响甚至高于其他任何一个年龄层，主要表现为婴儿死亡率会随着该人群社会经济地位的高低而发生相应改变。

遗憾的是，迄今为止还没有一个统一的、准确定义社会经济地位的概念。原因在于这个概念理论上应该涵盖包括收入、职业、生活条件、社会声望等在内的诸多因素，但在实际操作中，我们往往只用其中的一个指标作为社会经济地位的代名词，如家庭经济收入。

（四）职业

职业对于许多疾病的发生发展有着重要作用，是疾病分布的重要决定因子。目前，职业已经作为一种重要的分析变量被纳入到疾病的病因研究中，主要在以下 3 个过程中体现出来。

第一，职业可以作为经济社会地位的代名词来探讨其在疾病分布中的作用。

第二，确定某种疾病的职业高危人群、职业危险暴露因素或职业有害物质与疾病的关联。几乎半数的确证致癌物及相关生产过程是通过观察疾病与特定职业间的关系而被确定下来的，包括煤烟、铅、丙烯腈、苯、铬、焦炉逸散物等。职业性暴露于不同的物理、化学和生物性因素以及职业性精神紧张等均可影响疾病分布特征。譬如，职业性皮肤癌经常发生在接触局部和暴露部位，与煤焦油、沥青等致癌物质的关系往往最为直接、明显。生产以联苯胺、萘胺或以芳香胺类为原料的橡胶、电线和染料的工人易患膀胱癌。间皮瘤和肺癌与从事石棉作业有关；矽肺与长期从事采煤、碎石等工作有关。建筑工人跌落等意外伤害的发生率较高。工作紧张的人员易患高血压、消化性溃疡等。传染病的发生也与职业也有关。如从事皮毛加工的工人易患炭疽；农牧场工人易患布鲁氏菌病；北方伐木工人易患森林脑炎；农业人口易患血吸虫病、流行性出血热和钩端螺旋体病；等等。

第三，除了特殊暴露，职业还可以从某种程度上反映出劳动者的工作状态。人们常常可以根据职业将劳动者划分为体力劳动者和非体力劳动者。有研究表明，体力劳动者冠心病的发病率比较低。另外，如图 3-11 所示，不同职业人群因酒精性肝病和肝硬化而死亡的年平均死亡率以及年平均变化百分比存在一定差异。

（五）种族和民族

不同种族和民族之间的疾病频率可有明显差异。造成差异的原因主要是各种族、民族的遗传基础不同。种族或民族是个相对稳定的人群，同一种族或民族的人具有某些相同的遗传特质，而不同种族或民族间群体遗传基因的表型分布有一定的差别，从而在疾病的选择和遗传易感性等方面常常表现出相当的差异。

另外，各民族的宗教信仰、风俗习惯、生活方式、行为、饮食以及定居区域的地理环

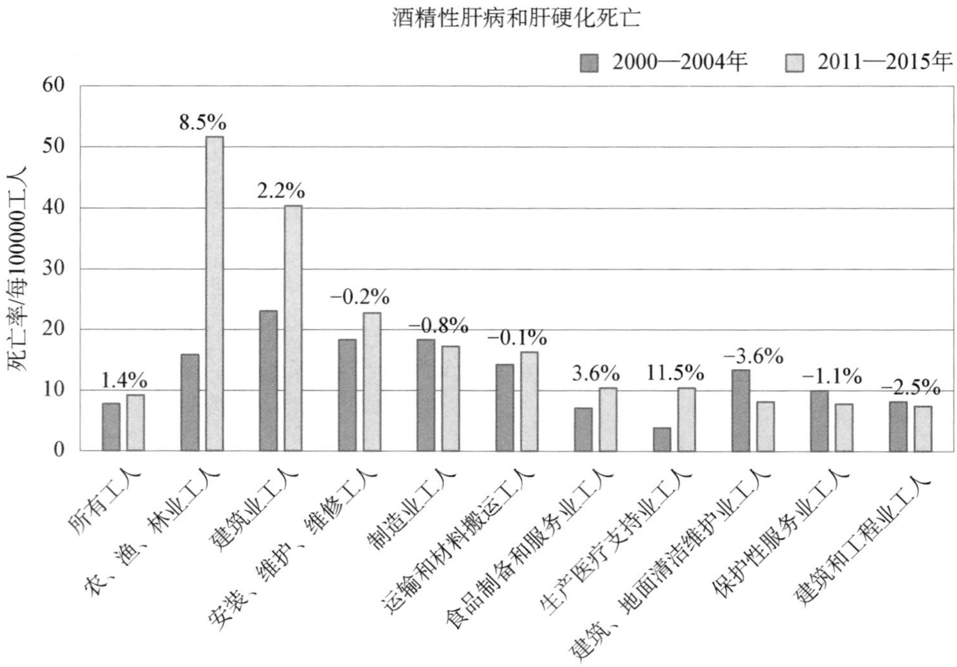

图 3-11 马萨诸塞州 16～64 岁不同职业人群因酒精性肝病和肝硬化而死亡的年平均死亡率和年平均变化百分比

引自:HAWKINS D, DAVIS L, PUNNETT L, et al. Disparities in the deaths of despair by occupation, Massachusetts, 2000 to 2015 [J]. J Occup Environ Med, 2020,62(7):484-492.

境、自然条件和社会经济发展水平等也是影响不同种族或民族疾病频率的重要因素。譬如,居住在马来西亚的 3 个主要种族中,印度人易患口腔癌,马来人易患淋巴瘤,而中国人鼻咽癌和肝癌的发病率比较高。

在美国,黑人和白人各种疾病的发病率和死亡率均有显著差别。黑人多死于高血压性心脏病、结核、梅毒、犯罪和意外事故,而白人的死因则以血管硬化性心脏病、自杀和白血病为主。另外,宫颈癌在黑人女性人群中高发,而乳腺癌则在白人妇女中比较多见。美国各种族婴儿的死亡率也不相同。

(六) 婚姻状况

许多时候,婚姻状况和年龄、性别一样,被作为一个经常性指标出现在疾病的分布描述中。一般来讲,大多数疾病的死亡率都表现为在已婚人群中最低,而在离异及丧偶人群中最高。值得注意的是,尽管疾病频率随着不同的婚姻状况有显著差异,但婚姻状况并不是一个形成病因假设的有价值的来源。原因在于我们往往很难区分以下两种病因假设:①某种和婚姻状况相关的因素可能是某病的危险因素;②婚姻状况在某种程度上依赖于是否患有慢性疾病。事实情况经常是某些和婚姻状况相关的一些行为因素在疾病分布差异中起了作用,如婚后的性生活、妊娠、分娩、哺乳等生理过程,特别是来自配偶心理及体力上的支持等,对于维持体内激素平衡、保持女性健康具有显著的影响。还有一些死亡和疾病,如摩托车车祸、性传播疾病等,常常发生在单身男性中,这主要与单身人群的生活方式和已婚人群不同有关。

(姜庆五　赵　琦)

参考文献

1. 何敏,齐金蕾,殷鹏,等. 1990 年与 2019 年中国归因于室外 $PM_{2.5}$ 暴露的心血管疾病负担分析 [J]. 中国循环杂志,2021,36(5):488 - 493.

2. 胡善联. 卫生经济学[M],上海:复旦大学出版社,2003.

3. BRENNER H,ALTENHOFEN L,HOFFMEISTER M. Sex,age,and birth cohort effects in colorectal neoplasms:a cohort analysis [J]. Ann Intern Med,2010,152(11):697 - 703.

4. GBD 2019 Diseases and Injuries Collaborators. Global burden of 369 diseases and injuries in 204 countries and territories,1990 - 2019:a systematic analysis for the Global Burden of Disease Study 2019 [J]. Lancet,2020,396(10258):1204 - 1222.

5. HAWKINS D,DAVIS L,PUNNETT L,et al. Disparities in the deaths of despair by occupation,massachusetts,2000 to 2015 [J]. J Occup Environ Med,2020,62(7):484 - 492.

6. LASH T L,TYLER J,WEELE V,et al. Modern epidemiology [M]. 4th ed. Mexico:Wolters Kluwer,2021.

7. MACMAHON B,TRICHOPOULOS D. Epidemiology:principles and methods [M]. London:Little Brown,1996.

8. ROTHMAN K J,GREENLAND S. Modern epidemiology [M]. Philadelphia:Lippincott-Raven,U. S. A,1998.

9. ROTHMAN K J. Epidemiology [M]. New York:Oxford University Press,2002.

10. SUNG H,FERLAY J,SIEGEL R L,et al. Global cancer statistics 2020:GLOBOCAN estimates of incidence and mortality worldwide for 36 cancers in 185 countries [J]. CA Cancer J Clin,2021,71(3):209 - 249.

11. World Health Organization. World health statistics,2021 [R],Geneva:WHO,2021.

12. ZHU C,ZHENG T,KILFOY B A,et al. A birth cohort analysis of the incidence of papillary thyroid cancer in the United States,1973 - 2004 [J]. Thyroid,2009,19(10):1061 - 1066.

第 四 章　暴 露 的 测 量

第一节 │ 概　　述

　　流行病学的一个重要任务是研究影响人群疾病与健康状况分布的影响因素,以便及时采取相对应的干预措施,从而达到预防与控制疾病发生和促进健康的目的。这些影响或可能影响疾病发生与人群健康状态的因素,被称为"暴露"(exposure)。以前流行病学的主要研究对象是传染病,从接触暴露到开始出现临床症状的时间间隔较短,暴露测量都是以微生物学为基础,测量微生物学的影响因素也较为简单,即从假设的致病物中分离和培养特异的病原体,或获得暴露的血清学证据(如抗体、抗原的检测),而对影响疾病的一些非微生物学因素的研究只限于年龄、性别和种族等。随着心脑血管疾病、肿瘤和糖尿病等慢性病逐渐成为严重威胁人类健康的重要公共卫生问题,以及流行病学对慢性病与健康状态研究的深入,人们对病因的认识及病因的研究手段也发生了深刻变化,暴露的内涵日益丰富,暴露的测量也变得非常复杂,这主要归因于:①可能找不到所研究疾病的必需病因,任何单一的病因成分只占疾病病因中的小部分,对绝大多数慢性病而言,疾病的病因不再是一个或几个特定暴露因素,而是包括个体与遗传、环境与社会心理等多因素复杂交互影响的结果;②从暴露开始或从暴露结束到疾病出现的时间间隔较长,不是以天、周、月为单位,而是以年为单位进行测量的;③致病因素没有留下反映过去暴露的容易测量的标记;④所研究致病因素扩大到以致研究者往往无法具备相应专业知识水平的范围。因此,在流行病学中"暴露"的含义非常广泛,它既包括个体特征、生活习惯,又包括人类赖以生存的微观与宏观环境中的各种因素,如遗传、生理、人文特征(性别、年龄、身高、体重、职业及种族等)、生活习惯(吸烟、饮酒、饮食和体育锻炼等)和其他外界因素(社会和自然环境因素)等。暴露的准确测量在流行病学病因的推断中发挥着至关重要的作用。

一、暴露测量的概念

(一) 暴露

暴露是指研究对象接触某种物质(如苯),或具备某种待研究的特征(年龄、性别、遗传等)与行为(如吸烟)。从广义上讲,它可以包括:①可以致病或保护机体避免致病的因素;②可能引起生理效应的因素;③与疾病或生理效应有联系的另外一些因素(混杂因素);④可以修饰其他因素效应的因素;⑤可以决定疾病结局的因素,如治疗等。

暴露并不限于与研究对象有关的外界因素,还包括机体内部的因素,如遗传因素、内分泌因素和精神因素等。此外,像社会经济地位等因素都可称为暴露,这类因素之所以令人感兴趣,并非因为其本身可以引起某种生物学效应,而是因为他们可能是一些仍然无法测量的其他因素所引起效应的指标。暴露既可以是定性的,又可以是定量的。

(二)测量与分类

测量是依据优先次序的规则,对事物或事件的分类或数值进行赋值的过程。其目的是反映事物或事件(或因素)的种类或数量。

例如:确定性别和年龄(以年为单位);测量血压(mmHg)和社会经济状况(低/中/高)。注意,测量和估计之间是有差异的,我们测量的是每个对象的变量,而估计的是人群参数。理论上,测量可以被认为是一种特殊类型的估计,即我们估计的是每个个体的特殊参数。

分类是测量的一种特殊类型,其涉及将每个对象划分到两个或多个互相排斥组中的一个组。例如:依据疾病的状态(如病例/非病例,或确诊病例/可疑病例/非病例)、损伤的严重性(如轻微/中等/严重)、特别的态度(如对某个特别声明持赞成/中立/不赞成态度)或国籍对测量对象进行分类。

测量也可认为是联系抽象概念与经典指标的一种过程,由于真正令人感兴趣的变量可能无法测量或难以定义,被测量的变量可能并非是真正感兴趣的东西,而是它的间接变量。例如"社会经济地位"就是一种抽象的概念,流行病学者通常是根据"经典指标"来衡量它的,如收入、职业、居住地点等,但严格讲,这只是一种理论联系。

测量方法必须具有可操作性:①必须有使用说明,并且能被其他研究者所理解;②根据此方法所得到的测量可以重复。

(三)暴露测量尺度

暴露要有明确的定义和测量尺度(scale of measure),尽量采用定量或半定量尺度以及客观的指标。同一暴露可以用不同尺度表示测量结果,不同尺度测量结果的数据处理、分析各异。按测量的复杂程度大小,测量尺度可分 4 类。

1. 名义尺度(nominal scale) 又称列名尺度,它用符号或数字来区分事物,是一种最低级的测量。符号和数字只是一种标志,如男、女、+、-、A、B、O、AB 等。符号和数字可以有两种以上的分类,各类之间互相排斥。两个相同的符号或数字所标记的对象应视为等价的或相同的,而不同的符号或数字所标记的对象则是不同的,但两个测量对象不同的数字或符号并不能说明它们之间的差异有多大。流行病学中常用名义尺度测量的变量有性别、职业、种族、婚姻、国籍和血型等。

2. 等级尺度(ordinal scale) 又称顺序尺度。等级尺度的数字或符号只表示变量的等级顺序,它们之间的差别并不是测量值之间的真正差异或绝对值,它只表示相等和不相等,反映某个个体数值大于或小于另外一个或一些的个体值,也不能表示各个等级之间的间隔是否相等。流行病学研究中常用等级尺度测量教育程度、食物摄入和饭前洗手等一些变量,如文盲、小学、初中、高中、大专及以上;每周1~3次、每周4~6次、每周7次以上;经常、偶尔、没有等。

3. 间隔尺度(interval scale)   又称区间尺度。给不同分类或不同个体指定一个相对数值,其反映了两个基本测量值的真正(确切)差异。它不仅表示测量的尺度,而且可以表示顺序。间隔尺度具有等级尺度所有的特性,除了能比较大小外,间隔尺度测量值之间的差别也可以比较大小,可以相加或相减,其结果仍然有意义。只要两个测量值不变,任何场合下重复测量的差值也不变,但它的零点是人为设定的,所以乘法和除法运算的结果不是唯一的,因而是没有意义的。例如,温度测量中的华氏度数和摄氏度数。流行病学中常用间隔尺度测量出生年份、智商等,它们是有单位的,并且也容易转换成比例尺度,如将出生年份换算成某个时点的年龄。

4. 比例尺度(ratio scale)   又称比数尺度,是将一个测量值说成是另一个测量值的倍数,通过计算一个比值来对两个测量值进行有效的比较。比例尺度具有间隔尺度的所有特点,同时它也允许乘除运算。比例尺度的零点是真正的零点(自然零点)。流行病学研究中的大多数变量是用(或可用)比例尺度来测量的,如身高、体重、血压和血糖等。

以上4种测量尺度的区别见表4-1。

表 4 - 1　四种测量尺度的比较

测量尺度	可用的逻辑与数学运算方式	中间趋势的计算	离散趋势的计算	定性或定量	自然零点
名义尺度	等于、不等于	众数	无	定性	无
等级尺度	等于、不等于、大于、小于	众数	无	半定量	无
间隔尺度	等于、不等于、大于、小于、加、减	众数、中位数	分位数、全距	定量	无
比例尺度	等于、不等于、大于、小于、加、减、乘、除	众数、中位数、算术平均数、几何平均数等	分位数、全距、标准差、变异系数等	定量	有

变量通常可分为连续变量和分类变量。在理论上连续变量的取值可以是无限的,而分类变量的取值是有限的。分类变量又可进一步细分为名义变量、等级变量和二分变量。名义变量和等级变量也就是上述所说的名义尺度变量和等级尺度变量。二分变量只有两个取值,区分为名义尺度和等级尺度没有实际意义。流行病学研究中常依据暴露和结局变量的测量尺度以及所研究目标人群中这些变量值的分布来选择适宜的统计分析方法。

二、暴露测量的目的

暴露测量的目的是获得能满足研究目的所需的测量值。在病因研究中,暴露测量包括研究假设规定要测量的变量、任何已知或可疑的混杂因素以及可能起修饰效应的变量。只有明确了研究目的，才能选择适宜的测量方法测量所研究的暴露，否则就可能遗漏关键变量的测量，或测量得不够仔细，或测量的变量太多而忽视了真正重要变量的测量质量。具体到每个暴露变量，测量的目的是获得最真实的值，或使测量的误差最小。

第二节 | 暴露测量内容

为了确定一个暴露变量的特征，必须全面记录暴露性质、暴露量（剂量）以及暴露时间。

一、暴露性质

应尽可能详细地记录暴露变量的性质，以确保观测到暴露与效应之间任何可能的联系，并从与疾病有联系的各种暴露中分离出特异的暴露，作出特异性病因推论。例如在询问吸烟时，最好能调查吸烟的种类（纸烟、烟斗、雪茄还是水烟等）、方式（浅吸、深吸）等，而不是简单地只询问是否吸烟。与吸烟有关疾病的发病率往往随吸烟方式的不同而变化，如果只是简单地询问是否吸烟，也许会导致研究未能发现与疾病真正有联系的特殊吸烟类型。同样，应区分暴露变量与可能的混杂变量。国际癌症研究机构（International Agency for Research on Cancer, IARC）在评价化学物对人体的致癌性时，常使用"证据不足"或"证据不当"这些词，其主要原因包括在研究中未能将暴露于某种化学物与暴露于其他潜在的致癌物区分开来。

暴露变量应足够敏感，应包含研究对象可能暴露于某研究因素的所有方式。例如在检验铝暴露致阿尔茨海默病的假设时，如果只询问是否服用含制酸药是不够的，这是因为铝也可通过口服某些镇痛药、局部敷用某些止汗剂而进入体内，或可以从铝制炊具中释入食物而进入人体，如果只选择其中的一种暴露来检验铝致阿尔茨海默病的假设，可导致暴露错分，以致观测不到它们之间可能存在的联系。

在暴露致病的假设中，即使某种暴露并非特异，仍应尽可能详细地记录暴露性质，这样在以后需要时，仍可以探讨其中任何特异成分的作用。

二、暴露剂量

暴露剂量可按总的累计剂量（累积暴露）来测量，如总吸烟的包数，常以包年数来表示；或以剂量率或暴露率来表示，如每天吸烟的支数。剂量率是单位时间内的剂量，单位时间根据暴露的时间长短而定，如小时、日、月、年。累积暴露是按剂量率与暴露时间乘积之和来计算的。累积暴露除以总暴露时间即得平均暴露，或平均暴露率。暴露剂量又可分为可获得剂量、摄入剂量、吸收剂量和活性剂量等。

可获得剂量是从机体的外环境中测量的,如一个短的时间间隔中每毫升环境空气中的石棉纤维数(暴露率),或每毫升环境空气中平均石棉纤维数乘暴露年数(累积暴露)。

虽然可获得剂量一般容易测量,但是它通常不同于摄入剂量或吸收剂量以及与机体实际的接触量。可获得剂量有多少转变为摄入剂量取决于机体的生理状态和行为,如静止时和活动时的呼吸量、实际摄入的食物、药物量等。从生物学观点上讲,摄入剂量也只能看作是吸收剂量的一个替代指标,即实际进入机体剂量的一个测量指标,除非摄入剂量在机体的接触面产生了直接的效应。

吸收剂量虽然是人们普遍关心的一个剂量指标,但真正发挥作用的是在机体、器官、组织、细胞、分子特异作用部位的活性剂量或生物学有效剂量。活性剂量与吸收剂量的关系是复杂的,取决于暴露物质在机体中的运输、在机体不同部位的分布、其活性与非活性形式的代谢以及其从机体的排泄。吸收剂量或活性剂量需要用生物学的方法测量,如血液中的酒精含量(吸收剂量)或肺细胞中的苯并芘与DNA加合物的含量(活性剂量)。

一般来说,剂量的测量从可获得剂量、摄入剂量、吸收剂量到活性剂量,剂量测量与活性剂量越接近,就越能显示暴露物质与疾病之间可能存在的联系。剂量测量不仅可更详细地描述某暴露与某种疾病的关系,而且更重要的是,剂量测量能帮助对暴露因素与效应之间是否存在因果联系作出推论。4 种剂量与宿主因素的关系如图 4-1 所示。

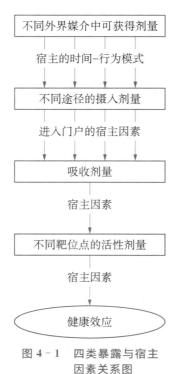

图 4-1　四类暴露与宿主因素关系图

三、暴露时间

应尽量对每项暴露的开始与结束的时间进行详细描述,描述在暴露期间内这些暴露因素的分布(定期暴露、连续暴露或暴露期间内剂量率随时间改变)。例如对离散性暴露(如头部损伤事件),只记录暴露发生的年月日或年龄就足够,但对复杂的暴露(如维生素 A 的摄入),不可能描述研究对象终身的暴露,只能记录与疾病有关的一段时间内的暴露。

记录暴露时间十分重要,这主要是因为:①暴露时间长短是决定总暴露量的一个关键因素。②对许多疾病来说,存在某种临界窗口期或病因有关暴露期,该期间内发生某种暴露可能与致病有关。如在分析暴露变量资料时,把窗口期之外的暴露也包括在内,势必会产生暴露错分,造成观察到联系的可能性就会减小。③知道临界窗口期的位置及其与疾病发生时间的关系,可能有助于推论致病机制,如在癌症发生的多阶段过程中致癌物起作用的时点。通常,人们并不能确切知道临界窗口期开始和终止的时间,但按时间顺序收集有关暴露的详细情况,至少可以分析自首次暴露以来的和最后暴露一段时间内暴露对疾病危险性的效应,或可分析更复杂的疾病危险性随暴露时间的变化。临界窗口期通常可根据病例和对照的疾病确诊时间来确定,例如,在病例诊断前5～20年期间,也可根据生理学时间(如年龄间隔)或发生生理学改变的时间(如月经初潮或闭经时间)来确定。

不同暴露期间的暴露方式可能也很重要。当总暴露剂量相等时,周期性的、高强度的暴发性暴露的效应与低强度的、连续性累积暴露的效应可能不同。例如,室内工人的皮肤癌发病率明显高于室外工人,据此推测在某一定日光暴露总量下,间断性或不规则的暴露引起黑色素瘤的危险性可能较经常性或连续性暴露更大。

四、暴露剂量和时间的表达

常用3种方法来表达暴露剂量与时间的关系,即峰值暴露、累积暴露和平均暴露。后两种方法已在前面进行表述,峰值暴露是指一个个体所经历的最高暴露水平(暴露率)或一段持续时间内(如一年)的最高暴露水平,或最高暴露时间占总暴露时间的百分数(如10%)。这三种表达方法都可以表示机体一生的暴露,或一生中某一部分时间的暴露,如临界窗口期的暴露。

表达短期暴露的效应较为容易,这是因为与病因有关的短时间暴露因素在不同时间的暴露不会太复杂。在这种情况下,峰值暴露、累积暴露和平均暴露对所有个体大致都保持恒定的剂量效应关系,因此它们可以交换使用。表达长期暴露不太容易,这是因为长期暴露的形式复杂,如常见的各种类型暴露及间断性暴露。例如,在一项甲醛工人队列研究中可采用不同方法来表达甲醛暴露:①工龄(就业时间)长短;②暴露时间长短;③从事最高的8小时加权平均暴露的职业时间长短;④估计峰值暴露;⑤累积暴露;⑥平均暴露。跟8小时加权平均暴露与平均暴露相关一样,工龄长短与暴露时间长短高度相关。但平均暴露与工龄长短、暴露时间长短或峰值暴露无明显相关。8小时加权平均暴露与其他几种暴露之间呈中度相关。这清楚地表明,暴露剂量的不同表达可将个体按其暴露排列成不同的顺序,据此得出的暴露与疾病联系的结果差别较大。

如何选择最佳暴露测量指标需根据每项暴露表达所包含的信息而定。首先取决于暴露测量的尺度。例如,如果只知道研究对象为暴露或非暴露,只能用暴露的"有"与"无"作为平均暴露的指标。如果个体间的平均暴露率无甚变化,且整个暴露期间的暴露率变化对暴露效应无重要影响,暴露时间长短可作为累积暴露的指标,但这种假设在现实中往往不存在,特别是在考虑几年的暴露时,用暴露时间长短作为累积暴露的指标可导致严重的暴露错分。如果暴露是按等级尺度而不是列名尺度测量的,可采用暴露等级和暴露时间的乘积来表示累积暴露可能更合适。如果等级尺度单位之间的"间隔距离"不恒定或不可知,用累积暴露估计可能有严重错误。当有关测量单位固定、整个暴露期间暴露率和暴露时间长短可以等权相互交换,以及平均暴露或不同时间的暴露率分布不能修饰某种累积暴露的效应时,可用总累积暴露反映有效的生物学测量。但这经常是实际情况的一种粗略近似,有时可能完全是错误的,例如长期以低暴露率暴露于某种化学物质可引起脱毒过程,化学物质会在较高暴露率的情况下变得饱和或无效,在这种情况下,暴露率和暴露时间与结局的关系应分别进行分析。

如果累积暴露不能正确反映暴露率和暴露时间与致病效应之间的生物学关系,则必须寻找其他表示暴露率和暴露时间的方法,包括对这两个变量分别进行分析。如果暴露的时间分布很重要(如间断性高暴露可克服保护性机制,这种暴露可调整为间断性剂量率),周期性测量某些暴露(包括峰值暴露和低谷暴露)在分析时更有意义。例如,在研究间断性日光暴露对恶性皮肤黑色素瘤的效应时,可用"每周娱乐性室外暴露时间占总日光暴露时间的比例"这一指标来反映暴露,且假设多数人的娱乐性日光暴露只限于周末和假日,这就是一种间断性日光暴露的指标。

在某些情况下,疾病的潜伏期长短及暴露物质在体内的滞留时间决定了不同时间发生暴露的病因权重及与疾病发生之间的关系。因为不同的窗口期有不同的权重,这时使用某种形式的加权累积暴露可能更合适。

适当选择正确的暴露测量指标,无论是对探索暴露与疾病之间因果联系,还是对确定暴露的剂量-反应关系,都是必不可少的。测量指标选择不当就有可能产生虚假的结果。

第三节 暴露的分类

暴露的分类决定了暴露的测量方法,流行病学研究中的暴露有多种分类法。

一、个体特征和环境因素

研究对象的个体特征可以通过查阅个体的有关资料获得,其中个体资料中也有可能记录有潜在的环境暴露因素,但一般除了知道研究对象是在某种测量环境中生活的居民及其可能暴露于被测量的环境因素之外,并不知道个体的其他任何信息。

二、主观资料和客观资料

要掌握个体特征或有关个体与环境因素暴露的资料,常依靠研究对象或其替代应答者的主观陈述。这种主观应答常会发生各种偏倚,如回忆偏倚、报告偏倚等。与主观陈述相应的是查阅暴露资料。虽然环境中的化学、物理测量也不能完全避免主观性,但这种主观性来自研究者,而非研究对象,因此可以认为环境测量是较为"客观"的方法。

三、目前暴露与既往暴露

测量既往暴露无疑比测量目前暴露更为困难。既往暴露测量常需有暴露记录或需要人的回忆。对慢性病来说,由于潜伏期较长,目前暴露资料的用处往往不是很大,这是因为目前暴露可能与过去发生的与病因有关的暴露并无高度相关,以及暴露是否先于疾病,或疾病是否先于暴露尚无法确定。

第四节 | 暴露测量方法

在流行病学研究中,暴露测量的方法包括客观测量人体特征(如体重、血型)、环境因素和依靠人的不完全记忆能力获取信息等各种方法。现代流行病学研究常涉及人的生活方式,其过去的暴露常很重要,但往往无记录可用,研究对象本人及与之关系密切的人可能是提供这类详细信息的唯一来源。近年来,流行病学尤其强调暴露测量的客观方法(如分子流行病学方法),但这些方法更多地用于验证的目的,而不是用于对所有研究对象的暴露测量。

收集暴露资料方法的准确性往往与可行性相矛盾,一种能提供真实信息的测量方法常常是既费钱又费时,因此必须在暴露测量的准确性与可行性之间进行权衡。通常是根据资源和实际情况,选用最准确可行的暴露资料收集方法。

一、暴露测量方法

(一) 个体调查

流行病学的调查是指有一定科学目的的、通过研究对象(应答者)对一系列问题的应答来收集信息的方法。个体调查包括面对面调查、电话调查和在线调查,是流行病学最常用的暴露资料收集方法。它既可以收集过去的暴露,也可以收集现在的暴露,但易发生回忆偏倚。对社会认同的行为可能多报,对社会不认同的行为可能少报或不报,这些所导致的偏倚称为社会需求偏倚(social desirability bias)。例如,对参加体育锻炼的次数和使用健康食品等社会认同的行为,受访者倾向于多报,而对性伴侣个数、饮酒量等一些敏感的或不被人认同的行为则倾向于少报或瞒报。使用个体调查(问卷调查)的方法收集资料,需要对调查员进行统一培训,以减少对调查问题含义的误解和不一致,确保研究对象合作和最大限度地收集有用的信息。面对面调查收集的信息比自填问卷收集的信息更为复杂、更详细和信息量更大。面对面调查的缺点是费钱和费时,特别当研究对象居住分散时,很难要求调查员在短时间内完成大量的调查,且可能发生调查员偏倚。

与面对面调查相比,电话调查和在线调查的优点可以节约成本,还有调查的环境适合隐私或敏感问题的调查,调查也能较快完成。但电话和在线调查的问卷一般较面对面调查的问卷简短,电话调查也难以列述其他可能的答案或其他印刷材料(如图片等)。电话调查中的回忆常不很完全,因人们不习惯在电话中停顿,特别是在电话调查中列出多种选择时,人们往往多选第一项或最后一项。另外,电话和在线调查欲选择随机样本有困难,如与电话或在线抽样结合时,难以做到人群的随机抽样。因为没有电话或不能上网的人都被排除在外,难免存在抽样偏倚,特别是低收入者、年幼或年老者等易被排除在外。

与调查员有关的误差一般有 4 种：①询问误差，省略了问题或改变了问题的措辞；②深入调查误差，包括需要深入调查时没有深入调查、有偏的深入调查、无关的深入调查、不适当的深入调查、不让应答者说他想说的话等；③记录误差，包括记录被调查者没有说的信息、没有记录被调查者说过的信息或记录不正确；④故意欺骗，即记录没有问的或没有回答的问题。调查员偏倚因调查员本人的特征而异，包括种族、性别、年龄、社会状况、个人态度和信仰等。减少调查员偏倚的方法有在培训中强调调查员的中立性、注意问卷措辞和填写标准化和使用非提示性语句等调查技术等。

(二) 自填问卷

一般来说，对于面对面调查能收集的信息，自填问卷的方法也能收集，但自填问卷能够收集的信息量有限，只能使用较为简短的问卷；如果使用较长的问卷，应答率就很低。另外，如果问卷设计太复杂，某些项目就可能发生较大的偏倚或无应答。自填问卷的优点是可以节省成本，需要的专业人员较少，对敏感性问题的回答较为真实，并可消除调查者偏倚。在自填问卷中，敏感的和社会不太认同的问题的应答比较高。但在自填问卷中，开放性问题的回答较不完整，较易默认问卷中的建议，在一系列答案中易选择两端（第一项或最后一项）的答案，关于态度问题易采取回避的方式（选择不知道或不回答）。自填问卷的应答率随研究对象的不同而异。一般而言，文化水平高者的应答率较高，文化水平低者的应答率低，对文盲则不能使用自填问卷进行调查。

自填问卷方法比较适合于简短的引人注目的题目、非开放式问题、不需要复杂的分支的问题，不需要试探性的问题以及不需要严格按顺序回答的问题。几种问卷调查方法的比较如表 4-2 所示。

表 4-2   几种问卷调查方法的比较

比较项	自填式			网络调查	个体调查
	报刊	邮寄	送发		
范围	广	广	窄	广	窄
对象	难控制、代表性差	有一定的控制、代表性难估计	可控制	难控制	可控制
影响应答的因素	无法了解	难以了解	一定程度的了解	无法了解	了解
应答率	最低	较低	较高	不一定	最高
应答质量	较高	较高	较低	较高	不一定
耗人力	较少	较少	较少	较少	较多
耗财物	较少	较高	较少	较少	多
耗时间	较长	较长	较短	较短	短

网络调查是通过互联网平台发布调查问卷，由能上网的被调查者自行选择填答的调查方法。网络调查是互联网日益普及的背景下经常采用的调查方法，其主要优势是调查者与被调查者可以互动，即调查者可以即时浏览调查结果。从样本来源角度看，网络调

查可以在更广泛的范围内对更多人进行调查,但也存在非概率抽样和测量误差等。

（三）日记法

日记是指研究对象前瞻性保存的有关暴露情况的详细记录,可用于收集个人行为或个人经历的信息。这种方法曾被用于测量体力活动、性活动、饮酒、饮食摄入以及其他常见的暴露。

日记被认为是测量目前行为或经历较为准确的方法,它不依赖回忆,特别是对一过性经历或影响较小的经历,日记法比问卷调查法准确,可以减少回忆性偏。日记收集的暴露比问卷详细得多,如食物可在摄食前进行称量、娱乐性体力活动可以计时等。日记的另一个优点是研究对象不需要对行为类型进行总结,而问卷询问的是研究对象通常的行为。例如,如果每天或每周饮酒的方式变化很大,保持相当长时间的日记可以掌握这种变化。又如报告通常的性交频率常比日记记录的高估 50%,可能因为在考虑"通常"频率时未考虑月经、疾病或其他临时性因素。

日记法的主要缺点是只能测量目前的暴露,只有当过去的行为与目前的行为高度相关时,日记记录才能反映过去的暴露。另外,日记方法比其他方法需要研究对象花费更多的时间和具有更高的技能。研究对象需具有基本的测量和记录能力,为了使研究对象能准确记日记,需要对研究对象进行培训,这既需要时间,又需要研究对象自身的积极性。由于这些局限性,日记法的应答率低,难以收集到有代表性样本的暴露信息。另外,日记的信息加工过程较为复杂。例如,饮食日记中的每项食品必须用数字编码,食品的可食部位必须标准化,需要有计算机程序及数据库将各种食品转换成营养素等。

日记通常为开放式的,但也可为封闭式的或部分开放式的。开放式日记记录的暴露类型一般更为真实,而封闭式日记则可以减少编码的工作量。在流行病学研究中,日记的使用十分有限,主要用来与问卷调查方法或其他方法的真实性进行比较。

（四）替代应答

替代应答是指研究对象因某种原因（死亡、痴呆、年幼）无法提供所需暴露信息时,由其亲属、家长或监护人提供暴露信息的方法。替代应答是主观测量暴露的一种重要方法,其测量的主要暴露变量为职业、饮食、病史、吸烟、饮酒和用药史等。

替代应答者提供的暴露信息易发生与本人提供信息同样的偏倚。此外,如果因为研究对象死亡而不能调查,死亡可能改变替代应答者对有关事实的回忆。在某些情况下替代应答者至少应像研究对象本人一样知道其暴露情况,如父母替代其子女应答其早年的暴露。对有些暴露,替代应答者可能比研究对象本人回答得更为准确。

（五）现场观察

研究者到现场直接观察的方式与日记法一样,只适用于测量目前及以后的暴露。对有些特征,如性别、种族以及眼睛虹膜颜色和头发颜色等可以直接观察,或更客观地通过一系列标准进行比较测量。直接观察往往需要观察者参与到研究对象的生活中去,例如观察干预措施的落实、研究对象体力活动情况等。

在行为测量中,直接观察的优点为：①比较客观;②适用于影响较小的行为;③可很详细地观察。缺点是：①只适用于目前及以后的行为;②只适用于经常性的行为;

③只适用于高度选择性的对象；④观察者需要经过培训；⑤费时、成本较高。

直接观察的偏倚来源包括抽样时间不当，或因各种原因而无法准确记录和观察者疲劳而使记录离题等。

（六）查阅记录

记录是指在一般情况下常规登记的资料(数据)，而非专门为暴露测量目的而记录的。常用于暴露测量的有医学记录(病历)、职业记录、出生证明、死亡证明、环境记录和药房记录等。有时这种记录就是研究对象的暴露回忆，比较接近暴露发生的时间，或是由与暴露有关的其他人所记录的(如治疗医生所记录的治疗疾病使用的电离辐射剂量)，或对研究对象本人或其所处的环境测量记录。

利用记录进行研究的优点包括：①研究费用相对较低。②研究所需时间较少。③记录的准确性高于个体调查所获得的资料。根据过去记录的暴露信息可使暴露的回忆偏倚，或因缺乏研究对象暴露情况而导致的报告误差降到最低。例如，病例对照研究中使用处方药物的药房记录，可以克服因研究对象不知道药物名称或缺乏对所服药物的知识所造成的回忆困难。④应答率高，如药房计算机记录可以较为完整的资料。

利用记录时，必须对记录的真实性予以仔细的评价，研究人员必须熟悉已有资料的记录过程，了解各种记录的局限性。虽然人们常通过查阅记录来评价回忆的真实性，但记录本身也易发生偏倚，如记录不完整、记录错误、记录部分遗失、篡改记录等。此外，不同记录者对同一记录内容可能存在差异，记录也可能不同于实际的暴露情况，如研究对象不一定按记录的用药量来服用。

（七）人体测量

暴露总会在机体上留下痕迹，无论是暂时的或永久的。可用物理方法测量人体某些较为稳定的特征，如身高、体重、皮褶厚度等，也可通过机体的内环境(细胞、体液或机体的代谢产物)用相应的方法直接测量暴露。虽然大多数情况下为化学或物理测量，但这种测量常称为"生物测量"或"生物标志测量"。暴露测量中主要有 3 种生物测量：①在各种生物介质中，如血、尿、呼出气、脂肪组织、毛发、指甲和唾液等，测量所研究物质的含量；②测量同一介质中所研究物质生物转化产物的含量；③测量人体暴露于所研究物质后产生的无损伤生物学效应。

如果无法测量机体内物质本身或其生物转化产物，可考虑测量其生物效应，例如，真皮胶原退行性病变引起的皮肤改变就可以用于反映日光的总累积暴露。如果生物效应可精确测量，有时可作为实际暴露(如累积日光暴露)的无偏估计，这比其他主观方法(如个体调查)更好。分子流行病学就是用分子生物学技术测量机体的暴露及其产物、暴露的生物效应、个体的易感性和结局。

直接测量机体的物质或其转化产物具有一些优点：①客观，如采用仪器或实验室测量，且与被观察对象和观察者的主观感受无关；②个体化，可在与致病有关的时间内精确测量每个个体的暴露；③测量的暴露可以量化并且具有特异性，如可测量活性剂量或生物有效量和靶部位的剂量。因此，可以认为生物测量是最佳的暴露测量方法，或至少对目前暴露的测量是最佳的。生物测量可以用恰当的方法，在恰当的个体测量恰当的物质。生物测量能否在"恰当的时间",也就是在与致病有关的时间内进行测量,取决于疾病的自然史、生物标志的性质以及研究的设计。生物测量的时间、测量的误差和短期的生理变异等都会造成暴露的错分、降低暴露测量的准确性,因此需要通过问卷调查等其他方法对生物测量的真实性和可靠性进行评价。

(八) 环境测量

环境因素包括土壤、空气、水等大环境,家庭、工作场所、娱乐场所等局部环境,以及食物、饮料、化妆品等个人环境中的物理、化学和生物因素。个体往往是在没有察觉的情况下暴露于这些因素。这种暴露难以回忆,只有通过环境测量记录才可知道。有时,环境测量也可作为问卷法测量暴露的一种补充。

环境测量方法繁简不一,简单的如请有经验的人在现场测量空气中粉尘浓度,复杂的如在现场用各种简单或复杂的仪器设备采集样本,然后送往实验室分析。选择何种测量方法取决于采集样本的环境、需测量物质的性质、有无适宜的技术以及所需的费用。

环境测量可以提供客观的、个体化的、定量的、特异的和敏感的暴露评价。在流行病学中,环境暴露测量越来越普遍,越来越多的人认为这是暴露测量的首选方法,它比问卷法优越。环境测量中两个最常见的问题是非差异的暴露错分和暴露水平估计不准确。

环境测量的客观性取决于采样和固有的测量过程。用个体采样器采集工作场所当班时的空气样本,然后测量其中气体污染物含量,或采用区域检测的方法测量工作场所空气中污染物含量,都是很客观的。但有时在识别和选择样本时,却又带有主观性。如果分析测量不是自动的,而是需要人工操作的,那么在处理样品、读数、辨认需要测量或计数的物质时,会有主观性。

如果个体采样可以重复并可长时间进行,即可以达到暴露测量的个体化。如果只能在工作场所用一个静止的采样器采集区域空气样本,那么只能用时间平均测量来近似表示环境暴露情况。如果只有几个随机采集的环境点样,那么这种近似的差别较大,即使样本能准确测量,也只能粗略地估计暴露,不能认为是个体值或平均值的无偏估计。采集环境样本及实验分析时产生的次级抽样误差是形成环境测量误差的主要原因之一。几种暴露测量方法的比较如表4-3所示。

表4-3 几种暴露测量方法的比较

测量方法	数据		时间		暴露类型	
	主观	客观	目前	过去	个人特征	环境暴露
个体调查	+	−	+	+	+	+
自填问卷	+	−	+	+	+	+
日记法	+	−	+	−	+	+
现场观察	−	+	+	−	+	+
查阅记录	−	+	+	+	+	+
人体测量	−	+	+	−	+	+
环境测量	−	+	+	+	−	+

注:"+"表示是,"−"表示非。

二、暴露测量方法的选择

暴露测量方法的选择没有一种简单的原则可循,测量方法的选择常取决于实际可行性,而非理论上的考虑。下列因素可能影响暴露测量方法的选择:①研究类型;②研究目的所规定收集的资料类型;③所需要暴露资料的数量和详尽程度;④暴露对研究对象的影响程度;⑤研究对象对所研究的暴露信息的敏感性;⑥暴露的频率;⑦不同时间暴露频率和暴露水平的变化情况;⑧有无暴露记录;⑨有无测量暴露的物理、化学方法;⑩测量所需的费用或资源。

第五节 │ 暴露测量误差及其影响

一、暴露测量误差

暴露测量误差是流行病学研究中偏倚产生的一个重要来源,它往往会高估或低估暴露与疾病之间的联系效应,甚至会导致暴露与疾病之间虚假的关联。因此在研究中如何识别、控制、评估暴露测量所致的偏倚以及如何对结果进行正确解释都是相当重要的。暴露测量误差是指暴露测量值与暴露真实值的差值。分类暴露变量的测量误差通常称为暴露错误分类(暴露错分)。暴露测量误差的主要来源有以下几个方面。

(1)观察者,即访问人员、检查人员或测量人员。例如,在病例对照研究中,观察者因过分注意病例组的暴露情况而忽视对照组的暴露信息。

(2)观察对象,即被检查、被访问或被观察者。观察对象的行为反应能引起暴露测量误差,即个体有按一种特定方式或谎报报告信息的倾向。例如:忘记某些以前的事件或行为(如回忆偏倚);一些对象不愿意或未能报告某些信息,特别是敏感话题(报告偏倚);一些研究对象在回答问题时有走极端的倾向,如强烈同意或强烈不同意(响应趋势偏倚)和不遵循问卷的填写说明(如忽视跳跃方式和误解问题)。观察对象个体生物学差异导致的暴露测量误差,即一些有意义的生物因素的短期或随机波动所导致的测量误差,如研究对象在医师办公室的焦急所致的暂时血压升高。

(3)测量工具或收集信息的工具。使用的测量工具不精确或测量前未对仪器进行校正,都可以导致暴露测量误差。

(4)数据录入与分析,包括在编码、数据的提取和抄写、计算机软件的不正确使用的过程中产生误差。

此外观察者与观察对象交互响应也能引起暴露测量误差,即因观察者的行为或研究时的环境所引起的观察对象反应的修改。例如:访问者倾向于用某种方式对某个问题措辞而引出所需要或期望的反应;研究对象被观察或被研究的经历改变其行为(霍桑效应)。

二、暴露测量误差的影响

在流行病学研究中,暴露测量误差的影响之一是对联系效应(如 OR)的估计值产生偏倚。暴露测量误差对暴露与疾病结局变量之间联系效应的影响是相当复杂的。无论是偏倚的方向,还是偏倚的程度,在流行病学研究中都是很难预见的。即使无差异性暴露错分,也只是在疾病分类完善、暴露变量为二分变量以及其他变量没有错分的情况下,错分才使观察的联系效应向无效值偏倚,如果暴露变量为多分类变量或疾病与暴露联合错分时,即使总的暴露和疾病错分是无差异的,也有可能使所观察的暴露与疾病的联系向任何方向发生很强的偏倚。下面仅叙述涉及一个暴露变量的无差异测量误差对联系效应估计值的影响。

（一）对一般线性模型系数估计的影响

对于连续性结局变量与一个暴露变量的关系,可用下列表达式来表达:

$$E(Y/X) = \alpha_0 + \alpha_1 X \tag{公式 4-1}$$

由于存在暴露测量误差,测量到的 $\widetilde{X}$ 不是真实 X,则结局变量 Y 与实际测量的暴露变量 $\widetilde{X}$ 之间的关系为:

$$E(Y|\widetilde{X}) = E\{E(Y|X)|\widetilde{X}\} = \alpha_0 + \dot\alpha_1 E(X|\widetilde{X}) = \tilde\alpha_0 + \tilde\alpha_1 \widetilde{X} \tag{公式 4-2}$$

（1）当暴露变量 X 为连续变量时,非差异性、无偏（$E(\widetilde{X}|X) = X$）暴露测量误差对衰减系数(attenuation factor, AF)的影响可以表达如下:

$$AF = \frac{\tilde\alpha_1}{\alpha_1} = \frac{1}{1+t^2} \tag{公式 4-3}$$

其中 t 为 X 的测量误差, $t = SD(\widetilde{X}|X)/SD(X)$,例如当 $t = 0.1$,可以认为在 X 的测量中有 10% 不准确,即有 10% 的测量误差。

产生的相对偏倚为 $|(\tilde\alpha_1 - \alpha_1)/\alpha_1| = 1 - AF$,从公式 4-3 可以看出,由于存在测量误差,估计的 $\tilde\alpha_1$ 值总是低于实际 α_1 值。图 4-2 为公式 4-3,AF 随测量误差 t 变化的曲线图。例如,当测量误差 t 为 10% 时,AF 为 0.990,仅产生 1.0% 的可忽略的相对偏倚;当测量误差 t 为 30% 时,AF 为 0.917,产生 8.3% 的相对偏倚,当测量误差 t 为 50% 时,AF 为 0.800,产生 20.0% 的相对偏倚。在这种情况,不必太担心测量误差所致的偏倚,除非这种测量误差相当大。

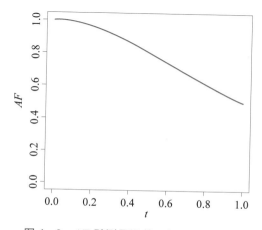

图 4-2　AF 随测量误差 t 变化的曲线图

(2) 当暴露变量 X 为二分变量(1 为暴露,0 为非暴露),存在无差异性测量误差(错分),实际暴露的比例记为 $r=Pr(X=1)$,观测的暴露比例记为 $\tilde{\gamma}=Pr(\widetilde{X}=1)$,则 $\tilde{\gamma}=rSN+(1-r)(1-SP)$,其中 SP(specificity)为暴露测量的特异度,即非暴露对象被分类为非暴露的概率;SN(sensitivity)为暴露测量的灵敏度,即暴露对象被分类为暴露的概率。暴露测量错分对衰减系数的影响可以表达如下:

$$AF = \frac{\tilde{\alpha}_1}{\alpha_1} = 1 - \Pr(X=0 \mid \widetilde{X}=1) - \Pr(X=1 \mid \widetilde{X}=0)$$

$$= 1 - \frac{(1-r)(1-SP)}{\tilde{r}} - \frac{r(1-SN)}{1-\tilde{r}}$$

（公式 4 - 4）

从公式 4 - 4 可看出,无差异性错分对衰减系数的影响不仅与错分的程度有关,还与实际暴露的比例大小有关。例如,实际暴露比例 r 分别为 0.7、0.5、0.3 和 0.1 时,从 AF 随灵敏度 SN 和特异度 SP 变化的轮廓图可以看出,暴露测量的无差异性错分使估计的 $\tilde{\alpha}_1$ 低于实际 α_1,并随着错分程度的增加,错分偏倚的程度也增加(图 4 - 3)。例如,当 $r=0.5$ 和 $SN=SP=0.9$ 时,$AF=0.8$,即估计的 $\tilde{\alpha}_1$ 比实际的 α_1 低估了 20%,当 r 为 0.5 时,错分偏倚在 SN 和 SP 为轴的平面中呈对称分布,即暴露的错分程度和无暴露的错分程度对 AF 的影响是相同的,例如 $SN=1$ 和 $SP=0.8$ 与 $SN=0.8$ 和 $SP=1$,AF 是相等的,都为 0.833,同时也可以看出,"平衡"的错分($SN=SP$)比"非平衡"的错分($SN \neq SP$)对 AF 的影响更大,例如 $SN=SP=0.9$ 的 AF 值(0.8)低于 $SN=1$ 和 $SP=0.8$ 或 $SN=0.8$ 和 $SP=1$ 的 AF 值(0.833)。但当 r 大于或少于 0.5 时,SN 与 SP 对 AF 的影响程度是不一样的,当 $r<0.5$ 时,SP 比 SN 对 AF 的影响程度更大,例如,当 $r=0.1$, $SP=0.8$ 和 $SN=1$ 时,$AF=0.36$;而当 $r=0.1$, $SP=1$ 和 $SN=0.8$ 时,$AF=0.98$。 当 $r>0.5$ 时,则 SN 比 SP 对 AF 的影响程度更大,例如,当 $r=0.7$, $SN=0.8$ 和 $SP=1$ 时,$AF=0.68$;而当 $r=0.7$, $SN=1$ 和 $SP=0.8$ 时,$AF=0.92$。

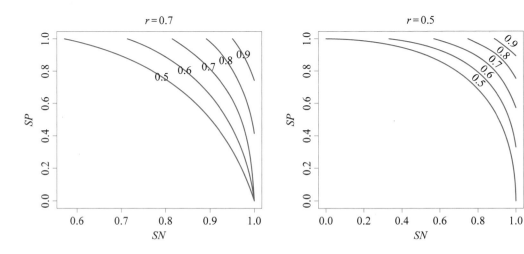

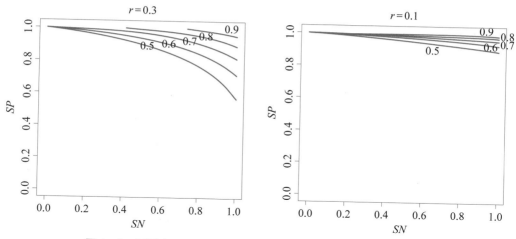

图 4-3　不同实际暴露比例、不同灵敏度和特异度下的 AF 轮廓图

引自:周艺彪,杨美霞,姜庆五.暴露测量错分对研究真实性的影响[J].中华流行病学杂志,2005,26(11):919-923.

(二) 对 OR 值估计的影响

对于病例对照研究中一个二分结局变量与一个二分暴露变量之间的联系强度,可用暴露比值比(OR)来衡量。对照组的暴露比例记为 $r_0 = Pr(X=1|Y=0)$,病例组的暴露比例记为 $r_1 = Pr(X=1|Y=1)$。由于在实际研究中病例组和对照组的暴露测量存在错分,因而观测到的 $\tilde{r}_0$ 和 $\tilde{r}_1$ 往往不是实际的 r_0 和 r_1。它们之间的关系可用下列表达式来描述:

$$\tilde{r}_i = r_i SN_i + (1-r_i)(1-SP_i) \qquad \text{(公式 4-5)}$$

其中 $i=0,1$,无差异性暴露错分时,$SN_0 = SN_1$ 和 $SP_0 = SP_1$。

暴露测量错分对 OR 的影响程度记为:

$$AF = \frac{\widetilde{OR}}{OR} = \frac{[\widetilde{r_1}(1-\widetilde{r_0})]/[\widetilde{r_0}(1-\widetilde{r_1})]}{[r_1(1-r_0)]/[r_0(1-r_1)]} \qquad \text{(公式 4-6)}$$

从图 4-4 可以看出,在病例对照研究中当错分概率相同时,随着实际的 OR 值离 1 越远,错分偏倚的程度就更明显。另外随着暴露错分程度的增加,错分偏倚的程度也明显扩大。图 4-5 更为详细地显示无差异性错分以及对照组人群的暴露比例 r_0 对不同 OR 值估计的影响。当对照组人群的暴露比例 r_0 趋于 0 或 1,无论 OR 值是多少和错分的程度有多大,对于固定的 OR 值、SN 和 SP,AF 都逐渐趋于 $1/OR$。对 >1 的 OR 值,当 r_0 趋于 0 时,AF 较快地逼近 $1/OR$,而对 <1 的 OR 值,当 r_0 趋于 1 时,AF 才迅速地趋于 $1/OR$。处于中间水平的暴露比例 r_0 和两端的 r_0 相比,对 OR 值估计的影响相对较少。图 4-5 也显示即使轻微的暴露错分($SN=SP=0.9$),对于离 1 较远的 OR,也能产生较为明显的偏倚,例如 $OR=10$,随着 r_0 的变化,最大的 AF 也只约为 0.59,最大的 OR 估计值约为 5.9;$OR=0.05$,随着 r_0 的变化,最小的 AF 也约为 2.1,最小的 OR 估计值约为 0.1。

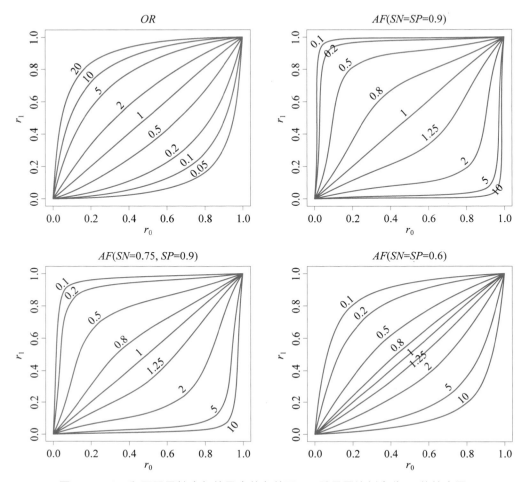

图 4-4 *OR* 和不同灵敏度与特异度的条件下 *AF* 随暴露比例变化 r_0 的轮廓图

引自:周艺彪,杨美霞,姜庆五. 暴露测量错分对研究真实性的影响[J]. 中华流行病学杂志,2005,26(11):919-923.

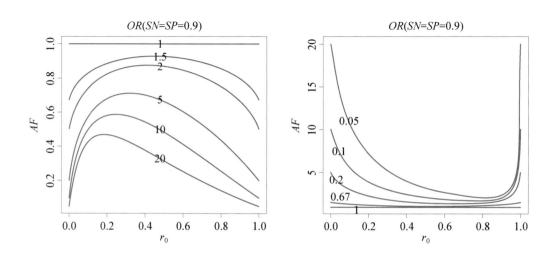

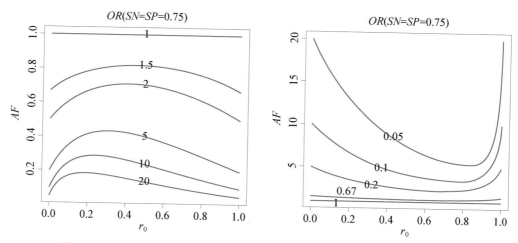

图 4-5 不同程度无差异性错分条件下不同 OR 的偏倚随 r_0 变化的轮廓图

引自:周艺彪,杨美霞,姜庆五. 暴露测量错分对研究真实性的影响[J]. 中华流行病学杂志,2005,26(11):919-923.

第六节 暴露测量可靠性和有效性

在暴露测量过程中不可避免地会出现测量误差,其误差来源有多种,如来源于观察者、观察对象和测量或收集信息的工具等。因此有必要对测量的质量进行评价,测量的质量可用两条标准进行评价,即可靠性和有效性。

暴露测量的可靠性是指用特殊的试验或工具获得的暴露值(赋值或分类)可重复测量的程度。例如某些调查对象在不同时间报告同一行为、事件或信仰的一致程度。暴露测量的有效性是指暴露测量值(赋值或分类)反映暴露真实值的程度。值得注意的是,可靠性和有效性的概念不是独立的。一个理想有效的测量意味着测量也是可靠的,但是反之就不正确了。可靠性是有效性的必要条件,但非充分条件。实际上,表示测量的有效性比可靠性更为困难,特别是当被测量的暴露是抽象的时候。因此,调查者一般都努力去评价可靠性和有效性两者,特别是对一种新的暴露测量方法。

一、暴露测量的可靠性

评价暴露测量可靠性的方法通常有3种:①时间或观察者内可靠性,即某种测量方法在不同时间对同一调查对象进行暴露测量产生相同结果的稳定程度;②一致性或观察者间可靠性,即不论谁作观测,某种测量方法对每个调查对象进行暴露测量产生相同观察的稳定程度;③内部一致性,即构成一个组合测量(指标)的所有条目或检验反映同一暴露的程度。事实上,在量化一个给定的、应用于某一特殊人群的测量方法的相对可靠性时,这三种可靠性的概念是相关的;都反映测量的某种相似性或同一性:①在时间上的相似性;②在观察者之间的相似性;③在组成一个组合测量的条目之间的相似性。

(一)时间(观察者内)可靠性

为了评价观察者内暴露测量可靠性的水平,研究者经常在不同时间(t_1、t_2)对同一组研究对象进行暴露测量,然后计算两组观察结果的相关系数,即观测与重复观测的相关系数(r_{tt})。$r_{tt}=1$似乎说明测量是完美可靠的;相反地,$r_{tt}=0$测量是完全不可靠的。但这样解释存在以下3个问题。

(1)如果同一个暴露在太短的时间间隔内被重复,第一次应答的记忆也许会影响第二次的应答。这样,在t_2次的测量误差将与t_1次的报告值存在阳性联系,这会增大r_{tt}的值,导致对可靠性的歪曲评价。注意对于生物学的测量,此问题不会发生。为了防止这个问题的出现,可延长两次调查的时间间隔,但这一策略将恶化第二个问题。

(2)不仅误差的可变性(不可靠性)可以导致个体暴露测量值的变化,而且被测量的暴露真实值的变化(不稳定性)也可引起观测暴露值的变化。这样r_{tt}反映的是测量误差和真实值系统变化的一个未知组合。可以分别做3次相同时间间隔的观察,如果3次的测量误差是没有相关的,这样能够从稳定性估计值中分离出时间可靠性的估计值。用不稳定性对重复检测的可靠性系数进行校正,其公式(r'_{tt})是$r_{12}r_{23}/r_{13}$(r_{ij}为在时间i和时间j观察值的相关系数),这样如果对每一个对象同时做3次观测,则r'_{tt}是r_{tt}的期望值。例如:假设$r_{12}=r_{23}=0.7$和$r_{13}=0.6$,则$r'_{tt}=0.7(0.7)/0.6=0.82$,这提示着在真的暴露测量中校正不稳定性后,具有较好的时间可靠性。

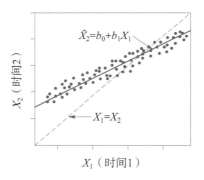

图4-6　两次不同时间暴露测量值的散点图

引自:周艺彪,赵根明.测量的可靠性及其估计方法[J].中华流行病学杂志,2003,24(12):1146-1149.

(3)此外,r_{tt}和r'_{tt}的解释都受到$Pearson$相关系数的内在特性的干扰。假设对某一组人群在时间t_1和t_2测量暴露X,分别记为X_1和X_2。如图4-6实线所示,重复检测之间的相关显示X_2对X_1的线性回归模型具有理想的拟合优度,但这种拟合模型并不是测量之间完美的一致性的必要条件,这种完美一致可用虚线表示($X_1=X_2$)。这样,即使r_{tt}接近1,也可显示观测结果之间存在明显的差别,这也许反映的是测量误差。

因此乘积矩阵相关系数也许不适合去描述时间可靠性。对于连续变量,一个适宜的描述方法是计算每一个对象两次测量(X_2、X_1)的差值,然后检验这个差值的分布和描述它与测量值的平均数($[X_1+X_2]/2$)或其他因素的关系。另一种测量时间可靠性的方法是定量测量观察者间可靠性的方法,即$Kappa$指数法。

(二)观察者间可靠性

观察者间可靠性可以用两种相关的方法进行评估:①边际同质性。当对同一组个体暴露分类时,两个或多个观测者产生全部(边际)观察分布的相同程度。②一致性。两个或多个观测者对同一组中所有个体暴露分类的相同程度。

从表 4-4 中可以看出这两个概念既有区别又有联系。

观察者间的同质性是在表 4-4 中可通过两个边际分布的相似性,在统计学上反映出来,即 $w+x=w+y$ 和 $y+z=x+z$ 或简单的 $x=y$。边际异质性(经常被称为观察者间的偏倚)的意思是两个观察者把不同比例的对象划分为"+",即 x、y。

观察者间一致性是在表 4-4 中可通过落于两个主要诊断格子的观察数(即 $w+z$)占总观察数的比例,在统计学上反映出来。这样,两个观察者之间完全一致性的条件是 $x=y=0$。

表 4-4 两个观察者将 n 个观察对象分成两类(+暴露或-非暴露)的情况

观察者 1	观察者 2		合计
	+	−	
+	w	x	$w+x$
−	y	z	$y+z$
合计	$w+y$	$x+z$	n

然而,边际同质性和一致性这两个概念不是独立的。完全一致性意味着边际同质性,但反之就不一定。即使在完全同质的情况下,也许存在实质的不一致。

1. 边际同质性检验 由于边际分布的一些差异可能是由机遇所引起的,故需要对边际的同质性作无效假设检验,求出 P 值,再作推断。检验方法为 McNemar 检验。

两个观察者(评估者)对 n 个观察对象,逐一测量他们属于 C 个类别中哪一类别,这就是两个观察者(处理)、C 类别的配对计数资料,可归纳成 C×C 列联表形式(表 4-5)。

表 4-5 两个观测者对 n 个观测对象的测量结果

观测者 1	观测者 2							合计
	1 类	2 类	…	…	…	…	C 类	
1 类	n_{11}	n_{12}					n_{1c}	n_1
2 类	n_{21}	n_{22}					n_{2c}	n_2
.								
.								
.								
C 类	n_{c1}	n_{c2}					n_{cc}	$n_{c.}$
合计	$n_{.1}$	$n_{.2}$					$n_{.c}$	$n_{..}=n$

表中 n_{ij} 为观测者 1 把对象划分为第 i 类和观测者 2 把对象划分为第 j 类的对象数:

$$i=1, \cdots, c; j=1, \cdots, c$$

McNemar 检验方法主要检验表 4-5 中关于主对角线两侧的计数值是否对称。如果不对称则表示一个方向的改变较另一个方向为大。无效和备选假设为：

$$H_0: N_{ij} = N_{ji} \quad 对于所有的 i < j$$
$$H_1: 至少存在一个 i < j, 有 N_{ij} \neq N_{ji}$$

检验统计量为：

$$\chi^2_{McN} = \sum_{i<j} \sum \frac{(n_{ij} - n_{ji})^2}{n_{ij} + n_{ji}} \qquad (公式 4-7)$$

当仅有两个类别时，无效假设就为：

$$H_0: N_{12} = N_{21} = 1 : 1$$

McNemar 检验公式(公式 4-7)应用于表 4-5 中资料时，简化成：

$$X_{McN} = (x - y) / \sqrt{x + y}; \quad H_0: x = y \qquad (公式 4-8)$$

X_{McN} 在无效假设的条件下服从标准正态分布；X^2_{McN} 服从自由度为 1 的卡方分布。

注意：两个以上的无序或有序分类变量和涉及两个以上观测者的数据也都可以用类似于边际同质性的检验方法。这些检验都基于两个或多个相关(匹配)样本分布的比较。

2. 观测者间一致性检验　表 4-5 中定量测量一致性水平最简单的方法是计算所有对象落于主要对角线($i=j$)上的比例(P_0 观测一致率)，即

$$P_0 = \sum_{i=j=1}^{c} n_{ij} / n \qquad (公式 4-9)$$

然而，这种测量方法并不能提供完全的信息，这是因为一些对象由于机遇而落于主对角线上，即 P_0 的无效值不是 0，故 P_0 的解释是不明确的。为了弥补这个问题，需对 P_0 和 P_e 进行比较，P_e 为观测者由于机遇而测量一致的对象所占的比例(机遇一致率)，可从边际分布中求得(类似于 Pearson 卡方检验)，即

$$P_e = \sum_{i=j=1}^{c} (n_{i.} n_{.j} / n^2) \qquad (公式 4-10)$$

Kappa(K)为校正机遇后的一致性统计量，即

$$K = (P_0 - P_e) / (1 - P_e) \qquad (公式 4-11)$$

这样，K 可以解释为观测者实际获得的一致性($P_0 - P_e$)占排除机遇后一致性($1 - P_e$)的比例。

一致性的数值范围为 0 到 1，P_0、P_e 和 K 三者之间的关系图如图 4-7 所示：

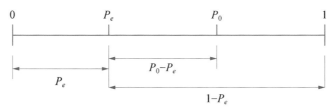

图 4-7　P_0、P_e 和 K 三者之间的关系

不同数值范围的 Kappa(K)表明不同程度的一致性,表 4-6 为 Kappa 量判断表。K 值的下限在 $0\sim-1$ 之间,其值的大小依赖于边际分布。这个 Kappa 量判断表也可应用到其他可靠性的测量指标。

表 4-6　Kappa 量判断表

K 值	一致性强度
$K = 1$	完全一致性
$K > 0.80$	几乎完全一致性
$0.60 < K \leqslant 0.80$	很强一致性
$0.40 < K \leqslant 0.60$	中等一致性
$0 < K \leqslant 0.40$	弱一致性
$K = 0$	机遇一致性(完全由机遇所致的一致率 $P_e = P_0$)
$K < 0$	一致性程度极差(实际观测的一致率小于机遇一致率)

上述未加权的 Kappa 统计量适用于无序分类暴露资料,包括二项分类和多项分类资料;而对有序分类变量资料,则需要考虑对偏一致的加权,即加权的 Kappa 统计量,这是因为一个没有加权的 Kappa(如上所述)的期望值将随着人为分类数目的增加而下降。

对于连续性暴露变量,观测者间的一致性能够用组内相关系数(intraclass correlation coefficient,ICC)进行测量,ICC 能被认为是加权 Kappa 的一种特殊类型。弗莱斯(Fleiss)提供了加权和未加权 Kappa 的方差估计值,此方差可以用来估计 Kappa 的可信限。

例如:表 4-7 为两位观测者独立将 100 个研究对象划分为暴露(+)或非暴露(-)的情况。

表 4-7　两位观测者独立将 100 个研究对象划分为暴露或非暴露的结果(单位:人)

观测者 1	观测者 2		合计
	+	-	
+	10	30	40
-	10	50	60
合计	20	80	100

(1) 边际同质性:观测者 1 把研究对象判为暴露的比例为 $40/100 = 40\%$;观测者 2 把同一批研究对象判为暴露的比例为 $20/100 = 20\%$,提示着他们之间的测量存在边际异质性。这种差别的 McNemar 双侧检验是:

$$X_{McN} = \frac{(30 - 10)}{\sqrt{30 + 10}} = 3.162;\ P = 0.002$$

这样,两位观测者的边际为同质的概率仅为 0.2%,因此这两位观测者间的暴露测量的可靠性是相当低的。

(2) 一致性:两位观测者对研究对象暴露测量一致的比例为$(10+50)/100=0.600$;相应的由机遇所致的期望一致性为$[(40\times20)+(60\times80)]/100^2=0.560$。因此,相应的Kappa($K$)是:

$$K=\frac{0.600-0.560}{1-0.560}=0.091$$

这样,可下一个结论:两观测者在排除机遇之后,两者的暴露测量一致性是微弱的。

从表4-8中可以看出边际异质性与一致性之间这种关系。表4-8为在周边固定的条件下,两观测者达到最大可能一致性时表4-7中研究对象的分布情况。

表4-8   两位观测者独立将研究对象划分为暴露或非暴露的结果(单位:人)

观测者 1	观测者 2		合计
	+	-	
+	20	20	40
-	0	60	60
合计	20	80	100

注意只有一个非对角线的格子(y)是 0;另一个格子(x)是 20。在最大一致性的这些条件下,$P_0=(20+60)/100=0.8$,Kappa(k)的最大值是:

$$K_{\max}=\frac{0.800-0.560}{1-0.560}=0.545,$$

$K_{\max}$ 小于1(相对应完全一致性的理论值),这样,在存在边际异质性的情况下,Kappa 肯定小于 1,即存在一些观测者暴露测量(或分类)不一致的对象。

(三) 内部一致性和克朗巴哈 α 系数

可靠性的另一种测量方法是评估组成一个综合指标的一组条目或检验之间的内在一致性。也就是说,测量组成这个综合指标的所有条目反映同一暴露的程度。

假设分开对 K 个条目(S_i, $i=1,\cdots,K$)进行评分,然后对它们求和得到每个对象的综合指标评分(S)。理论上,综合指标评分的总方差(S_S^2)可分成两部分:一部分归因于暴露的真实可变性(S_T^2);另一部分归因于误差可变性(S_E^2),即 $S_S^2=S_T^2+S_E^2$。

内部一致性是真实方差在总方差中所占的比例:

$$S_T^2/S_S^2=(S_S^2-S_E^2)/S_S^2=1-S_E^2/S_S^2 \qquad (公式 4-12)$$

为了估计一个给定暴露数据集的可靠性,可以通过计算总指标评分的样本方差来估计 S_T^2 和求 K 个条目评分的方差之和来估计 S_E^2。则综合指标的可靠性系数是

$$r_{kk}=\left(1-\sum_{i=1}^{K}S_i^2/S_S^2\right)[k/(k-1)] \qquad (公式 4-13)$$

$k/(k-1)$ 是一个校正因子,用来说明指标中的条目数。注意当 k 取值非常大时,校

正因子接近 1。可靠性系数的这种形式就是克朗巴哈 α 可靠性系数。一般来说,条目方差(S_i^2)相对于综合指标评分的方差来说越少,指标越可靠。r_{kk} 接近于 1,意味着在一个条目得分高的对象在别的条目得分也高,提示所有条目都能对同一暴露进行测量,即该综合指标具有内在一致性。

　　克朗巴哈 α 系数也可以解释为两个 K-条目综合指标之间的期望相关性,这两个指标都是在同一内容领域(与被测量概念有关的所有可能条目的集合)中所抽取不同的条目上所建立起的。这样,如果创造两个独立 K-条目综合指标去测量同一个暴露和对同一人群应用双方的尺度,则这两个指标之间的期望相关性能被解释为两个尺度内部一致性的一个平均测量。

　　可以使用与 K 相同的量判表去解释克朗巴哈 α 系数的数值范围的意义(表 4-9)。

表 4-9　克朗巴哈 α 系数量判表

r_{kk} 值	内部一致性强度
>0.80	几乎完全内部一致性
0.60~0.80	很强内部一致性
0.40~0.60	中等内部一致性
<0.40	弱内部一致性

　　如果指标中每个条目是二分的(如,暴露/非暴露),则克朗巴哈 α 系数为:

$$r_{kk} = \left[1 - \sum_{i=1}^{k} P_i(1-P_i)/S_T^2\right]\left[k/(k-1)\right] \qquad \text{(公式 4-14)}$$

　　式中 P_i 为第 i 条目"暴露"(如,是)者在所有 n 个对象中的比例。这种 α 系数形式在心理测量的文献中是 *Kuder-Richardson* 公式。

　　例如,衡量 A 型行为的指标是由下面 3 个条目综合而成,每个问题都有"是"或"否"两种反应。对 80 个调查对象进行调查,结果问题 A 回答"是"有 42 个,问题 B 回答"是"有 25 个,问题 C 回答"是"有 45 个,样本综合指标评分总方差为 1.124。

　　A:"当人们正在谈话时,你经常打断他们吗?"(时间依赖性)

　　B:"当你和小孩玩游戏时,你很少让他们赢吗?"(竞争性)

　　C:"当紧张时,你一般会立即对它做一些事吗?"(好斗性)

　　则该综合指标的可靠性 α 系数为:

$$r_{33} = \left(1 - \frac{(42/80)(38/80) + (25/80)(55/80) + (45/80)(35/80)}{1.124}\right)\left(\frac{3}{3-1}\right) = 0.552$$

　　这样由 3 个条目组成的综合指标在此样本中仅有中等的内在一致性,这种 A 型行为的测量不是非常可靠的。

　　一般可以采用下列一个或多个的对策去改善内在一致性:①删除与其他条目没有高度相关的条目;②识别条目的聚集性(如使用因子分析),每一个聚类衡量较宽的一个方面,然后对每一个方面产生一个条目;③增加合成综合指标的条目,该条目选自于原始条目的同一内容领域。

为了理解这 3 个对策的合理性,可参考计算可靠性系数的另一种形式 Spearman-Brown 公式:

$$r_{sb} = k\bar{r}_{ij}/[1 + (k-1)\bar{r}_{ij}]。 \qquad (公式 4-15)$$

式中 $\bar{r}_{ij}$ 为所有可能条目对应相关系数(r_{ij})的平均数。注意存在可能的对应子数为 $k(k-1)/2$。例如,如果 $k=10$,就可能有($10×9)/2=45$ 个条目对应。在得到每个对象指标总评分之前,将所有条目评分经过标化(即减去均数再除以标准差后转化为 z 评分),这时得到的 Spearman-Brown 表达式就是 α 系数。

Spearman-Brown 公式的一个主要优点是能表明可靠性怎样依赖于指标中条目的数目。对于一个给定的 $\bar{r}_{ij}$ 值,可靠性系数 r_{sb} 随着条目数目(k)的增加而增大。这样,可以通过增加来自同一内容领域的条目,来提高由多个条目组成的指标可靠性,然而条目超过一定数目,可靠性的增加会加大资料收集的时间和花费,这可能是得不偿失的。例如,如果 $\bar{r}_{ij}=0.25$,构建一个 10~15 个条目组成的指标是值得的。而且,一般在调查中都要使调查内容尽可能简单,以减少调查对象的负担,在有多个暴露调查的研究中尤其如此。

二、暴露测量的有效性

和可靠性一样,通常有 3 种方法评价一个给定的暴露测量的有效性,它们分别是内容/表观有效性、标准有效性和结构有效性。

内容有效性:由多个指标构成的综合指标,反映暴露一个特别内容领域的程度。表观有效性:单一指标反映暴露的程度。内容有效性和表观有效性是最初的判断,不是统计上的推断;它关心的是被选择暴露测量指标的代表性和适当性。

标准有效性:一个暴露测量的结果与另一个标准测量结果相符合的程度,这个标准测量是已被人们普遍接受并能量化的,如金标准。

结构有效性:暴露测量的结果与别的期望或假设相关测量的结果相一致的程度。结构有效性的评估涉及到暴露测量与别的完美测量或理论上相关结构的指标的比较,特别是当没有一个可接受的标准与之比较时,结构有效性指的是我们给出一个抽象指标或有科学意义变量的能力。

随着社会的进步和医学的发展,人们越来越重视医学研究中的伦理学问题,在暴露测量中,也会涉及到伦理学问题,需要引起研究者的注意。研究对象有选择参加或不参加测量的完全自由,在暴露测量中,要事先得到研究对象的书面知情同意等。

(赵根明　周艺彪)

参考文献

1. 徐勇勇，赫元涛. 测量手段的效度和信度[M]// 方积乾,主编. 医学统计学与电脑实验. 2 版. 上海:上海科学技术出版社，2001：238 - 251.

2. 周艺彪，赵根明. 测量的可靠性及其估计方法[J]. 中华流行病学杂志,2003,24(12):1146 - 1149.

3. 周艺彪,杨美霞,姜庆五. 暴露测量错分对研究真实性的影响[J]. 中华流行病学杂志，2005,26(11):919 - 923.

4. LASH T L，VANDERWEELE T J，HANEUSE S，et al. Modern epidemiology [M]. 4th ed. Philadelphia：Wolters Kluwer，2021.

5. VEIEROD M B，LAAKE P. Exposure misclassification：bias in category specific Poisson regression coefficients[J]. Stat Med,2001,20:771 - 784.

6. WHITE E， ARMSTRONG B K， SARACCI R. Principles of exposure measurement in epidemiology：collecting，evaluating，and improving measures of disease risk factors[M]. 2nd ed. New York ：Oxford University Press，2008.

第 五 章　效应和关联的测量

流行病学研究中的一个关键步骤是估计某个暴露因素和某个健康结局之间的效应关系,但这个效应关系在一些流行病学的研究设计中无法直接评价。因此需要通过测量暴露与健康结局间的关联来间接评价。本章将就效应、关联以及通过关联来估计效应的基本概念及相关问题进行讨论。

第一节　效　　应

一、效应的定义

桑德·格林兰(Sander Greenland)和肯尼斯·罗斯曼教授从两个方面对"效应(effect)"的定义进行了阐述。一方面,一个疾病可能是某个特定病因的效应。"效应"在这里意味着病因机制导致的结局。例如:吸烟引起心血管疾病。"效应"在这里指吸烟这一行为的结果之一,即心血管疾病,但是吸烟同样可能导致肺癌等其他疾病。另一方面,从狭义和定量的角度来讲,当用发病率或者发病比例来衡量疾病频率时,效应就是特异病因导致的疾病发病率或者发病比例的改变。例如:与不吸烟的个体相比,吸烟可以使个体患心血管疾病的危险提高 2 倍。尽管引用第二种类型的效应时,通常指特定的健康结局(如心血管疾病),但并不意味着它是唯一的效应,比如在该例中,吸烟人群患肺癌等其他疾病的危险也会增加。此外,不同人群、地区,心血管疾病的患病危险增加也可能明显不同。我们通常用发病率(incidence rate)和发病比例(proportion)来表示人群的效应,此外也常常应用患病率指标。

在这一章节里,我们主要讨论第二种效应。该类效应的评价通常分为绝对效应和相对效应两种。绝对效应(absolute effect measures)是发病率、发病比例、患病率或者发病次数等指标的差值,主要用在公共卫生和干预活动的效应评价中,说明危险度的绝对减少或增加;而相对效应(relative effect measures)指上述这些指标的比,主要被流行病学家用于对暴露因素的健康风险效应评价。

二、效应评价中的"反事实现象"

在流行病学研究中,如何用一种理想的方式来测量效应是非常有挑战性的。效应的评价是基于差异的比较,但差异的产生有很多可能的原因。我们希望比较某因素在暴露和非暴露人群的危险度或者率,但是很难确定它们之间的不同是归因于暴露还是归因于暴露和非暴露人群其他因素的差异。因此,在进行效应评价时,研究者必须考虑其他可能因素的影响。尽管如此,还是会有一些已知或未知的影响因素被忽略或尚未可知。即使用与暴露人群非常相似的非暴露人群进行配对(如在病例对照研究中提到的配对研究的方法),某些潜在因素仍然可能会有所不同,这也是为什么病例对照研究中,对照的选择是一个巨大的挑战。最理想的方法是将同一个人群本身的暴露和非暴露情况进行比较。事实上确实有一些研究设计比较的是同一个人群的暴露与非暴露,如交叉研究(crossover study)。在此类研究中,比较的是研究对象在不同时间段自身的健康结局,研究对象从一个研究组(如非暴露组)经过一段时间后到另一个研究组(如暴露组),尽可能地排除了其他因素的影响。

尽管交叉研究接近了理想的状态,但还不能完全排除其他因素的影响。因为同一个人不可能同时出现在两个研究组。理想的状态不仅是一个人或者一个群体自身的比较,而且是在同一时间处于暴露和非暴露状态下。这样的比较显然是不可能的,所以叫作"反事实的"。但是只有这样的比较才能了解暴露的效应,因为两者之间唯一的不同是暴露,而这种情况是不现实的。比如说,一个队列可能是暴露的,也可能是非暴露的,如果队列是暴露的,那么非暴露就是事实上不存在的。效应的反事实定义的主要特征是:效应评价包括了两种截然不同的状态,一种是指示状态,通常包括暴露或处理因素;另一种是参考状态,与待评价的暴露或处理因素相反,即不暴露或不处理。如果没有与参考状态的比较,暴露效应的评价是没有意义的。

既然反事实的理想状态不可能实现,因此需要通过流行病学的研究设计来尽可能地接近这样的状态:寻找理想反事实状态的替代人群,增加可比性。例如前面提到的交叉研究,通过对同一个体在不同时间的暴露比较提高了可比性。另外一种研究设计是随机实验,如果有足够的参与者,就可以假设分布在暴露组和非暴露组中的对象具有相似的特征。其他的方法还有通过匹配与暴露人群在其他危险因素上相似的非暴露人群,这样的研究设计提高了可比性,但是对这些匹配危险因素的效应估计就不能在该研究中实现。

对于大多数的流行病学研究,理想的效应评价是很难的。因此效应估计中的主要难题,就是如何准确预测事实上没有发生的状态下的疾病发生情况。例如,我们观察到在一个吸烟的目标人群中,经 10 年的随访发现死亡率 $I_1 = 50/100000$ 人年。我们想知道如果这些吸烟者在随访开始的时候戒烟,死亡率会下降多少。这里观察到了 I_1,但是没有 I_0(完全戒烟情况下的死亡率),也就是说实际效应的评价可能不能完全符合效应定义的要求,与理想状态有着根本差别。因为没有观察到 I_0,所以只能依赖于预测值,需要我们利用该目标人群以外的队列人群资料去建立一个预测值 I_0。需要强调的是,无论是从外部队列获得的预测,还是来自本身的预测,都不是效应测量的真实值,只是我们估计的一个情况,而这一点在效应定义中常常被忽略,因而混淆了效应和关联的概念。

第二节 | 效应测量的指标

设想一个队列,对其随访了一段特定的时间。在随访期内,可能一部分人暴露于某因素,而一部分人没有暴露于某因素。这样可以知道这两种不同经历的人某疾病的发病率是多少。如一个吸烟队列,干预组中的每一个成员会收到所在居住地戒烟项目的宣传小册子,而对照组的成员不会收到居住地戒烟项目的宣传册,可以计算接受干预和不进行干预的人群心血管疾病发病率,二者之间的差被称为该次宣传干预项目对心血管疾病发病率的绝对效应或者病因率差异,即由于项目开展而增加的或者因预防性干预所减少的率。相类似地,进行和不进行这样的干预,发病比例会怎样变化?两个发病比例的差被称为该干预对发病比例的绝对影响,简称为病因危险度差或者超额危险。此外,同样地,免于该疾病影响的平均年数之差也可以作为该处理的另外一个绝对效应测量指标。

一、绝对效应指标

此处以队列研究为例,介绍在效应评价中常用的指标。假设存在一个封闭(固定)队列研究,N 个研究对象在一定的时间内进入队列,他们中的任何一个非患者均有患病风险。假设队列中的每个成员整个时期均处于暴露状态,将有 A_1 个病例发生,而整个处于危险期的人时为 T_1。对于整个随访期都没有暴露的人群,有 A_0 个病例发生,总的危险人时是 T_0。那么暴露的绝对效应是:

病因率差(causal rate difference):$I_1 - I_0 = \dfrac{A_1}{T_1} - \dfrac{A_0}{T_0}$ (公式 5-1)

病因危险度差(causal risk difference):$R_1 - R_0 = \dfrac{A_1}{N} - \dfrac{A_0}{N}$ (公式 5-2)

$I_j = A_j/T_j$ 是在 j 情况下的发病率。I_1、I_0 分别是暴露和非暴露状态的发病率。$R_j = A_j/N$ 是在 j 情况下的发病比例,也称为危险度,R_1、R_0 分别是暴露和非暴露状态的危险度。

以上提到的测量指标都是通过疾病发生情况的差值来计算的,所以也称为差异测量(difference measures),或者绝对测量(absolute measures)。绝对效应的测量通常应用于公共卫生和预防策略的研究讨论。

二、相对效应指标

在流行病学病因研究中更常用的是通过比值来定义效应差异,也称为相对危险测量(relative measures),其中最常用的是率比(rate ratio)和危险度比(risk ratio),也常被称作相对危险度(relative risk)。

病因率比(causal rate ratio): $IR = \dfrac{I_1}{I_0} = \dfrac{A_1/T_1}{A_0/T_0}$ （公式 5 - 3）

病因危险度比(causal risk ratio): $RR = \dfrac{R_1}{R_0} = \dfrac{A_1/N}{A_0/N} = \dfrac{A_1}{A_0}$ （公式 5 - 4）

无病时间病因比(causal ratio of disease-free time): $\dfrac{T_1/N}{T_0/N} = \dfrac{T_1}{T_0}$ （公式 5 - 5）

三个比之间的关系如下: $\dfrac{R_1}{R_0} = \dfrac{R_1 N}{R_0 N} = \dfrac{A_1}{A_0} = \dfrac{I_1 T_1}{I_0 T_0}$ （公式 5 - 6）

此外,一些研究中也常通过发病比来计算相对危险度。假设队列中暴露而未发病的比例 $S_1 = 1 - R_1$,队列中未暴露也未发病的比例 $S_0 = 1 - R_0$,则病因比值比(causal odds ratio,OR)是:

$$OR = \frac{R_1/S_1}{R_0/S_0} = \frac{A_1/(N - A_1)}{A_0/(N - A_0)}$$ （公式 5 - 7）

三、效应测量指标之间的关系

(一)相对危险测量值之间的关系

仍以前文的固定队列研究为例。假设该队列随访时间为 Δt,发病比例 R,发病率 I,而比值比为 R/S。如果在研究的随访期间内,风险人口数减少非常有限(就是说发病比例 R 非常低,可得 $S = 1 - R \approx 1$),可以用以下公式来表示他们之间的关系:

$$R \approx I\Delta t \approx R/S$$ （公式 5 - 8）

对比队列人群在随访期间的暴露与非暴露情况下的经历,当两种状态下风险人口数减少非常有限的情况下,则以下公式成立:

$$RR(\text{risk ratio}) = \frac{R_1}{R_0} \cong \frac{I_1 \Delta t}{I_0 \Delta t} = \frac{I_1}{I_0} \cong \frac{R_1/S_1}{R_0/S_0}$$ （公式 5 - 9）

通常危险度比和率比是不一样的,但在特定情况下,比如假设发病率不随时间而变化,那么 $R = I\Delta t$,则危险度比可以等于率比。

也就是说,在一定的条件下,危险度比、率比、比值比是彼此接近的。条件就是,R_1 和 R_0 都足够小,保证 S_1 和 S_0 接近 1,则比值比接近危险度比。而率比要接近危险度比,我们必须假设 $R_1/R_0 = (I_1 T_1)/(I_0 T_0) \approx I_1/I_0$,该等式的成立要求暴露对人时的影响非常小,可忽略不计($T_1 \approx T_0$)。 两种条件都要求在暴露或者非暴露的期间内,风险人口数的减少可忽略不计。如下所示,当暴露影响平均患病风险时,危险度比(RR)较比值比(OR)更接近于无效或者无意义。

$$当\ R_1 > R_0,\ S_0/S_1 > 1,\ 1 < \frac{R_1}{R_0} < \frac{R_1}{R_0}\frac{S_0}{S_1} = \frac{R_1/S_1}{R_0/S_0} \qquad (公式\ 5-10)$$

$$当\ R_1 < R_0,\ S_0/S_1 < 1,\ 1 > \frac{R_1}{R_0} > \frac{R_1}{R_0}\frac{S_0}{S_1} = \frac{R_1/S_1}{R_0/S_0} \qquad (公式\ 5-11)$$

假设暴露对于人时的效应和其对于危险度的效应是相反的,也就是说,如果暴露使患病危险增加,那么人时会相应减少。因此如果 $R_1 > R_0$,则 $T_1 < T_0$;如果 $R_1 < R_0$,则 $T_1 > T_0$。

$$如果\ R_1 > R_0,则\ T_1/T_0 < 1,则有\ 1 < \frac{R_1}{R_0} = \frac{I_1 T_1}{I_0 T_0} < \frac{I_1}{I_0} \qquad (公式\ 5-12)$$

$$如果\ R_1 < R_0,则\ T_1/T_0 > 1,则有\ 1 > \frac{R_1}{R_0} = \frac{I_1 T_1}{I_0 T_0} > \frac{I_1}{I_0} \qquad (公式\ 5-13)$$

通常危险度比(RR)较率比(IR)更接近于无效,而率比又较比值比(OR)接近于无效,因此率比通常在危险度比和比值比之间 $\left(\frac{R_1/S_1}{R_0/S_0},\ \frac{I_1}{I_0},\ \frac{R_1}{R_0}\cdots1\right)$。

尽管比值比本身是一个有效的关联测量,但是它常常被用来作为危险度比(相对危险度)的近似值。注意在应用比值比作为相对危险度的估计值时,偏倚的方向是与无效假设相反的方向。也就是说,无论暴露是危险因素还是保护因素,比值比都倾向于夸大关联的大小。当疾病非常罕见时,这种偏倚可以被忽略;但是,当发病率非常高时,偏倚比较明显。

以下我们用疫情期间居家隔离和焦虑症的分析(表5-1)来看相对危险度比和危险度差的不同。

表 5-1 疫情期间居家隔离与焦虑症的随访

焦虑	居家隔离		
	有	没有	合计
有焦虑	1300	480	1780
无焦虑	1300	720	2020
合计	2600	1200	3800
危险度	0.50	0.40	0.47

危险度差:RD(risk difference)$= 0.50 - 0.40 = 0.10$

相对危险度:RR(relative risk)$= 0.50/0.40 = 1.25$

从表5-1可以看出,有居家隔离和无居家隔离者出现焦虑的危险度之差为0.10,该危险度反映了居家隔离造成的焦虑的额外危险度,但前提假设是这些居家隔离的人群和没有居家隔离的人群在其他的方面的特征是一样的。1.25可以解释为居家隔离人群的危险度是未隔离者的1.25倍。

以下我们用X线暴露与否和乳腺癌的发病为例(表5-2)来说明发病率和发病比的差别。

表5-2 暴露于多重X线治疗与无X线暴露的女性肺结核患者的乳腺癌发病比较

乳腺癌	放射暴露		
	是	否	合计
病例	41	15	56
人年	28 010	19 017	47 027
率(每10万人年)	14.6	7.9	11.9

发病率差$_{(X线暴露 vs X线不暴露人群)}$：$ID = (14.6 - 7.9)/100\,000 = 6.7/100\,000$ 人年

发病率比$_{(X线暴露 vs X线不暴露人群)}$：$IR = (14.6/100\,000)/(7.9/100\,000) = 1.86$

从表5-2可以看出在X线暴露的女性乳腺癌发病率中,可归因于X线暴露的率,当然前提依然是如果没有暴露,X线暴露的妇女具有和非暴露人群同样的发病率。而X线暴露的相对影响是1.86或者0.86,也就是说,放射暴露的女性患乳腺癌的风险是非暴露女性的1.86倍。

（二）绝对效应测量与相对效应测量的比较

绝对效应的测量是基于发病率、发病比例、患病率、发病时间等的差值而定义的,而相对效应的测量是基于上述风险测量指标在不同比较组之间的比而定义的。二者在意义上有很大不同。举例来说,某地实行青少年乙肝疫苗接种,5年内该人群乙肝患病率从12%下降为3%,下降了9%。该数字(9%)体现的是绝对效应,说明疫苗接种对于乙肝的预防是有效的。但有效性大小不能从9%这个绝对差值反映出来,将该值和12%的参考值比较,发现通过疫苗接种75%(9%/12%)的乙肝被预防了,充分说明了该次接种预防的有效性。

流行病学中相对效应的测量是将绝对效应除以参考值(通常为不暴露情况下的事件发生率)来计算的。如果队列中非暴露人群的发病率为I_0,暴露人群的发病率为I_1,那么：

暴露对发病率影响的绝对效应：$ID = I_1 - I_0$ （公式5-14）

暴露对发病率影响的相对效应(相对超额率) $= \dfrac{I_1 - I_0}{I_0} = \dfrac{I_1}{I_0} - 1$ （公式5-15）

发病比例对应的公式则是：

暴露对发病比例影响的绝对效应：$RD = R_1 - R_0$ （公式5-16）

暴露对发病比例影响的相对效应：$\dfrac{R_1 - R_0}{R_0} = \dfrac{RD}{R_0} = \dfrac{R_1}{R_0} - 1 = RR - 1$

（公式5-17）

相对效应的大小依赖于基线值的大小,两个人群即使具有相同的绝对效应,相对效应也会完全不同,反之,具有同样相对效应的两个人群在绝对效应上也会非常不同。相对效应的衡量有两个组成部分,发生率比(如 I_1/I_0 或 R_1/R_0)和常数(-1)。流行病学家们常常省略该常数而直接用比值。没有常数,测量值会上下浮动 1。无效时,相对效应是 $1-1=0$,而测量的比值是 1。所以在解释率比的时候,这个浮动是非常重要的。比如,如果一个暴露的率比是 3,而另外一个是 2,则第二个暴露是第一个暴露效应的一半,因为基线值是 1。通常流行病学家应用比值来衡量,省略了常数(-1),但有时候仍然会采用。比如提到"在暴露人群中危险度上升了 30%",该值意味着 $R_1/R_0=1.3$。有时我们用超额危险度 $(I_1-I_0)/I_0$ 或者 $(R_1-R_0)/R_0$ 来区分于相对危险度。因为相对效应是两个测量值相除,所以没有向量,相对效应的值从常数(-1)到无穷大,或者当常数(-1)被省略时,则是从 0 到无穷大(表 5-3)。

表 5-3　绝对和相对效应测量的比较

测量指标	数值范围	应　　用
危险度差	$[-1, +1]$	初级预防的影响评价
发病率差	$(-\infty, +\infty)$	干预影响评价,病因研究
危险度比	$[0, \infty)$	病因研究
发病率比	$[0, \infty)$	病因研究

(三) 层效应与总效应的关系

分层分析将各层特异的效应和总效应进行比较的时候,发现对于病因危险率差 (RD) 和率比 (IR),总效应会落在各层效应之间。但是对于比值比 (OR) 则出现了比较奇怪的现象:总的比值比较任何一层的比值比都接近于无效或者无意义。这种现象叫作病因比值比的非折中性,该现象某种程度上也导致了一些学者质疑比值比除了作为危险度和率比的近似值之外,其作为效应测量的意义。

在一个队列中 50% 是男性,其中暴露人群患某病的风险为 0.5,而非暴露人群为 0.2,女性中暴露人群的危险度是 0.08,而非暴露人群为 0.02。这样男女性病因比值比分别为 4.0 和 4.3。而对于整个队列的比值比则为 3.3,比男女性分别的比值比都低。这种非折中性的现象是因为和危险度差、危险比不同,总的比值比不是一个加权的各层比值比的均值。

$$OR_{男性}=\frac{0.50/(1-0.50)}{0.20/(1-0.20)}=4.0$$

$$OR_{女性}=\frac{0.08/(1-0.08)}{0.02/(1-0.02)}=4.3$$

男女性暴露人群患病的平均危险度:$0.5(0.50)+0.5(0.08)=0.29$
男女性非暴露人群患病的平均危险度:$0.5(0.20)+0.5(0.02)=0.11$

整个队列的比值比：$OR_{整体} = \dfrac{0.29/(1-0.29)}{0.211(1-0.11)} = 3.3$

病因比值比的非折中性常常和混杂现象混淆。病因率比也可呈现非折中性，整个队列的病因率比会比所有的各层病因率比更接近无效。

第三节 | 效应、关联与病因贡献

一、关联

在两个不同的人群中比较疾病发生等指标是对人群特征和疾病结局间关联的测量。例如，中国男女性癌症发病率之比是性别和发病率之间关联的测量。即使是社区干预研究，评价的也可能是关联而不是效应，例如比较进行健身宣传教育 1 年前和 5 年后一个社区老年人冠心病的情况。如果计算干预前后的率差，则该率差不是效应测量，因为这两个率分别来自不同的子人群（干预前和干预后）。在两个人群中，可能有一些老年人是有交叉的，虽然如此，也是在对不同时间的经历进行比较。在这种情况下，率的不同只是一个关联的测量。

关联的测量值经常被用来比较危险因素之间的相对重要性。然而由于各因素的生理作用机制、暴露水平和单位的不同，这样的比较很难，而且常常是不合理的。例如在比较心脏收缩压上升 50 mmHg 和血清胆固醇上升 0.026 mmol/L（1 mg/dl）与心肌炎的关联时，对于判断心肌炎，收缩压是比胆固醇更重要的危险因素。不论单位的大小，对于不同危险因素独有的特征，是很难比较关联强度的。对于一个给定的危险因素，可以用达到某已知关联的大小而需要的暴露强度来衡量。例如：每日喝 9 杯及以上咖啡冠心病的相对危险度为 2.2，该相对危险度 2.2 等同于每天吸烟 4.3 支，或者收缩压上升 6.9 mmHg，或者总的血清胆固醇上升 0.47 mmol/L，或者血清高密度脂蛋白减少 0.24 mmol/L 的危险度。

二、效应与关联

效应和关联的主要区别在于：效应比较的是一个人群在两种可能但截然不同的历程或条件下的情况。这是一个理论上的概念，在逻辑上不可能存在同一人群同时处于两种状态，通常只能有一种情况发生（如孕期吸烟或者不吸烟）。因此不可能直接看到效应的大小。相比之下，尽管两个不同的人群可能分别对应于不同时间段的一个人群，但是关联度量可以比较两个不同人群中发生的情况。

三、归因危险分值

如果说相对危险度能帮助研究者了解某特定因素和特定健康结局之间是否有关联

以及强度,那么归因危险度分值则可以帮助决定某个特定健康结局中,有多少可归因于某特定因素的暴露。这是非常重要的一个指标,通过这个指标可以知道,如果危险因素减少或者消除,可能对健康结局产生影响。

（一）归因危险分值评价

分值测量家族,包括病因超额分值(etiologic excess)和率的分值(rate fraction),作为可归因危险分值,常常也被称为归因危险百分比或者归因危险度。

$$超额分值(归因分值) = \frac{RD}{R_1} = \frac{R_1 - R_0}{R_1} = \frac{R_1/R_0 - 1}{R_1/R_0} = \frac{RR - 1}{RR}$$

（公式 5-18）

这里 RR 是病因危险度比(causal risk ratio)。如果危险度差在这里是无偏倚无歪曲的病因影响,那么归因分值就是在暴露人群中由于暴露造成的疾病负担比例的量化。如表 5-4 所示,举一个例子。

表 5-4　暴露与非暴露人群某疾病一年的危险度比较

疾病	非暴露	暴露	合计
有疾病	900	500	1 400
无疾病	89 100	9 500	98 600
合计	90 000	10 000	100 000
危险度	0.01	0.05	0.014

假设已经考虑到了所有可能的偏倚,那么暴露组和非暴露组危险度之差可以合理地归因为暴露的影响,危险度的差为 $0.05 - 0.01 = 0.04$,是暴露 80%($0.04/0.05$)的危险度,也可以说暴露可以解释暴露人群中 80% 的病因(也就是归因危险分值)。在一个固定队列研究中,可归因于暴露的发病比(危险度)的分值,完全等于超额分值。

$$超额分值 = \frac{R_1 - R_0}{R_1} = \frac{A_1/N - A_0/N}{A_1/N} = \frac{A_1 - A_0}{A_1} = 发病比分值$$

（公式 5-19）

率的分值 $(I_1 - I_0)/I_1$ 经常被错误地等同于病因分值,或者超额分值,在公共卫生领域被广泛地应用。但事实上,率的分值等于超额分值是需要满足一定条件的:

$$率的分值 = \frac{I_1 - I_0}{I_1} = \frac{A_1/T_1 - A_0/T_0}{A_1/T_1} = \frac{I_1/I_0 - 1}{I_1/I_0} = \frac{IR - 1}{IR}$$

（公式 5-20）

IR 是前面提到的病因率比。如果其中的观察人时 $T_1 \neq T_0$,也就是说暴露对于人群中疾病的发生率有影响,发生疾病结局者不再进一步产生人时,那么 T_1 会小于 T_0,这样该等式就不能等于超额分值。尽管暴露对于整个危险时间的影响很小,T_1 会接近于

T_0,率的分值也会接近于超额分值。詹姆斯·罗宾斯(James Robins)和格林兰给出了在什么样的情况下,率的分值会等于病因分值,但是这种条件是无法用流行病学的数据来检验的,也少有证据来支持。

这些危险度测量指标的目的是用于有纯粹病因影响的暴露,而对于解释预防性的影响是有挑战的。一个最简单的处理预防性暴露的方法是在上述公式中互换暴露和非暴露的值,如换 I_1 为 I_0, A_1 为 A_0, T_1 为 T_0,结果称为预防分值,也就容易解释了。如 $(A_0-A_1)/A_0=(R_0-R_1)/R_0=1-R_1/R_0=1-RR$ 是在非暴露情况下疾病负担的分值,这部分在暴露的情况下是可以被预防的。

(二)人群的归因分值和影响分值

不少文献中把"人群归因危险度(population attributable risk)"或者"人群归因分值(population attributable fraction)"定义为"与目前的暴露模式比较,如果在人群都不暴露的情况下,可减少的发病"。该定义实际上是基于用暴露模式定义归因分值的一个特例,就是将观察到的暴露人群的发病(率或者例数)和事实上不存在的完全无暴露(或处理)人群的发病进行比较。

莱文(Levin)人群归因危险度是估计全人群中和暴露有关的超额疾病危险度,当然前提是有合理病因关联的存在。例如,暴露在目标人群中的流行率(P_e)是 0.4,那么非暴露($1-P_e$)是 0.6,暴露和非暴露的危险度分别是 $q_+=0.2$, $q_-=0.15$,这样整个人群的危险度就是人群中暴露及非暴露个体按照在人群中的比例加权后危险度的总和: $q_{pop}=[q_+\times P_e]+[q_-\times(1-P_e)]$。 当暴露的流行率在人群中非常低的时候,人群的发病率会接近于非暴露人群的发病率;同样地,当人群的暴露流行病率非常高的时候,人群的发病率接近暴露人群的发病率。该例中: $q_{pop}=(0.20\times0.40)+(0.15\times0.60)=0.17$。

人群归因危险度百分比(PopAR%): $\text{PopAR}\%=[(q_{pop}-q_-)/q_{pop}]\times100$

(公式 5 - 21)

如上例中为: $(0.17-0.15)/0.17\times100=12\%$

$$\text{PopAR}\%=\frac{[q_e\times P_e]+[q_-\times(1-P_e)]-q_-}{[q_+\times P_e]+[q_-\times(1-P_e)]}\times100=\frac{P_e\times(RR-1)}{P_e\times(RR-1)+1}\times100$$

(公式 5 - 22)

RR 为相对危险度。除了应用于队列研究中关联的测量,当知道参考人群中暴露流行率时,Levin 公式也可应用于病例对照研究中,只是将相对危险度(RR)改为比值比(OR)。

(三)病因及易感性测量

归因危险分值评价中非常重要的一点是:只有在暴露和结局之间是确定的合理病因关联时,才可以被解释为病因分值(或者归因危险分值)。该指标的评价建立在效应评价的基础上。应用反事实的方法进行效应评价,为病因分析在理论及统计的发展上提供了基础,但是并没有把产生该效应的机制考虑在内。

把一个特异疾病的所有充分病因分成两个集合,一个包含了某特异的病因(暴露),

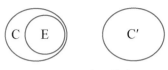

图 5 - 1　病因集合

而另一个则没有,分别称为 C 和 C′(图 5 - 1)。这两个充分病因的集合中任何一个在理论上都代表了疾病的多种病因机制。如果包含暴露在内的某个病因是疾病第一位的充分病因,那么暴露可导致疾病。如果任何一个 C 的子集存在的情况下能导致疾病,也认为暴露能导致疾病。

最直截了当地定量测量暴露影响的方法是估计暴露引起的病例数量。然而常规的发病率数据并不能估计该值的大小,因为病例有暴露史并不意味着暴露一定是该病例发病的病因。有些暴露人群发展为该疾病,但其发病机制并不包括暴露在内。如一个饮酒者生了肝癌,但肝癌并不是饮酒造成的。对于这些病例,饮酒只是附带事件,对肝癌的发生并没有贡献。目前还没有办法来确认某暴露一定是某一特定病例的病因。因此在暴露人群中观察到的发病率或者比例所反映的是两个充分病因集合的发病率,而减去不含暴露的充分病因集合的发病率就是含有暴露集合的发病率。然而,尚不能将暴露导致的疾病病例和与暴露无关的病例区分开来。因此,如果说 I_1 是暴露人群的发病率,I_0 是非暴露人群的发病率,则 I_1-I_0 并不一定等于暴露作为一个病因构成的疾病发病率。

设想一个队列,对于队列中的每一个成员,在 C′ 满足之前,先满足了包括暴露的病因。如果队列是非暴露的,那么每一个病例一定归因于病因 C′。但是如果在随访开始时队列是暴露的,那么每一个病例必须归因于含有暴露的 C。因此,暴露导致的发病率将是 I_1 而不是 I_1-I_0。其中,在没有暴露的情况下也会发生病例的分值(F)目前将归因于暴露。如果 A_1 和 A_0 分别是暴露存在和不存在情况下的发病例数,$A_0(1-F)$ 是不被暴露影响的例数。对这些病例来说,C′ 的满足先于 C,而 A_1 病例中暴露引起的分值(暴露作为充分条件的部分)为 $\dfrac{A_1-A_0(1-F)}{A_1}$,也称为病因分值,或者病因可能性,因为它是暴露病例中暴露作为疾病病因的部分。然而由于生物学、伦理学等方面的冲突,如果对 F 一无所知的话,该分值在事实上很难被流行病学家评价。

通常在没有充分证据支持和特别声明的情况下,假设在队列中 C 和 C′ 的满足是相互独立的。因此 F 可以通过独立时间概率的规则来获得。在独立的情况下,如果 N 是队列的全部样本量,则:

$$F=\frac{A_1/N-A_0/N}{1-A_0/N}=\frac{R_1-R_0}{1-R_0}\qquad\text{(公式 5 - 23)}$$

式中:R_1-R_0 为暴露和非暴露人群发病比例之差,或者病因危险度差;$1-R_0$ 为非暴露人群的未患病比例。

该测量最先由谢普(Shep)提出,指相对差值;后来库利(Khoury)等提出作为易感性的指标,当然,该指标应用的前提是病因独立性的假设。对于预防性的暴露,$(A_0-A_1+FA_1)/A_0$ 是无暴露病因机制导致疾病的分值。F 在这里是暴露情况下某些病例的分值,这些病例的发病机制在没有暴露的情况下是先于其他病因机制而被满足的。

第四节 | 测量的其他指标

一、测量的标准化

在流行病学和健康统计中,常常进行率的比较,然而如果所比较人群的结构不同,则会影响粗率的大小,从而影响结果的比较和解释,因此常常用到标准化。标化率比,就是以标准化的分布来加权率的分子和分母,即 $IR_s = I_s/I_s^*$。

$$I_s = \frac{\sum_{k=1}^k T_k I_k}{\sum_{k=1}^k T_k} \qquad （公式 5 - 24）$$

$$I_s^* = \frac{\sum_{k=1}^k T_k I_{k^*}}{\sum_{k=1}^k T_k} \qquad （公式 5 - 25）$$

式中:I_s 代表某时间段的标化发病率;I_s^* 代表另外一个时间段的标化发病率;I_1,I_2,……,I_k,代表给定的暴露于某因素的目标人群中观察到的按照某变量分层后各层的发病率;T_1,T_1,……,T_K,代表同层中观察到的人年。I_1^*,I_2^*,……,I_k^*,代表给定的不暴露于某因素的目标人群中观察到的按照某变量分层后各层的发病率;T_1^*,T_2^*,……,T_K^*,代表同层中观察到的人年。

假定 $IR_s = I_s/I_s^*$,就是对严格暴露情况下的粗率进行比较而获得的该人群中暴露的效应。前提假设是人年的相对分布不会受暴露的影响。如果暴露对人年的影响是非常小的,那么无论以哪个人年的分布作为标准,标准比和实际效应之间的差别会非常小。即使用这样的观察没有任何方法学上的问题,也应当有一个特定的假设来解释应用该标准化的率比作为某暴露的效应测量。同样,标化率差也只有在暴露不影响人年的分布或一些特定的条件下(如各层的率差是恒定的),才能作为效应的衡量。与标准率的测量相反,标准危险比和标准危险差的分母不受率的改变和竞争的危险因素影响,因此不需要特别的假设和条件就可以解释为效应的测量。

二、患病率比

当危险人群在稳定状态,没有移民进出时,流行比(prevalence odds,PO)的计算如下:

$$PO_1 = I_1 \overline{D_1} （暴露的流行率比） \qquad （公式 5 - 26）$$

$$PO_0 = I_0 \overline{D_0} （非暴露的流行率比） \qquad （公式 5 - 27）$$

当平均的时间 $\overline{D_1} = \overline{D_0}$,粗的流行率比等于粗的发病率比 IR。

$$POR = \frac{PO_1}{PO_0} = \frac{I_1}{I_0} = IR \qquad (公式\ 5-28)$$

如果暴露影响死亡率,会改变人群的年龄分布,老年人会较快地死亡,所以会直接影响平均时间。$\overline{D_1} = \overline{D_0}$ 不能成立,那么上式就只能是近似而不是完全相等。

三、横断面研究中的关联测量

当评价横断面资料的关联时,我们通常应用"点流行率比(point prevalence rate ratio)",该指标介于发病率和点流行率之间。

点流行率 = 发病率 × 时间期间 ×(1 - 点流行率)

$$PRR = \frac{Prev_+}{Prev_-} = \frac{q_+ \times Dur_+ \times [1.0 - Prev_+]}{q_- \times Dur_+ \times [1.0 - Prev_-]} \qquad (公式\ 5-29)$$

发病率比是相对危险度,所以上式也可以写为:

$$PRR = RR \times \left(\frac{Dur_+}{Dur_-}\right) \times \left(\frac{1 - Prev_+}{1 - Prev_-}\right) \qquad (公式\ 5-30)$$

第五节 ｜ 效应评价中的混杂因素

一、混杂

混杂因素是效应评价中需要考虑的一个重要因素(详见本书第十章)。混杂是指在研究暴露与结局关系时所观察获得的关联(association)受到了一个或一组第三因子的影响,掩盖或夸大了研究因素与健康结局间的关联,从而部分或全部歪曲了两者之间的真实关联,又可称之为混杂偏倚。引起混杂的外来因素或第三因子被称为混杂因子或混杂因素。

假设进行一项健康饮食干预对心血管系统疾病影响的研究,期望观察到健康饮食的效应,因而必须用实际的改善饮食后的率与同一时期没有改善饮食情况下的率进行比较。实际上不能观察到后者,因此,用改善饮食前一段时间的率来替代。也就是说,用关联取代了真正感兴趣的效应。这样的取代是有误导性的,因为健康饮食干预前的率不等于也不能取代事实上不存在的没有干预的率。如果两者不同,那么采用的关联的测量就和我们想要的效应的测量不同。这种不同可能是很多因素造成的,比如最近开展了健身项目等。在这样的情况下,我们说关联的测量被混杂了,也就是说由于健身项目的开展,关联的测量被歪曲(夸大)了,而不等于真实的关联。另一种表达相同观点的方式是:前后率差因为病因率的不同而被混杂了,或者说在前后的差别中有混杂的存在。如果改善饮食前的率等于事实上不存在的率,那么关联的测量和我们期望的效应的测量是相同的,可以说,前后率差中没有被混杂或者没有混杂存在。

再比如,在一个病例对照研究中,发现缺乏体力活动与大肠癌有关。一方面这两者可能存在病因效应,另一方面也有可能体力活动规律的人群,饮食习惯更加健康。因而健康的饮食习惯在这里可能是混杂因素。

目前的混杂定义可以应用到率或者差中。如果用以取代的值不等于事实上不存在的率或者危险度,则混杂在率和差中都存在,可以推广到平均危险度、发病率、流行率的比较中。

二、判断混杂的基本规则

混杂的判断可以根据以下 3 个最基本的条件:①混杂因素和结局有病因关联;②混杂因素和暴露有病因或非病因的关联;③该因素不位于暴露和结局的病因通路上(详见本书第十章)。如图 5-2 所示,暴露(无健身习惯)和健康结局(结肠癌)之间的关系未知。暴露可能是导致健康结局的病因(无健身习惯可能增加了患癌风险),也可能是健康结局导致暴露的改变(患癌后改变了健身习惯),也就是因果倒置(reverse causality)。混杂因素在一定程度上决定了健康结局(不健康饮食习惯,如多脂肪食物也可导致结肠癌),而这个例子中的混杂因素(饮食习惯)与暴露(无健身习惯)有关,但不是因果关系。另外,混杂要排除一种情况,即该因素是暴露和结局病因机制中的一个环节。例如当研究无健身习惯与心血管疾病时,体重指数(body mass index, BMI)可能是不健身导致心血管疾病中的一个环节(不健身导致体重指数增高,进而导致心血管疾病),因此不是混杂因素。

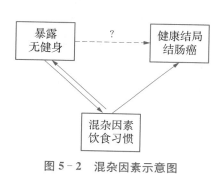

图 5-2　混杂因素示意图

三、不完全符合以上基本规则的特例

有些因素会在效应的评价中起到混杂的作用,但不完全符合以上的基本规则,这些情况包括几种。

(1) 混杂因素和结局之间不存在病因关联,而是随机的统计学上的关联。例如在病例对照研究中,某个和暴露有关的因素在两组中分布不平衡导致的混杂。

(2) 该因素本身不会导致健康结局,但它是另外一个病因的标志。例如性别是最常见的混杂因素,在某些情况下,由于生理原因,性别与健康结局有关,但有些时候性别作为其他行为/暴露的指示而起到了混杂作用。

(3) 作为中间变量(intermediate variable)。通常我们不校正中间变量,因为它在病因机制的通路上。但是当想要讨论这一个通路之外是否暴露和结局之间还有其他病因机制时,也会把这个中间变量当作混杂因素处理。例如上面提到的 BMI 是没有健身习惯导致的心血管疾病的一个机制,但是我们还想知道除了该通路以外是否其他机制也存在。在这种时候,会把 BMI 当作混杂因素在模型中进行校正。

四、评估判断混杂因素

在流行病学研究中,发现和校正混杂因素是非常重要的一个环节。研究时通常首先根据文献和已有的知识初步识别可能的混杂因素,然后再通过多个步骤确认其存在与否(详见本书第十章)。

(1)是否混杂因素和暴露及结局都有关? 这一步可以通过分别分析混杂因素与暴露、混杂因素与结局之间的关系来判断。如果都是有关的,那么该因素可能是混杂因素。

(2)是否暴露和结局的关联在粗分析中显示了与分层分析类似的方向和强度? 通常在根据混杂因素分层分析时,如果各层之间的关联相似而与粗的关联分析不同的话,可能是混杂因素。值得注意的是,某些情况下即使没有混杂,分层和粗的关联大小也可能有差别。在这种情况下,要依赖于其他步骤进行分析。

(3)是否暴露和结局的关联在粗分析中显示了与校正混杂因素后相似的方向和强度? 比较粗的关联和校正后的关联在确认混杂因素中非常重要。比如研究无健身习惯和结肠癌之间的 RR 是 2.5,调整饮食指数后 RR 为 1.8,提示混杂因素的存在。

考虑混杂时,一定要从先验知识和生物学特性出发,混杂的三条件只是在存在混杂效应时的判断依据,而不是说满足这三个条件的因素都是混杂因素。

第六节 效应测量中的问题

一、暴露模式对效应的影响

在效应的评价中,暴露比例和人群暴露模式都会导致效应的不同。假设研究人群在一段时间内处于两种完全不同的状态(处理、干预或者暴露水平)。在研究公共卫生干预措施的时候,需要考虑把这些干预/暴露的概念应用到一般人群中,允许干预/暴露的效应有个体和小群体间的变化。就是说,我们将考虑人群的暴露分布,比较不同暴露模式的疾病分布来衡量效应。

假设一个含有 3 位成员(编号:1,2,3)的队列人群进行一个 5 年的随访,每个个体在随访开始时都没有规律健身的习惯。假设通过手机发送健身有关的信息,探讨不同干预模式对心血管疾病的影响(表 5-5)。两种可能的暴露模式下,均有 1/3 的人收到了每月一次的信息发送,1/3 的人收到了每星期一次的信息发送,1/3 的人没有收到过信息。

表 5-5 不同暴露模式效应比较

成员	模式一		模式二	
	暴露	结局	暴露	结局
1	从队列研究开始发送,1次/周	信息未读,4年后发生心血管疾病	未发送	4年后发生心血管疾病
2	从队列研究开始发送,1次/月	1年后发生心血管疾病	从队列研究开始发送,1次/月	1年后发生心血管疾病
3	未发送	继续吸烟,3年后发生心血管疾病	从队列研究开始发送,1次/周	有规律健身,未发生心血管有关疾病
效应	$A_0 = 3$, $T_0 = 4 + 1 + 3 = 8$ 年,$I = 3/8$, $R = 3/3$;		$A_1 = 2$, $T_0 = 4 + 1 + 5 = 10$ 年,$I = 2/10$, $R = 2/3$	

因此在暴露模式 1 的情况下全部的发病和暴露的时间是 $A_0 = 3$(全部发病),$T_0 = 4 + 1 + 3 = 8$ 年。而在暴露模式 2 的情况下全部的死亡和暴露的时间是 $A_1 = 2$,$T_0 = 4 + 1 + 5 = 10$ 年。因此相对于模式 1,模式 2 的影响是将发病率从 $3/8 = 0.38$/人年降到了 $2/10 = 0.20$/人年。

$$病因率差 = 0.20 - 0.38 = -0.18/人年$$
$$病因率比 = 0.20/0.38 = 0.53$$

将发病比例从 $3/3$(100%)降到了 $2/3$(67%),病因危险度差为 $0.67 - 1.00 = -0.33$,病因危险度比为 $0.67/1.00 = 0.67$。将生存的总年数从 8 上升为 10。模式 1 中可被模式 2 预防的死亡分值为 $(3 - 2)/3 = 0.33$。在该例中,该分值等于从模式 1 换到模式 2 的与病因有关的死亡分值。而相反,可预防的率的分值为 $(0.38 - 0.20)/0.38 = 0.47$,只代表在模式 1 下的成比例下降的发病率,并不等于病因分值。

在效应评价中应牢记的两个关键:①发病率(incidence rate)的效应不等于发病比例(incidence proportion)(危险度)的效应。"相对危险度(relative risk)"一词在效应的评价中引入了一些混淆的概念。除非在随访期间内所有暴露模式的结果是罕见的,否则相对危险度会截然不同。在以上的例子中,率比(rate ratio)是 0.53,危险比是 0.67。同样归因分值也会完全不同:上例中,死亡的可预防分值为 0.33,而率的可预防分值为 0.47。②对于暴露或干预,不是所有的个体都会以同样的方式回应。因此对于不同暴露模式进行简单汇总是不够的,如"80%暴露"相对于"20%暴露"等。以上例子中,两种暴露模式都有 1/3 的队列收到每月一次的干预信息,1/3 的收到每周一次的信息,因此暴露模式从处理的比例来讲是没有区别的,而观察到的效应来自于个体对干预反应的差异。

二、修饰效应

在效应评价的过程中,某些因素的存在可能会影响效应的大小,这种对效应的影响是真实存在的,此因素称为效应修饰因子(effect modifier,EM),如性别对评价吸烟与肺癌关系的影响。假设按照某因素把队列分成几个不同的亚群或者分层,对每一层进行效应评价。每一层特异的效应间可能相同,也可能不同。如果不同,我们就说层间的效应是异质性的或者有修饰的,如果相同,我们就说层间的效应是同质的,或者统一的。效应修饰不同于混杂,它不是混杂偏倚,而是真实的影响。因此不需要消除或者避免,但是需要识别、描述以及评价。

效应修饰的关键点在于:如果效应存在的话,没有或者只有一个评价的效应在层间是一样的。如果暴露对于事件发生有影响,至多只有一个比值或者差值可能在层间是相同的。如表 5 - 6 所示:两层间,当病因危险率相同的时候(2.5),病因危险差会不相等,而同样当病因危险差相同时(0.06),病因危险率不相等。

表 5 - 6 层间评价指标的比较

比较项	性别	暴露的危险度	不暴露的危险度	病因危险差	病因危险率
例证 1	男性	0.5	0.2	0.3	2.5
	女性	0.1	0.04	0.06	2.5
例证 2	男性	0.26	0.2	0.06	1.3
	女性	0.1	0.04	0.06	2.5

假设在男性中,暴露的平均危险是 0.5,不暴露是 0.2,而女性暴露的平均危险是 0.1,不暴露是 0.04。男性的病因危险差值将是 $0.50 - 0.20 = 0.30$,是女性的 6 倍($0.10 - 0.04 = 0.06$)。而男女性的病因危险率都将是 $0.50/0.20 = 0.10/0.04 = 2.5$。把该例做一些改变,男性暴露的平均危险度改为 0.26,这样男女性的病因危险差都是0.06,但是男性的危险比成为 $0.26/0.20 = 1.3$,远小于女性(2.5)。有关如何识别、分析和解释修饰效应的细节请参考相关章节。

三、中介效应

当暴露和健康结局之间的效应关系建立之后,流行病学家通常会进一步解释暴露对结局影响的不同机制。中介效应(mediation)的分析通常用来评价在暴露导致的效应中,可以用一个或者多个中介效应解释的,称为间接效应,而不能被这些中介效应解释的,称为直接效应。

通常研究者试图估计暴露有关的直接效应。传统的方法是将中介因素放入模型中,比较加入模型前后暴露的系数。中介因素调整后的系数通常被认为是直接效应,而加入中介因素前后系数的差被认为是间接效应。

然而,目前很多研究认识到这样的中介效应分析可能会引起偏倚,而潜在的偏倚可能来自于以下的几种情况:①当暴露(X)和结局(Y)之间没有混杂因素,而中介因素(M)和结局没有效应关系(图 5 - 3)。也就是说这里只有直接效应,没有与 M 相关的间接效应。但另外一个因素(U),也称对撞因子,与 M 及结局都有关。在这种情况下,如果把 M 放入模型中进行调整,暴露和结局的效应会改变,而这种改变反应的是调整 M 导致的偏移,U 在该调整中起到了混杂作用。②当暴露与结局的效应大小随着中介因素变化时,则提示暴露和中介效应间有交互作用。当交互作用存在时,传统的中介效应分析可能存在问题,需要被识别和解释。而且当这一交互作用存在时,暴露效应的估计需要考虑人群中中介因素的流行情况。③当有中介效应并且有对撞因子存在时,通常在模型中调整这个对撞因子来避免对撞偏倚。然而当这个对撞因子同时也被暴露影响的时候,我们称其为中间混杂因素,调整该因子会消除与其相关的间接影响,但是不能阻断中介效应,效应的评价会有偏倚。

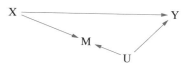

图 5-3 暴露与结局中无间接效应关系

(穆丽娜)

参考文献

1. 沈福民. 流行病学原理与方法[M]. 上海:复旦大学出版社,2001.

2. DEUBNER D C,WILKINSON W E,HELMS M J,et al. Logistic model estimation of death attributable to risk factors for cardiovascular disease in Evans County,Georgia[J]. Am J Epidemiol,1980,112:135-143.

3. KOEPSELL T,WEISS N. Epidemiologic methods[M]. 2nd ed. New York:Oxford University Press,2014.

4. MALDONADO G,GREENLAND S. Estimating causal effects[J]. Int J Epidemiol,2002,31(2):422-429.

5. OUELLET B L,ROMEDER J M,LANCE J M. Premature mortality attributable to smoking and hazardous drinking in Canada[J]. Am J Epidemiol,1979,109:451-463.

6. RICHIARDI L,BELLOCCO R,ZUGNA D. Mediation analysis in epidemiology:methods,interpretation and bias[J]. Int J Epidemiol,2013,42(5):1511-1519.

7. ROTHMAN K J,GREENLAND S,LASH T L. Modern epidemiology[M]. 3rd ed. Philadelphia:Lippincott-Raven,2008.

8. ROTHMAN K. Epidemiology:an introduction[M]. 2nd ed. New York:Oxford University Press,2012.

9. SZKLO M,NIETO F. Epidemiology:beyond the basics[M]. 3rd ed. Burlington,MA:Jones & Learning,LLC,2012.

第 六 章　现 况 研 究

| 第一节 | 概　　述

一、现况研究的概念

现况研究亦称横断面研究（cross-sectional studies）或患病率研究（prevalence study），是指在特定时间（或在较短的时期内）收集特定范围人群某一时点（a point in time）或时期内信息的现状调查。因此，现况研究的目的是测量人群中某个时间点或短时间内健康结果或健康决定因素的患病率或流行率。此类信息可用于探索病因，如在横断面调查中探索白内障与维生素状态之间的关系，但对这种关联的解释必须谨慎。因为现况研究在短时间内获得人群疾病或健康状态的分布特征，就像在一个时点上为特定人群拍一张快照（snapshot），留下的是某一时间断面的情况。

由于此类研究所得到的指标，一般为在特定时点或时期与范围内该群体的患病比例，故也称之为患病率研究。根据时点的信息，一般只能确定研究对象患病或不患病，从而将患病率作为分析指标，而发病率研究和其他具有时间跨度的研究则需要两个以上时点的信息，用于测量状态的改变（如疾病的发生、发展，血压的变化等）和特定变量间的关联（如幼年经历与成年健康、治疗与预后的关系等）。

二、现况研究的分类和特点

一般认为，现况研究是一种描述性研究；有时，在一定的条件下，也可发挥分析性研究的作用，用于对暴露与疾病关联性的初步探索。因此，现况研究可以是描述性的、分析性的，或两者兼而有之。该方法不但可以描述研究人群（study population）或特定人群组（specific population groups）中的各种变量的分布特征，如 HIV 感染、血红蛋白浓度、吸烟暴露等，为发现问题、分析原因和解决问题打下基础，还可以分析变量间的关联强度，对变量间关联关系的假设进行统计学检验，为建立分析性研究中的关联假设提供线索，尤其能对那些不会随时间发生变化的因素，如血型、种族、性别等，提供暴露与疾病联系的初步证据。

　　但是,在用现况研究进行关联性研究的探索时,必须谨慎地解释关联。如在一项针对动物饲养员哮喘的现况研究中,由于呼吸道症状的出现导致研究对象改变其职业,从而低估患病风险。现况研究通常难以确定原因和结果的先后顺序。如果喝牛奶与消化性溃疡有关,那么是因为牛奶导致疾病,还是患者因为溃疡才喝牛奶以减轻症状? 由于这些困难,以病因学为目的的现况研究最适用于不会发生改变的暴露因素与疾病结局的关联研究。

　　现况研究的主要特征是可以比较单个时间点不同人群的暴露或健康状态相关特征分布。因为现况研究是基于快照的研究,对于基于这一框架的所有内容的理解可以帮助进行上述分析。例如,可以选择测量 40 岁以上和 40 岁以下两个年龄段的日常步行者的胆固醇水平,并将其与相同年龄段的非步行者的胆固醇水平进行比较,也可以按性别进行进一步的分层分析。但是,一般不考虑过去或将来的胆固醇水平,因为它们会超出上述框架范围。研究者只能关注某一时刻的胆固醇水平。

　　横断面研究设计的优点之一是可以使研究人员同时探索和比较许多不同的变量。例如,可以评价与步行和胆固醇水平相关的年龄、性别、收入和受教育程度对它们关系的影响,而不需要增加额外费用。

　　一般而言,现况研究是以个体为基础来收集人群中个体的信息的。但要注意与同为描述性研究的生态学研究有所区分。生态学研究以群组为观察、分析单位,收集不同人群中某因素的暴露情况与疾病发生的频率,分析该因素与疾病之间的关系。例如,墨西哥一项有关埃及伊蚊与登革热感染关系的研究,从个体水平没有发现暴露与感染间的联系,但在村庄间的比较中发现了二者相关。

　　在同一动态人群中,间隔一段时间(如数年)重复进行两个或更多的横断面调查,每次均收集个体的暴露水平及现患疾病情况,称为重复调查(repeated survey)。这种调查是在现况调查基础上增加了时间变化和动态趋势的信息,可作为健康监测,以观察人群健康状况及其影响因素的变化,探讨这些变动趋势与各研究因素之间的关系。如果有足够长时间的定期重复调查,也可以构建出生队列,并可能获得发病率。以在挪威进行的一项对吸烟习惯的调查为例,该研究把连续调查获得的特定年龄组数据经过转化,绘制成出生队列图并进行比较分析,结果提示不同时期出生的人,其吸烟习惯与特定的出生年代有关。

三、目的及用途

　　现况研究能描述疾病、健康状况或暴露因素和其他有关变量的分布情况,确定防病重点和高危人群,可以为制定卫生服务规划和疾病防制策略提供依据。分析某些因素或特征与疾病或健康状态的联系,可以为病因学研究提供线索,为其他流行病学研究提供基础资料。

　　现况研究可用于早期发现患者,以便早期诊断、早期治疗;用于疾病监测、促进人群健康,或对防治措施和效果进行评价。

四、现况研究的优缺点

现况研究的主要优势在于:研究相对快速且成本低廉;是确定患病率的最佳方法,可以研究多种暴露和结果的关联;由于暴露和结局都是观察性的测量,很少有伦理上的障碍。现状研究的缺点也很明显:一般无法获得发病率(除非进行多次横断面研究);难以研究罕见疾病;无法进行因果推断。此外,其也容易受到抽样偏倚的影响。

第二节 现况研究中的抽样方法

根据调查研究的人群范围不同,现况研究可分为普查和抽样调查。

一、普查

普查(census)是指在特定时间对特定范围的人群中的全部个体进行调查。普查可发现人群中的全部病例,以便于早期治疗;通过普查可较全面地描述疾病的分布与特征,同时可普及医学卫生知识。但普查对象多,工作量大,质量不容易控制;其费用往往较高,不适于调查患病率低和检查方法复杂的疾病。

二、抽样调查

抽样调查(sampling survey)是从总体人群中抽取有代表性的样本所进行的调查,用样本的估计量来估计总体参数所在的范围。与普查相比,抽样调查省时、省力、省费用,调查对象相对较少,调查工作易做得细致、质量易得到保证,并且应答率较高,故现况研究常采用抽样的方法。

抽样调查中被抽样的总体人群称为目标人群(target population),目标人群也是研究结果想要外推适用的人群,源人群(source population)则为研究特定问题实际选取样本的人群(也即特定研究假设的人群)。研究人员按照一定的抽样框架(sampling frame)抽取研究样本,最终实施项目时被抽取的人群即为样本(sample),或称研究人群。抽样调查的关键在于样本的代表性,样本的代表性则取决于抽样的随机化和样本量的大小。有时,设计良好的现况研究会将目标人群作为源人群,进行概率抽样获得具有代表性的研究样本。

抽样调查的方法可分为概率抽样和非概率抽样。概率抽样即按照一定概率从构成总体的所有单元中随机选择一部分单元进入样本的抽样方法。非概率抽样是指样本不是按照一定的概率抽出,而是采用由抽样者主观抽出或任由受访者自愿进入样本的抽样方法。非概率抽样有多种方式,主要有便利抽样、滚雪球抽样、配额抽样等。

概率抽样的每个可能的样本都有一个确定的被抽取的概率,以随机原则抽取样本。这里的随机原则指的是不受主观因素的影响,使每一个单元都有一定的概率入选样本,即随机原则要求总体中的每一个单元都有一定的概率被抽中。随机原则并不意味着总体中每个单元都有相同的入样概率,等概率抽样的原则才是如此;而等概率抽样只是概率抽样的一种,这种等概率抽样,有时也称为完全随机抽样。

概率抽样的优点是能够保证样本的代表性,避免人为因素的干扰。概率抽样还有另一个优点,用概率抽样取得的样本去估计总体特征时,可以对由抽样产生的抽样误差进行估计。这是非概率抽样所无可比拟的。概率抽样又分为多种形式,即简单随机抽样、系统抽样、整群抽样、分层抽样、多阶段抽样等。

(一)常用的抽样方法

1. 单纯随机抽样(simple random sampling) 也称简单随机抽样,是最基本的概率抽样方法。单纯随机抽样指在总体中以完全随机的方法抽取一部分观察单位组成样本。例如,利用抽签、随机数字表或计算机产生随机数字的方法从目标人群中抽取研究样本,使目标人群中每个人被选入样本的概率相等。单纯随机抽样方法简单,但需先对总体中全部观察对象编号排序。在抽样范围较大时,因工作量大、成本高昂而难以被采用。此外,在个体差异大、抽样比例较小而样本含量小时,用此法抽样所得的样本代表性差。

2. 系统抽样(systemic sampling) 又称机械抽样或等距抽样,即先将总体的观察单位按某一顺序号分成 n 个部分,再从第一部分随机抽取第 k 号观察单位,依次用相等间隔,从每一部分各抽取一个观察单位组成样本。例如:调查某社区居民 HBsAg 携带率,要从 1 000 户中抽取 100 户来进行检测,抽样间隔为 10(总户数/抽样数=1 000/100)。先将 1 000 户按门牌号的顺序编号,然后在门牌 1~10 号之间随机抽取一户(如 5 号住户)作为抽样的起点(a random starting point),其后每间隔 10 号抽取 1 户,即抽取 5,15,25,35,45,……,995 号,共 100 户。该方法简便易行,容易得到一个按比例分配的样本,其抽样误差一般小于单纯随机抽样。但系统抽样正确使用的前提是事先对总体的结构有所了解,如果总体中观察单位的排列顺序有周期性或单调增减趋势变化时,可能产生明显的系统误差。

3. 分层抽样(stratified sampling) 先将总体中的观察单位按对主要研究指标影响较大的某种特征分为若干类型或组别组成"层"(stratum),再从每一层内随机抽取一定数量的观察单位,合起来组成样本。例如,根据人群的人口学主要特征(年龄、性别、职业、教育程度等)将总体分为若干层,然后在各层中随机抽取若干比例的对象,组成调查的样本。分层抽样要求层内变异越小越好,层间变异越大越好,它是从分布不均匀的研究人群中抽取有代表性样本的常用方法。

分层抽样可分为两种:①按比例分层随机抽样,即将总体分层后,按各层观察单位的多少进行成比例抽样,各层内抽样比例相同。如每层均抽出 10%的研究对象。②最优分配分层随机抽样,不同层的抽样比例不同,除了考虑各层的观察单位数外,还考虑各层的标准差大小,可使抽样误差进一步减小。

分层抽样具有如下优点:

(1) 抽样误差较小。分层后增加了层内的同质性(homogeneity),使观察值的变异度减小,各层的抽样误差减小。在样本含量相同时,分层抽样的抽样误差小于单纯随机抽样、系统抽样和整群抽样。

(2) 抽样方法灵活。可以根据各层的具体情况采用不同的抽样方法,如调查某地居民某病患病率时,将居民分为城、乡两层。对于城镇人口集中、有门牌号的人群,可用系统抽样方法;农村人口分散,可考虑采用整群抽样方法。

(3) 信息丰富。除了能估计总体的参数值外,还可以对各层做独立分析及层间比较分析。

4. 整群抽样(cluster sampling)　将总体分成 n "群",随机抽取其中若干"群"组成样本。抽样时不以个体为抽样单位,而是由个体所组成的"群",如村、街道、居委会、车间、班级、连队等作为抽样单位。这些"群"是从相同类型的群体中随机抽取的,被抽到的"群"中的所有成员均作为研究对象。如农村人口分散,可以"村"为抽样单位,被抽到的村中的所有村民均作为研究对象。整群抽样便于组织和控制调查质量,由于在同一地区进行调查工作,可以节省人力、物力。其缺点是抽样误差较大。抽取的"群"数越少,"群"间差异越大,抽样误差也越大。若精确度为一定时,所需样本量大约是单纯随机抽样的1.5~2倍。

5. 多阶段抽样(multistage sampling)和复杂抽样　多阶段随机抽样又称多级抽样,是开展大型调查时常用的一种抽样方法。该方法先从总体中抽取范围较大的单元,称为一级抽样单元(如省、市、县),再从中抽取范围较小的二级单元(如乡镇、街道),这是二级抽样。还可依次再抽取范围更小的单元(如村、居委会),这便是多级抽样。多级抽样是大型流行病学调查时常用的抽样方法,常与上述各种基本抽样方法结合使用。该方法的优点是节省人力和物力。例如调查某地区在校小学生身体发育的某项指标,先抽取学校(一级抽样单元),从抽取的学校中再抽取年级或班级(二级抽样单元),然后在所抽到的年级或班级中抽取学生作为最后的抽样单位(final sampling unit)。这样,我们仅需要该地区的学校名单、抽到的学校的年级或班级的学生名单,而不需要该地区所有在校小学生的名单。在相同样本含量时,多级抽样的观察单位在总体中分布较均匀,其统计学的精确度高于抽样单位较大的整群抽样。

多阶段抽样设计下获得的样本具有复杂样本的特征,存在群效应或数据不独立,若不考虑抽样设计,通常会低估抽样误差或增加统计推断 I 类错误的风险。由于复杂样本误差估计形式较复杂,目前常用统计软件均默认采用极群方差估计策略来简化样本结构,即假设样本来自于一阶段整群抽样,忽略除第一阶段抽样外的所有抽样设计,从而实现对误差的近似估计。然而,在初级抽样单元入样比较高时,后继抽样阶段对误差的贡献不可忽略,极群方差估计策略可能导致无效的误差估计。

(二) 样本含量的估算

在调查的抽样设计中,样本含量(sample size)是一个十分重要的因素,抽样误差大小直接与样本含量有关。样本含量太小,所得指标不稳定,推断总体精度差,检验效能低;样本含量太大,不仅增加调查成本,而且可能增大各种非抽样误差。如果样本量 n 没有确定,就无法开展后续工作。同时,样本量 n 不仅与时间、费用、调查对象的性质和复杂程度等直接有关,而且决定着抽样误差的大小,并间接影响到整个调查的精度高低,所以样本量 n 的确定是很重要的一个关键环节。

假设我们从 N 数量的人群中抽取 n 个研究对象,对于简单随机抽样,n 的大小会影响抽样误差,因为 n 如果足够接近于 N,则抽样误差就会足够接近于零。

此外,样本含量估算的决定因素还包括:①研究单位之间的变异。变异大时,则样本量要求大,反之样本量要求小。②预期的现患率(P)或研究因素的暴露率。预期的现患率或因素暴露率越接近 50%,所需样本量小,反之则大。③对结果精确性的要求。容许误差(d)越大,所需样本就越小。④Ⅰ类和Ⅱ类错误的大小。α 和 β 越小,所需样本量越大。

1. 计数资料可用下式估算样本含量

$$n = \frac{t^2 PQ}{d^2}$$ （公式 6-1）

式中:n 为样本大小;P 为总体率的估计值;$Q = 1 - P$;d 为容许误差,估计的样本率与总体率之差;t 为 α 取值时的标准正态离差。

假定 α 取 0.05,$t = 1.96 \approx 2.00$,则上述公式可简化为:

当 d 为 $0.1P$ 时,$n = 400 \times \dfrac{Q}{P}$

当 d 为 $0.15P$ 时,$n = 178 \times \dfrac{Q}{P}$

当 d 为 $0.2P$ 时,$n = 100 \times \dfrac{Q}{P}$

以上公式仅适用于符合二项分布的资料和单纯随机抽样时的样本含量估计。如果 $n \cdot P \leqslant 5$,宜用泊松(Poisson)分布期望值可信限来估计所需样本含量;如果采用整群抽样,由于抽样误差增加,则所需样本含量增加。

2. 计量资料可用下式估算样本含量

$$n = \frac{t^2 s^2}{d^2}$$ （公式 6-2）

式中:n 为样本大小,s 为总体标准差的估计值,d 为容许误差,t 为 α 取值时的标准正态离差。

抽样方法不同,样本含量估计方法也各异。在实际工作中应根据研究目的确定适宜的样本含量,通过合理的抽样,使样本的特征能代表目标人群。

3. 设计效应估计

在抽样调查中,常用设计效应 deff 度量复杂抽样设计相对于简单随机抽样的效率或相对精确程度。设计效应是复杂抽样设计与具有相同样本量的简单随机抽样设计的估计量的方差之比。当设计效应大于1,代表该抽样设计的变异大,需要更大的样本量才能达到简单随机抽样的效率;反之,若小于1说明只需要少量的样本量就能达到简单随机抽样的效率。不同的抽样设计方法,其设计效应不同。复杂抽样设计综合了各种抽样方法,所以复杂抽样设计的标准误和设计效应的计算十分复杂,需要考虑抽样信息等因素的影响。复杂抽样设计的抽样信息主要表现在以下几个方面:

(1) 层:充分利用辅助信息的有效分层可以大大提高抽样效率,忽视层一般会高估抽样误差。

(2) 群:虽然可以节省调查费用,方便调查的实施,但是由于群内的相关系数往往较高,群内有更多的相似性,所以群内相关性和群规模对抽样效率的影响较大,忽视群一般会低估抽样误差。

(3) 权重:权重主要用来弥补不等概率、样本的结构性偏差和无应答偏差,利用权重可以得到无偏估计量但会增加抽样误差。

(4) 多阶段:在多阶段抽样方法中,多阶段的抽样设计主要是便于调查和抽样的组织实施,会增加抽样误差。但是,当初级单元的抽样比例较小时,初级抽样单元是影响抽样误差的最主要因素。因此在一个大型抽样设计中(初级单元的抽样比例较小),通常只考虑初级抽样单元对抽样效率的影响,否则需要考虑各个阶段的层、群和权重等信息对抽样效率的影响。

设计效应定义为任意抽样方式下的抽样方差除以简单随机抽样方式下抽样方差的商,所以一般而言:①简单随机抽样的 deff=1;②分层随机抽样的 deff<1;③整群随机抽样的 deff>1。

通常 deff 的值因为总体方差未知而事先无法得知。在研究经费允许的前提下,样本量的取值应坚持保守主义原则,尽量大一点,以便留有余地。例如将分层随机抽样的 deff 定为1。

但在越来越精良的设计下,如果得以估计不同阶段中方差的大小,复杂抽样设计通常混合多阶段整群或分层等多种抽样技术在内,一般借助简单随机抽样的结果和设计效应(design effect)来间接得到。即

$$n = n^* \times \text{deff} \qquad \text{(公式 6 - 3)}$$

式中:n 为复杂方案的样本容量;n^* 为简单随机抽样的样本容量;deff 为设计效应(相同样本量下复杂抽样与简单随机样本下估计量方差的比)。

三、复杂抽样数据分析

在数据分析中,即使是简单随机抽样下的调查数据,对于某些估计量,如中位数或比例估计量,其方差的计算也是比较复杂的。抽样调查的基本目的是通过概率抽样的方法得到样本信息,并据此推断总体的参数。常见参数包括总体总值、总体均值、总体比例和

总体率。例如,对总体总值的推断可以看作是将样本信息放大的过程,这里的放大系数,就可以看作权重。

目前的大多数统计方法都建立在简单随机抽样的基础上,在复杂抽样的条件下,这些方法要经过调整。以 Stata 软件为例,Stata 为复杂抽样专门设计了一个前缀——svy。在使用 svy 之前,需要先通过 svyset 告诉 Stata 数据的抽样方法。在复杂抽样过程中,由于个体对于样本的贡献不同(即被抽中概率不同),需要在计算患病率或进行危险因素分析时加入权重的因素。

通过权重的定义,可以看出利用权重可以将样本还原到总体,即样本单元权重之和等于总体单元数。具体看,权重的作用表现在两个方面:一是由样本还原总体,这是侧重数量方面的考量,具体体现在不等概率抽样设计中,当样本单元被抽中的概率不同时,则相应的权重就不同;二是调整样本结构,抽样的随机性会使抽取出来的样本结构与总体结构不一致,而结构不一致会导致推断精度下降,这需要对样本权重进行调整,使样本结构与总体结构尽可能吻合。

抽样调查中概率抽样方法的特征是每个样本单元包含概率可以计算,其中抽样框信息是计算权重的重要依据,而抽样设计中权重通常表现为样本被抽中概率的倒数。例如采用二阶段抽样,初级抽样单元包含概率为 P_{1i},次级抽样单元包含概率为 P_{2i},则初始权重为:

$$\omega_d = \frac{1}{P_{1i}} \times \frac{1}{P_{2i}} \qquad\qquad (公式 6-4)$$

以 2002 年中国居民营养与健康状况调查数据中高血压患病率的估算为例:忽视权重的设置会影响点估计和标准误的估计;忽视对整群设计特征的考虑不仅会高估结果的精确度,还会得到地区间患病率有差异的假阳性结论。因此使用合理的统计方法分析复杂抽样调查数据十分必要。

第三节 | 患病率估计与关联分析

由于现况调查数据量一般比较大,在统计分析之前,必须对数据进行细致的检查、整理、编码和分组,才便于分析。统计分析包括流行病学指标的统计描述,如患病率、感染率、暴露率、均数、标准差、标准误等;按时间、地区和人群描述疾病或健康状态的分布;对某些因素和疾病或健康状态之间的关系作关联分析。下面主要介绍现况研究中的患病率计算与关联分析。

一、患病率测量

现况研究常用患病率(prevalence rate)作为分析指标,患病率也称现患率,是指某特定时间内总人口中某病新旧病例所占比例。患病率可按观察时间的不同分为时点患病率和期间患病率两种。患病率本质上是一种构成比,因此也称为患病比例(prevalence proportion)。时点患病率的特定时点一般不超过一个月。例如,每1 000人中的时点患病率计算公式为:

$$时点患病率 = \frac{某一时点特定人群中某病的新、旧病例数}{该时点人口数} \times 1000$$

(公式6-5)

分子是在某时点总人口中的患病人数,包括调查时人群中所有新、旧病例;分母是该时点被观察的总人数。现况研究的特定时点,并不强调具体的某一特定时间(如某年某月某日),对人群中的不同的个体来说,特定时点的具体时间可能不同,如出生、参加工作、服兵役、搬家、死亡、诊断日期或考试时间等。这种时点患病率公式为:

$$时点患病率 = \frac{(个体)特定时点患某病的新、旧病例数}{被观察的个体总数} \times 1000$$ (公式6-6)

时点患病率可按人群不同特征分组计算,此时公式中的分母必须是与分子相对应的人口,如每1 000名45~64岁男性某疾病的年龄别时点患病率计算公式为:

$$时点患病率 = \frac{某特定时点某人群中45 \sim 64岁男性患某病人数}{同时期该人群中45 \sim 64岁男性总人数} \times 1000$$

(公式6-7)

然而,某些疾病的时点患病率只有通过队列研究才能获得。例如,每100个活产儿中的先天畸形患病率可认为是以出生为特定时点的患病率,但许多先天畸形往往在出生后的数周、数月甚至数年才显露,因此需要长期随访才可能发现全部病例。

期间患病率的时间范围指的是特定的一段时间(通常超过一个月),在此期间某病新发病例和患病数所占同期平均人口数的比例。公式为:

$$期间患病率 = \frac{某观察期间特定人群中某病的新、旧病例数}{同期平均人口数} \times 1000$$

(公式6-8)

上式的分子是指一定时期内的患病人数,包括在此期间发病和患病的人数;分母是期间平均人口数,通常用调查期间的中间时段的总人口数来估计,或者用起点与终点时的人口数之和的平均数来表示。如果在观察期间人口变动较大,且变动幅度不一时,则需要用其他方法计算平均人口数。一般而言,掌握研究开始时的时点患病率和研究期间的新发病例资料要比期间患病率更有价值。

同样,期间患病率的时间范围也可以不是日历上某特定时间(年、月、日),而是研究个体一生中的特定时期(如怀孕期、童年期等)。例如,英国的一项现况研究报告显示,有5.3%男性在童年时期受到性虐待。

二、关联性测量

在现况调查的资料分析中,对某些因素和疾病或健康状态之间的关系,可进行初步的相关或关联分析。两变量间关联强度测量最常用的指标是比值比、率比和率差。以丹麦关于职业化学物质和烟雾暴露与头痛的现况研究报告为背景材料,用表 6-1 中的数字(模拟)来进行疾病与危险因素暴露比例间的关联性分析。

表 6-1　职业烟雾暴露与头痛的关联性分析(单位:例)

职业烟雾暴露	患病(头痛)	未患病(无头痛)	合计
+	$a = 10$	$b = 90$	$a + b = 100$
−	$c = 50$	$d = 850$	$c + d = 900$
合计	$a + c = 60$	$b = 940$	$n = 1000$

（一）比值比

疾病比值比(disease odds ratio)或暴露比值比(exposure odds ratio)都可用公式 $OR = ad/bc$ 来计算。

疾病比值比 $= a/b$ 和 c/d 的比值 1.89。

暴露比值比 $= a/c$ 和 b/d 的比值 1.89。

（二）率比

率比(rate ratio)的计算如下:

患病率比(prevalence ratio) $= [a/(a+b)]/[c/(c+d)] = 1.80$。

暴露率比(exposure ratio) $= [a/(a+c)]/[b/(b+d)] = 1.74$。

（三）差率

率差(rate differences)的计算如下:

患病率差(prevalence difference) $= a/(a+b) - c/(c+d) = 0.044$。

暴露率差(exposure difference) $= a/(a+c) - b/(b+d) = 0.07$。

减少 1 个病例所需的非暴露人数 $= 1/$ 患病率差 $= 1/0.444 = 22.5$。

比值是指某事件发生的概率与不发生的概率之比,比值比(OR)是两个比值之比。在表 6-1 中,比值比 $= ad/bc$;疾病的比值比,即暴露于职业烟雾的人群中头痛病例与无头痛人数的比值(a/b)是非暴露人群中头痛病例与无头痛人数比值(c/d)的 1.89 倍;同样可得出暴露的比值比,即在患头痛的人群中,暴露和非暴露于职业烟雾的人数比(a/c)是无头痛人群中暴露和非暴露的人数比(b/d)的 1.89 倍。现况研究中的比值比和率比分析有以下特征:

1. 比值比可用于比较不同类型的研究结果　调查总体人群可计算疾病比值比和暴露比值比,调查有代表性的人群样本,依然可得到相似的结果。假设表 6-1 中非暴露组人数减少为 $c = 5$ 和 $d = 85$,其疾病比值比仍然是 1.89。在一定条件下,由现况研究得出的比值比可与有时间跨度的研究结果进行比较,基于四格表计算的比值比也可与Logistic 回归分析结果进行比较。

2. 比值比不同于率比　在表6-1中,疾病比值比为1.89;无患病的比值比为0.53,即暴露于烟雾人群中无头痛和头痛人数的比值(90/10)与非暴露人群中相应的比值(850/50)之比是1.89 的倒数(1/1.89)。暴露和非暴露人群的患病率比为1.8;而非患病率比是90/100 与850/900 之比,等于0.95。

3. 比值比用于分层资料关联强度的测量　对于不同群组(或层)资料的分析,在假设各组(或层)的关联强度相同时,通常采用 Mantel-Haenszel 公式、多因素 Logistic 回归等方法进行合并分析。检测各群组(层)关联强度是否同质(homogeneous)一般用比值比测量,不宜用患病率比,尤其当群组(或层)中患病率较高时。

4. 患病率比可估计危险比(risk ratio)　在病因研究中,研究者感兴趣的是暴露和非暴露危险因素人群的发病率之比。在现况研究中,如果危险因素的作用不继续存在,患病率比也可用来估计危险比(累积发病率比),如调查非致死性的出生缺陷患病率与母亲妊娠期某危险因素暴露的关系。

在不能获得人群患病率比时,可通过调查样本中患某病与未患该病组(当各组患病率<10%时)的比较分析,用比值比来估计人群患病率比和危险比。由表6-1可见,比值比和患病率比相当接近(1.89 和1.80)。如果暴露组和非暴露组中头痛患病率分别为1.8%和1%,比值比和患病率比值将更接近(比值比为1.8)。

对某些潜隐期长的非罕见疾病(如许多慢性病),通过比较病例和产生病例的人群对照,用比值比可估计发病率比。假设暴露发生在疾病之前、不影响病程,而且疾病发生后暴露状态不改变,也可用比值比估计发病率比,但这不适用于小范围年龄组资料分析以及致病因素随着时间发生变化的情况。如果随访开始的研究样本来自总人群,通过比较在特定时间内发生的病例和产生病例的人群对照,还可用比值比估计人时发病率之比。

比值比具有病因学意义,而率差更具有疾病预防和公共卫生意义。例如,掌握了人群中有多少人因暴露而患病,对治疗费用和生产力的影响等可作出估计,更有用的是可估计消除暴露因素后可减少的病例数等社会效应指标。现况研究资料分析还可采用分层、标化及多因素分析等多种统计方法,控制混杂因素,进一步分析研究因素(变量)和疾病或健康状态之间的效应关系(参考本书第十章)。

第四节　现况研究中的几个问题

一、注意控制偏倚

现况研究中常见的选择偏倚主要是选择的样本不能代表总体、资料收集过程中的无应答等原因造成。信息偏倚的主要来源是调查者对研究对象有差异性地收集信息,调查对象由各种原因造成的报告偏倚,以及没有明确的诊断或测量标准等。例如,在关于喝咖啡和消化道症状关系的调查中,认为咖啡饮料会引起消化道不适的咖啡饮用者可能更多地报告所出现的消化道症状,而认为消化道不适是由于喝咖啡所致的消化道症状者可能会夸大他们的咖啡饮用量。以加拿大关于阿尔茨海默病患病率的大样本调查为例,由于所用的诊断标准不同,患病率为 3%~29%,而如果完全按照国际认可的统一标准进行诊断,估计患病率仅为 1%。显然,诊断标准不一致会导致差异甚至迥然不同的结果。因此,研究变量必须有明确的定义和测量尺度,应尽量采用定量或半定量尺度和客观的指标,最好综合运用调查表、电子或纸质记录、实验室检查、体检和其他手段来测量暴露变量。和其他研究方法一样,在现况研究的设计、资料收集、数据整理和结果解释的各个阶段都要注意控制偏倚。(有关偏倚和控制参考本书第十章)

二、资料收集的方法

现况研究资料收集的方法通常有以下几种:

(1)临床检查、特殊检验及其他观察法。

(2)面对面(face-to-face)调查对象的疾病状态或收集有关变量信息。

(3)查阅临床记录、疾病登记报告、健康体检档案(学校、入伍体检中心、健康保险表等)和相关统计资料等。

(4)电子健康信息管理系统。

现况调查可先通过筛检发现可能患某病的人,然后对他们做进一步的诊断。不同的资料收集方法各有其优点、局限性和可能产生的偏倚。如果患病率信息来源于医院或卫生机构,病情轻者可能被遗漏,调查结果的准确性也依赖于疾病登记报告系统和疾病监测系统的完善程度。

按照研究目的编制切实可行的调查表是获得准确与可靠信息的关键。调查员在收集资料中起关键作用。因此,调查员必须经过培训,熟练掌握流行病学调查技巧。常见的调查手段有面对面调查、信访调查和电话访问调查以及互联网在线调查。(调查方式和调查表设计参考本书第四章)。

三、病例数量的估计

由于任何一种发现病例的方法都可能有遗漏,患病率调查通常联合采用一种以上的方法,"捕获-再捕获"和相关技术可用来估计病例总数。这种方法最初被用于估计动物群,对捕获的动物做上标记后释放,用下一批捕获动物中再次被捕的动物数来估计动物总数。若以 A 和 B 分别表示用两种相互独立的方法发现的病例数,C 表示两种方法共同发现的病例数,估计病例总数的公式为 $[(A+1)(B+1)/(C+1)]-1$。

例:马德里儿童糖尿病的一项研究发现糖尿病患者 451 例,由一种方法筛选出 432 例,由另一种方法筛选出 138 例,其中的 119 例由两种方法共同发现。用上述公式计算,总病例数为 501 例,95％可信区间为 451～552 例。日本一城市现况调查报告 50～69 岁人群 2 型糖尿病的患病率为 8.8％,按照糖尿病登记报告其患病率为 7.1％,而应用"捕获-再捕获"方法估计糖尿病患病率为 13.1％。

由于发现病例的方法通常并不相互独立,不完全符合"捕获-再捕获"方法的前提假设,因此,当一种方法发现的病例可能同时被另一种方法发现时,用此公式计算的病例数可能被低估;当一种方法发现的病例可能被另一种方法所遗漏时,可能高估了病例数。

四、结果的解释和评价

对现况研究结果的解释必须谨慎。例如,以疾病的现患人群为研究对象可产生幸存者偏倚,因为患该病的一部分人已经死亡,而幸存者总受到影响存活的因素影响,或者是疾病轻重不同,或者是病程长短各异,故用这种调查结果解释所研究疾病有一定的局限性和片面性。

反向因果关联(reverse causality)是横断面研究中经常会遇到的一种情形,反向因果关联描述了这样一种事件:暴露与结果之间的关联不是由于暴露与结果的直接因果关系,而是由于定义的"结果"实际上导致定义的"暴露"发生变化。例如,一项研究可能会发现使用消遣性药物(暴露)与心理健康不佳(结果)之间存在关联,因此得出结论,使用药物可能会损害健康。反向因果的一个可能解释是心理健康状况不佳的人更有可能使用消遣性药物作为逃避现实的手段。

现况研究在确定因果联系时受到限制,只有当排除了偶然的(抽样误差引起)、虚假的联系(通常与选择偏倚和信息偏倚有关)和可能的混杂因素影响之后,才能从调查结果中得出有意义的推论和病因线索。例如,有关运动与降低血压和其他心血管疾病危险关系的现况调查,只有在控制了年龄、社会地位、身体指数、健康状态、高血压治疗和工作运动强度等影响因素后,才能为运动有预防疾病作用的推论提供证据。

设计精良的现况研究也可得到有价值的结果,对现况研究进行评价时,需回答一系列问题:①研究设计和抽样方法是否与所研究的问题相符合? ②抽样框架是否适当? ③样本含量是否足够? ④研究对象的选择标准是否适当? ⑤结果的测量有否客观、合适的标准? ⑥是否控制了偏倚? ⑦应答率如何? 对不应答者有否描述? ⑧患病率可信区间的估计以及分组的详细信息如何?

(王伟炳)

参考文献

1. 金勇进,张喆.抽样调查中的权数问题研究[J].统计研究,2014,31(9):79-84.
2. 曾光.现代流行病学方法与应用[M].北京:北京联合出版社,1994.
3. 詹思延.流行病学[M].8 版.北京:人民卫生出版社,2016.
4. GREGG M B. Field epidemiology[M]. 2nd ed. New York: Oxford University

Press,2002.

5. KELSEY J L，WHITTEMORE A S，ALFRED S，et al. Methods in observational epidemiology[M]. 2nd ed. New York：Oxford University Press，1996.

6. ROTHMAN K J，GREENLAND S，LASH T L，et al. Modern epidemiology [M]. 4th ed. Philadelphia：Wolters Kluwer，2020.

队列(cohort),广义地说,是指一群在一定时间内被追踪或随访的个体。流行病学研究中的队列常指具有共同经历或共同状态和特征的一群人,如由相同时期或年代出生者组成的出生队列(birth cohort)、由练瑜伽者组成的瑜伽锻炼队列、由吸烟者组成的吸烟队列和由乳腺癌基因 *BRAC - 1* 阳性者组成的 BRAC - 1 队列等。队列研究(cohort study)通常测量一个或几个队列人群某种疾病或健康状态的发生频率,比较在不同暴露水平下各队列人群发生疾病的危险性,进而探索暴露与疾病之间的联系,检验病因假说,确定疾病危险因素。与病例对照研究相比,它可以更直接地检验病因假说。

第一节 | 基 本 原 理

一、定义和用途

(一) 定义

1. 队列研究　队列研究,又称前瞻性研究(prospective study)、发病率研究(incidence study)或随访研究(follow-up study),其设计的基本原理是选定暴露及未暴露于某因素的两组人群,随访一定的时期,观察并记录对象有关所研究疾病或健康状态的结局(发病或死亡),比较两组人群结局的发生率(通常用发病率或死亡率来表示),从而判断该因素与疾病或健康状态的发生有无关联及关联的大小。研究的同时还应当收集两组人群的人口学、社会经济状况,以及与疾病发生可能有关的其他生物学、环境和遗传因素的暴露信息,以便进一步分析这些因素对疾病发生的影响及其与暴露因素间的协同作用。队列研究中由暴露于某一可疑的致病因素或者具有某种特征者组成的队列称为暴露组,这些因素或特征被怀疑与所研究疾病的发生有关;而由不暴露于该可疑因素或不具有该特征者组成的队列称为非暴露组。队列研究也可由多个具有不同暴露水平的队列组成。队列研究的基本原理可简要表示为下图形式(图 7 - 1)。

2. 暴露(exposure)　是指研究对象接触过某种待研究的物质(如 X 线)、具备某种待研究的特征(如特定的年龄、性别、胆固醇升高或某个基因位点突变等)或行为(如吸

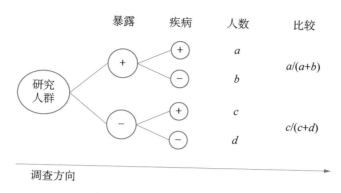

图 7-1 队列研究原理示意图

烟、多性伴侣）等。暴露可以是有害的，也可以是有益的，在不同的研究中可以有不同的含义。

3. 结局（outcome） 队列研究中的结局通常是指发生所研究的疾病（包括疾病的不同类型和不同严重程度），也可以是某种健康状态或死亡。

4. 队列 队列研究以所研究事件（疾病或健康状态）的发生和转归为结局，而结局的观察需要经历一定时期的观察和随访。随访期可以是几个月或 1～2 年，也可长达数十年。当队列以研究对象在进入队列时的暴露状态构建，且随访只在对象发生了所研究结局或研究结束时终止，则所构成的队列称为固定队列（fixed cohort），如由广岛原子弹爆炸幸存者所组成的队列。如果固定队列中的对象在随访中没有因失访、竞争风险等种种原因而无法被观察到所研究的结局，则这些对象形成一个闭合人群（closed population），其队列可称为闭合队列（closed cohort），此时，结局的测量可以在考虑了平均危险性和测量时间的前提下计算发病率（死亡率）。与之相对应的是动态队列（dynamic cohort）或开放队列（open cohort），研究对象可以在研究的不同时间进入相应的队列，或在随访期间因暴露的变化而进入不同的队列，而对象的迁徙、失访和竞争风险等也可造成其未能完成整个随访观察期，形成动态人群或开放人群（dynamic population，open population），对象对队列的贡献可以通过其在相应队列中的合格时间来反映，此时结局的测量可采用人时发病率（死亡率）。例如，上海市恶性肿瘤登记系统报告的不同时间恶性肿瘤发病率反映的是一个动态人群中的恶性肿瘤发病情况，因为构成其分母的人群在不断发生变化。

（二）特点

1. 队列研究是观察性研究 队列研究中的暴露不是人为给予的，不是随机分配的，而是在研究开始时已客观存在的。因此，队列研究是观察人群自然暴露于所研究因素后一定时期内疾病发生或健康状态变化的研究。

2. 队列研究是前瞻性研究 前瞻性研究关心的是疾病或健康状态在人群中发生的概率和发生速度。因此，在研究开始时，所有对象都不应当患有所研究的疾病，但有可能发生所研究的疾病。

3. 队列研究是比较性研究　队列研究可比较不同暴露状态下各组的预期结局发生率。

4. 队列研究是由因到果的研究　在研究开始时暴露已经发生,而且每个被研究个体在进入队列时其暴露情况已知。队列研究这一相对明确的因果时序性,使得队列研究在病因学研究中具有较强的推断因果关系能力。

5. 队列研究的资料可以直接用来计算发病率、累积发病率和归因危险度　如果知道该因素在人群中暴露的比例,亦可计算人群归因危险度。

（三）用途

1. 检验病因假设　作为分析流行病学研究的主要方法之一,队列研究在进行病因假设检验时,由于其时序性特点和对研究结局发生的较为准确的测量,可以深入地检验病因假设,队列研究具有较强的危险因素识别及病因推断能力。通常一次研究只检验一种暴露与一种疾病的关联,如吸烟与肺癌的关联。但是,也可以同时检验一种暴露与多种发病的关联,即检验多个假说,如吸烟与高血压、心脏病和肺癌的关联。

2. 评价因素的保护性效果　某些暴露因素在非人为干预的情况下自身具有对某种疾病结局的预防效果,这些因素常被定义为防止疾病发生的保护性因素,如大量摄入十字科类蔬菜可降低某些癌症的风险等。这些因素并非由专门的疾病干预试验或健康促进策略所安排,而是研究对象的自发行为。

3. 描述疾病自然史　疾病的自然史是指疾病从起始到终止的整个过程。许多疾病有多个可识别的阶段,包括易感期、病理起始期、症状前期、临床病变期及结局,结局可以是死亡,也可以是自愈、复发、自动消退乃至康复等。队列研究可以通过对定义明确的研究对象进行随访来描述疾病发生、发展和转归的自然史。例如,早期的研究对慢性乙肝病毒感染者队列定期进行随访以观察其临床慢性乙肝病变、血清乙肝病毒感染指标变化、代偿性肝硬化、失代偿性肝硬化、原发性肝癌和死亡的发生时间和频率等。

4. 预测疾病的发病风险　队列研究所观察的疾病发病是基于对暴露的长期、定量的观察而获得的,因此,基于疾病危险因素的充分病因模型,结合数理统计分析方法,可以测量不同因素及其组合对疾病尤其是慢性病发病风险的贡献,并建立相应的预测模型来估计和评价高危人群的发病风险。

5. 研究疾病发生或发展的长期变动趋势　可为制订新的预防规划或治疗方案,以及优化医疗服务设施提供依据。

二、队列研究类型

队列研究根据对象进入队列及终止观察的时间不同,分为前瞻性队列研究(prospective cohort study)、历史性队列研究(historic cohort study)和双向性队列研究(ambispective cohort study)。这是队列研究的基本类型,可简要表示为下图形式(图 7-2)。

（一）前瞻性队列研究

前瞻性队列研究的研究对象是在研究开始时即时纳入的,此时对象根据其暴露状态分别进入所对应的比较组,而研究结局尚未发生,需要经过一定的观察时间才能获得。

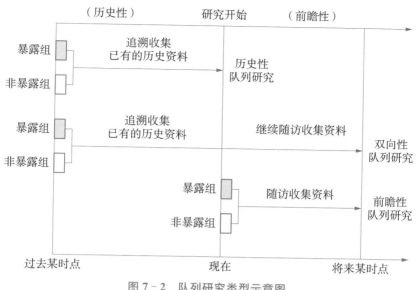

图 7 - 2　队列研究类型示意图

因此前瞻性队列研究又称为即时性队列研究(concurrent cohort study)。前瞻性队列研究可以向研究者提供有关暴露与结局的第一手资料,结果可信,但由于很多疾病尤其是慢性病需观察多年才能获得用于检验病因假设的足够的疾病发生、发展和死亡等结局数,前瞻性队列研究往往需观察较大的人群样本,且观察时间长,费用大,研究的可行性受到了一定影响。

(二)历史性队列研究

历史性队列研究中研究对象的确定和分组是根据研究开始时已获得的历史资料中对象的暴露状态而定的,疾病的结局在研究开始时也已经从历史资料中获得,因此,又称为非即时性队列研究(non-concurrent cohort study)或回顾性队列研究(retrospective cohort study)。在历史性队列研究中,研究对象在过去某个时点进入队列,然后从历史资料中获得对象从该时点至现在的整个时段中研究结局的发生情况,因此,研究设计的性质仍属于前瞻性,只是将研究起点前移至过去的某一时点。其优点是可以在较短时间内完成需数年或数十年观察才能收集的资料,省时、省力、出结果快。但由于所获得的有关暴露情况和结局的信息受历史资料本身记录和采集方式的限制,研究的有效性受到历史资料的完整性、全面性和准确性的影响。

例如,长期以来的观察发现,乳腺癌在初产年龄较大的妇女中更为多见。这一现象是否是因为初产迟增大了乳腺癌发病危险性,或初产早可以保护妇女抵御乳腺癌的发生,或其他因素(如妇女的性激素水平等)可同时影响妇女的初产年龄和乳腺癌发生危险性? 上述不同假设的检验,可采用不同的流行病学研究设计。1978 年,考恩(Cowan)和他的同事们以 1945—1965 年在约翰斯·霍普金斯医院不育专科就诊的妇女为研究对象,研究妇女性激素水平与乳腺癌发病的关系。由于这些妇女是不育专科的患者,因此,其初产年龄均较迟,符合研究预先设定的年龄定义。这些妇女均有完整的雌、孕激素水平测量记录,如果她们发生了乳腺癌,可从医院或恶性肿瘤报告系统获得相应的癌症结局信息。考恩等将这些妇女研究对象分成性激素异常组和非异常组(如输卵管阻塞或男方精子数不足等),比较两组妇女从就诊至 1978 年的乳腺癌发生率,这是一种典型的历史性队列研究设计。

(三) 双向性队列研究

双向性队列研究是前瞻性和历史性队列研究的组合,在完成了历史性队列研究之后,继续进行前瞻性队列研究,因而兼具了两者的优点,并在一定程度上弥补了两者的不足。这种设计最适用于评价对人体健康同时具有短期效应和长期作用的暴露因素。

三、暴露及其时序性

队列研究测量和比较不同暴露状态或水平下的队列人群发生所研究疾病或健康结局的平均危险性、发病率以及各队列间的危险性(发病率)比值,但从队列人群中通常并不能直接获得这些信息,因为发病危险性和发病率来自对整个队列人群的全程随访,而队列研究的前瞻性资料收集方式决定了队列研究有可能发生研究对象的失访和竞争风险(死于其他疾病或发生互斥疾病)。失访往往会影响对结局的确认,失访者是否发病?何时发病?在随访过程中死于竞争风险的对象发生所研究疾病的概率也难以直接估计。因此,只有在没有失访的队列研究中,研究者才有可能直接估计该人群中疾病发生的平均危险性。当有失访或竞争风险发生时,研究者通常需通过生存率分析来估计研究对象不发生某种疾病或事件的概率。

队列研究中构成不同暴露水平队列的对象,不仅仅需要有相应暴露人群的共同经历,而且必须有发生所研究疾病的可能性,这样的人群称为疾病危及人群(persons at risk,PAR)或有可能发生某病人群。如研究雌激素水平与妇女乳腺癌发病关系时,应事先排除因各种原因乳房被切除的妇女;研究肌量流失与跌倒风险关系时,应排除长期卧床患者。

在一个固定队列中,当 PAR 很大或发病很少时,可不从该人群中逐个排除发生的病例数,而用累积发病率来反映疾病发生的危险性。此时,队列人群发生某病的危险性可以以期初 PAR 为基数来计算,即

$$发生某病危险性 = \frac{一定时期内某病新发病例数}{同一时期可能发生该病人数\ PAR} \times 10\ 万\ /10\ 万$$

(公式 7 - 1)

在一个动态队列中,由于随访期内整个队列变化较大,除了需考虑新加入对象对观察结果的贡献外,还必须将已发病或死亡及由于各种原因退出研究的对象从疾病危及人群中排除出去,此时应以疾病危及人时(person-time at risk,PtAR)为基数来估计所研究疾病的发病频率,计算发病密度,即

$$发病密度 = \frac{一定时期内某病新发病例数}{同一时期可能发生该病人时数\ PtAR} \times 10\ 万\ /10\ 万$$

(公式 7 - 2)

从估计或精确计算的 *PtAR* 中获得的疾病的发病密度充分考虑了动态队列中疾病发生的频率和速度。

发病密度是一种较为灵活的分析指标,它只考虑对象处在队列中时发生疾病的危险性,而不涉及对象在失访或发生竞争风险后的结果。因此以 *PtAR* 定义的暴露已成为队列研究中普遍使用的方法。

然而,个体的暴露并非一成不变,对象在研究期内的不同时段可能会有不同的暴露。随访应严格记录对象所有的暴露状态,并根据暴露因素的特点和研究所设立的暴露水平将对象不同时段的暴露人时合理地归入相应的队列。如何定义暴露人时是队列研究中的一个重要问题,包括从暴露到暴露产生作用期间的人时是否应该从暴露人时中去除等,精确地计算暴露作用人时(person-time at risk of exposure effect)需对暴露产生作用的起始点加以定义。

(一)暴露人时

研究对象暴露于不同的危险因素后,可能即时产生效应,也可能需要累积一定程度的暴露剂量后才产生效应,效应的产生可能需经历或长或短的诱导期,因此,对暴露人时的界定和分类取决于研究假设,取决于暴露和疾病自身的特征。

在研究长期、持久的慢性暴露时,暴露人时的计算需考虑暴露开始时间和暴露作用时间这两个不同的概念。例如,在职业流行病学研究中,对象的暴露人时往往从其受雇佣之日算起,因为对象的受雇佣时期正是其暴露的累积时期,然而,暴露开始时间并不等同于暴露效应危险时间(time at risk for exposure effects),对象只有在暴露累积到一定量后才能进入具有暴露效应危险性的暴露人时。就癌症而言,暴露通常需经过一定的诱导期才进入可能产生效应危险的时期。如果没有区分暴露后不同时期的效应危险性,则计算获得的癌症发病率可能只是一个平均发病率,是该癌症在有暴露效应危险性阶段和没有暴露效应危险性阶段发病率的均值。

在分析不同暴露阶段的效应时,需要考虑效应诱导期,但在流行病学病因学研究中,很少有已知的效应诱导期。因此,对诱导期的考虑只能建立在假设的基础上,在计算暴露所致效应发病率时其分母(暴露人时)的起点必须对应于预先设定的诱导期。例如,在研究广岛原子弹爆炸对人群原子弹爆炸后生存率的影响时,暴露人时应包括一个最小诱导期,而不是从爆炸当日开始计算,不然就有可能稀释爆炸后效应,而种种观察结果提示将这一诱导期设为数月至数年较为合适。

如果研究者对所研究的暴露因素的效应诱导期没有任何假设基础,一个比较可行的方法是将暴露按不同时间段分层,分别估计暴露效应。例如:在研究原子弹爆炸后白血病发病率时,可以比较爆炸受累地区人群和远离爆炸地区人群在原子弹爆炸后不同年份的白血病发病率,在严格控制了偏倚的前提下,可以预计在经过了一定时间的最短诱导期后,暴露者的白血病发病率会上升。当暴露为点暴露或短时间暴露时,按时段分层分析会达到最理想的分析效果,当暴露为持续暴露或慢性暴露时,只要能够对暴露累积后产生效应危险性有一个可定义的时间假设,则同样可以使用这一方法。

（二）持续暴露

与点暴露相比,持续暴露(chronic exposure)的情况就更为复杂了。持续暴露反映了对象在经过了一定时间的暴露后,其暴露量已累积到了足以触发暴露因素的致病过程。队列研究在研究持续暴露时,先要确定所要研究的暴露水平分级,即确定所要设置的不同水平暴露组数和每种暴露等级的定义。暴露水平可通过测量最大暴露强度、一定时期内的平均暴露时间或累积暴露量来反映。例如,在测量吸烟这一暴露因素时,通常采用"包年"这个指标,即每日吸烟包数与吸烟年数的乘积,包年其实是对象总吸烟支数的一个累积指标,1 包年相当于 20 支/包乘以 365.25 天,或 7 305 支卷烟。在职业流行病学中,暴露累积指标和时间加权的平均暴露强度测量都得到了广泛的使用。

在使用累积或平均暴露测量时,研究者必须注意这些测量指标的复合性,在可能的情况下,必须对指标的每个组分分别加以分析。例如,包年是有关吸烟量和时间的复合指标,20 包年可能代表了对象一天吸半包烟持续吸了 40 年,也可能是 1 天 1 包持续 20年,或一天 2 包共 10 年,这其中可以有多种不同的组合,如果这些组合所产生的生物学效应相差很大,则使用包年这一指标可能掩盖这些差别,甚至掩盖或夸大了吸烟量与疾病(如肺癌)间的真实联系。此外,其他一些仅用时间和强度不能涵盖的暴露变量,如开始暴露年龄、与疾病相关的暴露时间(如诱导期、延迟期)等,也应逐一分析。

（三）暴露程度

队列研究为了反映暴露程度(category of exposure)与疾病危险性间的联系或剂量反应关系,可将对象按其暴露水平或强度分为不同等级的暴露组。暴露是否应分级以及各暴露等级界值的设定应根据暴露变量自身的特点、暴露的累积程度、平均暴露水平和变化范围等综合考虑。对于连续变量,可以不设分界,计算移动均数或将暴露变量作为连续变量放入多元回归模型进行分析。

当将暴露分级来计算不同等级暴露组疾病的发病率时,各暴露组的样本量应该满足统计学要求。原则上,对应于不同的暴露程度应形成相应水平的具有足够样本的暴露队列。

然而,暴露程度的定义是相当复杂的。在对对象进行暴露程度分组时,还必须考虑其暴露的累积过程和不同暴露因素对疾病作用的诱导期等。例如,在吸烟与疾病关系的研究中,假定吸烟 50 000 支(约 7 包年)定义为中等程度吸烟,吸烟 150 000 支(约 21 包年)定义为重度吸烟,假定吸烟对所研究疾病的诱导期为 5 年。对于一名 1970 年吸了第50 000 支烟、1980 年吸了第 150 000 支烟的对象,其暴露程度分组应该为:中度程度暴露始于 1975 年,重度暴露始于 1985 年,尽管该对象 1970 年就已成为中度吸烟者,1980 年成为重度吸烟者(图 7 - 3)。

暴露程度也可以按对象暴露强度(intensity of exposure)〔包括平均暴露强度(算术均数或几何均数)或当前累积暴露强度〕来定义。需要注意的是,暴露强度具有点暴露特征,反映的是对象某一时点的暴露水平,而在整个暴露时期,暴露强度可以不断变化。因此,在用暴露强度来测量对象的暴露程度时,可以用时间加权法来综合反映对象在各暴露时段内对相应暴露强度的暴露。

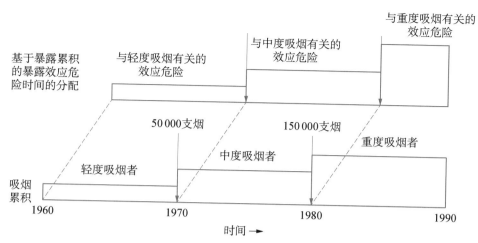

图 7-3 吸烟暴露程度按 5 年最小诱导期分组示意图

引自：ROTHMAN K J, GREENLAND S, LASH T L. Modern Epidemiology [M]. 3rd ed. Philadelphia：Lippincott Williams & Wilkins，2008.

暴露程度的测量还可以采用最大暴露强度、暴露强度中位数等。

一旦确定了对象在不同暴露程度的各暴露组经历的人时后，则其疾病结局的划分应当遵循相同的规则。

第二节 队列研究的实施

一、对象的选择

队列研究是一种以事件发生为结局的前瞻性研究。由于队列研究要求较长时间的随访并且能在研究期内观察到足以检验研究假设的一定数量的结局事件，在考虑研究现场代表性的基础上，队列研究应选择那些有较好的组织管理体系、有可能完成长期随访、研究能够获得当地人群的理解和支持的现场。

队列研究的人群包括暴露组和非暴露组，以及不同水平的暴露亚组。

（一）暴露人群的选择

暴露人群由已经处在某种暴露因素中或已有某种暴露史的人群组成。

1. 职业人群　在职业流行病学研究中，常常将职业接触的某些可疑危险因素作为疾病的暴露因素，如联苯胺接触和膀胱癌关系的队列研究，此时，可选择从事使用联苯胺的染料工业工人为暴露人群。

2. 特殊暴露人群　某些特殊的暴露可能与疾病的发生有关，如核辐射与白血病的关系研究。此时必须选择有特殊暴露史的人群来构成暴露人群，如选择切尔诺贝利核泄漏事件受害者为暴露人群。

3. 一般人群　针对人群中常见疾病的危险因素进行的队列研究常常选用一般行政区域或社区人群为对象,如研究饮食因素与糖尿病的关系时,可选择社区中有某种饮食因素暴露者为暴露人群。近年来针对慢性病流行现状,我国在全国多个地区建立了大型的社区人群队列,以期获得基于大样本人群的多种暴露因素与慢性病发病风险间联系的估计,从而有效地开展慢性病防控和风险预测。

4. 有组织的人群团体　该类人群其实是一般人群的一种特殊形式,如军人、学生、医生等。这类人群中固有的组织管理系统有助于资料的收集和随访。

（二）非暴露（对照）人群的选择

队列研究通过比较暴露与非暴露,或不同暴露组间疾病发生的频率差别来反映暴露因素与疾病的关联,因此队列研究必须设立对照组,通过与暴露人群的比较来检验病因假设。原则上要求对照人群除所研究的暴露因素外,其他各种因素或人群特征应尽可能与暴露组相似。

1. 内对照　选择一个研究人群,根据暴露的定义,将其中暴露于所研究因素的对象作为暴露组,未暴露于该因素者即为非暴露组。也就是说在选定的一群研究对象内部既包含了暴露组,又包含了对照组,此时,暴露者与非暴露者处在同一人群中,暴露组与对照组间具有较好的可比性。例如,多尔（Doll）和希尔（Hill）在进行吸烟与肺癌的研究时,首先选定男医生为观察对象,然后调查男医生的吸烟习惯,根据调查结果,将男医生分为吸烟组和不吸烟组,以吸烟组作为暴露组,以不吸烟组作为对照组,而不必另选对照组。

2. 外对照　在选定了暴露组后,在其他人群选择非暴露组。

（1）特设对照:另选一个除暴露因素外,其他方面与暴露组相似的对照组。例如:在以放射科医生为暴露组来研究接触 X 线与急性白血病的关系时,可以内科医生和五官科医生为对照组;在研究汽车尾气与肺癌关系时,以交通警为暴露组,以狱警为非暴露组。选用特设对照的优点是随访观察时可免受暴露组的影响,即暴露组的"污染",但需注意各比较组间的可比性。

（2）总人口对照:利用现有的某种疾病的发病或死亡统计资料,以整个地区的全人口发病或死亡专率乃至总死亡率为对照指标。优点是资料较易获得,但对照组与暴露组在人口构成等方面可能存在差异,对照组中可能包含了暴露组。

3. 多重对照　设立不同暴露程度的多组对照组与暴露组进行比较,也可选择上述两种或两种以上对照组分别与暴露组比较,旨在减少由一种对照带来的偏倚。例如在研究联苯胺与膀胱癌关系时,以染料厂暴露程度不同（高、中、低、无）的各车间工人或行政人员为比较组,以运输业工人为特设对照,然后再以该染料厂所在地区人群为总人口对照,通过多重对照比较,真实有效地反映联苯胺对膀胱癌发生的危险性。

二、样本量的确定

（一）决定样本量的参数

在考虑队列研究的样本量时,必须注意下述参数。

1. 一般人群(对照人群)中所研究疾病的发病率(p_0)　p_0越接近0.5,要求样本量越大。

2. 暴露组与非暴露组的发病率之差(d)　用p_1表示暴露组的发病率,则两组发病率之差$d = p_1 - p_0$。d越小,要求的样本量越大。

3. 显著性水平　即检验假设时的第Ⅰ类错误α值。α越小,要求的样本量越大。通常α取0.05或0.01。

4. 研究的把握度　把握度又称效力,以$1 - \beta$表示。β为检验假设时的第Ⅱ类错误值,$1 - \beta$表示检验假设所能够避免的假阴性的能力。$1 - \beta$越大,则要求的样本量越大。通常β取0.10或0.20。

（二）样本量计算公式

当暴露组与对照组样本量相等时,可用下式计算各组样本含量：

$$n = \frac{(Z_\alpha \sqrt{2\overline{pq}} + Z_\beta \sqrt{p_0 q_0 + p_1 q_1})^2}{(p_1 - p_0)^2} \qquad (公式7-3)$$

式中：p_1与p_0分别代表暴露组与对照组的预期发病率,$\overline{p}$为两个发病率的平均值,$q = 1 - p$,Z_α和Z_β为标准正态分布下双(单)侧尾部面积为α或β时所对应的正态变量Z界值,可查表求得。

例：假设需开展一项队列研究以分析暴露于某可疑危险因素是否会造成某种疾病发病危险性增高。研究者希望该研究的把握度为90%,显著性水平$\alpha = 0.01$,估计暴露人群的发病率为10%,非暴露人群的发病率为5%,则：

$p_1 = 0.10$,　$p_0 = 0.05$,　$\alpha = 0.01$,　$\beta = 0.10$,　$Z_\alpha = 2.576$,　$Z_\beta = 1.282$

$$\overline{p} = \frac{(0.10 + 0.05)}{2} = 0.075$$

$$n = \frac{(2.576\sqrt{2 \times 0.075 \times 0.925} + 1.282\sqrt{0.10 \times 0.90 + 0.05 \times 0.95})^2}{(0.10 - 0.05)^2}$$

$$= \frac{(0.9595 + 0.4754)^2}{0.05^2}$$

$$= \frac{2.0589}{0.0025}$$

$$= 824$$

$$2n = 1648$$

即暴露组和非暴露组各需观察824人,全部需观察1648人。假如估计在随访过程中有10%的对象可能失访,则在估计所需样本量时应加上可能失访者,即$n = \frac{824}{0.9} = 916$人,两组共需1832人。

三、基线信息收集

队列研究要求准确、详细地掌握对象在进入队列时的暴露水平,同时需要全面收集对象的人口学信息和各种可能影响估计暴露和疾病发生危险性关系的生物、环境、遗传、行为和社会因素。对象进入队列时的信息称为基线信息或信息本底,是判断研究结局和分析比较的基础。对象对所研究因素的暴露信息是最重要的基线信息,同时,还必须排除不能发生观察结局的非疾病危及对象及现患者,如观察的结局是糖尿病,则应排除已经发生了该并发症的象都要在随访开始前用标准化方案测量血糖,明确诊断,以排除其中的糖尿病患者。但如果观察结局是糖尿病某个(些)并发症的发生风险,则应排除已经发生了该并发症的糖尿病患者。基线信息收集还包括获取协变量(covariable)资料(即其他与患病有关的危险因素的资料),如吸烟、饮食习惯、疾病的家族史、运动习惯等,以便控制混杂,估计和测量交互作用。

基线信息主要通过以下几个途径获得。

1. 记录和档案　有些队列研究可以从档案和记录中获得对象的基础信息,如研究放射线暴露或医源性暴露时,可使用病史;在研究工厂职业暴露危害时,工人的就业记录、健康档案、保险资料等都可用于提供基础资料。有时,记录和档案是队列研究中唯一可信的基础资料来源。研究者在利用过去的记录和档案时应科学地判断这些信息的有效性,合理分析和解释结果。记录和档案信息的优点在于:①常常可以获得队列中大部分或全部对象的记录和档案;②信息的建立先于研究结局的发生,较大程度地避免了历史性队列研究过程中的信息偏倚;③记录通常在信息所描述的事件发生当时即已记录,使错误分类的可能性降到了最低。

2. 访视(interviews)　访视队列成员或其他知情人是获得信息的一个常用方法。访视通常以调查表为工具,其方式包括个人面对面访问、邮寄调查表、电话询问和利用社交媒体自答等。目前在我国以直接个人访问和电子问卷自答较为常用。访视采用何种方式取决于调查内容、对象特征和调查所需时间等,自答问卷尤其需考虑耗时的接受度。访视必须在对象知情认可的前提下进行,注意对象隐私保护及信息安全。值得注意的是,由于受调查方式、测量方法、应答率和回忆准确度等的影响,对象提供的信息在某种程度上会出现信息偏倚。

3. 医学检查与生物样本检测　在队列研究中有些暴露信息必须通过医学检查或生物标志物测量才能获得,如传染病流行病学研究中的血清学和微生物学检测、遗传性疾病研究中的染色体和基因组检测、代谢性疾病的血生化指标检测等。采用检测方法收集基线信息时,应注意伦理学要求、向对象充分解释、在知情认可的基础上进行。同时,要建立标准化检测方案,严格培训调查员和实验员,做好质量控制。

4. 环境测量　在研究职业环境或生活环境与疾病的关系时,如果缺乏常规的环境监测资料,就需要进行现场的环境测量。环境测量时应注意采样点的代表性,最好在观察对象工作或居住的地方都采样,才能比较准确地反映其真实暴露情况。当环境中有害物质的浓度或剂量不稳定时,一次检测的结果往往不能代表全面的暴露情况,应连续多次检测。这种方法所得的基线信息是对某一人群而言的,当涉及某一特殊暴露时更应如此。此时可进行空气污染、放射线或有毒物质的暴露测量。也可测量某职业人群的暴露情况,并据此计算其中每个成员的暴露水平。当不能直接测量个人暴露时,这种反映整个人群暴露情况的信息特别有用。但也应看到上述信息主要是生态学资料(ecological data),即得到一个人群的均值,从而有可能掩盖了群内的个体差异。

四、队列随访

在完成了对象纳入和基础资料收集后,队列研究的主要任务是确定各比较组研究结局的发生情况,这一过程统称为随访。结局可以通过疾病监测、生命统计和定期检查、定期询问等方法来获得。

(一)观察终点和结局

观察终点指的是一个研究对象出现了所预期的研究结局,如发病、死亡或某些指标发生变化。对象因其他原因死亡或离开观察队列不能作为观察终点,而应视为失访。观察终止时间指全部观察工作截止的时间。

1. 结局事件的发生 如上所述,队列研究的基本原理是比较暴露组和非暴露组所研究结局事件的发生率,即比较各组观察总人时中结局事件的发生频率。当对象发生了结局事件后,即进入观察终点,不再为该队列贡献观察人时。因此,判断结局事件发生的确切时间是正确计算各比较组观察人时的基础。对于某些结局如死亡,判断其发生的时间通常并不困难,但是,对另外一些结局如 HIV 血清阳转,事件发生时间的判断只能在合理的条件下达到相对准确,如血清中测得 HIV 抗体的时间,当然这一时间受制于随访检测频率和方法。而对于像多发性硬化征和动脉粥样硬化这类结局,即使发病后能明确诊断,其起病是渐进的,也很难获得明确的起病时间。同样,在随访过程中,对象的失访时间、截尾事件的发生时间可能也较难确定。

对结局事件发生时间的确定取决于迄今为止对该结局的了解和调查所获得的资料的详细程度。研究者必须事先建立在各种可能出现的情况下结局事件的判断方案。例如,血清阳转时间点可以被事先定义为末次阴性结果检测时间和首次阳性结果检测时间的中点(midpoint)。对于可以明确定义发生时间的结局事件,一旦发现报告发生时间与实际发生时间不同,则可判断为发生了测量误差。对于渐进发生的结局事件,可以统一以诊断时间为事件发生时间。对长潜隐期疾病,诊断可能存在滞后,可以考虑加上一个最短滞后期,但可能因对象间的个体差异而导致相当大的误差。有时对某些结局不得不采用相对武断的定义来判断其发生时间,如在 1993 年用任何艾滋病相关疾病或临床事件(如 CD4 计数 $< 200/\mu l$)来确定艾滋病发生时间,又如把失访时间定义为末次成功随访时间和首次失去与对象联系的随访时间的中点。武断的定义可能会带来种种测量误差,但在某些情况下这是唯一可行的方法,关键是要在研究开始前就确立统一的判断方案。

2. 对象追踪和随访 队列研究对各比较组对象的追踪随访应持续到对象出现观察终点或达到观察终止时间。随访观察的时间可长可短,因疾病的潜隐期、自然史和暴露时间、累积暴露程度而异。随访间隔与次数可视研究结局的变化速度和研究的人力、物力和资金可行性而定。一般慢性病可间隔 1～2 年随访一次。总体说来,队列研究通常因需要长期随访而面临着种种实施性问题,不管是历史性队列还是前瞻性队列研究,在对象被纳入很多年后,要保持与对象的联系、要获得对象的记录和档案不是件轻而易举的事。在前瞻性队列研究中,可以通过定期随访来追踪对象,但这一过程成本高昂,而人群日益增大的流动性又进一步加大了定期随访的难度。大量失访最终会影响研究的有效性,随访率低于 60% 的队列研究的结果有效性令人怀疑,而即使随访率达到了 70%、80% 或更高,如果有理由认为失访与暴露和结局均有关的话,这一随访率仍不足以保证不受偏倚的影响。

(二) 随访应遵循的原则

(1) 队列研究必须以相同的态度和方法随访各比较组成员。要在相同的时期同等地随访各个暴露组和非暴露组,不能先随访暴露组,以后随意找个时间再随访非暴露组。所有研究对象均应被随访至观察终点,不可中途放弃或遗漏。对失访者要于事后加以补访,以便分析失访原因。在随访期间使用的调查方法和检验测量技术应保持一致,只有这样,随访早期和后期的结果才具有可比性。

(2) 队列研究必须按研究设计所确定的标准判断研究对象的结局。观察的结局可以为发病或死亡,但必须符合研究定义的疾病或死亡。如规定的疾病结局为高血压,则某研究对象患了肝炎,并不认为该对象已达到随访终点,仍应继续随访。如规定的死亡结局为胃癌,则某研究对象死于肺癌不能认为发生了研究结局。在随访期间,临床上对所研究疾病随访终点的标准可能改变,但研究所确定的标准不能改变,否则将影响对不同随访时期所发生的结局比较。

(3) 建立严格的检查考核制度和良好的组织机构,以保证随访工作的质量。

(4) 严格培训调查员和实验技术人员。

第三节 队列研究的效应估计

队列研究可以直接计算获得各比较组研究对象的疾病(结局)发生率,因而可以直接计算暴露组相对非暴露组或不同暴露程度组的率比或率差,即相对危险度和归因危险度(参见本书第五章)。

一、暴露与发病关联的测量

在队列研究中,对固定队列的观察结果可归纳如表 7-1 所示,对动态队列的观察结果可归纳如表 7-2 所示。

表 7-1 队列研究资料归纳表（固定队列）

分组	病例	非病例	合计	累积发病率
暴露组	a	b	$a+b=n_1$	a/n_1
非暴露组	c	d	$c+d=n_0$	c/n_0
合计	$a+c=m_1$	$b+d=m_0$	$a+b+c+d=t$	

表 7-2 队列研究资料归纳表（动态队列）

分组	病例数	暴露人时（人年）	发病密度
暴露组	a	n_1	a/n_1
非暴露组	b	n_0	b/n_0
合计	$a+b=m_1$	$n_1+n_0=N$	m_1/N

1. 相对危险度（RR） 亦称危险比或率比。相对危险度是暴露组的发病率与非暴露组的发病率之比。

$$RR=\frac{I_E}{I_{\bar{E}}}$$
（公式 7-4）

式中：I_E 表示暴露组的累积发病率或发病密度，$I_{\bar{E}}$ 表示非暴露组的累积发病率或发病密度。当采用累积发病率计算时，获得的相对危险度 RR 称为危险比，当使用发病密度时，则称为率比。

相对危险度表示暴露于某危险因素的人群中疾病的发病或死亡危险是未暴露于该危险因素的人群中发病或死亡危险的倍数。相对危险度是反映所研究危险因素对个体作用大小的指标。相对危险度越大，表明所研究危险因素的致病作用越强，因此是用来衡量危险因素与发生疾病结局之间关联强度的指标。相对危险度是流行病学病因研究中应用非常普遍和重要的指标。

上述计算获得的 RR 值只是从样本中获得的对暴露与疾病间关联的点估计，若要估计总体的 RR 范围，可计算 RR 的 95% 可信区间。RR 的方差为（Woolf 法）：

$$\mathrm{Var}(\ln RR)=\frac{1}{a}+\frac{1}{b}+\frac{1}{c}+\frac{1}{d}$$
（公式 7-5）

$\ln RR$ 的 95% 可信区间为 $=\ln RR\pm1.96\sqrt{\mathrm{Var}(\ln RR)}$，其反自然对数即为 RR 的 95% 可信区间。

2. 归因危险度（AR） 亦称特异危险度、率差、超额发病率或超额危险。归因危险度是暴露组的发病率（I_E）与非暴露组的发病率（$I_{\bar{E}}$）之差。通常暴露组的发病率总是高于非暴露组，因此，可以认为两组率的差别应特异地归因于所研究的危险因素。

$$AR=I_E-I_{\bar{E}}$$
（公式 7-6）

$$由于: RR = \frac{I_E}{I_{\overline{E}}} , I_E = RR \times I_{\overline{E}}$$

$$AR = RR \times I_{\overline{E}} - I_{\overline{E}} = I_{\overline{E}}(RR - 1) \qquad (公式 7 - 7)$$

归因危险度表示暴露于某危险因素的人群中疾病的发病或死亡危险比未暴露于该危险因素的人群增加的数量。这部分超额的发病率或死亡率是由于危险因素引起的。如果对暴露于某危险因素的人群采取措施消除该危险因素,那么超额发病率或死亡率则为将会降低的发病或死亡危险。

3. 归因危险度百分比(ARP 或 AR%)和人群归因危险度百分比(PARP 或 PAR%)   AR%是指暴露人群中的发病或死亡归因于暴露的部分占全部发病或死亡的百分比。

$$AR\% = \frac{I_E - I_{\overline{E}}}{I_E} \times 100\% \qquad (公式 7 - 8)$$

$$AR\% = \frac{RR - 1}{RR} \times 100\% \qquad (公式 7 - 9)$$

$PAR\%$是指整个人群中在某一时期由于某危险因素所引起的某病新病例占该人群中同时发生的所有该病的新病例的百分比。

$$PAR\% = \frac{I^*}{I} = \frac{I_p - I_n}{I_p} = \frac{P_e(RR - 1)}{P_e(RR - 1) + 1} \qquad (公式 7 - 10)$$

式中: I^* 表示人群中某时期由某危险因素引起的某病新病例数, I 表示人群中同一时期发生的该病的所有新病例数, I_p 表示人群中某时期某病的累积发病率或发病密度, I_n 表示未暴露于某危险因素的人群中同时期该病的累积发病率或发病密度, P_e 表示人群中某危险因素的暴露比例。

人群归因危险度百分比反映了某危险因素对人群作用的大小,可用来衡量采取预防措施消除某危险因素后对人群中某病预防作用的大小,是在卫生保健和公共卫生中使用相当普遍的重要指标。

4. 分层分析   为了控制混杂因素,分析混杂效应,队列研究的资料可以按可疑的混杂因素分层后进行分析(表 7 - 3)。合并相对危险度的计算可以采用 Mantel-Haenszel 法等,详见本书第十二章和以下所列英国男医生吸烟和肺癌死亡的队列研究实例(表 7 - 3)。

表 7 - 3   队列研究资料(分层)归纳表

分组	病例数	暴露人时(人年)	发病密度
暴露组	a_i	n_{1i}	a_i/n_{1i}
非暴露组	b_i	n_{0i}	b_i/n_{0i}
合计	m_{1i}	N_i	m_{1i}/N_i

各层归因危险度：$AR_i = I_{Ei} - I_{\overline{E}i} = \dfrac{a_i}{n_{1i}} - \dfrac{b_i}{n_{0i}}$

各层权重：$W_i = \dfrac{n_{1i} \times n_{0i}}{m_{1i}}$

合并归因危险度：$AR = \dfrac{\sum W_i AR_i}{\sum W_i}$

AR 的 95％可信限：$AR^{1 \pm 1.96/\chi_{M-H}}$

二、人年发病率及其差别的显著性检验

队列研究可以获得各暴露水平队列的人年发病率。表 7-4 所列是在英国开展的吸烟与肺癌关系的队列研究结果，现以此为例介绍人年率差别的显著性检验方法。

表 7-4　1951—1965 年英国 35 岁及以上男医生按不同吸烟量的肺癌死亡率（‰）

年龄组（岁）	不吸烟者			轻度吸烟者			中度吸烟者		
	人年数	死亡数	死亡率	人年数	死亡数	死亡率	人年数	死亡数	死亡率
35～	11 266	0	0.00	23 102	2	0.09	23 751	4	0.17
55～	1 907	0	0.00	6 333	2	0.32	6 514	6	0.92
65～	1 078	0	0.00	5 201	7	1.35	3 893	13	3.34
75～	856	1	1.17	3 950	11	2.78	1 931	4	2.07
合计	15 107	1	0.07	38 586	22	0.57	36 089	27	0.75

1. 数据整理（表 7-5）

表 7-5　人年率的显著性检验

年龄组（岁）	轻度吸烟者				不吸烟者		合　计	
	N_{LK}	a_K	$E(a_K)$	$V(a_K)$	N_{0K}	b_K	T_K	m_K
35～	23 102	2	1.34	0.44	11 266	0	34 368	2
55～	6 333	2	1.54	0.36	1 907	0	8 240	2
65～	5 201	7	5.80	1.00	1 078	0	6 279	7
75～	3 950	11	9.86	1.76	856	1	4 806	12
合计	38 586	22	18.54	3.56	15 107	1		

注：N_{LK}，轻度吸烟者各年龄组观察人年数；a_K，轻度吸烟者各年龄组观察死亡数；$E(a_K)$，轻度吸烟者各年龄组期望死亡数；$V(a_K)$，轻度吸烟者期望死亡数的方差；N_{0K}，不吸烟者各年龄组观察人年数；b_K，不吸烟者各年龄组观察死亡数；T_K，两组合计各年龄组观察人年数；m_K，两组合计各年龄组观察死亡数。

2. 计算有关变量

(1) 轻度吸烟者各年龄组期望死亡数：

$$E(a_K) = m_K \times \frac{N_{LK}}{T_K}$$

如"35～"岁组：$E(a_K) = \dfrac{2 \times 23\,102}{34\,368} = 1.34$

(2) 轻度吸烟者期望死亡数的方差：

$$V(a_K) = E(a_K) \times \frac{N_{OK}}{T_K} \text{ 或} \frac{m_k \times N_{LK} \times N_{OK}}{T_K^2}$$

如"35～"岁组：$V(a_K) = 1.34 \times \dfrac{11\,266}{34\,368} = 0.44$

或：　　　$\dfrac{2 \times 23\,102 \times 11\,266}{34\,368^2} = 0.44$

(3) 轻度吸烟者观察死亡总数：

$$a^+ = \sum a_K = 22$$

(4) 轻度吸烟者期望死亡总数：

$$E(a^+) = \sum E(a_K) = 18.54$$

(5) 轻度吸烟者期望死亡总数的方差：

$$V(a^+) = \sum V(a_K) = 3.56$$

(6) 轻度吸烟者各年龄组死亡率：

$$R_{LK} = \frac{a_K}{N_{LK}}$$

如"35～"岁组：$R_{LK} = \dfrac{2}{23\,102} = 0.000\,1$

(7) 不吸烟者各年龄组死亡率：

$$R_{0K} = \frac{b_K}{N_{0K}}$$

如"35～"岁组：$R_{0K} = \dfrac{0}{11\,266} = 0$

3. 计算 χ^2_{MH}

$$\chi^2_{MH} = \frac{(a^+ - E(a^+))^2}{V(a^+)} = \frac{(22 - 18.54)^2}{3.56} = 3.36$$

当 $df = 1$ 时，$\chi^2_{MH(1,\,0.05)} = 3.84$。$\chi^2_{MH} = 3.36$，小于 $\chi^2_{MH(1,\,0.05)}$，$P > 0.05$。因此，两组死亡率的差别无统计学意义。

4. 计算相对危险度($RR_{M\text{-}H}$)及其 95% 可信区间

$$RR_{MH} = \frac{\sum \dfrac{a_K N_{0K}}{T_K}}{\sum \dfrac{b_K N_{LK}}{T_K}} = \frac{\dfrac{2 \times 11\,266}{34\,368} + \cdots + \dfrac{11 \times 856}{4\,806}}{\dfrac{0 \times 23\,102}{34\,368} + \cdots + \dfrac{1 \times 3\,950}{4\,806}} = 5.21$$

计算 $RR_{M\text{-}H}$ 的 95% 可信区间，用 Miettinen 的 Test-based 法，即

$$\chi_{M\text{-}H} = \sqrt{\chi^2_{m\text{-}h}} = \sqrt{3.36} = 1.83$$

$$\ln RR = \ln RR_{M\text{-}H} = \ln 5.21 = 1.65$$

$$S^2_{\ln RR} = \frac{\ln RR}{\chi_{M\text{-}H}} = \frac{1.65}{1.83} = 0.901\,6;$$

$$\ln RR_L = \ln RR - 1.96 S_{\ln RR} = 1.65 - 1.96 \times 0.901\,6 = -0.117\,1$$

$$\ln RR_U = \ln RR + 1.96 S_{\ln RR} = 1.65 + 1.96 \times 0.901\,6 = 3.417\,1$$

$$RR_{M\text{-}HL} = \exp(\ln RR_L) = 0.89$$

$$RR_{M\text{-}HU} = \exp(\ln RR_U) = 30.48$$

式中，$S^2_{\ln RR}$ 为 $\ln RR$ 的标准误。所得 95% 可信区间包括了 1，因此认为两组死亡率的差别无统计学意义。

三、率的标化和标化死亡率比

在队列研究尤其是职业流行病学研究中，常将不同暴露水平队列所研究疾病的死亡(发病)率与全人群该病的死亡(发病)率相比较，或比较各队列间的死亡(发病)率差别。不同人群死亡(发病)率的比较可发现许多病因线索，但由于职业人群各研究队列间以及与全人群的人口结构往往不同，需进行率的标准化处理，或计算标化死亡率比(standardised mortality ratio，SMR)。例如：研究某地建立核电站前后恶性肿瘤发病率的变化，建站前该地老年人口较多，建站后，吸引了大量年轻人及其家属，因此要比较建站前后恶性肿瘤发病率必须进行标化。率的标化可采用直接标化法和间接变化法，详见本书第十二章。

四、剂量反应关系分析

剂量反应关系反映发病率或死亡率与暴露之间的共变关系。分析时，以对照组作为零暴露，将暴露组按暴露水平分为若干组，分别计算各暴露组的发病率或死亡率和相对危险度。在吸烟与肺癌的研究中，多尔和希尔将男医生按每日吸纸烟量分为 3 组，并与

不吸烟者作比较后得到结果(表7-6)。可以看出,随着男医生每日平均吸烟量的增加,肺癌死亡率急剧上升,肺癌死亡的危险性升高,呈现了共变关系,表明吸烟与肺癌死亡率之间存在剂量反应关系。

表7-6   1951—1965年英国男医生中不同吸烟量组的肺癌死亡率

每日吸烟量 (支)	年死亡率 (‰)	相对危险度 (RR)	归因危险度 (AR ‰)
不吸	0.07	1.0	0
1～	0.57	8.1	0.50
15～	1.39	19.9	1.32
25～	2.27	32.4	2.20
合计	0.65		0.58

当疾病的发病或死亡危险随暴露剂量增加而增高时,说明两者之间存在剂量反应关系。剂量反应关系的存在是支持暴露与疾病之间因果关系的有力证据。

但是,在有些情况下,疾病的发病或死亡危险并不是随暴露剂量的增加而一致地升高,而是在达到一定剂量的暴露后才呈现剂量反应关系。这种现象说明,当暴露达到某种程度后,暴露与疾病之间的因果关联才得以发生。例如,在研究居住在染料生产车间旧址的时间与恶性肿瘤之间的关系时发现,在旧址居住9年以后,恶性肿瘤的死亡危险才随居住时间的增加而升高,这说明居住时间超过9年后,暴露累积到了相应的作用剂量,两者之间的因果关联才得以表达(图7-4)。

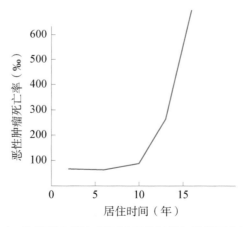

图7-4   在染料生产车间旧址居住时间与肿瘤死亡的关系

第四节 队列研究常见偏倚的识别和控制

队列研究与其他研究一样,也会产生偏倚,其主要偏倚有选择偏倚、失访偏倚、信息偏倚和混杂偏倚。这里主要介绍失访偏倚和健康工人效应。

一、失访偏倚

失访是指在追踪观察的某一阶段,某些对象由于种种原因而脱离了观察,观察者无法再了解到他们的结局。例如,在 Framingham 心脏病研究中,对观察对象定期进行医学检查,但在每次检查时,虽然尽了最大努力,仍有一些人未能受检,此时这些人是健康还是发病便不得而知,这种情况就称为失访。在通过定期医学检查或其他直接方式获得结局资料的时候,尤其容易发生失访。队列研究由于观察人数较多,追踪观察的时间较长,所以失访是很难避免的。观察人数越多,观察时间越长,追踪越困难,失访就越容易发生。

（一）失访的常见原因

1. 迁移　因住房或工作缘故迁移到比较远的地区而失去联系。

2. 拒绝参加　有些人在接受一两次检查后,不愿再合作而拒绝继续接受观察。

3. 因其他原因死亡　在两次观察期间,有些人因非所研究疾病而死亡。

（二）失访对结果的影响

失访所致偏倚的影响主要取决于失访率的高低和失访者的特征。

当失访率小于 5%,并且所研究疾病的病死率较高时,失访对研究结果所造成的偏倚影响可以认为很小而忽略不计。但在资料分析时需对失访者进行一定的统计学处理,如计算人时(人年)。

当失访率大于 5% 时,对失访所致偏倚的影响程度和方向则需做进一步的分析。首先,可以比较两组的失访率是否相同;其次,可以比较不同程度暴露组的失访率是否相同;再次,可以比较被随访人群与失访人群的某些特征,以了解失访是随机的还是具有某种共同原因所致。失访在不同组间发生的比例不同时,可能夸大也可能缩小对暴露与疾病结局间联系的估计。一般来说,如果失访是随机的,那么失访可能带来的偏倚影响较小,主要是减少了样本数。

对研究结果产生偏倚影响最大的是高危人群的失访。例如,40～60 岁是冠心病的高发年龄,在冠心病的队列研究中,如果该年龄段的失访率明显高于 40 岁以下年龄段,将会低估冠心病的发病率。

在一次特定的队列研究中,当失访人数较多时,由于影响失访的因素比较复杂,失访者的发病或死亡的危险性又难以准确估计,那么将很难正确估计失访偏倚影响的方向和大小。因此,解决失访偏倚影响的唯一正确的方法是尽可能地减少失访。

（三）预防失访的措施

（1）尽可能地选择比较稳定的人群作为观察对象。

（2）采取各种手段和策略向观察对象进行宣传和动员,争取他们的支持和合作。

（3）定期医学检查应采用简便易行和易被观察对象接受的手段和方法。

（4）尽可能利用多种来源收集结局资料,如成熟的疾病监测报告系统和医疗信息系统。

（5）多次反复追访。

(6) 对失访原因作抽样调查,并分析失访可能导致的偏倚方向。

二、健康工人效应

所谓健康工人效应(health worker effect),是指被随访队列(工厂工人)的健康状况优于一般人群,从而导致暴露组的发病率或死亡率低于一般人群。由于一般人群是由相对于所研究健康结局的健康和不健康个体所组成,因此,一般人群的发病率或死亡率是健康者和不健康者发病率或死亡率的综合估计。健康工人影响趋于低估暴露与疾病的关联。在职业流行病学研究中,即使 SMR 低于 100,也应该引起流行病学家的高度重视。例如,某工种工人全死因的 SMR 为 80,全恶性肿瘤死因的 SMR 为 97,很有可能肿瘤的死亡率与职业暴露有关。

对健康工人效应进行校正的常用方法有以下 3 种:

(1) 每一年龄组的期望死亡数都打 9 折。这种方法比较机械,有些疾病如白血病的 SMR 偏高。

(2) 美国有研究将一家拥有百万以上职工的全国性大交通企业的工人死亡率与全美人口死亡率作比较,以死亡率比值的平均值 0.641 作为校正系数,然后将橡胶工人期望死亡数乘以 0.641 进行校正(表 7-7)。我们也可参照这种方法。

表 7-7   美国某大交通企业工人死亡率与全美男性人口死亡率的比较

年龄组 (岁)	1959—1963 年交通企业 男性工人死亡率 (a)	1959—1961 年全美 男性人口死亡率 (b)	死亡率比值/ 校正系数 (a/b)
40～	2.0～3.0	3.75～5.51	0.536
45～	3.4～5.4	6.05～9.11	0.574
50～	6.2～10.1	10.14～14.40	0.658
55～	11.2～15.8	15.49～21.54	0.735
60～	17.0～21.8	23.50～32.26	0.700

(3) 将上述年龄别校正系数乘以年龄别期望死亡数而得校正的 SMR(表 7-8)。

表 7-8   美国橡胶工人 SMR 健康工人效应校正方法

年龄组 (岁)	1964—1972 观察死亡数 (O)	未校正期 望死亡数 (E)	O/E	校正期望数 1 E=(E)×0.641	O/E	校正期望数 2 期望数×年龄 别校正系数	O/E
40～	17	12.9	1.318	8.3	2.048	6.9	2.464
45～	42	49.0	0.857	31.4	1.338	28.1	1.495
50～	73	87.1	0.338	55.8	1.308	57.3	1.274
55～	144	141.6	1.017	90.8	1.586	104.1	1.383
60～	213	234.3	0.910	150.2	1.418	164.0	1.299
合计	489	524.9	0.932	336.5	1.453	336.5	1.453

除了以上校正方法外,增加随访时间,特别是观察退休职工中疾病的情况至关重要。

第五节 | 队列研究的优点和局限性

队列研究的优点和局限性是与病例对照研究相比较而言的。

一、优点

(1) 可以直接估计暴露于某危险因素的发病或死亡危险。在队列研究中,可以直接获得不同暴露水平队列人群的发病率或死亡率,可计算出 RR 和 AR 等反映疾病危险关联的指标。

(2) 如果获取暴露和结局资料的标准及方法预先确定好的话,可以减少收集资料过程中由主观因素带入的偏倚。观察对象暴露资料的收集是在结局发生之前,因此一般不会有偏倚。

(3) 由于病因发生在前,疾病发生在后,因果关联在发生的时间顺序上是合理的,加之偏倚较少,又可直接计算各项测量疾病危险关联的指标,因此其检验病因假说的能力强,可证实这种关联。

(4) 有助于了解人群疾病的自然史。可以观察获得多种疾病的结局资料。

(5) 在追踪观察中,可以及时了解和记录观察对象某些特征或暴露情况的改变。例如,在吸烟与肺癌的研究中,原来吸烟后来戒烟者的情况可以及时获得,从而分组进行分析。

(6) 对研究的质量和测量的指标可以进行评价。

二、局限性

(1) 实施一次队列研究比较困难,需耗费较多的人力、资金和时间才能得到明确的结果。

(2) 当通过定期医学检查获得结局资料时,观察对象容易了解到研究目的而改变其习惯,如在饮食与心脏病的研究中,观察对象可能自动改变自己的饮食习惯,而给资料分析带来困难。

(3) 不适于发病率很低的疾病研究,因为需要的观察对象数量很大,实际上难以做到。

(4) 相对来说,研究的设计要求更严密,资料的收集和分析也增加了一定的难度,特别是数据的整合和综合分析。

随着人群疾病变迁和社会经济发展,流行病学在慢性病和特定疾病的病因学研究中的作用日益突出。慢性病具有长潜隐期、多危险因素、复杂病因构成和可干预特征。因此,只有基于大型人群队列,尤其是自然人群队列,才有可能在不同暴露构成的人群中比较各因素对疾病发病风险的贡献差别,判断各因素间的协同作用。近年来,我国已在全国不同地区建立起了多项大型自然人群队列;同时,从全生命周期整链式健康角度出发,建立了针对不同年龄段自然人群的亲子队列、双生子队列、孕前队列以及针对特定疾病的专病队列。大型队列研究作为生物医学研究的宝贵资源,对建立标准化的数据集、统一变量定义和测量标准、制定严格的数据收集和数据管理方案、合理整合多源数据、高效利用数据、及时有效地揭示疾病的病因和发病机制、改善疾病预后、减轻疾病负担等具有重要的科学价值和人群健康意义。

（徐　飚）

参考文献

1. ROTHMAN K J, GREENLAND S, LASH T L. Modern epidemiology [M]. 3rd ed. Philadelphia: Lippincott Williams & Wilkins, 2008.

2. ROTHMAN K J. Epidemiology: an introduction [M]. 2nd ed. New York: Oxford University Press, 2012.

3. SZKLO M, NIETO F J. Epidemiology: beyond the basics [M]. 4th ed. Burlington: Jones & Bartlett Learning, LLC, 2019.

第一节 | 基 本 原 理

一、病例对照研究和队列研究的异同

在队列研究中,可以直接计算累积发病率比(cumulative incidence ratio,Risk Ratio)或者疾病比值比(disease odds ratio,disease OR)来描述某暴露因素与某疾病或健康状况之间的关系。如果想探索吸烟和肺癌的关系,可以进行一项队列研究来随访吸烟者和非吸烟者,然后比较两组的肺癌发病率并计算累积发病率比或者疾病比值比(表 8-1)。

表 8-1 吸烟和肺癌的队列研究

比较项	肺癌	非肺癌	合计
吸烟者	A	B	$A+B$
非吸烟者	C	D	$C+D$

在吸烟者中,发病率为 $I_1 = A/A+B$,疾病比值为 $Odds_1 = A/B$;在非吸烟者中,发病率为 $I_0 = C/C+D$,疾病比值为 $Odds_0 = C/D$;则累积发病率为:

$$Risk\ Ratio = \frac{I_1}{I_0} = \frac{A \times (C+D)}{C \times (A+B)} \qquad (公式 8-1)$$

疾病比值比为:

$$disease\ OR = \frac{Odds_1}{Odds_0} = \frac{A \times D}{B \times C} \qquad (公式 8-2)$$

对发病率很低的疾病来说,累积发病率比和疾病比值比在数值上是类似的;对发病率较高的疾病来说,累积发病率比和疾病比值比在数值上会有较大的差异。如果暴露和疾病之间有联系,累积发病率比会比疾病比值比更接近1。

因为队列研究这样一种"由因及果"的研究费时、费力、花费高,对慢性病和发病率很低的非常见病通常不太适用,我们可以进行病例对照研究(case-control study)来评估暴

露因素与疾病或健康状况之间的关系。病例对照研究是一种"由果及因"的观察性研究。在病例对照研究中,首先需要选择病例组(患者)和对照组(非患者),调查病例组和对照组的暴露史,然后用病例组的暴露比值(Exposure odds)除以对照组的暴露比值来计算暴露比值比(Exposure odds ratio)。例如,可以进行一项病例对照研究来探索吸烟和肺癌之间的关系。首先选择肺癌患者和非肺癌患者组成病例组和对照组,再调查两组研究对象的吸烟史(表8-2)。

表8-2 吸烟和肺癌的病例对照研究

比较项	肺癌	非肺癌	合计
吸烟者	a	b	$a+b$
非吸烟者	c	d	$c+d$

在肺癌患者中,暴露比值为 $odds = a/c$;在非肺癌患者中,暴露比值为 $odds = b/d$;暴露比值比公式为:

$$Exposure\ OR = \frac{a \times d}{b \times c} \qquad (公式8-3)$$

队列研究和病例对照研究最大的不同在于前者是"由因及果"而后者是"由果及因"。队列研究的起始点是暴露组和非暴露组;随访开始时所有研究对象都不具有所研究的疾病结果。病例对照研究的起始点是病例组和非病例组;研究开始时所有的暴露都已经发生了。但是,理论上来说,病例对照研究可以被看作是建立在队列研究基础之上的一种研究。一项病例对照研究中的所有对象可被认为是从一个假设的队列中抽样选择的。例如,可以认为表8-2中的肺癌患者等同于表8-1中的肺癌患者(抽样百分比=100%, $a=A$, $c=C$),表8-2中的非肺癌患者是表8-1中所有非肺癌患者的一个样本(图8-1)。

假设 $b = B \times S_B$(S_B 为队列中吸烟但未发生肺癌的对象的抽样百分比), $d = D \times S_D$(S_D 为队列中不吸烟并未发生肺癌的对象的抽样百分比)。如果对照(非肺癌患者)的选择不受暴露史(吸烟)的影响,即没有选择偏倚, $S_B = S_D$,那么病例对照研究中的暴露比值比会等于队列研究中的疾病比值比。

$$Exposure\ OR = \frac{a \times d}{b \times c} = \frac{A \times d}{b \times C} = \frac{A \times D \times S_D}{B \times S_B \times C} = \frac{A \times D}{B \times C} \qquad (公式8-4)$$

图8-1中的患者抽样百分比是100%。即使患者的抽样百分比不等于100%,只要患者的选择不受暴露史影响,队列中吸烟并发生肺癌的对象的抽样百分比(S_A)等于队列中不吸烟但发生肺癌的对象的抽样百分比(S_C),还是可以得到相同的结论。

$$Exposure\ OR = \frac{a \times d}{b \times c} = \frac{A \times S_A \times d}{b \times C \times S_C} = \frac{A \times S_A \times D \times S_D}{B \times S_B \times C \times S_C} = \frac{A \times D}{B \times C}$$

(公式8-5)

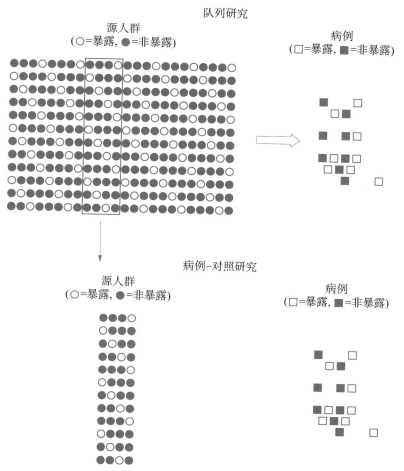

图 8-1　病例对照研究的对象可被认为是队列研究的一个样本

引自:ROTHMAN K J. Epidemiology: an introduction [M]. 2nd ed. New York: Oxford University Press, 2012.

在没有偏倚的情况下,病例对照研究中的暴露比值比等于队列研究中的疾病比值比。在极其偶然的情况下 ($S_A \neq S_C$, $S_B \neq S_D$,但 $S_A S_D = S_B S_C$),即使存在偏倚,病例对照研究中的暴露比值比仍然会等于队列研究中的疾病比值比。必须强调的是这种情况发生的概率非常小,所以在实际研究中应尽最大可能避免偏倚。

病例对照研究的主要目标是得出队列研究可能得出的相同结论。相比队列研究,一项设计和执行得很好的病例对照研究因为不需要随访而可以优化速度和效率并降低费用。对发病率很低的疾病(例如大多数肿瘤)而言,队列研究通常并不可行;这种情况下病例对照研究往往是唯一可行的病因学研究设计。这些长处可以解释为什么流行病学工作者们进行了很多的病例对照研究。但是,病例对照研究通常比队列研究更容易受偏倚的困扰,包括选择偏倚(尤其是对照的选择)和信息偏倚(如病例可能会比对照花更多的时间回忆自己的暴露史或者更倾向于告诉调查员自己的暴露情况)。

二、病例对照研究中发病率的计算

在传统的病例对照研究中，一般是无法直接计算发病率和相对危险度的。如前所述，理论上来说，病例对照研究可以被看作是建立在队列研究的基础之上的。病例和对照可被认为是从一个假设的队列中抽样选择的。表 8-1 的吸烟者中肺癌发病率为 $\dfrac{A}{A+B}$，而表 8-2 中 $\dfrac{a}{a+b} = \dfrac{A \times S_A}{(A \times S_A) + (B \times S_B)}$。只有当 $S_A = S_B$ 时，也即是当患者和非患者有相同的抽样百分比时，$a/(a+b)$ 才会等于吸烟者的肺癌发病率。因为人群中患者的人数往往少于非患者的人数，患者的抽样百分比通常大于非患者的抽样百分比（$S_A > S_B$），病例对照研究中的 $a/(a+b)$ 一般是没有意义的。在传统的病例对照研究中，通常计算暴露比值比以估计相对危险度。

同理，病例对照研究中的暴露者疾病比值（a/b）和非暴露者疾病比值（c/d）也受抽样百分比的影响而没有明确的意义。如果一项病例对照研究中的对照人数增加了（抽样百分比升高了），暴露者疾病比值（a/b）和非暴露者疾病比值（c/d）会相应地降低。但是，只要没有偏倚（$S_A = S_C$，$S_B = S_D$），病例对照研究中的病例暴露比值（a/c）和对照暴露比值（b/d）不会受到影响。因为病例对照研究中的暴露比值比和疾病比值比在数值上是相同的，在实际计算效应时通常不作区分而统称为比值比。

$$\text{暴露 } OR = \frac{\dfrac{a}{c}}{\dfrac{b}{d}} = \frac{a \times d}{b \times c} \qquad \text{（公式 8-6）}$$

$$\text{疾病 } OR = \frac{\dfrac{a}{b}}{\dfrac{c}{d}} = \frac{a \times d}{b \times c} \qquad \text{（公式 8-7）}$$

第二节 对象的选择

一、疾病的诊断和分类

病例对照研究可广泛应用于各种疾病，包括传染病和非传染病。疾病的诊断应该明确而具体。举例来说，"肝炎"这一名称就太过笼统。甲型肝炎和乙型肝炎有截然不同的病原体、传播途径和预后。两者之间的共同点仅在于肝脏组织的炎性反应。此时，在选择病例对照研究的病例组时，仅仅依据临床症状显然是不够的。我们需要病原学或血清学检测结果来明确诊断。如果病例对照研究的病例组包括不同类型的肝炎，研究结果很可能没有意义。

就肺癌而言,早已有研究表明不同病理亚型有不同的临床表现和病因学危险因素。近期的研究更提示同一病理亚型的肺癌也有不同的分子生物学特点(molecular profile)和可能的危险因素。很多其他疾病的研究也有类似发现。例如,研究者们已广泛认同儿童急性粒细胞白血病和急性淋巴细胞白血病有不同的危险因素和致病机理,而且急性淋巴细胞白血病又可根据免疫学特点和细胞遗传学表现进一步分类。近年来分子生物学领域的飞速发展使得研究者们认识到很多过去被看作单一疾病的疾病事实上更应被看作是一组不同的疾病。在未来设计病例对照研究和定义疾病时,研究者们很可能需要超越传统的临床诊断,以及使用其他的疾病相关特点以确保病例组中的病例是一致的(homogeneous)。换言之,病例组的研究对象应该是患有同一种疾病的患者而非患有或多或少类似疾病的患者。

病例对照研究这一设计也可用于非疾病的研究,如发生交通事故与否、有无青少年犯罪或者传染病隔离的执行是否彻底。一般而言,病例对照研究可用于研究任何两分类结果的原因或危险因素。

二、病例的选择

在病例对照研究中,最理想的情况是可以选择某一时间段内某一特定人群中的全部新发病例,如 2005 年上海居民中所有新发非小细胞肺癌病例,或者 2006 年某出租汽车公司所有发生车祸的驾驶员。当然这种理想状况往往很难达到。在理想状况无法达到时,研究者应尽量确保所选择病例的代表性。例如,想研究出租汽车发生车祸的危险因素(表 8-3),如果某出租汽车公司所有发生车祸的驾驶员中只有部分驾驶员可以参加研究,而驾龄短是疑似危险因素之一,此时,需要确保短驾龄驾驶员在病例组所占的比例和短驾龄驾驶员在全公司所有发生车祸的驾驶员中所占的比例是相同的或至少是非常相近的。换言之,病例的选择不能受暴露史的影响(这一要求也适用于对照组);有暴露史的病例和无暴露史的病例应该有相同的概率进入一项特定的研究,即 $S_A = S_C$。 否则,研究结果(比值比)势必会存在偏倚。假设在驾龄和车祸的病例对照研究中对照的选择不存在偏倚,如果发生过车祸并参加研究的驾驶员中短驾龄者占 60%[研究病例组暴露比值 $=a/c=60\%/(1-60\%)=1.5$],而短驾龄驾驶员在全公司所有发生车祸的驾驶员中所占的比例是 50%[真实病例组暴露比值 $=50\%/(1-50\%)=1.0$],研究得出的比值比将会是真实比值比的 1.5 倍。

表 8-3　驾龄和车祸的病例对照研究

比较项	车祸	无车祸	合计
短驾龄	a	b	a + b
长驾龄	c	d	c + d

（一）病例的来源

在具体设计和进行病例对照研究时,病例的来源基本上可分两大类。一类来自一般自然人群,可以从疾病的发病登记报告(如肿瘤登记、传染病发病报告)或死亡记录中获得,也可从现况研究中获得;另一类来自医院,可以是某个医院的门诊诊断病例或住院病例,也可以是几个或某一地区所有医院的门诊诊断或住院病例。需要注意的是,患者通常会根据距离远近、不同专科的强弱和个人经济能力等很多因素来选择就诊医院,医院有时也会选择是否收治某位患者。因此,某一医院中的病例通常不能代表一般自然人群中的所有病例。从医院选择病例的以医院为基础的病例对照研究(hospital-based case-control study),尤其是从单个医院选择病例的研究很容易发生选择偏倚。尽管从医院选择病例往往更方便、快速,一般提倡从自然人群中选择病例来进行病例对照研究,称为人群为基础的病例对照研究(population-based case-control study)。如果从自然人群中选择病例确实不可行,可尝试从某一地区所有医院中同时选择病例以确保所选择的病例组最大限度地接近自然人群中的所有病例。

（二）病例的种类

病例对照研究中的病例可以是新发病例(incident cases)、现患病例(prevalent cases)或死亡病例(dead cases)。最理想的选择是新发病例。在病例对照研究中我们想了解的是什么因素导致了疾病的发生。如果疾病的危险因素也影响疾病的预后(如病例可否治愈、会否死亡、何时治愈、何时死亡),现患病例或死亡病例将不能代表所有的新发病例。在美国白人中性别是急性心肌梗死的危险因素,即男性发病危险高于女性。但另一方面,在这一人群中性别也影响预后,即急性心肌梗死后男性存活时间长于女性。如果选择现患病例来进行急性心肌梗死的病例对照研究,病例组中男性所占的比例会高于新发病例中男性所占的比例。研究结果势必会夸大性别和急性心肌梗死之间的联系,也就是说,研究所得的比值比会比真实的比值比更远离 1。

表 8-4　性别和急性心肌梗死的病例对照研究

比较项	急性心梗	对照	合计
男性	a	b	$a + b$
女性	c	d	$c + d$

缺乏代表性是选择现患病例或死亡病例的主要缺点。此外,由于研究时间的滞后,现患病例在回忆暴露史时可能会有更大的困难,甚至难以确定暴露和发病在时间上的先后关系,尤其是当暴露因素在发病前后有所改变时。例如,某糖尿病患者在确诊后遵医嘱加强了体育锻炼,但当调查员在其确诊 10 年后询问其确诊前的锻炼情况时,该患者可能会无意识地混淆时间上的先后而报告自己确诊后的体育锻炼情况。选择死亡病例作为研究对象不仅也会面临类似问题,而且当需要通过亲属或朋友来间接了解各种因素的暴露史时,会面临更大的困难,收集到的信息的准确度也很难评估。所以,在病因学研究中应尽最大可能选择新发病例。

如何发现新发病例呢？在实际研究中病例的临床诊断时间通常被认为是疾病的发生时间。严格来说，临床诊断时间是滞后于疾病的发生时间的。这一点对于慢性非传染性疾病尤为明显。在病因学研究中更重要的是了解什么时候疾病的进程变得不可逆转、疾病变得不可避免，而非疾病是何时被发现的。这两个时间点之间的间隔，也就是潜隐期（latent period），在不同的疾病中会有所不同，从几个小时、几天、到几个月甚至几年。即使是同一种疾病，不同患者的潜隐期也可能不尽相同。在病因学研究中希望这一潜隐期越短越好，因为研究潜隐期中的暴露因素不但会造成研究资源的浪费，而且还可能导致错误结论。对某一特定疾病而言，潜隐期的长短在很大程度上取决于疾病的自然史，但研究者们也可以通过筛检或应用更新、更好的诊断策略来缩短潜隐期。

三、对照的选择

对照的选择是病例对照研究中非常有挑战性的一个环节。瓦考德（Wacholder）等总结了选择对照时应参考的一些基本原理。简而言之，这些原理包括以下几个方面。

（1）对照组是从产生病例的人群或队列中选择的一个有代表性的样本。在理论上，如果某一对照发生了所研究的疾病，该研究对象会被选入同一研究的病例组。在实际研究中如果无法从产生病例的人群中选择对照组，则应该确保对照组是从一个非常类似的人群中选择的。最关键的一点是对照组的暴露分布可以代表产生病例的人群中的暴露分布。

（2）对照组和病例组除所研究的疾病外应尽可能地相似，尤其是在不能直接测量的混杂因素方面。在欧美国家中，同一社区内的居民常有类似的社会经济地位、种族文化特点及医疗保健的模式，这些因素往往很难直接测量。如果在病例对照研究中选择社区作为配对因素，可以使对照组和病例组在这些难以直接测量的疑似混杂因素方面尽量相似。需要指出的是，在病例对照研究中，配对本身并不能去除混杂（详见本章第四节）。

（3）在对照组和病例组在暴露因素的测量准确程度上应该尽可能地相似。流行病学研究中暴露因素的测量很难达到百分之百的准确，也就是说测量的灵敏度和特异度一般不会同时等于100%。当对照组中暴露因素测量的灵敏度和特异度与病例组中暴露因素测量的灵敏度和特异度相同时，称为"无差异错分"（non-differential misclassification）；反之，则称为"有差异错分"（differential misclassification）（详见本书第十章）。无差异错分通常（并不总是）导致病例对照研究所得的比值比较真实，比值比更接近1，但有差异错分对研究结果的影响则很难预测。对照组和病例组暴露因素的测量准确程度相同并不一定可以减少偏倚，但是这样的设计通常可以确保研究中所发现的显著联系并非完全归因于有差异错分。

在病例对照研究中，除了因为回忆困难而造成的对暴露史的回忆不准确外，还会因研究对象健康状况的差别而在对病例和对照的暴露史调查过程中产生其他的信息偏倚，包括调查偏倚、报告偏倚等，由此可造成对研究对象暴露情况的错误分类。这些偏倚可能是由调查员造成的，例如调查员可能花更多时间仔细询问肺癌患者的吸烟史，如果患者回答从未吸过烟,调查员可能还会继续追问;但如果对照回答从未吸过烟,调查员可能就不再追问了。这些偏倚也可能是由研究对象本身造成的,例如病例可能会比对照花更多的时间回忆自己的暴露史或者更倾向于告诉调查员自己的暴露情况。需要注意的是,调查偏倚和报告偏倚等通常导致有差异错分。这和因为暴露发生在多年以前而引起的简单的回忆困难是有所不同的,尽管两者都可归类于信息偏倚。为了减少病例对照研究中的信息偏倚,应在调查前培训调查员并使调查程序标准化,同时尽最大可能使用客观的方法收集既往暴露资料,如使用医疗记录、职业暴露登记和生物标本测量等。

在实际研究中经常采用的几种对照包括人群对照、医院对照和以朋友或亲属作为对照。

人群对照:从产生病例的一般人群中选择对照组。如果某项研究是在一个地区的特定人群中进行,而且收集到该人群中发生的全部病例,再从该人群中随机抽取未患所研究疾病的个体为对照,可显著减少选择偏倚,研究结果也更易于推及目标人群。因此这一方法常被认为是最佳的选择,尤其是在有完善人口登记制度的国家和地区(如绝大多数欧洲国家)。在没有完善人口登记制度的国家和地区(如美国),该方法往往费时、费钱而相对较难进行。另外,一般人群中选择的对照愿意参与研究的比例可能偏低,可能更易出现回忆偏倚。

医院对照:选择与病例住在同一医院或在同一医疗单位就诊的其他患者为对照。一方面,用医院病人作为对照,易于找到;对照者往往有时间参加调查并愿意回答调查者提出的问题;病例和对照常有类似的生活环境,增加了可比性。但是,选择医院对照可能因为不同疾病诊疗模式的不同而导致病例和对照代表不同的目标人群,也就是引入选择偏倚。另一方面,对照所患疾病可能与所研究疾病有共同的病因,从而导致错误的研究结论。

以朋友或亲属作为对照:以朋友作为对照可以减少社会经济因素的差别,而且朋友一般较易招募并往往愿意参与研究。但朋友并不一定可以代表产生病例的人群,喜爱交际、朋友众多的人比个性较为孤僻内向的人有更大的可能被选择为对照。朋友作为对照与病例在吸烟、饮酒等生活方式和职业暴露因素上可能很接近,从而影响评估这些因素作为病因的准确性。

以亲属作为对照可以减少多种因素的影响。例如,以兄弟姐妹作为对照可以控制早年环境暴露的影响,遗传易感性也可以得到平衡;以配偶为对照可以控制成年后某些环境暴露因素如住宅特点和膳食的影响(当然夫妻也可能有截然不同的饮食习惯)。同时由于亲属对照对患者的关心和同情,他们一般比人群中选择的对照更愿意合作。但是,以亲属作为对照也可能导致病例和对照在多方面过度相似而影响研究结果的准确性和研究的把握度。

综上所述,不同类型的对照各有其优缺点。在一项具体研究中应选择何种对照需要参照对照选择的基本原理并根据研究目标和可行性等多种因素来具体分析。

第三节 病例对照研究的效应估计

一、未分层资料的分析

（一）比值比的计算

如前所述，病例对照研究中的病例组和对照组可被认为是从一个假设队列的患者和非患者中抽取的样本。因为两组的抽样百分比通常不同，一般不能直接计算发病率，暴露组或非暴露组的疾病比值比也没有意义。当没有偏倚时，病例对照研究中的暴露比值比等于队列研究中的疾病比值比。如果研究的疾病是一种罕见病，队列研究中的疾病比值比近似于累积发病率比（也可称为相对危险度）。所以，如果研究的疾病是一种罕见病，病例对照研究中的暴露比值比可用于估计相对危险度。在实际分析中，因为病例对照研究中的暴露比值比和疾病比值比等值，一般对二者不加区分而统称为比值比（OR）。

表 8-5　饮酒与食管癌关系的病例对照研究

比较项	病例	对照	合计
饮酒	96(a)	109(c)	205(n_1)
不饮酒	104(b)	666(d)	770(n_0)
合计	200(m_1)	775(m_0)	975(N)

由表 8-5 中的数据，计算可得 OR：

$$OR = \frac{ad}{bc} = \frac{96 \times 666}{109 \times 104} = 5.64$$

当 $OR \neq 1$ 时，表示研究因素与疾病的发生可能有联系。当 $OR > 1$ 时，提示研究因素可能是疾病的危险因素；当 $OR < 1$ 时，提示研究因素可能是疾病的保护因素。考虑到 OR 可能仅仅因为随机误差也就是纯偶然因素的影响而不等于 1，当 $OR \neq 1$ 时还需要评估 OR 是否有统计学上的显著意义。过去研究者常进行显著性检验、计算 P 值，但是鉴于 P 值同时受效应大小（magnitude of effect）和精确度（precision）的影响，现阶段研究者往往倾向于估计 OR 的可信区间（confidence interval），也叫可信限。

（二）可信区间的估计和解释

从表 8-5 数据求得的 OR 为 5.64，这是从研究样本中求得的对真实值的一个估计值。如果饮酒与食管癌之间关系的研究可以在完全相同的情况下重复很多次、每次研究中仅有的不同完全是由随机误差造成的，那么可以认为每次研究所获得的不同 OR 的自然对数值呈近似正态分布。因为 OR 取值在（0，$+\infty$）内、呈不对称分布而不可能为正态分布，OR 的自然对数转换是必要的。如果认为自然对数转换后的 OR 呈近似正态分布,就可以利用正态分布的数学特点估计可信区间。一般常用的是 95％可信区间。如果饮酒与食管癌之间关系的研究可以在完全相同的情况下重复很多次、每次研究中仅有的不同完全是由随机误差造成的,那么从所有研究中获得的不同的 OR 所对应的所有 95％可信区间中有 95％的可信区间会包括真实的 OR(图 8-2)。因为实际上仅进行了一项研究、得出了一个 OR 及其相应的可信区间,这一可信区间有 95％的可能性会包括真实的 OR。

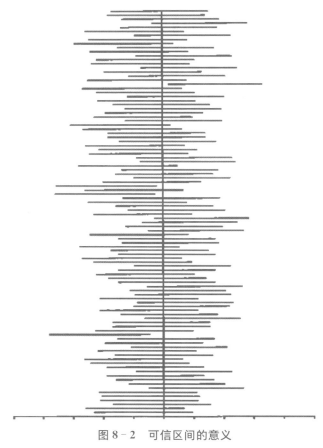

图 8-2　可信区间的意义

注:水平线为每次研究得出的不同可信区间,垂直线为真实值。
引自:FREEDMAN D, PISANI R, PURVES R. Statistics[M].
4th ed. New York: W. W. Norton & Company, 2007.

用 Woolf 法(Logit 法)估计 OR 的可信区间的具体步骤如下:
$\ln(OR)$95％的可信限为:

$$\ln(OR) \pm 1.96\sqrt{\mathrm{Var}(\ln OR)} \qquad (公式 8-8)$$

式中,1.96 是标准正态分布 95％曲线下面积所对应的 Z 值。

$$\ln(OR) \text{ 的方差 } \mathrm{Var}(\ln \widehat{OR}) = \frac{1}{a} + \frac{1}{b} + \frac{1}{c} + \frac{1}{d} \qquad (公式 8-9)$$

用表 8-5 的资料,则:

$$\mathrm{Var}(\ln\widehat{OR})=\frac{1}{96}+\frac{1}{104}+\frac{1}{109}+\frac{1}{666}=0.030\,7$$

$$\ln(\widehat{OR})\pm1.96\sqrt{\mathrm{Var}(\ln\widehat{OR})}=\ln5.64\pm1.96\sqrt{0.030\,7}$$

$$=1.730\pm0.343$$

$$\ln(\underline{OR})=1.387,\ \ln(\overline{OR})=2.073$$

取反对数后,OR 的 95% 可信区间为 4.00~7.95。

数学上 OR 上下限的乘积等于 OR 的平方。95% 可信区间是最常用的,但也可以估计 90%、99% 等不同可信区间。具体计算步骤类似,只需更换相应的 Z 值即可。例如,可以用 1.645 取代 1.96 来计算 90% 可信区间,或用 2.58 取代 1.96 来计算 99% 可信区间。如果 OR 的可信区间包括 1,OR 被认为统计学不显著,也就是说,研究所得的 OR 虽然不等于 1,但这很可能是由随机误差造成的。如果 OR 的可信区间不包括 1,OR 被认为统计学显著,也就是说,研究所得的 OR 提示研究因素和疾病发生之间很可能是有联系的。

需要强调的是,统计学显著的 OR 并不能百分之百肯定研究因素和疾病发生之间一定是有联系的。如果统计学显著的结论是基于 OR 的 95% 可信区间,那么这一结论有 5% 的可能性是错误的;如果统计学显著的结论是基于 OR 的 99% 可信区间,那么这一结论仍有 1% 的可能性是错误的。此外,研究中存在不可避免的偏倚,更要求研究者们谨慎地做出结论。

（三）人群归因危险比例的估计

归因危险度(AR)指的是可归于某原因的发生(或死于)某疾病的概率。由于在病例对照研究中,不能直接计算发病率或死亡率,故不能直接估计 AR 的大小。但是,如果了解人群中有某因素暴露史的人所占的比例,而且用病例对照研究所求得的 OR 估计相对危险度,就可以估算人群归因危险比例(population attributable risk proportion,PARP;population attributable fraction,PAF)。

$$PARP(\%)(PAF)=\frac{P_0(OR-1)}{P_0(OR-1)+1} \qquad (\text{公式 }8-10)$$

式中,P_0 即为人群中具有此因素暴露的人所占的比例。人们常以病例对照研究中,对照组有暴露史者的比例来替代。

此例中:

$$OR\ \text{为}\ 5.64,P_0=\frac{109}{775}=0.14$$

$$PARP=\frac{0.14(5.64-1)}{0.14(5.64-1)+1}=0.394$$

这提示在人群食管癌的总发病率中,有 39.4% 可归因于饮酒。

在实际病例对照研究中,如果没有选择人群对照或者在人群对照的选择中出现了偏倚,对照组有某因素暴露史者的比例不会等于人群中具有此因素暴露史的比例。在这种情况下便不能用以上公式来估算人群归因危险比例。

二、分层资料的分析

为了评估其他因素对暴露和疾病之间关系的可能影响(混杂效应或交互作用),资料常需按其他因素分层后进行分析。

表 8 - 6　病例对照研究资料分层

暴露史	i 层		
	病例	对照	合计
有	a_i	c_i	n_{1i}
无	b_i	d_i	n_{0i}
合计	m_{1i}	m_{0i}	N_i

注:i 为第 i 层。

(一) 分层资料的齐性检验

在把分层资料综合前或者把不同地区、不同时间所作内容相同的若干次病例对照研究资料综合前必须先作比值比的齐性检验(test for homogeneity)。齐性检验的无效假设(null hypothesis)是各层中的 OR 是一致的;观察到的数值上的不同完全是由随机误差造成的。齐性检验的备择假设(alternative hypothesis)是各层中的 OR 不全是一致的。

如果齐性检验得出的 P 值大于设定的显著性水平,则不拒绝无效假设。可以认为暴露与疾病之间的关系不受分层因素的影响,也就是说,分层因素和暴露因素之间不存在交互作用。在这种情况下,可以把分层资料综合起来估计合并 OR(summary OR),也称调整 OR(adjusted OR),如 Mantel-Haenszel OR,及其对应的可信区间以概括暴露因素和疾病之间的关系。调整 OR 可以控制分层因素的混杂效应。

如果齐性检验得出的 P 值小于设定的显著性水平,则拒绝无效假设。可以认为暴露与疾病之间的关系受到分层因素的影响,也就是说,分层因素和暴露因素之间存在交互作用。在这种情况下,应该用各层的 OR 及其对应的可信区间来描述在分层因素的不同水平上暴露因素和疾病之间的关系。例如,在饮酒和食管癌关系的研究中,如果根据吸烟史分层后齐性检验的结果是显著的,也就是说,吸烟和饮酒之间存在交互作用,不能用 OR = 5.64 及其可信区间来概括暴露因素和疾病之间的关系。在有交互作用时,需要分别报道吸烟者中的 OR 及其可信区间和非吸烟者中的 OR 及其可信区间来准确描述饮酒和食管癌之间的关系。交互作用和混杂效应是不同的概念。在一项具体研究中,交互作用和混杂效应可能同时存在,同时不存在,或两者只存其一。报道各层的结果不仅可以去除交互作用的影响,而且可以去除分层因素可能的混杂效应。所以在有交互作用存在的情况下,再评估分层因素有无混杂效应通常既不重要也不必要。如果在有交互作用存在的情况下还要再评估分层因素有无混杂效应,可以计算调整 OR 并与粗 OR (crude OR,unadjusted OR)比较;如果两者差距较大(有时研究者选择 10% 的差异作为指导标准)则提示分层因素有混杂效应。要注意的是,有交互作用存在的情况下调整 OR 和粗 OR 本身都没有什么意义;我们只是用它们之间的比较来帮助评估分层因素有无混杂效应,而且不管分层因素有无混杂效应都应该用各层的结果来描述在分层因素的不同水平上暴露因素和疾病之间的关系。

在实际齐性检验中研究者们有时选择较高的显著性水平,如 0.1、0.15,甚至 0.2,而非 0.05。这样会有更大的可能报道各层的结果。有时研究者们选择同时报道各层的结果和调整 OR。这样做使他们可以和其他人分享研究中的发现而不必明确地做一个有无交互作用的结论。有多种方法可用于齐性检验,常用的一种方法是 Woolf 法,也称 Logit 法。

$$\chi_H^2 = \chi_T^2 - \chi_A^2 \qquad \text{(公式 8-11)}$$

$$\chi_H^2 = \sum_{i=1}^{I} \omega_i (\ln OR_i)^2 - \frac{\left(\sum_{i=1}^{I} \omega_i \ln OR_i\right)^2}{\sum_{i=1}^{I} \omega_i} \qquad \text{(公式 8-12)}$$

等号后的第一项 $\sum \omega_i (\ln OR_i)^2$ 即为总卡方,其自由度为层数或组数,减号后的一项即为合并联系卡方,自由度为 1,故齐性卡方的自由度为组数或层数减 1。

公式中的权重 ω_i 为 $\left(\dfrac{1}{a_i} + \dfrac{1}{b_i} + \dfrac{1}{c_i} + \dfrac{1}{d_i}\right)^{-1}$,此例中都加 0.5 作校正值。

表 8-7 饮酒与食管癌关系的年龄分层

年龄组(岁)		饮酒史	病例		对照	
25～34	$i=1$	有	1	a_1	9	c_1
		无	0	b_1	106	d_1
35～44	$i=2$	有	4	a_2	26	c_2
		无	5	b_2	164	d_2
45～54	$i=3$	有	25	a_3	29	c_3
		无	21	b_3	138	d_3
55～64	$i=4$	有	42	a_4	27	c_4
		无	34	b_4	139	d_4
65～74	$i=5$	有	19	a_5	18	c_5
		无	36	b_5	88	d_5
75+	$i=6$	有	5	a_6	0	c_6
		无	8	b_6	31	d_6

在表 8-7 的例子中，有几层的数据比较小，并出现零，故在计算 ω_i 时，a_i、b_i、c_i 和 d_i 都加 0.5 校正。以第一层为例：

$$w_1 = \left(\frac{1}{1.5} + \frac{1}{0.5} + \frac{1}{9.5} + \frac{1}{106.5} \right)^{-1} = 0.360$$

$$\ln OR_1 = \ln\left(\frac{1.5 \times 106.5}{0.5 \times 9.5} \right) = 3.515$$

用表 8-7 数据代入公式：

$$\chi_H^2 = \left[0.360 \times 3.515^2 + 2.233 \times 1.625^2 + \cdots \cdots \right] - \frac{(0.360 \times 3.515 + \cdots \cdots)^2}{28.261}$$

$$= 80.539\,3 - \frac{(45.608\,9)^2}{28.261} = 6.934$$

$$n' = 6 - 1 = 5 \quad P = 0.226$$

注：可以查卡方分布表得到 P 值的范围，也可以用电子表格(MS Excel)或其他统计软件查得准确的 P 值。在电子表格中使用函数 CHIDIST($6.934,5$)即可得到 $P = 0.226$。

因这一 P 值较高，我们不拒绝无效假设。可以认为该资料中各年龄组的 OR 是一致的(数值上的差异是由随机误差造成的)，年龄与饮酒习惯对食管癌的发生并没有交互作用。

这里齐性卡方值 χ_H^2 是通过总卡方减去合并联系卡方值来获得的，当然也可以用公式直接计算来得到：

$$\chi_H^2 = \sum_{i=1}^{I} \omega_i (\ln OR_i - \ln OR\omega)^2 \qquad \text{(公式 8-13)}$$

公式中 $\ln OR\omega$ 为用 Woolf 法求得的合并 OR 的对数值，本例中为 $\ln 5.022 = 1.163\,8$。

表 8-7 中数据每个观察值都加 0.5 校正后代入公式进行计算，得 $\chi_H^2 = 6.932$，与用总卡方减合并联系卡方求得的值一样。

(二) 合并 OR(也称调整 OR)及可信区间的计算

如果齐性检验结果不显著，可以计算合并 OR(也称调整 OR)来描述暴露和疾病之间的关系。常用的两种计算合并 OR 的方法是 Mantel-Haenszel 法和 Woolf(logit)法。

Mantel-Haenszel 法：

$$\text{合并} OR_{M\text{-}H} = \frac{\sum\limits_{i=1}^{I} (a_i d_i / N_i)}{\sum\limits_{i=1}^{I} (b_i c_i / N_i)} \qquad \text{(公式 8-14)}$$

用表 8-7 的资料，可用下式表示：

$$合并 OR_{M-H} = \frac{\sum\limits_{i=1}^{6} (a_i d_i / N_i)}{\sum\limits_{i=1}^{6} (b_i c_i / N_i)}$$

$$= 58.4392/11.3307$$

$$= 5.158$$

罗宾斯等提出了一种方法用于估计 $\ln OR_{M-H}$ 的方差和 OR_{M-H} 的 95％可信区间。

$$\text{Var}(\ln \widehat{OR}_{M-H}) = \frac{\sum PR}{2(\sum R)^2} + \frac{\sum (PS+QR)}{2(\sum R)(\sum S)} + \frac{\sum QS}{2(\sum S)^2}$$

（公式 8-15）

公式 8-15 中，$P = \dfrac{a+d}{N}$，$Q = \dfrac{b+c}{N}$，$R = \dfrac{ad}{N}$，$S = \dfrac{bc}{N}$。

为方便计算起见，将表 8-7 数据重新表示如下（仅显示第一层和合计结果，见表 8-8）。

表 8-8　饮酒与食管癌关系的年龄分层

i	a	b	c	d	N	R	S	PR	PS + QR	QS
1	1	0	9	106	116	0.9138	0	0.8429	0.0709	0
2	4	5	26	164	199					
3	25	21	29	138	213					
4	42	34	27	139	242					
5	19	36	18	88	161					
6	5	8	0	31	44					
$\sum$						58.4392	11.33071	43.8481	22.8427	3.0791

表 8-8 数据代入公式：

$$\text{Var}(\ln \widehat{OR}_{M-H}) = 0.03566$$

$$\underline{OR} = 5.158 \exp[-1.96\sqrt{0.03566}] = 3.56$$

$$\overline{OR} = 5.158 \exp[1.96\sqrt{0.03566}] = 7.47$$

注：$\exp = $ exponentiation，$\exp(y) = e^y$。

用罗宾斯等提出的方法估计方差后求得的合并 OR 的 95％可信区间为 3.56～7.47。

当每一层的样本（病例数和对照数）较大时，也可用豪克（Hauck）提出的方法来估计 $\ln OR_{M-H}$ 的方差和 OR_{M-H} 的 95％可信区间。

$$\underline{OR} = \widehat{OR}_{M-H} \exp[-1.96\sqrt{\text{Var}(\ln OR_{M-H})}]$$

（公式 8-16）

$$\overline{OR} = \widehat{OR}_{M\text{-}H}\exp\left[1.96\sqrt{\mathrm{Var}(\ln OR_{M\text{-}H})}\right] \tag{公式 8-17}$$

$$\mathrm{Var}(\ln \widehat{OR}_{M\text{-}H}) = \sum_{i=1}^{I}\omega_i^2 V_i / \left[\left(\sum_{i=1}^{I}\omega_i\right)\right]^2 \tag{公式 8-18}$$

式中 $\omega_i = b_i c_i / N_i$, $V_i = \dfrac{1}{a_i} + \dfrac{1}{b_i} + \dfrac{1}{c_i} + \dfrac{1}{d_i}$

表 8-8 数据代入公式:

$$\omega_1 = 9\times 0/116 = 0,\ V_1 = 1/1 + 0/0 + 1/9 + 1/106 = 1.1205$$

$$\mathrm{Var}(\ln\widehat{OR}_{M\text{-}H}) = \frac{\begin{array}{l} 0^2\times 1.1205 + 0.6533^2\times 0.4946 + 2.8592^2\times 0.1293 + \\ 3.7934^2\times 0.0975 + 4.0248^2\times 0.1473 + 0^2\times 0.357 \end{array}}{(0+0.6533+2.8592+3.7934+4.0248+0)^2}$$
$$= 0.0394$$

$$\underline{OR} = 5.158\exp\left[-1.96\sqrt{0.0394}\right] = 5.158\exp(-0.389) = 3.50$$
$$\overline{OR} = 5.158\exp\left[1.96\sqrt{0.0394}\right] = 5.158\exp(0.389) = 7.61$$

故用 Hauck 法估计方差后求得的合并 OR 的 95% 可信区间为 3.50～7.61。

用两种不同方法求得的 $OR_{M\text{-}H}$ 的 95% 可信区间有些差距,这主要是因为 Hauck 法严格说来并不适用于小样本。罗宾斯等提出的方法有更大的适用范围。如果样本较大,这两种方法差别不大。

Woolf(logit)法:

$$\ln(OR\omega) = \frac{\displaystyle\sum_{i=1}^{I}\omega_i\ln\left(\frac{a_i d_i}{b_i c_i}\right)}{\displaystyle\sum_{i=1}^{I}\omega_i} \tag{公式 8-19}$$

公式中 ω_i 为各层的权重。

$$w_i = \left(\frac{1}{a_i} + \frac{1}{b_i} + \frac{1}{c_i} + \frac{1}{d_i}\right)^{-1}$$

数据代入公式后,得合并 OR 的自然对数值为:

$$\ln OR\omega = \frac{45.609}{28.261} = 1.614$$

取反对数后,合并 OR 为 5.022,比用 M-H 法求得的值 5.158 略小一些。

$$\ln OR\omega \text{ 的 95\% 可信区间为 } \ln ORw \pm \frac{1.96}{\sqrt{\sum w_i}} \tag{公式 8-20}$$

数据代入公式:

$$\ln(\underline{OR}, \overline{OR}) = \ln 5.022 \pm 1.96/\sqrt{28.261} = 1.614 \pm 0.369$$

取反对数后,$OR\omega$ 的 95% 可信区间为 3.47~7.26。

(三)如何判断分层因素有无混杂效应

分层是评估交互作用和混杂的有效方法(混杂的概念详见第十章)。如果齐性检验结果不显著,则提示分层因素与暴露因素之间没有交互作用;反之,则提示分层因素与暴露因素之间有交互作用,那么怎么评估分层因素是否混杂因素呢? 可从以下几个不同方面着手。

第一,分析暴露者和非暴露者中分层因素与疾病的关系、病例组和对照组中分层因素与暴露的关系。如果分层因素与疾病在暴露者和非暴露者中都有联系($OR \neq 1$)、分层因素和暴露在病例组和对照组中都有联系($OR \neq 1$),而且分层因素不是暴露引起疾病的病因通路上的一个中间环节,那么分层因素可能是影响暴露和疾病之间关系的一个混杂因素。在评估吸烟是否是影响饮酒和肺癌之间关系(表 8-9)的一个混杂因素时,吸烟与肺癌在饮酒者和非饮酒者都有联系(表 8-10)、吸烟与饮酒在病例组和对照组中都有联系(表 8-11)。如果吸烟不是饮酒和肺癌病因联系的一个中间环节,这些结果提示吸烟是影响饮酒和肺癌之间关系的一个混杂因素。在表 8-10 和表 8-11 中,我们并没有计算 OR 的可信区间。这是因为研究者们不倾向于用显著性检验来判断混杂存在与否,主要理由是混杂是涉及研究结果真实性(validity)的一个问题,而显著性检验只与研究结果的精确度(precision)有关。

表 8-9　饮酒和肺癌的病例对照研究

比较项	肺癌	非肺癌	OR
饮酒者	710	482	2.63
非饮酒者	290	518	

表 8-10　以饮酒分层的吸烟和肺癌的关系

比较项	饮酒者		非饮酒者	
	肺癌	非肺癌	肺癌	非肺癌
吸烟者	630	306	70	34
非吸烟者	80	176	220	484
OR	4.53		4.53	

表 8-11　不同对象吸烟和饮酒的关系

比较项	肺癌		非肺癌	
	饮酒者	非饮酒者	饮酒者	非饮酒者
吸烟者	630	70	306	34
非吸烟者	80	220	176	484
OR	24.75		24.75	

第二,可以用分层后各层的 *OR*(stratum-specific ORs)与粗 *OR* 比较。如果各层的 *OR* 与粗 *OR* 差别大,则提示分层因素是影响暴露和疾病之间关系的一个混杂因素。此例中用吸烟史分层后各层的 *OR* 都是1(表8-12),与粗 *OR* 2.63 截然不同,提示吸烟是影响饮酒和肺癌之间关系的一个混杂因素。分层后各层的 *OR* 不再受吸烟史的影响,因此可被认为是正确的。

表8-12　根据吸烟史分层后饮酒和肺癌的关系

比较项	吸烟者		非吸烟者	
	肺癌	非肺癌	肺癌	非肺癌
饮酒者	630	306	80	176
非饮酒者	70	34	220	484
OR	1.00		1.00	

第三,可以计算合并 *OR*(也称调整 *OR*)并将合并 *OR* 与粗 *OR* 比较。如果合并 OR 与粗 *OR* 之间差别大,则提示分层因素是影响暴露和疾病之间关系的一个混杂因素。此例中用 Mantel-Haenszel 法计算而得的合并 *OR* 等于1,与粗 *OR* 等于 2.63 的结果截然不同,提示吸烟是影响饮酒和肺癌之间关系的一个混杂因素。我们应该用合并 *OR* 等于1 而不是粗 *OR* 等于 2.63 来描述饮酒和肺癌之间的关系。

尽管以上 3 种方法都可以用于评估一个疑似混杂因素是否确有混杂效应,第三种方法是最实用的也是应用最广泛的。如果在分层因素和暴露因素有交互作用的前提下仍然想评估分层因素是否为混杂因素,第三种方法是唯一可行的方法。至于粗 *OR* 和合并 *OR* 之间的差别到何种程度时,我们才认为混杂效应存在呢?答案是并没有一个严格的、绝对的标准。有时研究者们使用 10% 的差异作为一个指导原则。举例来说,如果粗 *OR* 等于 2 而合并 *OR* 超越了(1.8~2.2)的范围,则提示分层因素可能有混杂效应。但这只是一个基本的有参考意义的原则,不能视作机械的、绝对的标准。

暴露因素和分层因素都是研究者自由定义的。在上例中,如果感兴趣的是吸烟和肺癌之间的关系(表8-13),可以将数据按饮酒史分层来评估饮酒是不是影响吸烟和肺癌之间关系的一个混杂因素(表8-14)。此例中用饮酒史分层后各层的 *OR* 都等于4.53,与粗 *OR* 相同,提示饮酒不是影响吸烟与肺癌关系的一个混杂因素。用 Mantel-Haenszel 法计算而得的合并 *OR* 也等于 4.53,与粗 *OR* 相同,再次提示饮酒不是影响吸烟与肺癌关系的一个混杂因素。

表8-13　吸烟和肺癌的关系

所有对象	肺癌	非肺癌	*OR*
吸烟者	700	340	4.53
非吸烟者	300	660	

表 8 - 14　饮酒者和非饮酒者中吸烟和肺癌的关系

比较项	饮酒者		非饮酒者	
	肺癌	非肺癌	肺癌	非肺癌
吸烟者	630	306	70	34
非吸烟者	80	176	220	484
OR	4.53		4.53	

　　如果分层因素事实上并没有混杂效应,也就是说,疑似混杂因素实际上不是混杂因素,应使用根据未分层资料计算的粗 *OR* 及其对应的可信区间来概括暴露因素和疾病之间的关系。这种情况下,粗 *OR* 和合并 *OR* 在数值上会是相同的或至少是非常近似的,但合并 *OR* 的可信区间常常会比粗 *OR* 的可信区间宽。这是因为合并 *OR* 的方差由于包括层内变异和层间变异而往往比粗 *OR* 的方差大。上例中,吸烟和肺癌关系的粗 *OR* 和用 Mantel-Haenszel 法计算而得的合并 *OR* 都等于 4.53,但粗 *OR* 的 95% 可信区间为 3.75~5.47,合并 *OR* 的 95% 可信区间为 3.54~5.80(Robins 法和 Hauck 法结果相同)。虽然在这个例子中粗 *OR* 和合并 *OR* 在可信区间宽度上的差异并不影响最后结论,但一般来说,宽的可信区间更有可能包括 1,因而更难得出统计学显著的结论。在病例对照研究中,*OR* 值对应的是研究结果的真实性,*OR* 的可信区间对应的是研究结果的精确度。真实性毋庸置疑是最重要的,但在保证真实性的前提下也应该最大限度地提高精确度。在实际分析中,混杂往往并非一个简单的有或无的问题,而涉及程度的强弱。既要控制所有真正的混杂因素或者说有强混杂效应的因素(以确保真实性),又要避免控制非混杂因素或者只有很弱混杂效应的因素(以确保精确度)。推广到多元统计模型的应用上就意味着模型中并非变量越多越好。决定在多元分析中控制哪些因素有时并不是一个简单直接的问题,需要结合具体的研究问题,以及真实性和精确度之间的平衡来综合考量。

（四）趋势检验

　　在有些病例对照研究中,调查的危险因素是分等级的,如饮酒以克或毫升分等级,日光照射以小时、天来分等级等。这时就应该作趋势检验,看随着暴露剂量的增加,*OR* 是否也随之增大,呈现剂量-反应关系。

　　以下是一份妇女妊娠期吸烟与胎儿发生先天畸形的资料(表 8 - 15),以此为例做趋势检验。

表 8 - 15　妊娠期吸烟与先天畸形

吸烟量（支/天）	病例（a_i）	对照（c_i）	合计（n_i）	OR_i
0	889	1988	2877	1.00
1~10	182	426	608	0.96
11~20	203	420	623	1.08
21~30	55	86	141	1.43
≥30	40	48	88	1.86
合计	1369（m_1）	2968（m_0）	4337（N）	1.10

趋势卡方的计算公式为:

$$\chi^2_{(Trend)} = [T_1 - (m_1 T_2/N)]^2/V \qquad (公式\ 8-21)$$

$$T_1 = \sum a_i x_i, \ T_2 = \sum n_i x_i,$$

式中:X_i 为暴露剂量的等级值,在此例中取 0、5、15、25 与 35 等组中值。在一般情况下,常用 0、1、2、3……;N 为研究对象总数,此为 4 337。

$$V = m_1 m_0 (NT_3 - T_2^2)/N^2(N-1); \ T_3 = \sum n_i x_i^2$$

表 8-15 资料代入公式计算:

$T_1 = 889 \times 0 + 182 \times 5 + 203 \times 15 + 55 \times 25 + 40 \times 35 = 6\,730$

$T_2 = 2\,877 \times 0 + 608 \times 5 + 623 \times 15 + 141 \times 25 + 88 \times 35 = 18\,990$

$T_3 = 2\,877 \times 0^2 + 608 \times 5^2 + 623 \times 15^2 + 141 \times 25^2 + 88 \times 35^2 = 351\,300$

$V = 1\,369 \times 2\,968 \times (4\,337 \times 351\,300 - 18\,990^2)/4\,337^2 \times (4\,337-1) = 57\,938.47$

$\chi^2_{(Trend)} = [6\,730 - (1\,369 \times 18\,990/4\,337)]^2/57\,938.47$

$\qquad = 541\,244.006\,3/57\,938.47 = 9.34$

此趋势检验自由度 $n' = 1$,所以 $P \approx 0.002$。

此结果表明,随着妊娠妇女吸烟量的增加,胎儿发生先天畸形的机会也增加。

1963 年 Mantel 把趋势检验的方法加以扩展,使其能适应于分层并且暴露为等级资料的情况,即在作趋势检验时可控制另一个可疑的混杂因素的作用。

$$T_{1j} = \sum_{i=1}^{I} a_i x_i, \ T_{2j} = \sum_{i=1}^{I} n_i x_i, \ T_{3j} = \sum_{i=1}^{I} n_i x_i^2$$

$$V_j = m_{1j} m_{0j} (N_j T_{3j} - T_{2j}^2)/N_j^2(N_j-1)$$

$$\chi^2_{(M-E)} = \left\{ \sum_{i=1}^{J} [T_{1j} - (m_{1j} T_{2j}/N_j)] \right\}^2 / \sum_{j=1}^{J} V_j \qquad (公式\ 8-22)$$

式中:j 表示第 j 层(按控制因素分层),i 为暴露剂量等级为第几级,x_i 仍为等级值。又有一份资料如下(表 8-16):

表 8-16　妇女吸烟与心肌梗死关系(按年龄分层)

吸烟(支/天)	X_i	年龄(i)									
		25~29		30~34		35~39		40~44		45~49	
		病例(a_{1i})	对照(c_{1i})	a_{2i}	c_{2i}	a_{3i}	c_{3i}	a_{4i}	c_{4i}	a_{5i}	c_{5i}
0	0	1	131	0	188	3	161	11	169	23	157
1~24	1	1	104	6	152	12	130	21	134	42	97
≥25	2	4	51	15	83	22	65	39	68	34	52
合计		6	286	21	423	37	356	71	371	99	306
		(m_{11})	(m_{01})	(m_{12})	(m_{02})	(m_{13})	(m_{03})	(m_{14})	(m_{04})	(m_{15})	(m_{05})

续 表

吸烟 (支/天)	X_i	年龄(i)								
		25～29		30～34		35～39		40～44		45～49	
		病例 (a_{1i})	对照 (c_{1i})	a_{2i}	c_{2i}	a_{3i}	c_{3i}	a_{4i}	c_{4i}	a_{5i}	c_{5i}
T_{1i}		9		36		56		99		110	
T_{2i}		215		354		316		369		311	
T_{3i}		325		550		490		583		483	
V_i		3.366 4		12.092 4		20.170 9		37.154 8		45.210 1	

现举第 1 层资料计算为例(25～29 岁组):

$T_{11} = 0 \times 1 + 1 \times 1 + 2 \times 4 = 9$

$T_{21} = 0 \times 132 + 1 \times 105 + 2 \times 55 = 215$

$T_{31} = 0^2 \times 132 + 1^2 \times 105 + 2^2 \times 55 = 325$

$V_1 = 6 \times 286(292 \times 325 - 215^2)/(292^2 \times 291) = 3.366\,4$

第 2～5 层按同样方法计算,结果在上表下半部已列出。

$$\chi^2_{(M-H)} = \frac{(4.582\,2 + 19.256\,8 + 26.249\,4 + 39.726\,2 + 33.977\,8)^2}{3.366\,4 + 12.092\,4 + 20.170\,9 + 37.154\,8 + 45.210\,1} = 129.875$$

自由度仍为 1,$P < 0.001$。

这表明随着妇女每天吸烟量的增加,发生心肌梗死的危险性也随之增加。此结论是建立在控制年龄这一混杂因素基础上的。

由于分层资料的分析较为烦琐而且不适用于连续变量,在实际研究中通常使用统计软件进行。需要强调的是,统计软件只是一种工具,更重要的是理解分层资料分析的原理以及什么情况下可用何种分析。

第四节 | 病例对照研究中的匹配

在病例对照研究中,有时根据病例的某些特点来选择具有相同特点的对照,称为匹配(matching)。例如,在一项高脂膳食和糖尿病的研究中可以按性别匹配,也就是说,为男性的糖尿病病例选择男性的对照,为女性的糖尿病病例选择女性的对照。性别在这项研究中是一个匹配因素。匹配可以在个人或整组基础上进行。为每一位病例选择一位或多位具有某一个或多个相同特点的对照是在个人基础上进行的匹配,称为个人匹配(individual matching),如为每一位男性的糖尿病病例选择两位男性的对照,为每一位女性的糖尿病病例选择两位女性的对照。如果个人匹配中对照和病例的比例是 1:1,则称为配对(pair matching)。增加对照和病例的比例可以提高一项研究在暴露和疾病确有联系的前提下得出统计学显著的结论的可能性。在一项具体研究中,对照和病例的比例不需要完全一致,有的病例可能只有一个对照,有的病例可能有两个、三个甚至更多的对照。确保对照组在某一个或多个因素上有和病例组相同或近似的分布是在整组基础上进行的匹配,称为频率匹配(frequency matching)。举例来说,如果病例组的构成为40%男性,20%小于45岁,可以通过频率匹配来确保对照组的构成也相同或近似,但是病例和对照未必有一一对应的关系。不管是个人匹配还是频率匹配,都可以选择多个匹配因素(如性别、年龄、种族、疾病家族史、职业等),但匹配因素越多,在实际操作中困难也越大,还可能导致过度匹配。

一、匹配与混杂效应

传统的观念认为,匹配的目的是去除混杂效应,但匹配是否可以去除混杂效应呢?匹配可以确保匹配因素在病例组和对照组有相同的分布。如果计算一个 OR 来反映匹配因素和疾病的关系,这一 OR 会等于1。然而,一项研究中匹配因素和疾病之间没有联系并不能确保匹配因素对暴露因素和疾病之间的关系不产生混杂效应。这一点可以用下面罗斯曼等给出的例子来说明。假设我们从一项队列研究中选择病例和根据性别配对的对照,这个队列共有200 000名成员,其中男女各半,男性90%有暴露因素,而女性仅有10%有暴露因素,在为期一年的随访中,暴露者的累积发病率为0.5%,非暴露者的累积发病率为0.1%。在该研究中,反映暴露和疾病发生关系的累积发病率比为5(表8-17)。

表 8-17   一项假设的队列研究

比较项	男性		女性		合计	
	暴露	非暴露	暴露	非暴露	暴露	非暴露
发病人数	450	10	50	90	500	100
总人数	90 000	10 000	10 000	90 000	100 000	100 000
累积发病率比	5		5		5	

现在,选择这个队列中所有的新发病例和相同数目的根据性别匹配的对照来进行一项病例对照研究。如果所选择的对照是队列的一个理想样本,那么男性对照中90%应有暴露史,而女性对照中10%应有暴露史。在匹配后,根据性别分层后各层的 OR 均等于5,与粗 OR 等于2显然不同,提示在按照性别匹配后性别仍然是影响暴露和疾病之间关系的一个混杂因素,性别的混杂效应并没有因为匹配而消除(表8-18)。在匹配后仍然需要根据匹配因素分层来控制匹配因素引起的混杂。此例中用 Mantel-Haenszel 法计算的合并 OR 等于5,95%可信区间为3.10~8.06(Robins法)。如果不分层来控制混杂,粗 OR 一般会比真实值更接近1。这是因为所选择的匹配因素一般是和暴露因素有联系的,匹配后对照在暴露因素方面更类似病例了。如果所选择的匹配因素和暴露因素之间没有任何联系,粗 OR 不会存在偏倚,但这种情况下匹配本身就没有必要,徒然造成

研究资源的浪费。

表 8-18　从表 8-17 队列研究中选择的匹配的病例对照研究

比较项	男性		女性		合计	
	暴露	非暴露	暴露	非暴露	暴露	非暴露
病例	450	10	50	90	500	100
对照	414	46	14	126	428	172
OR	5		5		2	

为什么匹配本身不能去除混杂呢？可以从不同的角度来讨论这个问题。一个简单直接的回答是匹配后匹配因素与疾病之间不再有联系($OR=1$)，而为了去除混杂需要确保在暴露者和非暴露者中匹配因素与疾病之间都没有联系。这一点在病例对照研究中是难以做到的。在上例中（表 8-19），按照性别匹配后性别和疾病之间不再有联系（$OR=1$），但在暴露者和非暴露者中匹配因素性别与疾病之间都仍然有联系（$OR=0.3$）。

表 8-19　匹配的病例对照研究中匹配因素（性别）和疾病的关系

比较项	暴露者		非暴露者		合计	
	男性	女性	男性	女性	男性	女性
病例	450	414	10	46	460	460
对照	50	14	90	126	140	140
OR	0.3		0.3		1	

二、匹配的作用和局限性

在病例对照研究中，匹配的目的不是为了消除匹配因素的混杂效应以确保研究结果的真实性，而是为了提高控制混杂因素的分层分析的效率，也就是研究结果的精确度。在病例对照研究中匹配本身并不能消除匹配因素的混杂效应，匹配后仍然需要根据匹配因素分层来控制混杂，但是匹配可以使分层分析更有效率。分层后每层的研究对象人数减少。如果有多个疑似混杂因素需要控制，总层数会迅速增加。在一项研究中，如果需要按照年龄组（$n=6$）、性别（$n=2$）和体重组（$n=4$）3 个因素分层，总层数＝$6 \times 2 \times 4 =48$，即使总样本很大，每层中的病例和对照的人数也相当有限。从统计分析的角度来看，每层中病例和对照的比例相对稳定时（如都接近 1∶1），统计分析的效率较高。病例数等于零或者对照数等于零的层并不提供统计信息。按照疑似混杂因素匹配后再根据匹配因素分层来控制混杂，可以显著减少病例数等于零或者对照数等于零的层，使每层中病例和对照的比例相对稳定，从而提高统计分析的效率以及研究结果的精确度。也就是说，在病例对照研究中匹配并不影响 OR 值而如果应用适当可以使 OR 的可信区间变窄。

当一项病例对照研究中的疑似混杂因素是居住社区、职业等有很多不同类别而很难控制的分类变量时，匹配是很有帮助的研究设计。因为对匹配因素的额外要求，匹配通常会增加对照选择所需的时间和研究费用。当因匹配增加的研究费用显著少于对每个参加研究的对象收集数据所需的费用时，匹配是一个好的选择。

病例对照研究中的匹配因素的选择是很重要的一个环节，选择不慎可能导致过度匹配(overmatching)。过度匹配可以广泛用于形容任何有害的匹配，包括导致偏倚的匹配和降低研究效率的匹配。如果匹配因素是暴露因素和疾病之间病因通路上的一个中间环节，匹配会导致研究所得的 OR 比真实值更接近于 1。例如，在雌激素和子宫内膜癌的病例对照研究中，选择子宫内膜增殖症作为匹配因素会导致研究结果的偏倚。如果在人群中匹配因素只和暴露因素有关而和疾病之间不存在任何联系，匹配因素事实上并不是一个混杂因素，但匹配后在这一项具体的研究中仍然需要按照匹配因素分层来进行统计分析。这样势必会降低研究的效率。除可能的过度匹配外，病例对照研究中的匹配还会导致人们无法分析匹配因素本身的效应(尽管仍然可以分析匹配因素和其他因素之间可能的交互作用)，而且对照组因为匹配也不再是一般人群的一个有代表性的样本。因为这些局限性，病例对照研究中的匹配因素并不是越多越好。目前病例对照研究中常见的匹配因素包括年龄、性别和种族，选择其他的因素作为匹配因素往往需要慎重，并结合具体的研究问题来综合考虑。

三、配对资料的分析

从匹配的病例对照研究中获得的数据应选择相应的分析方法，基本原理是根据匹配因素分层。下面以配对资料的分析来简述这一原理。

在配对的病例对照研究中，每一对病例和对照可被认为是一个独立的层，每层中暴露因素的分布有以下 4 种不同的可能(表 8-20)。

表 8-20　配对的病例对照研究中每一对病例和对照暴露因素分布的 4 种可能

比较项	病例有暴露(a_i)	病例无暴露(b_i)	对照有暴露(c_i)	对照无暴露(d_i)	N_i	$a_i d_i / N_i$	$b_i c_i / N_i$
第一类	1	0	1	0	2	0	0
第二类	1	0	0	1	2	0.5	0
第三类	0	1	1	0	2	0	0.5
第四类	0	1	0	1	2	0	0

假设所有病例对照组成的对子中有 a 对属于第一类，b 对属于第二类，c 对属于第三类，d 对属于第四类(表 8-21)。

表 8 – 21 配对的病例对照研究

比较项	对照有暴露	对照无暴露
病例有暴露	a	b
病例无暴露	c	d

用 Mantel-Haenszel 法计算合并 OR：

$$OR_{M\text{-}H} = \frac{\sum(a_i d_i / N_i)}{\sum(b_i c_i / N_i)} = \frac{0a + 0.5b + 0c + 0d}{0a + 0b + 0.5c + 0d} = b/c \qquad (公式 8 - 23)$$

也就是说，在配对的病例对照研究中，OR 等于 b/c，病例和对照都有暴露史或者都没有暴露史的对子对最后的研究结果不提供任何信息。在配对的病例对照研究中不能像未配对的病例对照研究那样组织资料和计算 OR，否则计算所得的 OR 会受匹配因素的混杂效应影响而存在偏倚。

有数种方法可用于估计配对病例对照研究中 OR 的方差和可信区间。以下这种近似方法常用于估计配对病例对照研究中 OR 的自然对数值的方差。

$$\text{Var}(\ln OR) = \frac{1}{b} + \frac{1}{c} \qquad (公式 8 - 24)$$

OR 的 95% 可信区间为：

$$\underline{OR} = OR \times \exp(-1.96\sqrt{\text{Var}(\ln OR)}) \qquad (公式 8 - 25)$$

$$\overline{OR} = OR \times \exp(1.96\sqrt{\text{Var}(\ln OR)}) \qquad (公式 8 - 26)$$

在实际流行病学研究中，通常需要用统计模型，比如 Logistic 模型，来分析病例对照研究的数据，尤其是在需要同时考虑多个暴露因素的情况下。无配对的病例对照研究可以运用非条件 Logistic 模型（unconditional logistic regression），但是配对的病例对照研究需要运用条件 Logistic 模型（conditional logistic regression）或者包含配对因素的非条件 Logistic 模型（adjusted unconditional logistic regression）。如果配对因素是一个二元变量（如有没有家族史），包含配对因素的非条件 Logistic 模型可能比条件 Logistic 模型更有效率，也就是说，比值比会有更高的精确度、更窄的可信区间。如果配对因素是其他类型的变量（例如年龄作为连续变量）或者配对不严格，哪一种模型更适用尚有待进一步探讨。

第五节 病例对照研究的其他几种类型

如前所述，传统的病例对照研究中病例和对照可被认为是从一个假设的队列中抽样选择的。如果没有偏倚，病例对照研究得出的暴露比值比和队列研究得出的疾病比值比会是相同的;当疾病发病率很低时,病例对照研究得出的暴露比值比近似队列研究得出的累积发病率比。相比队列研究,一项设计和执行得很好的病例对照研究更有效率。但是,病例对照研究通常比队列研究更容易受偏倚的困扰,其中包括选择偏倚(在实际研究中有时很难定义一个假设的队列)和信息偏倚。以下几种相对较新的研究类型从某种意义上说是对传统病例对照研究的改良和提高。如果应用恰当,他们可显著降低传统病例对照研究中的偏倚,尤其是选择偏倚。

一、病例队列研究

病例队列研究(case-cohort study)是建立在一项真实的队列研究的基础上的,病例组是在随访过程中产生的新发病例,对照组则是从初始队列(baseline cohort)中随机选择的(图8-3)。

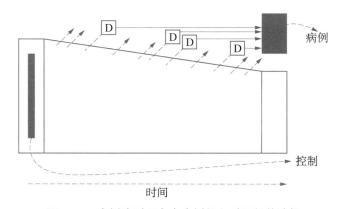

图8-3　病例队列研究中病例组和对照组的选择

引自:SZKLO M, NIETO F J. Epidemiology: beyond the basics [M]. 3rd ed. Burlington, MA: Jones & Bartlett Learning, 2014.

在病例队列研究中,因为对照组是从初始队列中随机选择的,某些对照可能在随访过程中发生疾病而变成病例,也就是说,病例队列研究中的少数研究对象可能兼具病例和对照的双重身份。无论疾病本身的发病率高低,病例队列研究所得出的比值比可以估计队列的累积发病率比。在实际操作中,研究者们有时明确限定病例不可以作为对照,那么病例队列研究所得出的比值比就不再可以估计队列的累积发病率比。当初始队列非常大而且疾病发病率很低时,是否限定病例不可以作为对照通常不会对研究产生太大影响,因为即使不加限定也很少会有病例被选择为对照。病例队列研究比值比的计算和传统病例对照研究类似,但如果某些研究对象兼具病例和对照的双重身份则需要对计算可信区间的方法稍作修改。有学者认为病例队列研究中的暴露比值比不等于疾病比值比,而等于危险率比(risk ratio),所以病例队列研究应该只报告危险率比,而不应提及比值比。

与传统的病例对照研究相比,病例队列研究的主要优点在于:

（1）有一个明确定义的可供抽样的人群,这个人群是一个真实的而不是假设的队列。因此,存在选择偏倚的可能性大大降低了。

（2）如果对暴露因素的调查在随访开始时或者疾病发病前的时间段已经进行了,可以减少回忆偏倚的可能性。也就是说,信息偏倚也会改善。

（3）因为对照组是初始队列的一个随机样本,从对照组收集的数据可以帮助估计人群中各种因素的频率和分布情况乃至人群归因危险度。

与队列研究相比,病例队列研究的主要优点在于可以选择较少数量的研究对象而得出相同或至少相似的结论。也就是说,病例队列研究可以减少研究所需的时间、人力、物力,因而更有效率。这一点在暴露因素的调查很复杂(如职业危险因素的调查)或者涉及到生物样本(如外周血、肿瘤组织)的检测时尤为明显。分子生物学的飞速发展和广泛应用使得生物样本的检测越来越复杂多样,而且生物样本本身也非常宝贵。同时检测一个队列中所有成员的样本不但会显著增加研究成本,还会造成研究资源的浪费。病例队列研究因为只选择队列的一个样本而可以避免这个问题。

二、巢式病例对照研究

巢式病例对照研究(nested case-control study)也是建立在一项真实的队列研究的基础上的。病例组是在随访过程中产生的新发病例,对照组则是当每个新病例发生时从队列中尚未发病的成员中随机选择的(图 8-4)。

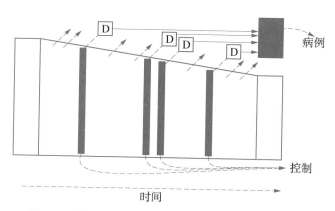

图 8-4 巢式病例对照研究中病例组和对照组的选择

引自:SZKLO M, NIETO F J. Epidemiology: beyond the basics [M]. 3rd ed. Burlington, MA: Jones & Bartlett Learning, 2014.

在巢式病例对照研究中对照的选择方式有时被称为"危险组合抽样"(risk-set sampling)或"密度抽样"(density sampling)。这一方式的特点在于对照是从某一特定时间点所有尚未发病但面临发病危险的队列成员中选择的,病例和对照在随访时间上是匹配的。某一时间点选择的对照可能随后发生疾病而变成病例,所以巢式病例对照研究中的少数研究对象可能兼具病例和对照的双重身份。巢式病例对照研究所得出的比值比可以估计队列的发病密度比(incidence density ratio，rate ratio)，且无论疾病本身的发病率高低。在实际操作中，研究者有时明确限定病例不可以作为对照，那么巢式病例对照研究所得出的比值比就不再可以估计队列的发病密度比。当初始队列非常大而且疾病发病率很低时，是否限定病例不可以作为对照通常不会对研究产生太大影响，因为即使不加限定也很少会有对照随后发生疾病而变成病例。由于巢式病例对照研究中病例和对照在随访时间上是匹配的，所以对研究结果进行分析时需要控制时间的影响。有学者认为巢式病例对照研究中的暴露比值比不等于疾病比值比，而等于发病密度比，所以巢式病例对照研究应该只报告发病密度比，而不应提及比值比。

与传统的病例对照研究相比，巢式病例对照研究的主要优点在于：①有一个明确定义的可供抽样的人群，且可以显著降低选择偏倚的可能性。②如果对暴露因素的调查在随访开始时或者疾病发病前的时间段已经进行了，那么也可以减少回忆偏倚的可能性。与队列研究相比，巢式病例对照研究的主要优点是因为可以选择较少数量的研究对象而更有效率。这一点和病例队列研究是相似的。

三、病例置换研究

在病例交叉研究(case-crossover study)中病例作为自身的对照。研究者们对研究对象即将发病时的暴露因素(如急性心肌梗死发作前半小时内的体力运动强度)和该研究对象一段时间以前的暴露因素(急性心肌梗死发作一年前的体力运动强度)进行比较，以评估暴露因素和发病之间的关系。这一研究设计可以被看作是一种特殊的匹配。病例组和对照组在年龄、性别、种族及生活方式等方面都是一致的，但这种设计通常只适用于研究急性疾病或事件，并假定所研究的暴露因素对疾病或事件的影响是瞬时的、一过性的，而疾病或事件本身没有潜伏期。

四、全基因组关联分析

21 世纪流行病学的一个新发展，是全基因组关联分析(genome-wide association study)被广泛应用到病因学研究中来。这一研究设计和传统的病例对照研究没有本质不同，都是通过比较病例和对照的暴露因素来分析这些因素和疾病之间有无联系，但是这些暴露因素是包括单核苷酸多态性(single nucleotide polymorphisms)在内的遗传多态性(genetic polymorphisms)，而不是吸烟、饮酒或者传染性因子等。和传统的病例对照研究相比，全基因组关联分析通常有以下几个特点：①需要同时考虑大量暴露因素，因为一个分析可以涵盖 50 万或以上的单核苷酸多态性；②比值比较低，大部分在 1.1～1.5 之间；③统计学显著的联系并不总是能得到生物学方面的印证；④经常要考虑交互作用的影响，包括遗传因素之间的交互作用，以及遗传因素和环境因素之间的交互作用。在实际研究中，全基因组关联分析比传统的病例对照研究需要更大的样本量和更严格的显著性检验 P 值(如 $1×10^{-5}$ 或 $1×10^{-7}$)，以便降低假阳性结果的可能性。

第六节 | 小 结

病例对照研究的主要目标是得出队列研究可能得出的相同结论。相比需要随访的队列研究,一项设计和执行得很好的病例对照研究可以优化研究速度,提升实施效率,并降低费用。此外,对发病率很低的疾病而言,病例对照往往是唯一可行的病因学研究设计。与此同时,病例对照研究通常比队列研究更容易受偏倚的困扰,包括选择偏倚(尤其是对照的选择)和信息偏倚(如回忆偏倚造成的对病例和对照暴露史的有选择错分)。因此,从某种意义上说,病例对照研究更容易做,但也更容易做错。

(马晓妹 索 晨)

参考文献

1. FREEDMAN D. Statistics[M]. 3rd ed. New York:Norton,1998.
2. HAUCK W W. The large sample variance of the Mantel-Haneszel estimator of a common odds ratio[J]. Biometrics,1979,35:817 - 819.
3. HIRSCHHORN J N, DALY M J. Genome-wide association studies for common diseases and complex traits[J]. Nat Rev Genet,2005,6(2):95 - 108.
4. KLEINBAUM D, KUPPER L, MORGENSTERN H. Epidemiologic research [M]. New York:Van Nostrand Reinhold,1982.
5. LABRECQUE J A, HUNINK M M G, IKRAM M A, et al. Do case-control studies always estimate odds ratios? [J]. Am J Epidemiol, 2021, 190 (2): 318 - 321.
6. LANG J M, ROTHMAN K J, CANN C I. That confounded P-value[J]. Epidemiology,1998,9(1):7 - 8.
7. MACLURE M. The case-crossover design:a method for studying transient effects on the risk of acute events[J]. Am J Epidemiol,1991,133(2):144 - 153.
8. MANTEL N, HAENSZEL W. Statistical aspects of the analysis of data from retrospective studies of disease[J]. J Natl Cancer Inst,1959,22(4):719 - 748.
9. MANTEL N. Chi-square tests with one degree of freedom:extension of the Mantel-Haenszel procedure[J]. J Am Stat Assoc,1963,58:690 - 700.
10. PEARCE N. Analysis of matched case-control studies[J]. BMJ,2016,352:i969.
11. PEARCE N. What does the odds ratio estimate in a case-control study? [J]. Int J Epidemiol,1993,22(6):1189 - 1192.
12. ROBINS J, GREENLAND S, BRESLOW N E. A general estimator for the variance of the Mantel-Haenszel odds ratio[J]. Am J Epidemiol,1986,124(5):

719－723.

13. ROTHMAN K J，GREENLAND S. Modern epidemiology［M］. 2nd ed. Philadelphia：Lippincott-Raven，1998.

14. ROTHMAN K. Epidemiology：an introduction［M］. 2nd ed. New York：Oxford University Press，2012.

15. SCHULZ K F，GRIMES D A. Case-control studies：research in reverse［J］. Lancet，2002,359(9304):431－434.

16. SELVIN S. Statistical analysis of epidemiologic data［M］. 3rd ed. New York：Oxford University Press，2004.

17. SHIGEMATSU H，TAKAHASHI T，NOMURA M，et al. Somatic mutations of the HER2 kinase domain in lung adenocarcinomas［J］. Cancer Res，2005,65(5):1642－1646.

18. STADLER Z K，THOM P，ROBSON M E，et al. Genome-wide association studies of cancer［J］. J Clin Oncol，2010,28(27):4255－4267.

19. SZKLO M，NIETO F. Epidemiology：beyond the basics［M］. Gaithersburg，MD：Aspen Publishers，2000.

20. WACHOLDER S，MCLAUGHLIN J K，SILVERMAN D T，et al. Selection of controls in case-control studies. I. Principles［J］. Am J Epidemiol，1992,135(9):1019－1028.

21. WACHOLDER S，SILVERMAN D T，MCLAUGHLIN J K，et al. Selection of controls in case-control studies. II. Types of controls［J］. Am J Epidemiol，1992,135(9):1029－1041.

22. WACHOLDER S，SILVERMAN D T，MCLAUGHLIN J K，et al. Selection of controls in case-control studies. III. Design options［J］. Am J Epidemiol，1992,135(9):1042－1050.

23. WAN F，COLDITZ G A，SUTCLIFFE S. Matched versus unmatched analysis of matched case-control studies［J］. Am J Epidemiol，2021.

第 九 章

流行病学实验

第一节 概　　述

流行病学实验研究是流行病研究的基本方法之一。一般可将流行病学实验分为临床试验、现场试验和社区干预试验。

"流行病学实验"最早是指对大白鼠、小鼠等实验动物群中的传染病流行情况进行的研究。1917 年英国的威廉·怀特曼·卡登·托普利(William Whiteman Carton Topley)利用小鼠研究鼠伤寒杆菌在鼠群中的流行及致小鼠死亡的情况,是早期通过实验模拟人群传染病流行的经典案例,并首先提出了"实验流行病学方法"。随后,英国、德国和美国科学家们亦先后报道了在动物群中模拟传染病流行的实验研究方法,发现传染病的流行与动物群中易感动物所占的比例和动物间接触的密切程度有关。但毕竟实验动物与人不同,动物疾病的自然史、受控制情境下的疾病流行规律与人群疾病间存在很大差异,以动物为主的实验研究结果无法应用到人群中,因此流行病学实验研究方法逐渐走出实验室,开始以人群为研究对象,以社区、医院为研究场所,逐渐形成真正意义上的流行病学实验研究。

回顾临床试验的历史,可追溯到 18 世纪英国詹姆斯·林德(James Lind)关于抗维生素 C 缺乏症的研究,这是最早采用平行对照的流行病学实验研究实例。但严格意义上的临床试验,必须涉及试验组和对照组研究对象的随机分配。英国的奥斯汀·布拉德福德·希尔(Austin Bradford Hill)被认为是随机对照试验(randomized controlled trial, RCT)之父,他设计的链霉素治疗肺结核效果的评价方案于 1948 年发表于《英国医学杂志》,并在 1951 年发表了题为"The Clinical Trials"的论文,文中论述了临床试验的设计和资料分析等诸多问题。1958 年开始,美国也有了随机对照试验方法进行临床研究的报道。

回顾社区试验历史,早期进行的多为传染病的预防试验。20 世纪 60 年代以来,针对非传染病的社区试验逐渐增多,如美国于 1970—1976 年针对冠心病实施的多危险因素干预试验。

一、基本概念

流行病学实验研究是将合适的研究对象,按照随机分配的原则进行分组,人为地给其中一组(或多组)对象以某种(或多种)措施、药物或治疗方法,另外一组对象则不给予所要研究的某种措施、药物或治疗方法,而给予传统治疗方法或安慰剂或不给予任何措施。对两组(或多组)对象同等地随访观察一段时间,比较两组(或多组)对象的发病率(或死亡率、病死率、有效率、治愈率等),从而评价该措施、药物或治疗方法的作用及对疾病或健康的影响大小。

二、流行病学实验分类

(一)按研究目的

1. 预防性试验 以未患有所研究疾病的人为研究对象,通过随机分组,给予实验组研究对象某预防性措施,如预防某种疾病的疫苗或药物等,对照组给予对照措施,观察两组对象疾病的发生情况,评价预防措施的效果。

2. 治疗性试验 以患者为研究对象,评价治疗性药物或其他措施对疾病的治疗效果。

(二)按研究场所

根据研究场所,一般可以将实验研究分为临床试验、现场试验和社区试验三类。

1. 临床试验(clinical trial) 是在医院或其他医疗环境下进行的试验,其研究对象主要为患者,以个体为单位进行随机分组,通过比较试验组和对照组结果的差异来评价药物或干预措施的效果。

2. 现场试验(field trial) 接受处理或某种预防措施的基本单位是个人而不是人群或亚人群,研究对象是未患所研究疾病的个体。为了提高现场试验的效率,通常在高危人群中进行研究。如在母亲 HBsAg 阳性的婴儿中评价乙肝疫苗接种预防乙肝病毒感染的效果。

3. 社区试验(community trial) 亦称社区干预试验(community intervention trial)。在社区试验中,接受某种处理或干预措施的基本单位是整个社区或某一人群中的亚群,如某学校的班级、某城市的街道或居委会。在社区试验中,研究通常需要选择至少两个社区,在各个方面尽量相似。对其中的一个社区施加干预措施,另一个则作为对照社区,然后对每一社区调查测量发病率或死亡率,及其可能被干预的危险因素。

(三)按对照类型和是否随机

1. 真实验(true experiment) 筛选合格研究对象后,设立对照时采用随机分组,给予实验组试验措施,而对照组对照措施,同时观察随访。实验室实验和临床试验一般可达到真实验的要求。

2. 类实验(quasi-experiment) 又称准实验或半实验。是指由于各种原因,研究对象分组不随机或未设置平行对照的试验。社区实验由于可行性等问题,常常难以达到真实验的要求,一般为类实验。

三、流行病学实验的基本原则

在进行流行病学实验研究时,干扰实验的因素比实验室内的研究多而复杂,且不易控制。不同的流行病学实验研究要求的实验对象、实验现场以及实验观察的时机不同,要想通过流行病学实验得到科学可靠的结论,就必须有科学严密、切实可行的实验设计。流行病学实验的基本原则如下。

(一)随机化

实验各比较组研究对象之间,除了实验因素以外,还有一些未知的或无法控制的因素也可能影响实验的结果。为了提高研究结果的真实性,减少偏倚,实验研究一般通过随机分组使每位研究对象具有同等机会被分配到实验组或对照组,使得实验组和对照组的研究对象除了实验措施以外的各方面均衡可比,并且实验设计符合统计学的要求,可应用适当的统计学方法进行分析。常用的随机方法包括简单随机化、分层随机化、整群随机化、区组随机化等。

(二)设立平行对照

实验研究中设立平行对照是为了比较,使得各比较组之间的一些因素尽可能相同,减少这些因素对实验结果的影响,将实验结果的组间差别更好地归于实验措施的作用,这是实验性研究的基本原则之一。要求实验组和对照组除了是否给予实验措施以外,其他基本特征如年龄、性别、经济状况、疾病状态等基本一致,即两组具有可比性。

(三)样本足够

样本量足够能反映随机变异的真实情况,所得指标的稳定性较好。如果实验组和对照组的样本量太小,研究结果指标往往不稳定,重现性差,统计检验效能低,难以区别实验措施的真实效应。因此,实验研究需要足够的样本,以保证研究结果趋于稳定,达到一定的检验效能,正确区别实验措施的效应,但样本量太大也会造成浪费。

(四)盲法的应用

流行病学实验研究中,可能会因研究对象或研究者主观因素的影响而产生信息偏倚或选择偏倚等。为了减少这些偏倚,实验研究还可以根据研究目的和实际情况采用盲法。盲法的核心在于研究对象的分组情况不公开。盲法虽然较好地避免了偏倚,但盲法设计增加了研究设计、实施的难度和复杂性,往往仅在部分临床试验和现场试验中应用。

第二节　临 床 试 验

一、概述

临床试验是为了验证或评价药物等临床治疗措施的效果,以患者为研究对象进行的实验性研究。在临床试验中,首先从具有临床症状的病人中筛选出合适的研究对象,然后将研究对象随机分为两个组,一组为实验组,另一组为对照组。实验组给予某种干预措施(如新药或新疗法),对照组通常给予传统疗法或安慰剂,然后观察两组的临床过程及转归,比较两组的治愈率、好转率、病死率等指标,从而评价干预措施的治疗效果(图9-1)。

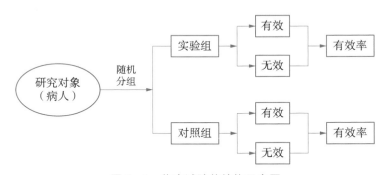

图 9-1　临床试验的结构示意图

引自:姜庆五. 流行病学[M].北京:科学出版社,2003.

二、分期

所有创新性药物和治疗方法,均需按照国家监管部门要求完成系列临床试验。在新药的研制和开发过程中,临床试验一般分为4期。

(一) Ⅰ期临床试验

Ⅰ期临床试验为首次应用于人体的、初步的临床药理学和人体安全性评价试验,目的是了解药物对人体的危害、毒性以及人体对药物不同剂量的耐受程度,探索药物的最佳剂量。通常在 20～30 人(健康志愿者或患者)中进行。

(二) Ⅱ期临床试验

Ⅱ期临床试验是对药物或治疗方法有效性的初步评价,并继续观察药物毒性和不良反应,推荐临床给药剂量。该期临床试验是探索性研究,试验设计较为灵活,可采用Ⅰ期临床试验的单一疗法设计,也可以采用平行比较的随机、盲法、对照试验等多种研究设计。通常不少于 100 人。

(三) Ⅲ期临床试验

Ⅲ期临床试验是扩大的、药物有效性的确证试验,进一步验证药物的有效性、安全性,为药物申请批准提供依据。一般需采用多中心、随机、盲法、对照试验。实验组的例数一般不低于 300 例,而扩大的多中心临床试验(1 000～3 000 人),进一步确定有效性,监测不良反应,同标准疗法比较,并收集案例用药的信息。本章节主要介绍Ⅲ期临床试验。

(四) Ⅳ期临床试验

Ⅳ期临床试验是药物上市后的监测、应用研究。一般属于大型的监测性研究,目的在于观察广泛使用后的疗效和不良反应。

三、基本研究类型

临床试验根据研究对象的选择和分组方式可分为随机对照试验和非随机对照试验两大类。

（一）随机对照试验

随机对照试验是临床试验的标准研究设计。严格遵循临床试验的随机、对照和盲法的基本原则，可保证研究的质量，增强研究结果的真实性和可靠性。

（二）非随机对照试验

非随机对照试验是指无法严格同时采取随机、对照和盲法设计的类实验研究。这种试验的主要缺点是难以保证试验组和对照组的均衡、可比性，可能使临床试验结果产生偏倚。

四、基本原则

临床试验应遵循流行病学实验研究的基本原则，如随机、对照和足够样本量。此外，临床试验还应根据情况尽可能遵循盲法原则。

（一）设立平行对照

临床试验设立对照是为了将试验结果可以归因于某干预措施的作用。试验结果可能受到疾病进程、季节变化、试验过程、被关注的程度，或者仅仅是接受"治疗"这一行为所产生的安慰剂效应等影响。设立平行对照有助于区分疾病的自然进展、消除霍桑效应（即参与试验的对象因受到特别的关注而主观夸大治疗反应的现象）、消除安慰剂效应等。临床试验常用对照的方法有以下几种。

1. 标准对照 是临床上最常用的一种对照方法，以现行最有效或临床上最常用的药物或治疗方法作为对照，用以判断新药或新疗法是否优于该常用药物或疗法。

2. 安慰剂对照 使用没有任何作用的淀粉、生理盐水、乳糖等制成的安慰剂作为对照。为了便于盲法的实施，安慰剂的剂型与外观等应尽量与试验药物相同，并对人体无害。

3. 交叉对照 为一种特殊类型的随机对照，即按随机方法将研究对象分为两组，一组先用试验药，另一组先用对照药，一个疗程结束后，停药一段时间以消除各自药物的残留效应，然后两组再交叉用药，最后分析和比较疗效。这样既能作自身前后对比，又可分析用药顺序对疗效的影响，且可节约一半的样本量。

4. 自身对照 包括同体对照和自身前后对照。同体对照指同一受试对照接受两种不同处理，如对同一批血样，有两种方法检测其中的某病原体抗体含量。自身前后对照指将同一受试对象，接受某种处理之前和接受之后进行前后比较。

（二）盲法

临床试验中如果医生或患者知道各组受试者接受的治疗方法，可能有意或无意地在治疗和结果评价时偏向于某一种治疗方法,则会使试验发生偏倚。因此,在试验中需要将各组受试者所接受的治疗方法对医生和/或患者进行保密,即为盲法。盲法的作用在于消除来自医生、患者或数据评价、分析人员的主观因素对试验结果的影响,使研究者或研究对象不清楚各组的具体干预措施,使得试验结果更加真实、客观。

五、研究对象的选择

临床试验研究需根据具体的研究目的,选择某病患者作为研究对象,并以明确的纳入和排除标准筛选研究对象。所有研究对象均应按照统一的诊断标准进行诊断,明确诊断为所要研究疾病的患者才能入选为研究对象。但符合诊断标准的患者不一定都可以作为研究对象,临床试验还应根据研究目的制定详细的纳入和排除标准。

(一) 纳入标准

在临床试验阶段,研究对象的纳入除了符合研究疾病诊断的诊断标准外,还应考虑患者的代表性、对所研究治疗措施的敏感性和依从性等。

(二) 排除标准

临床试验往往需排除同时患有其他影响治疗措施效果的患者,或对试验药物过敏或不依从者。此外,除非有特殊需要,孕妇、儿童也不应作为临床试验的研究对象。

六、随机对照试验

随机对照试验是临床试验中应用最广的一种设计。

(一) 设计

随机对照试验设计的基本原理及流程如图 9-2 所示。随机对照试验常见的设计类型是平行设计,是指将符合要求的研究对象被随机地分配到试验组或对照组,使非研究因素在两组尽可能保持一致,分别给予试验组或对照组不同的干预措施,同时随访观察各组对象,比较各组对象试验效应的差异,以评价干预措施的效果。其主要特点是设立同期对照和随机化分组,既可以保证试验组和对照组的均衡性,也可以消除时间等研究因素以外干扰因素的影响。不足之处在于研究对象具有高度选择性,结果外推受到一定的限制。此外,由于试验组和对照组的处理不一致,可能会出现伦理学的问题。

此外,临床试验还可采用交叉设计的试验,是指将研究对象随机分为试验组或对照组,分别给予不同的

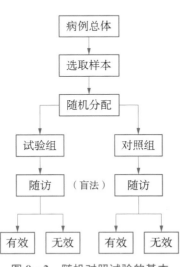

图 9-2 随机对照试验的基本原理和流程图

引自:栾荣生,流行病学原理与方法[M].成都:四川大学出版社,2005.

干预措施,经过一个效应期或洗脱期后,将试验组和对照组接受的干预措施进行交叉互换,以评价干预措施的效果。但交叉设计只适用于病情稳定、干预措施(如药物)效应时间较短、有明确洗脱期的情况。

无论是平行设计的随机对照试验,还是交叉试验,一般在实验设计阶段均明确了研究的样本量,只有研究满足预期的样本量时才终止研究。但有时为了较快得出研究结论,可以采用序贯试验。序贯试验前通常不规定研究的样本量,对符合纳入标准的陆续就医患者采用随机化方法分配进入试验组或对照组,对每一例或每一对研究对象在完成试验后立即进行分析,根据分析结果再确定如何进行下一步试验。一旦可以判定结果时,即可停止试验。

(二) 样本量

(1) 当主要结局指标为计数资料时,可采用如下公式计算:

$$N = \frac{[Z_a\sqrt{2P(1-P)} + Z_\beta\sqrt{P_c(1-P_c) + P_e(1-P_e)}]^2}{(P_c - P_e)^2} \quad \text{(公式 9 - 1)}$$

式中:P_c 为对照组结局事件的发生率,P_e 为试验组结局事件的发生率,$P = \frac{P_c + P_e}{2}$,N 是计算所得的一个组的样本量。

(2) 当结局事件为计量资料时,可采用如下公式计算:

$$N = \frac{2(Z_a + Z_\beta)^2\sigma^2}{d^2} \quad \text{(公式 9 - 2)}$$

式中:σ 是估计的结局变量的标准差,d 是试验组和对照组结局变量的均数差值。

(三) 随机分配

筛选合格的研究对象后需随机分配到试验组或对照组。常用的随机分配的方法有简单随机法、区组随机法和分层随机法。

1. 简单随机法 通常采用随机数字表、摇号、计算机软件、随机数生成器等生成的随机数字进行分组。如可利用 Excel 软件的 RAND 函数生成一组随机数字,取 1 位整数为 8、2、0、4、7、1、8、7、2、2、3、9、5、6,令 0~4 为 A 组,5~9 为 B 组,则相应的患者可分为 B A A A B A B B A A A B B B 组。该方法操作简单,但样本例数较少时各组例数可能会不等。

2. 区组随机法 可用于解决样本例数较少时各组例数不等的问题。通常在给患者安排顺序分组时,可以令相同区间(即区组)患者为一区组,区组内再用简单随机法进行分组。这样可以确保试验各组例数保持相对一致。

例如,将 24 名研究对象分为 A、B 两组,可按时间先后的顺序将 24 名研究对象分为 6 个组,每组 4 名,可有 6 种排列方式(表 9 - 1)。

表 9 - 1　随机区组法分组举例

序号	排列方式				序号	排列方式			
1	A	B	A	B	4	B	A	A	B
2	B	A	B	A	5	A	A	B	B
3	A	B	B	A	6	B	B	A	A

随机抽 6 个区组号,得 3、1、6、5、2、4,则 A 组为 1、4、5、7、11、12、13、14、18、20、22、23,B 组为 2、3、6、8、9、10、15、16、17、19、21、24。

3. 分层随机法　将对试验结果影响较大的特征(如参与多中心临床试验的医院,患者的年龄、性别、病理分型等)进行分层,再采用简单随机法进行分组。分层随机法可以减少随机误差,提高统计检验的效率。

(四) 治疗及随访

在实施治疗和随访过程中,应根据研究目的和实际情况,在确保患者安全、综合考虑伦理医德的前提下,尽可能减少来自研究对象、医生、资料收集者的主观因素对研究结果产生的影响。在分组、治疗和随访观察结果过程中最好可使用盲法。若各组研究对象的处理信息对医生、患者均保密,则为双盲;若只对医生或患者保密,则为单盲;若对医生、患者和资料收集分析者均保密,则为三盲。

(五) 资料分析

1. 资料整理和分析集　整理资料和数据分析时应注意研究对象的剔除和退出情况。剔除一般是研究者在试验过程中发现研究对象不适合再继续参加试验,如严重不良反应等,从而剔除出试验。退出是在随机分组后,由于各种原因,如感到疗效不佳或不依从试验方案,研究对象自己要求退出试验。研究对象的剔除和退出可能会影响试验分组的随机化,因此在资料分析时应注意采用不同的分析集进行分析。

(1) 意向性分析(intention to treat analysis,ITT 分析):指不排除在试验过程中剔除和退出的研究对象,仍按照原来随机分组的结果进行分析和评价,即按照原来的意向(计划的分组和治疗规定)进行分析,所以称为意向性分析。基于意向性分析原则,通常采用全分析集(full analysis set,FAS),目的在于避免选择偏倚,保持各比较组之间的可比性。但实际研究中,由于各种原因,很难做到不排除任何受试者。因此,全分析集一般是从所有随机分组的受试者中,以合理的方式剔除最少受试者后得出的,如仅剔除违反重要入组标准、一次也没有应用过试验用药或随机化之后无任何数据者。

(2) 符合方案分析集(per protocol set,PPS):指只包括实际依从试验分组安排研究对象的数据集,可以反映治疗措施的实际效应,但因排除了退出和剔除的研究对象,可能会高估干预措施的效果。

(3) 接受干预措施分析集:指包括所有实际接受干预措施者的集合,包括随机分组后再改变分组的研究对象。由于部分研究对象非随机分组,可能存在选择偏倚。

(4) 安全集(safety set):指分析安全性的研究对象数据集,随机化后所有至少接受过一次处理的研究对象均须列入安全集。

2. 评价指标　临床试验主要包括有效率、治愈率、需治疗病例数(number needed to

treat，NTT）等疗效指标，以及治疗药物不良事件发生率等安全性指标。

（1）有效率：

$$有效率 = \frac{治疗有效例数}{总治疗例数} \times 100\% \qquad （公式 9-3）$$

（2）治愈率：

$$治愈率 = \frac{治愈例数}{总治疗例数} \times 100\% \qquad （公式 9-4）$$

（3）需治疗病例数：

$$NTT = \frac{1}{实验组结局发生率 - 对照组结局发生率} = \frac{1}{P_e - P_c} \quad （公式 9-5）$$

（4）不良事件发生率：

$$不良反应发生率 = \frac{发生不良事件病例数}{接受治疗的总病例数} \times 100\% \qquad （公式 9-6）$$

3. 统计检验　传统的统计检验是差异性检验，即判断两个比较组间是否存在差异。而仅存在差异通常无实际意义，临床试验的统计检验需要体现一定的临床实用价值，因此，临床试验的统计检验主要包括等效性检验、优效性检验和非劣效性检验。

等效性检验的目的是判断两种药物或治疗措施的疗效是否相等，通常用于同一活性成分的生物等效性研究或仿制药物与原上市药物的比较研究等。当为了检验试验措施的疗效是否优于对照措施时，需要做优效性检验，如以安慰剂进行比较时一般需要做优效性检验。非劣效性检验则是指通过检验判断试验药物的疗效不比对照药物的疗效差，常用于与标准治疗方案或已上市的疗法作比较，以寻找新治疗方案的临床试验。

（1）等效性检验的原假设和备择假设分别为：

H_0：|试验疗效 P_e — 对照疗效 P_c|≥等效性界值 Δ；

H_1：|试验疗效 P_e — 对照疗效 P_c|＜等效性界值 Δ。

需要在两个方向上作两次单侧检验。样本量的计算可分别采用如下公式：

$$N = \left[\frac{Z_{\alpha/2}\sqrt{P(1-P)(Q_e^{-1} + Q_c^{-1})} + Z_{\beta/2}\sqrt{\dfrac{P_e(1-P_e)}{Q_e} + \dfrac{P_c(1-P_c)}{Q_c}}}{\Delta - d} \right]^2$$

$$（公式 9-7）$$

式中：Δ 为等效性界值 $d = |P_e - P_c|$，Q_e 和 Q_c 为样本比例，$Q_e = n_e/N$，$Q_c = n_c/N$。

$$N = \left[\frac{(Z_{\alpha/2} + Z_{\beta/2})\delta}{\Delta - d} \right]^2 (Q_e^{-1} + Q_c^{-1}) \qquad （公式 9-8）$$

式中：δ 是标准差，其余符号同前。

（2）非劣效性检验的原假设和备择假设分别为：

H_0：(试验疗效 P_e－对照疗效 P_c)$\leqslant-\Delta$；

H_1：(试验疗效 P_e－对照疗效 P_c)$>-\Delta$。

计数和计量指标比较的样本量计算公式分别如下：

$$N=\left[\dfrac{Z_\alpha\sqrt{P(1-P)(Q_e^{-1}+Q_c^{-1})}+Z_\beta\sqrt{\dfrac{P_e(1-P_e)}{Q_e}+\dfrac{P_c(1-P_c)}{Q_c}}}{\Delta+d}\right]^2$$

（公式 9 - 9）

$$N=\left[\dfrac{(Z_\alpha+Z_\beta)\delta}{\Delta+d}\right]^2(Q_e^{-1}+Q_c^{-1})$$ （公式 9 - 10）

式中符号同前。

（3）优效性检验的原假设和备择假设分别为：

H_0：(试验疗效 P_e－对照疗效 P_c)$\leqslant$界值 Δ；

H_1：(试验疗效 P_e -对照疗效 P_c)$>$界值 Δ。

优效性检验的样本量计算公式如下：

$$N=\left[\dfrac{Z_\alpha\sqrt{P(1-P)(Q_e^{-1}+Q_c^{-1})}+Z_\beta\sqrt{\dfrac{P_e(1-P_e)}{Q_e}+\dfrac{P_c(1-P_c)}{Q_c}}}{\Delta-d}\right]^2$$

（公式 9 - 11）

$$N=\left[\dfrac{(Z_\alpha+Z_\beta)\delta}{\Delta-d}\right]^2(Q_e^{-1}+Q_c^{-1})$$ （公式 9 - 12）

（六）结果解释及外推

临床试验的研究对象具有高度选择性，所以其研究结果的外推往往受到一定限制。其结果只能反映符合入选标准的研究对象情况，而不能说明对所有该病患者的治疗效果。因此，在完成三期临床试验后往往还需要在大规模使用中继续监测和观察药物的效果和安全性。

第三节 现 场 试 验

一、概念与目的

（一）现场试验的概念

现场试验(field trial)接受处理或某种预防措施的基本单位是个人，而不是群体或亚人群。与临床试验不同，它是以未患病的健康人或高危人群为主要研究对象，因此，通常需要有比临床试验更多的研究对象。这种研究需要研究者深入到家庭、学校、社区进行调查。由于耗资较大,所以仅限于对那些危害严重、发病广泛的疾病的预防性研究。为了提高试验的把握度,应尽可能在高危人群中进行研究,如用乙肝疫苗在母亲 HBsAg 阳性的婴儿中进行预防乙肝感染的试验。现场试验所采取的干预措施与临床试验一样,也是直接施加给受试者的个体(图 9 - 3)。

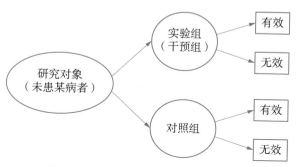

图 9 - 3　现场试验的研究结构示意图

（二）现场试验的目的

现场试验所关心的是如何预防疾病的发生。通过改变人群中某一(些)因素暴露情况,观察人群中某一(些)疾病发病率和死亡率是否发生相应改变,从而找出那些影响疾病发病或死亡的因素。如在人群中接种新冠病毒疫苗,观察新冠病毒性肺炎在人群中流行情况的改变。现场试验就是要确定怎样更好地在人群中使用疫苗等新的干预措施,以及这些干预措施对人群健康的影响。在进行现场试验时,对要评价的干预措施必须有明确的规定,如疫苗或药物的成分、剂型、剂量、使用时间、方法和频次等。干预措施不仅根据制剂的生物学和化学组成而定,还要考虑健康教育或健康促进情况,这也是干预策略的一个组成部分。二者有可能对疾病都有影响。在设计合适的对照时,将这些因素考虑进去是非常重要的。

随着干预措施研究经验的积累,现场试验的目的也会发生改变。有时,特别是在一个新的干预措施早期,其研究目的主要是分析性的,即证实某种作用或形成某种原则,而较少考虑干预措施在群体水平上控制疾病是否可行。一旦研究中证实了某种措施能有效地预防和控制疾病,就会进行更大规模的现场试验,其目的是形成一个能普遍应用的干预措施。

现场试验的研究目的是寻找能够阻止疾病发生的因素,因此其研究人群由健康者或可能患某疾病的高危人群组成,但要求是匀质的非病人群或高危人群。

二、现场试验设计

（一）确定研究目的

1. 明确研究目的　说明干预措施的类型及其预期结果,对预防疾病所起的作用,描述研究结果可能对公共卫生的影响和作用。

2. 规定合适的研究目标　这是现场干预试验成功与否的关键。应结合研究目的设定合适的研究目标。对研究目标应定量叙述,如研究预期获取的干预措施效应的大小及指标评价的方法,被评价的干预措施的预期结局和研究实施所涉及的人群等。

3. 辅助性目标　在干预试验中根据需要可包括一些与主要目标没有直接联系的其他辅助性目标,如在新冠病毒疫苗现场试验中,也可研究疫苗对流感的保护作用。一项研究达到多个目的,虽然可能很有价值,但需注意这些额外的工作也可能会对研究工作产生一些不利的作用或负面影响,同时可能会增加研究成本。

（二）对照的选择及分组

"有比较才有鉴别",为了评价干预措施的效果,需要比较实验组和对照组的发病率、死亡率等指标。因此,除了实验组外,必须设立对照组。如实验组给予新型疫苗,对照组给予现用疫苗。为使两组发病率的比较在客观、科学的基础上进行,实验组和对照组要处于同等的条件下,即两组的年龄、性别、生活水平、卫生知识等尽可能同等,他们对于该种疾病的易感程度和暴露机会也应该是同等的。因此,现场试验与实验室内开展研究的原则并无区别,但在实施过程中,对现场条件的控制要比实验室条件的控制困难得多。在两组的同等性(均衡性)和可比性方面,往往难以做到尽善尽美,关键在于如何设立对照组。对照的选择原则与临床试验相似,除了随机分组、平行设立的对照以外,一般还可以采用以下几种对照形式。

1. 前后对照　将某地区实施干预措施后的发病率与实施前进行比较。这种方法对于每年流行或间隔一定年限流行且流行水平与强度较为稳定的传染病来说,可能是有用的。如在麻疹疫苗接种以前,麻疹通常是隔年流行。麻疹疫苗接种以后,发病率显著下降,且年年保持低水平,打破了以往的流行规律,由此证明麻疹疫苗是有效的。但对另一些流行没有规律性的疾病来说,这种方法并不可靠。如 1967 年上海市流行性脑脊髓膜炎流行,后来用了灭活菌苗,疫情逐年下降。但是,将以后几年流脑疫情的下降归功于灭活菌苗可能是不合理的。因为,1966 年以前虽然未采用流脑菌苗,但那几年流脑的流行强度也不高。可见,对于前后对照的结果要进行审慎的分析。

2. 群体对照　每个社区随机抽取一个街道或一所学校,根据历年某病发病资料,若这些抽到的街道、学校的发病率与全社区或全社区学生的总发病率比较接近,则以这些街道的居民、学校的学生为干预组,与全社区剩下的其他街道、学校相比较。这是一种整群随机抽样的方法,只要对总体有较好的代表性,在流行病学调查中是经常采用的。如果整群抽样的人群不能代表总体,这种方法就没有什么价值。整群抽样对总体的代表性取决于该种疾病的流行病学特征。至于将甲地列为实验组,以乙地为对照组,若两地的流行因素不同,环境条件各异,病例报告与诊断的水平又不一致,就很难进行合理的比较。

3. 以剩下的人群为对照　这种对照在许多情况下是不够合理的。实验组同对照组的经济水平、居住条件、卫生状况等均各不同,可比性较差。对照组中可能包括许多有禁忌证、经济条件较差、对自身健康关注较少的人,或者相反。如在疫苗评价试验中,为每一个非接种者(不愿接种者、有禁忌证者、有外出史者等)找一个或数个条件合适的接种者作为匹配对象,使两者在年龄、性别、经济水平、居住条件等方面等同,进一步观察两组发病率有无差异,作为考核疫苗效果的方法。但这两种人是不可能在能否接种与愿否接种方面达到同等的,而这些不同点本身就可能包含着暴露机会和易感程度的差异。如在研究伤寒菌苗的效果时,发现自愿接种者与非接种者之间,传染性肝炎和副伤寒的发病率不同(表 9-2)。由于两组人感染肝炎和副伤寒的机会不等,在比较两组伤寒发病率的差异时,可能使一种无效的伤寒菌苗被误认为有效。

表 9-2　伤寒菌苗自愿接种者和非接种者传染性肝炎和副伤寒发病比较(1/万)

组别	人数	传染性肝炎		副伤寒	
		病例数	发病率	病例数	发病率
接种组	50 149	25	5.0	20	4.0
非接种组	66 936	127	19.1	44	6.6

这种对照的可比性虽然不理想,但在实际工作中经常被采用。如某些急性传染病流行时,尽可能对所有居民进行预防接种,不考虑对照组的问题。因为我们需要采用一切可能有效的方法去控制疫情,效果的判定放在次要的地位。疾病流行过后,再来比较接种者同剩下的非接种者之间发病率与死亡率的差异,但结论往往不具说服力。

4. 随机分组　为了避免各种可能的偏差,建议采用随机分组的方法,即按照事先规定的随机化方法,将受试者被逐个纳入试验组或对照组。如在百日咳菌苗的效果考核中,将近 9 000 名儿童被随机分入实验组和对照组,两组在接种程序、剂次、性别、月龄、家中儿童数、喂养情况等方面几乎相同,而且在随访期间两组儿童中各种呼吸道传染病的发病率也都几乎相同,由此认为两组儿童暴露于各种疾病(包括百日咳在内)的程度也是相同的。因此,实验组百日咳发病率(3.9%)低于对照组(18.3%)可认为是由于接种了百日咳菌苗的缘故(表 9-3)。

表 9-3　接种百日咳菌苗者与未接种百日咳菌苗者两组特征之比较

特　　征	实验组 (接种百日咳菌苗)	对照组 (接种流感疫苗)
接种者总数	4515	4412
未完成全程而被摒弃者(%)	15.8	14.8
全程接种者(注射 3 次)	3801	3757
在随访期间被摒弃者(%)	11.7	10.8
男性比例(%)	48.0	50.0
平均月龄	12.2	12.2
平均随访月数	27.1	27.2
家中 14 岁以下儿童之平均数	1.8	1.8
喂母乳者(%)	80.0	80.0
喂母乳月数	5.3	5.4
在随访期间患麻疹、水痘或支气管肺炎者(%)	34.3	33.7
在随访期间患百日咳者	3.9	18.3

在现场疫苗效果的考核工作中,除了要建立一个条件等同的平行对照组外,还必须对病例的诊断制定严格而可靠的标准。如果诊断标准不可靠、不统一,势必有其他疾病的病例或非病例误入到受试各组中去,而真正的病例又有可能被漏掉。这样,由于对病例缺乏精确的定义,试验结果可能受到较大的影响。例如,在伤寒菌苗使用的前50多年中,各地报告的结果很不一致,就是由于诊断标准不严格和不可靠。有研究者仅凭肥达反应就作出诊断(接种过伤寒菌苗人在患其他发热疾病时,肥达反应也可能为阳性),部分病例仅仅依靠临床症状就作诊断,也难免会误诊,导致不同的研究结果差异较大,甚至相反。后来,对伤寒菌苗的效果考核采用了严格的随机分组方法,并以"从发热病人中分离到伤寒杆菌"作为诊断标准,伤寒菌苗的效果终于得到了肯定。

(三) 现场试验效果考核的计划与步骤

现场试验要求的条件比较严格,受试人数往往很多。投入试验的单位和人员也可能较多,事先要做好妥善的计划和周密的组织,研究人员要统一认识。在设计一项现场试验时,以下问题应予以考虑:

1. 选点　一般选择人口稳定、发病率较高、医疗条件较好的地区为现场。试验前对现场开展细致调查,了解研究疾病的"三间"分布、影响发病的相关因素以及人群免疫水平等。在选择受试对象时,这些因素都应加以考虑。在考核被动免疫制剂的效果时,亦可选择密切接触者为研究对象。

2. 样本量　试验开展以前,需要考虑受试人数的多少。应对预计的疫苗效果、对照组的发病情况、容许误差等因素作出初步的估计。样本量的计算可参考临床试验部分。

3. 分组　对照组的设立可根据情况选择上述方法。如果采用随机化方法,则随机分组的原则一经确定,就要严格执行。由于现场试验面广量大,可能在不同地区进行干预和评价工作,分组原则往往不易得到严格的贯彻。有一种简便而统一的随机分组方法值得推荐:如在比较新老疫苗的效果时,将新疫苗同老疫苗事先按随机顺序(如按随机数字)放在纸盒内(一盒可放10个安瓿或更多),一瓶一瓶地用下去。每注射一个人,随即记录姓名和疫苗标记。如果接种人数很多,一个安瓿可装5～10人的用量。

4. 登记　在观察疫苗效果时,对每一个研究对象都要了解接种的制剂、接种次数与剂量、接种日期等。因此,在接种时,必须做好登记工作。登记的信息除个人基本情况和疫苗接种制剂等之外,还应包括接种后反应、血清学反应和病原检验结果、采血(或采便等)日期等。

5. 随访　接种工作结束后应定期进行随访,收集接种后的不良反应、发病情况,必要时采样进行血清学等检测。随访发现和医院报告病例的有关情况都要登记在统一的记录单中,日后进行汇总。对每一个病例都应按统一的标准分型(病原分型和临床分型),因为疫苗效果与疾病的类型可能是有关系的。

三、现场试验资料的分析

(一) 资料均衡性检验

资料的均衡性愈好,可比性就愈佳,试验结果也就更可靠。我们通常要求实验组和对照组在年龄、性别、职业、居住条件、既往病史等各方面都达到均衡。此外，还要求两组在随访期间发现的其他疾病的发病率亦相接近。例如，在研究乙肝疫苗时，要求两组人随访期间丙肝等其他传染病的发病率相近。

（二）发病率比较

可用卡方（χ^2）检验和率的显著性检验法（u 检验）测定两组发病率差异的显著性。

在甲型流感大流行期间，有人用福尔马林处理新分离到的甲型流感病毒，制成单价灭活疫苗，在某地流感流行期前进行该疫苗的效果评价。在 206 个接种者中发现 28 个病例，在 194 个对照者中发现 85 个病例（表 9 - 4）。此资料属间断性，用 Yates 法矫正后，得卡方（χ^2）值如下：

表 9 - 4 流感灭活疫苗接种组和对照组的流感发病情况

组别	未发病人数	发病人数	合计
接种组	178 - 0.5(a)	28 + 0.5(b)	206(a + b)
对照组	109 + 0.5(c)	85 - 0.5(d)	194(c + d)
合计	287(a + c)	113(b + d)	400(n)

$$\chi^2 = \frac{(ad - bc)^2 n}{(a + b)(c + d)(a + c)(b + d)} = 43.5, \ P < 0.001$$

根据 χ^2 检验结果，可以认为，对照组流感发病率显著高于接种组。

此例亦可用率的显著性检验方法来计算。该例接种组发病率为 13.6%（28/206），对照组发病率为 43.8%（85/194）。

首先计算率的标准误（σ_p）：

$$\sigma_p = \sqrt{\frac{pq}{n}}, \ p = 百分率，q = 100 - p$$

对照组发病率的标准误（S_{P1}）为：

$$S_{P1} = \sqrt{\frac{p_1 q_1}{n_1}} = \sqrt{\frac{43.8 \times 56.2}{194}} = 3.6$$

接种组发病率的标准误（S_{P2}）为：

$$S_{P2} = \sqrt{\frac{p_2 q_2}{n_2}} = \sqrt{\frac{13.6 \times 86.4}{206}} = 2.4$$

其次，计算率差的标准误（S_{P1-P2}）：

$$S_{P1-P2} = \sqrt{s_{p_1}^2 + s_{p_2}^2} = \sqrt{\frac{p_1 q_1}{n_1} + \frac{p_2 q_2}{n_2}} = 4.32$$

最后计算 u 值：

$$u = \frac{p_1 - p_2}{s_{p_1 - p_2}} = \frac{43.8 - 13.6}{4.32} = 6.99, \ P < 0.001$$

可见两组发病率差别显著,同卡方检验方法结果相同。

(三) 保护效果及其可信限的测定

经 χ^2 检验或率的显著性检验后,可估计疫苗是否有效。然而,效果的大小仍是不明确的。经 χ^2 检验或 u 检验有效的疫苗不一定都有实用价值,需进一步计算疫苗的保护效果(vaccine effectiveness,VE)及其可信限。

$$\text{保护效果}(\%) = \frac{p_1 - p_2}{p_1} \times 100\% = \left(1 - \frac{p_2}{p_1}\right) \times 100\%$$

上例流感疫苗保护效果(%)$= \left(1 - \frac{13.6}{43.8}\right) \times 100\% = 69.0\%$。 即每 100 个接种者中,估计有 69 人受到保护。

进一步计算保护效果(%)的标准误。为此,先求 $\frac{P_2}{P_1}$ 的方差。根据方差传播的规律,当一个随机变量(P_Q)由一些来自正态总体、互相独立的变量(P_1 与 P_2)相除而得时 $\left(p_q = \frac{p_2}{q_2}\right)$,则 P_q 的方差为：

$$\sigma^2 p_q = \left(\frac{p_1}{p_2}\right)^2 \cdot \left(\frac{\sigma^2 p_2}{p_2^2}\right) \cdot \left(\frac{\sigma^2 p_1}{p_1^2}\right) = \left(\frac{p_1}{p_2}\right)^2 \cdot \left[\frac{\frac{p_2 q_2}{n_2}}{p_2^2}\right] \cdot \left[\frac{\frac{p_2 q_2}{n_2}}{p_1^2}\right]$$

$$= \frac{1}{p_1^2} \cdot \frac{p_2 q_2}{n_2} \cdot \frac{p_2^2}{p_1^4} \cdot \frac{p_1 q_1}{n_1}$$

于是,P_q 的标准误 $\sigma_{Pq} = \sqrt{\frac{1}{p_1^2} \cdot \frac{p_2 q_2}{n_2} \cdot \frac{p_2^2}{p_1^4} \cdot \frac{p_1 q_1}{n_1}}$

保护效果的 95%可信限为：

$$100 \times \left\{1 - \left[\frac{p_2}{p_1} \pm 1.96 \times S p_q\right]\right\} = 100 \times \left(1 - \frac{p_2}{p_1}\right) \pm 1.96 \times 100 \times$$

$$\sqrt{\frac{1}{p_1^2} \cdot \frac{p_2 q_2}{n_2} \cdot \frac{p_2^2}{p_1^4} \cdot \frac{p_1 q_1}{n_1}}$$

将上述流感疫苗案例的数字代入,得到流感灭活疫苗保护效果(%)标准误为：

$$S p_q = 100 \times \sqrt{\frac{1}{43.82^2} \cdot \frac{13.6 \times 86.4}{206} \cdot \frac{13.6^2}{43.8^4} \cdot \frac{43.8 \times 56.2}{194}} = 6.0$$

于是,该疫苗保护效果(%)的 95%可信限为 69.0%$\pm 1.96 \times 6.0 = 57.2\% \sim 80.8\%$,因此,我们有 95%的把握说,这种疫苗的保护效果在 57.2%~80.8%之间。

上述 u 检验和保护效果的标准公式只适合于处理近似正态分布的资料。当病例数稀少,而发病率低时,可考虑用泊松分布资料的统计分析方法。

（四）其他

1. 序贯分析法　当接种对象陆续纳入,短期内不能获得足够的样本数,同时又希望对预防效果尽早下结论时,可考虑采用序贯分析法。这种方法可节约 10%～50% 的样本,同时可以及时作出拒绝或接受某种预防措施的结论。但这种方法要求每个参加对象都有充分暴露的机会,而且要求观察期限较短,这在预防性试验中往往难以满足。

例如:为研究抗痘苗丙种球蛋白对预防种痘后脑炎的效果,在种痘同时给予这种制剂,另以同等人数为对照。试验系分期、分批进行。每次给药后观察期为半个月(种痘后脑炎的最长潜伏期)。在这次试验中,人人种了痘,都感染了痘苗病毒;同时,潜伏期最长不过半个月,观察时间不长,满足了序贯分析的要求。

在序贯分析中,首先要划出接受某种制剂的界线和拒绝某种制剂的界线,然后将试验组成功(不发病)、对照组失败(发病)的对子(标记为 SF),或试验组失败、对照组成功的对子(标记为 FS),用点或线画到预先设计好的序贯图上去。两组都成功(SS)或两组都失败(FF)的对子被放弃。当点或线碰到接受某种制剂的界线时,即认为有效;碰到拒绝的界线时,就认为无效,随即停止试验。

2. 病例对照研究　在疾病流行期间,由于种种原因,对疫苗效果未能组织开展细致的研究。疾病流行和疫苗接种后,往往需要总结经验。于是,重新着手收集资料,分析疫苗效果。在这种情况下,可考虑采用病例对照研究方法。

在进行病例对照研究时,需要从人群中获得足够数量有代表性的样本,确诊的病例作为病例组,非病例作为对照组;然后,比较病例组和对照组中预防接种人数所占比例的差异。用病例组接种率与对照组接种率之比(OR)近似地估计接种组与对照组发病率之比(RR),从而评价疫苗的保护效果 $VE = 1 - OR$。 病例对照研究成败的关键在于所选择的对照组在预防接种、暴露程度等方面对于总体(人群)的代表性是否充分。可以多抽几组对照,如果几个对照组中接种者的分布和频率均相接近,对照组和病例组患其他疾病的频率亦近似,我们就没有理由怀疑它们对总体的代表性以及病例组和对照组之间的可比性。

例如有研究曾用检测阴性病例对照研究方法分析流感疫苗预防接种的保护效果。利用流感监测中发现的因呼吸道感染就诊且流感病毒检测为阳性的病例作为病例组,以同期同样因呼吸道感染就诊于同一家医院但流感病毒检测阴性的病例作为对照,查看并比较其流感疫苗接种记录。通过比较病例组和对照组中流感疫苗接种比例的差异来估计疫苗的保护作用。如表 9-5 所示,流感阳性的 427 名病例中仅 18 名(4.2%)接种了流感疫苗,流感阴性的 427 名对照者中 49 名(11.5%)接种了流感疫苗,疫苗保护率为 67.1%。

表 9-5　流感疫苗保护效果——检测阴性病例对照研究设计

比较项	病例数	接种疫苗人数	百分比（%）	疫苗保护率	
				%	95% CI
病例组（流感病毒阳性）	427	18	4.2	67.1	41.0~81.6
对照组（流感病毒阴性）	427	49	11.5		

　　与传统的病例对照研究相比,这种检测阴性的病例对照设计纳入的研究对象都有相同临床症状且就医行为相似,不需要额外纳入对照,操作简单,易于实施,可以快速开展疫苗效果评估。此外,由于病例和对照的临床症状、就医行为、就医条件以及其他一些相关因素如发病年龄、伴随疾病等均较为相似,因而一般认为此设计减少了一些可能的混杂偏倚。

四、现场试验实例

　　为探讨妇女妊娠期间补充叶酸(维生素 Bc)或其他维生素混合剂(维生素 A、D、B₁、B₂、B₆、C 和烟酰胺)对预防神经管畸形(无脑儿、脊柱开裂和脑室异常)的效果,在 7 个国家的 33 个医疗中心开展了一项随机双盲预防性试验。

　　本研究是一项国际性、多单位参与的随机双盲试验。参与单位有 33 个(17 个位于英国,16 个位于其他 6 个国家:匈牙利、以色列、加拿大、俄罗斯、澳大利亚和法国)。研究对象为曾受神经管畸形影响的妇女,但不包括因染色体隐性异常所引起的畸形(Meckel's 综合征),这些妇女拟再次怀孕,并尚未服用维生素补剂。同时剔除那些患有癫痫的孕妇,以排除补充叶酸对她们正常治疗的影响。上述 33 个研究医疗中心均可从事婴儿出生前神经管畸形的诊断。研究对象被随机分配至 4 组中,即 A 组(叶酸组)、B 组(叶酸＋其他维生素组)、C 组(空白对照组)、D 组(其他维生素组)。

　　通过比较 A、B 组和 C、D 组的结果可检验叶酸的预防效果;通过比较 B、D 组和 A、C 的结果可检验其他维生素的预防效果。上述随机分组方法在各个研究中心均开展,以保证在每个中心内的每组人数基本相等。

　　研究所使用的胶囊由 Boots 公司提供,并包装成每盒 2 周的用量。进入研究的妇女从随机分组的日期起每天服用 1 粒胶囊直到怀孕的第 12 周(从末次月经的第一天算起)。叶酸的胶囊中含有叶酸 4 mg,复合维生素的胶囊含有维生素 A 4 000 U、D 400 U、B₁ 1.5 mg、B₂ 1.5 mg、B₆ 1.0 mg、C 40 mg、烟酰胺 15 mg。而对照组胶囊中则含有硫酸亚铁 120 mg 和硫酸钙 240 mg。所服用胶囊的质量由瑞士巴塞尔的霍夫曼(Hoffmann)博士每 3 个月检查一次,以保证胶囊的效力。研究为双盲试验,即临床医生和孕妇都不知道孕妇分配到哪一组,直至研究结束。而随机分配过程则在牛津大学的临床试验研究中心进行。

被邀请参与试验的妇女有一周的时间来决定她们是否愿意参加,以便她们有充足的时间来考虑或与家人讨论决定。所有参与者均有一张有关该研究信息的资料卡片。

研究过程中,饮食的种类不受限制。研究开始后,收集每位新纳入研究对象的血、尿标本,并送至伦敦圣巴塞洛缪医院中心实验室采用放射免疫方法测定叶酸。随后给每位参与者分发胶囊并被告知每3个月随访一次,以便了解她们的身体状况和记录她们的服药量。每次随访时亦需收集血、尿标本,并提供胶囊。最后一次随访是在怀孕后的第12周。在整个研究过程中,记录所有孕妇及其胎儿的健康状况,包括胎儿的畸形情况、性别、出生体重和头围等。若发生流产后,亦应尽可能地检查胎儿的情况。若未能检查到流产胎儿的情况时,胎儿的母亲则继续留在研究中并保持在原来的分组,直到试验结束或观察到有再次妊娠的结果。研究最后的结果来自于所有有妊娠结果的妇女。当有神经管畸形病例(无脑儿、脊柱开裂和脑室异常)报告时,应进行单独的病例确认,必要时可做尸体检查。此外,神经损害的具体描述在伦敦的医学研究中心内进行(盲法观察)。为了同时监测补充制剂可能引起的毒性作用,本研究向参与者开展了可能与补充胶囊有关的医学问题的调查。在研究中出生的婴儿1、2、3岁生日时,分别向其母亲发放调查问卷,获得其健康状况。研究过程中,只有研究负责人、协调管理员和数据监督委员会掌握研究的结果,且每6个月评估一次研究结果,以便决定研究的今后走向。

本次研究的主要结果如表9-6所示。研究共纳入1817例高危产妇,她们被随机地分配至4个研究组:A(叶酸组)449人、B(叶酸+其他维生素组)461人、C(空白对照组)454人、D(其他维生素组)453人。其中1195例妇女怀孕并完成了随访,即可明确其宫内胎儿或产下的婴儿是否患神经管畸形。研究共发现27例胎儿/婴儿患有神经管畸形,其中6例发生在叶酸组,21例发生在其他组。结果显示叶酸的保护率为72%(相对危险度0.28,95%CI:0.12~0.71),其他维生素则未发现有保护作用(相对危险度0.80,95%CI:0.32~1.72)。研究未发现叶酸对人体有不良反应。因此,研究认为,怀孕前补充叶酸的方案可推广至所有高危妇女,而在所有备孕妇女中均应通过合理膳食以保证充足的叶酸摄入。

表9-6 预防神经管畸形的现场试验结果

组别	叶酸	维生素	神经管畸形数	妊娠数	发生率(%)	相对危险度	95% CI
试验分组							
A	+	−	2	298	0.67		
B	+	+	4	295	1.36		
C	−	−	13	300	4.33		
D	−	+	8	302	2.65		
结果比较							
A+B	+	+/−	6	593	1.01	0.29	0.12~0.71
C+D	−	+/−	21	602	3.49		
B+D	+/−	+	12	597	2.01	0.80	0.32~1.72
A+C	+/−	−	15	598	2.51		

第四节 社区试验

现场试验以个体为单位分组,还有另一类干预试验只能以群体为单位进行分组,如自来水加氟能否预防龋齿、食盐加硒能否预防恶性肿瘤、全人群根治性病能否降低艾滋病传播、集体改用深井水能否预防肝癌,等等。这类以群体为分组单位的现场试验称为社区试验。

一、社区试验的概念

社区试验(community trial)亦称社区干预试验(community intervention trial)。在社区试验中,接受某种处理或干预措施的基本单位是整个社区或某一人群中的亚群,如某学校的班级、某城市的街道或居委会。在社区试验中,研究对象是整个群体。如果疾病的一些危险因素普遍存在,则不需在人群中区分高危人群,在此类社区中进行干预试验是适宜的。高危人群的鉴别通常需要在人群中进行筛检,这不仅在经济上需要很大的花费,而且需要得到所涉及人群的合作,所以实施起来困难较多。反之,若在人群中设法减少危险因素,以便降低人群的发病率或死亡率时,相应的干预措施相对容易实施。对非传染性疾病来说,自暴露于致病因素至疾病发生的潜伏期可能很长,一般几年、十几年甚至几十年,以个体为干预单位的现场试验较难观察长期效果,所以常常通过社区试验针对某些危险因素降低其水平,最终达到降低发病率或死亡率的预期目的。

在社区试验中,研究通常需要选择至少两个社区,且在各个方面尽量相似。对其中的一个社区施加干预措施,另一个作为对照社区,然后建立一套监测系统,调查每一社区的发病率、死亡率及其可能被干预的危险因素等(图 9 - 4)。

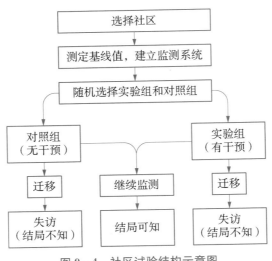

图 9 - 4　社区试验结构示意图

二、社区试验的设计

社区试验一般可分为 6 个阶段。

（一）计划的提出和完善

与现场试验一样,社区试验的关键是设计合理,组织安排要妥当。设计时对采用的调查、检测和干预方法等进行详细的描述与介绍。对研究期限、试验结果的分析及干预可能发生的不良反应或偶然反应等均应有所估计。

（二）社区的选择及补充

试验中所需社区的数量及大小需要符合统计学要求。调查者需要保证试验要有足够的把握度来检验干预的效果。由于以社区为基础的干预往往花费较大,所以参与研究的社区数量往往较少。试验中所选择的社区应尽可能在各个方面相似。如人口数、经济情况、医疗条件等有关的对研究结果有影响的重要因素应尽量相似。

（三）基线建立与社区监测

研究者一旦确定研究社区与研究内容,就要掌握与此有关的基线资料,并建立社区监测系统。与社区监测有关的问题包括:

（1）在设计时要明确社区范围,建立明确的诊断标准,确定病例及有关资料的管理程序。

（2）设计计划一旦确定,研究者应取得研究社区各方对这一试验的支持。

（3）监测期间应有保证获得研究相关资料的系统与系列措施。

（四）干预措施的选择

基线情况确定之后,便可以启动干预措施。试验的干预措施应符合可减轻该社区人群的重要公共卫生问题,且容易被群众所接受。

（五）干预监测

社区试验在进行的过程中,应密切注意所实施的干预措施是否有不良反应发生,若发生严重的不良反应,则试验即应立刻停止,或由专家组从伦理学的角度去决定试验是否要继续下去。

（六）结果评价

在对试验结果进行资料分析和下结论时,因为社区是作为一个集体进行比较的,而不是以社区内的人群个体进行比较的,对混杂因素的影响应予以考虑。

三、社区试验的实施和评价

（一）社区试验步骤

1. 基线或本底调查　了解试验前试验社区某病发病水平本底水平。

2. 随机分组　若各社区的暴露情况与发病率均相似,可用单纯随机法进行分组。否则,应根据暴露情况或发病率等重要因素进行配对分组。

3. 落实干预措施   在试验社区落实干预措施。在措施实施期间,试验群体中拒绝接受干预措施者和对照群体中自己设法去采用该措施者均应记录。

4. 随访结果   了解发病情况,特别要了解失访、迁出与迁入的情况。

(二) 平行对比与非平行对比

1. 平行对比   在试验与对照群体中同时进行调查基线基本情况、落实措施、随访结果的工作,区别在于试验社区实施所研究措施,而对照社区不采用该项措施,并需记录所有例外的情况,如图 9-5 所示。

试验区: 调查基线   落实措施   随访结果
对照区: 调查基线   ————   随访结果

图 9-5   平行对比社区试验示意图

2. 非平行对比   由于一些试验可能存在伦理问题或接受程度有区别,对照区往往难以设立和坚持,于是又有了非平行对比,即每个群体在基线调查中充当其他群体的对照区,随后给予干预措施,如图 9-6 所示。

甲区   调查基线   落实措施   随访结果
乙区   调查基线   落实措施   随访结果
丙区   调查基线   落实措施   随访结果

图 9-6   非平行对比社区试验示意图

乙区的调查基线所得结果可充当甲区对照,但在随访时可以丙区的调查基线为对照。

(三) 样本量估计

试验所需的“群”可按以下公式计算:

$$N = f \frac{\left[\dfrac{(p_0 + p_1)}{n} + K^2(p_0^2 + p_1^2)\right]}{(p_0 - p_1)^2 + 1} \qquad (公式 9-13)$$

式中:

f:第Ⅰ类与第Ⅱ类误差之和的平方。例如若取显著性水平为 95%,把握度为 80%,则 $f = (1.96 + 0.841)^2 = 7.85$。

P_0:对照组发病率,假定为 1.0%。

P_1:为试验组发病率,假定干预措施效果为 50%,则 P_1 为 0.5%。

n:“群”内人数,假定均为 $2\,000$ 人。

K:“群”之间的发病率的变异度。

$$K = \frac{\sigma}{P_0} \qquad (公式 9-14)$$

σ:标准差,可用各群(对照组)发病率全距 $\div 4$ 来估计。假设对照区发病率在 $0.5\% \sim 1.5\%$ 之间,$P_0 = 1\%$,则:

$$K = \frac{1.5 - 0.5}{4 \times p_0} = 0.25$$

$$N = 7.85 \frac{\left[\dfrac{0.01 + 0.005}{2\,000} + 0.25^2 \times (0.01^2 + 0.005^2)\right]}{(0.1 - 0.005)^2 + 1} = 5.81$$

亦即对照区与试验区各需 6 个"群",即 $6 \times 2\,000 = 12\,000$ 人。

(四) 资料分析

1. 干预措施效果可信区间的计算　其 95% 可信区间用以下公式计算:

$$1 - \frac{p_0}{p_1} \times f \sim 1 - \frac{\left(\dfrac{p_1}{p_0}\right)}{f}$$

$$f = \exp\left\{\sqrt[2]{\left[\frac{\left(\dfrac{s_1}{p_1}\right)^2}{n} + \frac{\left(\dfrac{s_0}{p_0}\right)^2}{n}\right]}\right\}$$

式中:P_0 为对照社区发病率的均数。P_1 为试验社区发病率的均数。S 为标准离差。n 为样本群数。

2. 可能发生的问题

(1) 随机分组不成功,试验社区与对照社区在暴露与发病方面不可相比。

(2) 试验社区不接受干预措施以及对照社区自行接受干预措施者均有较高比例,干预效果被"稀释"。

(3) 失访人数多,人口流动频繁,对干预效果同样起稀释作用。

(4) 在对照群与试验群中搜索病例的方法不同,诊断标准不同,所获结果有偏倚。

(5) 试验与对照社区区域中的个体有其独自的特征。例如,经过多次选择,对总体代表性差,于是结论的推广范围受到限制。

第五节　伦理学问题

一、基本原则

(一) 知情同意的原则

所有实验研究都应向参与研究的候选对象充分告知研究目的、研究方法、预期的受益和潜在风险、可能出现的不适或不良反应、资金来源和可能的利益冲突等。当确认研究对象充分了解相关信息后,应获得其书面知情同意书。

(二) 自愿的原则

所有研究对象必须是自愿参加并且对研究项目有充分的了解。所有对象均有权拒绝参加试验或在试验开始后任何时间退出试验,并且不会受到任何威胁和报复。

（三）有益原则

研究对象应该可以从研究结果中受益。只有当实验预期的受益及重要性超过研究所带来的风险和负担时,才可以开展实验研究。

（四）无害原则

实验的干预措施应不能损害人体健康,部分治疗措施可能会有一些不良反应,但必须是预期的受益超过其风险和负担时,才可以开展。

（五）科学的原则

实验研究应遵循科学的原则,在全面了解相关资料和充分的实验室实验、动物试验依据的基础上,经过严谨、科学的设计才可以开展人体试验研究。

（六）保密原则

实验研究应该尊重研究对象的自身权利,尽可能采取措施对病人的隐私、疾病资料等保密。

二、临床试验中的伦理学

临床试验中除了应遵循上述基本原则外,还可由于安慰剂或无干预对照而引发医德伦理争议,为此,《赫尔辛基宣言》中指出:一种新的干预措施的获益、风险、负担和有效性必须与已被证明的最佳干预措施进行对照试验,除非出现下列情况:①在缺乏已被证明有效的干预措施时,可以接受研究中使用安慰剂或无干预处理;②在基于有强有力的、科学上可靠的方法学原因,有必要使用任何比现有最佳干预低效的措施,或使用安慰剂,或无干预处理,以验证或确定一种干预措施的有效性;③当接受任何比现有最佳干预低效的措施,或使用安慰剂,或无干预处理的患者,不会因未接受已证实最佳干预措施而遭受额外的、严重的或不可逆的风险。④对选择比现有最佳干预低效的措施、安慰剂、无干预处理,要格外谨慎,以避免滥用。

三、现场和社区试验中的伦理学

社区试验虽然不像临床试验那样要经过严格审批,但是研究者从伦理上考虑,首先必须保证试验的干预措施有充分的科学依据,包括考虑以前的或现在正在进行的相关研究结果,并要有严格的设计和充分的准备,以保证涉及人群的试验能获得有科学价值的结果。

社区试验的风险一般比临床试验小,但由于参与的人数众多、涉及面较广、影响较大,仍需谨慎行事。

由于社区试验的受试者很多,不大可能像临床试验那样对每个受试者详细说明并获得知情同意。因此,首先应当以信任度较高的文件或公告等形式向社区公众宣传,以最易理解的方式作出有关解释,包括试验的目的、可能的益处和风险、试验的程序、有关保密措施等。然后征得社区的同意或认可,这一般在当地卫生部门的协助下,同社区领导或代表讨论决定,社区试验的实施方案也要征得他们的同意。获得社区知情同意,也能提高社区的参与率、依从率和随访率,从而提高社区试验的研究质量。

此外,社区试验更多地从公共卫生的角度考虑问题,即用有限的卫生资源获得尽可能大的人群目标。因此,要充分考虑经济上贫困和社会地位低下的人群,使他们尽可能地获得健康效益。

社区试验的期限一般比临床试验长,少则半年,多则几年甚至十几年,容易产生"延误"的问题。这时要估计"延误"所造成的健康损害风险,如果风险较大,该长期试验在伦理上就不能被接受。

(赵根明　张　涛)

参考文献

1. 姜庆五. 流行病学[M]. 北京:科学出版社,2003.
2. 金丕焕. 临床试验原理[M]. 上海:复旦大学出版社,2018.
3. 栾荣生. 流行病学原理与方法[M]. 成都:四川大学出版社,2005.
4. HILL A B. The clinical trial [J]. New Engl J Med, 1951,247(4):113 - 119.
5. MRC Vitamin Study Research Group. Prevention of neural tube defects: results of the medical research council vitamin study [J]. Lancet, 1991, 338 (8760): 131 - 137.
6. WANG Y, ZHANG T, CHEN L, et al. Seasonal influenza vaccine effectiveness against medically attended influenza illness among children aged 6 - 59 months, October 2011-September 2012: A matched test-negative case-control study in Suzhou, China [J]. Vaccine, 2016,34(21):2460 - 2465.

第 十 章　流行病学研究中的精确性与有效性

　　从流行病学研究中得出的有关暴露因素与健康结局间的联系,其病因学意义取决于研究过程中是否存在误差以及误差的大小,在排除因研究过程中出现的各类误差而导致暴露因素与健康结局间虚假联系的可能性后,研究人员可以对该联系作出更为可信的病因学推断。一项研究的准确性(accuracy)指的就是在对某暴露因素与健康结局间的联系作病因推断时没有或较少出现此类错误推断的情况,包括研究的精确性(precision)和有效性(validity)。事实上,任何一项科学研究,在其设计、实施、分析及结果解释的全过程中都难免会出现或产生各种误差或错误,影响了研究的精确性和有效性,导致研究结果不能真实地、精确地反映实际结果。

第一节 | 流行病学研究的精确性

　　研究的精确性指的是研究中的随机误差(random error)大小。在流行病学研究中,在对某暴露因素与健康结局间的联系作总体参数估计或病因学推断时,如果方差小即总体参数估计值的可信区间(confidence interval)较窄,则反映了该研究中的随机误差较小,即该研究的精确性好。因此,要提高研究的精确性就要减少随机误差。流行病学研究中导致随机误差的原因有多种,主要来源于对研究对象的选择过程,这种随机误差又被称为抽样误差。所有的流行病学研究包括队列研究中都有可能存在抽样误差,因为研究对象实际上只是人群的一个样本。即使研究对象包含了一个特定人群的所有个体,这也只是更大范围人群的一个样本。

　　抽样误差仅是流行病学研究中随机误差的来源之一,指标的重复测量等多种情况也可产生随机误差,影响研究的精确性。提高研究精确性的途径主要有两种:一是增加研究对象的数量即样本含量(sample size),二是提高单位样本含量下所能获得的统计信息量即统计效率(statistical efficiency)。

一、样本含量与研究的精确性

　　一般说来,一项流行病学研究,其样本含量越大(即参加研究的人数越多),对总体参数的估计就越精确,因此,增加样本含量是减少随机误差、提高研究精确性的最基本、最常用的方法。但样本过大可导致人力、物力、时间和费用的增加,增大了研究成本。表 10 - 1 显示了 3 个假定在同一人群中针对同一病因假设开展的病例对照研究,3 个研究中的病例数均为 20 人,但对照样本量不同,在研究一中病例与对照的比例为 1∶1。在研究二中,病例与对照的比例为 1∶5;在研究三中,病例与对照的比例为 1∶10。

表 10 - 1　不同样本含量的病例对照研究的精确性示例

比较项	研究一			研究二			研究三		
	病例	对照	合计	病例	对照	合计	病例	对照	合计
暴露	15	10	25	15	50	65	15	100	115
非暴露	5	10	15	5	50	55	5	100	105
合计	20	20	40	20	100	120	20	200	220

比较项	研究一	研究二	研究三
OR	3.00	3.00	3.00
$V[\ln(OR)]$	0.467	0.307	0.287
95% CI	(0.79, 11.4)	(1.01, 8.88)	(1.05, 8.57)

从表中计算结果可见,研究二与研究一相比,研究的精确性显著提高了,表现在 OR 值的 95% 可信限窄,而研究三与研究二相比,尽管对照数增加了近一倍,但研究的精确性并没有明显提高。相反,由于对照数显著增加,研究成本增加了近 83%。因此,从成本效益的角度来看,研究三的设计并不理想。

因此,在实际工作中应根据研究目的确定适宜的样本量,并通过合理的抽样,使样本的特征能代表目标人群。样本量一般可通过统计学公式计算获得。目前一些常用的资料处理软件包如 PASS、SAS、Stata、Epi-info 和 R 的 pwr package 等,都具备计算样本量的功能。

二、提高统计效率

除了可以通过增加样本量来提高研究的精确性外,还可以通过改进研究设计、使用合适的统计分析方法等来提高统计效率,从而提高研究的精确性。

1. 充分收集和利用所有信息　除了要收集每个研究对象的相关信息外,还要注意充分利用收集到的变量信息。例如不要轻易地将连续变量转化为分组变量,因为在将连续变量转化为分组变量的过程中,有可能丢失了大量的统计信息,从而降低了统计效率。

2. 合理应用统计模型分析资料　可以根据研究资料的特性作出科学合理的统计假设,进而采用合适的统计模型进行拟合和分析,提高统计效率。如在流行病学病因学研究中,为控制混杂因素的影响,通常对数据用 Logistic 回归模型进行拟合,以在控制了混杂因素的影响后确定暴露因素对疾病发病的影响。尽管人们可以通过分层分析(stratified analysis)来控制混杂因素的作用,但在有限样本量的情况下,当所需要控制的混杂变量较多时,运用回归模型分析将能获得比分层分析高的统计效率。

3. 限制研究对象的特征　研究者可以对入选研究对象的特征(除外暴露因素)如年龄、性别、职业、社会经济状况等进行一定的限制,这样可以减少统计分析中需要控制的混杂变量数,从而提高研究的统计效率。但是,需要注意的是,对研究对象的限制不能太多、太严格,否则可能会导致难以找到足够多的符合入选标准的研究对象,这样又反而会减少样本量,从而降低研究的精确性。

4. 均衡所比较各组中的对象人数　通过选择对象来提高研究精确性的关键是均衡,即均衡所比较各组中的对象人数。病例对照研究中,如果人群有一定程度的暴露比,则两组人数较为接近时统计检验效率较高,匹配比例一般不应高于1∶5。同样,队列研究如果可在暴露与非暴露组样本量比例较为接近的人群中实施,则统计学检验效率较高。如果全人群的暴露比例很低,则可选择其暴露比例稍高的亚人群为研究对象。

第二节　流行病学研究的有效性

研究的有效性或内部有效性(internal validity)指的是研究结果是否无偏地反映了所研究因素与疾病的真实联系。流行病学研究通过对现实世界中样本人群的暴露经历和健康结局间关系的测量,推断所研究的暴露因素对结局的真实效应,这一过程可因样本人群与总体间的各种差异而不能获得对"真值"的有效估计。影响研究内部有效性的主要因素是系统误差,即偏倚。偏倚指的是研究设计、实施、分析和推断过程中存在的各种对暴露因素与健康结局间关系的错误估计,它系统地歪曲了暴露与结局间的真实联系。

一、偏倚的定义和方向

对所得观察资料的推理偏离真实值,或自样本人群所得暴露变量与结局变量间的联系不能反映目标人群的暴露变量与结局变量间的真实联系即谓之偏倚。

偏倚是一种系统误差,它或偏向正方向,使原来的真值被夸大了,或偏向负方向,使真值被缩小了,因此偏倚是有方向的。

假定某一欲观察或测量的效应值的真实值为 θ,而反映在样本中的观测值为 $\hat{\theta}$。我们设定凡是夸大真实效应者为正偏倚,不论真实效应为危险效应还是保护效应,而缩小真实效应者为负偏倚。如果研究中的真实效应用 $RR(\theta)$ 表示,当 $RR(\theta)=1.0$,即为零效应; $RR(\theta)>1$ 为危险效应,当 $RR(\theta)<1$ 为保护效应。$\hat{\theta}$ 为偏倚了的 RR。

于是,在具有危险效应 $RR(\theta)>1$ 时:① $\hat{\theta}>\theta>1$,夸大危险效应,或远离零效应值

（或无效值），故为正偏倚；②$\theta > \hat{\theta} > 1$，缩小危险效应，趋向零效应值，故为负偏倚。

当效应值为保护效应，$RR(\theta) < 1$ 时：①$\theta < \hat{\theta} < 1$，偏倚缩小了保护效应，$\hat{\theta}$ 趋近零效应值，故为负偏倚；②$\hat{\theta} < \theta < 1$，偏倚夸大了保护效应，$\hat{\theta}$ 远离零效应值，故为正偏倚。

具体举例来看：①$RR(\theta) > 1.0$，$RR = 2.0$ 是危险效应；当 $\widehat{RR} = 3$ 时，它远离零效应值，夸大了原危险效应，$\widehat{RR}$ 被判为正偏倚；当 $\widehat{RR} = 1.5$ 时，它趋近零效应值，缩小了原危险效应，$\widehat{RR}$ 被判为负偏倚。②$RR(\theta) < 1.0$，$RR = 0.5$，是一种保护效应；当 $\widehat{RR} = 0.2$ 时，它远离零效应值，夸大了保护效应，$\widehat{RR}$ 被判为正偏倚；当 $\widehat{RR} = 0.8$ 时，它趋近零效应值 1.0，缩小了保护效应，$\widehat{RR}$ 被判为负偏倚。

还有一种偏倚，被称为质性偏倚（qualitative bias），例如：当 $RR(\theta) = 0.5$，$\widehat{RR}(\hat{\theta}) = 1.5$；或反之，$RR(\theta) = 1.5$，$\widehat{RR}(\hat{\theta}) = 0.5$，即所产生的偏倚跨过零效应值 1.0，由保护效应偏离为危险效应，或由危险效应偏离为保护效应。

如果在发生偏倚后，知道偏倚的方向，虽不能否认偏倚的存在，但可估计出偏倚了的结论是否还有效？是否还站得住脚？例如，当真实的 $RR = 5.0$，而偏倚了的 $\widehat{RR} = 3.0$，且经检验 $\widehat{RR} = 3.0$ 有统计学显著意义时，$\widehat{RR} = 3.0$ 是过低估计了真实值，如果我们纠正偏倚，RR 一定大于 3.0，且更有统计学显著意义，故姑且承认偏倚的存在，但结论仍然有效，虽然被缩小了。

同样，当真实值 $RR = 0.2$，而发生偏倚了的 $\widehat{RR} = 0.6$，但经统计学检验确认具有显著意义的保护效应。这是一负偏倚，相对于原真实值 $RR = 0.2$ 来说是过低估计了，因此，如若对此负偏倚加以纠正，则其保护作用会更强，且更具统计学显著意义，故姑且承认偏倚的存在，但偏倚了的结论仍然有效，它只是过低估计了。仍然有效的意思是前者关于危险效应的结论没错，后者关于保护效应的结论也没错，只是都被缩小了，如若纠正偏倚，前者危险效应的结论不变，后者保护效应的结论也不变。

如若发生质性偏倚，则使偏倚了的结论走向原真实情况的反面，歪曲了真相。

二、偏倚的种类

偏倚是在流行病学研究过程中发生的，这个过程涵盖了从研究设计到实施、分析乃至推断的各个阶段。偏倚可存在于各种流行病学研究类型，如现况研究、病例对照研究、历史性或前瞻性队列研究和流行病学实验研究。

偏倚发生的环节繁多，形式各异，大致可分为三大类：

1. 选择偏倚 主要发生在研究的设计阶段，如入院率偏倚、奈曼偏倚和检出征候偏倚等。

2. 信息偏倚 主要发生在研究的实施阶段，如报告偏倚、调查者偏倚和回忆偏倚等。

3. 混杂偏倚 主要发生在研究的设计和分析阶段。

第三节 选 择 偏 倚

一、定义

流行病学研究中,当按一定的条件识别研究对象时,从所纳入的研究对象中获得的有关因素与疾病的联系系统地偏离了源人群中该因素与疾病之间的真实联系,即认为有选择偏倚存在。选择偏倚的发生是由于在样本选择过程中,纳入研究的个体在暴露因素和结局特征方面的抽样概率不同所致。选择偏倚多见于现况研究、病例对照研究和回顾性队列研究,因为在这些研究中暴露和结果都先于对象的确认而发生。例如在病例对照研究中,病例和对照分别按不同条件选择,而这些条件又与既往暴露史有关,如在乳腺癌与激素替代疗法关系的研究中,由于采用激素替代疗法的妇女更多地去医院定期检查,一个医院为基础的病例对照研究,相对于源人群,病例的激素替代疗法暴露比例就可能更高。又如,在回顾性队列研究中,暴露的识别直接与疾病的发生相关,已知对象已经发生了疾病,就更有可能纳入有假设危险因素暴露史的对象。而前瞻性队列研究,因为对象的纳入先于疾病结局的发生,因此,可以较好地避免受结局影响的选择偏倚发生,长期的前瞻性队列研究同样可能因与暴露相关的对象失访而使样本人群有别于源人群,发生选择偏倚。

二、种类

选择偏倚有多种,因研究对象的纳入方式和条件而异,包括检出征候偏倚、入院率偏倚、奈曼偏倚(Neyman bias)、无应答偏倚、失访、志愿者偏倚和健康工人效应等。

（一）检出症候偏倚

在用病例对照设计研究某暴露因素与某病之间的联系时,若病例的纳入受该暴露因素的影响,使具有该暴露因素的病例会早期出现某种临床症候,促其早日就诊,有更大可能被选择性地纳入研究,导致研究人群的病例在被研究的特征方面(某暴露因素)同未被选入的病例有系统的差别,即对象的纳入过程未能独立于所研究的暴露因素,这种偏倚称作检出征候偏倚(detection signal bias),或发现偏倚、医学监测偏倚等。

例如,1975 年齐尔(Ziel)和芬克(Finkle)用病例对照设计,从美国加州洛杉矶妇女中调查口服雌激素与子宫内膜癌之间的关系。结果认为两者间存在高度的关联,结论是口服雌激素是妇女子宫内膜癌的危险因素。1978 年,霍维茨(Horwitz)和范恩斯坦(Feinstein)指出,以上关于口服雌激素与子宫内膜癌相关联的结论是一种检出症候偏倚,两者之间的高度关联是虚假的。因为在人群中有一定量无症状的子宫内膜癌早期病人,她们若不服雌激素,子宫不致出血,因而不去医院就诊而不能被发现。其中,服雌激素者易发生子宫出血而去医院就诊从而被发现而被选入观察的病例组,使得病例组中选择性地纳入大量口服雌激素的子宫内膜癌患者。范恩斯坦等还认为导致上述偏倚还在于对照组的确定也存在问题,既然病例组中大量选入了因同暴露因子牵连的对象,那么也应考虑到对照组具有此因素的对象,至少选一般人群是不正确的,因为她们无此口服雌激素致子宫出血去医院就诊因而被纳入对照组的因素。范恩斯坦等于是从同一医院中随机选取妇科其他良性肿瘤患者,她们也有同样的因素,即口服雌激素致子宫出血而被检出其他良性肿瘤而住院。这样研究的结果,显示口服雌激素同子宫内膜癌之间并无关联。注意,这里寻找对等因素加以均衡的只是人为的可能导致偏倚的系统误差。其后哈金森(Hutchinson)和罗斯曼发现上述的正偏倚很大程度上同病例组中选入大量的早期子宫内膜癌患者有关,因为只有她们在服用雌激素后才被选入病例组,而稍晚期的患者主要是因她们出现了子宫内膜癌本身固有的症状才去医院就诊而入选的,同口服雌激素无关,故无口服雌激素暴露史的子宫内膜癌患者中稍晚期患者比例较多。于是随着观察时间的延长,在病例组中选入的稍晚期患者的比例在上升,而病例组中口服雌激素暴露史的比例在下降,乃至出现相反的结局,即结果出现了负偏倚,这是因为随着病例组早期患者的减少,口服雌激素暴露比例相应下降,而同时对照组却未随之有相应的变动,因为妇科良性肿瘤患者没有像子宫内膜癌早晚期患者有暴露比例的变迁。哈金森和罗斯曼后来将对照组换上妇科其他恶性肿瘤患者,后者阴道出血的倾向性很低,故这样又消除了偏倚。但这是否已是稳定了呢? 病例组是否可能还会进入大量的早期子宫内膜癌患者呢? 我们是否可以多设几个对照组呢? 比如对上述三种同时进行对照观察呢?

以上这一实例的重要启示之一是选入的对象应尽量避免在所研究的特征方面系统地与落选对象有差异。但有同等重要意义的是如何选好对照组。通过上述的介绍发现,选好对照组也是十分不容易的,这与研究者的临床知识、经验及关于研究变量的特性、对象选入的方法等都有关。稍有疏漏,选择偏倚就悄然产生,影响研究观察的结论。因此,在设计中对观察对象进入样本的条件应作严格限制,对照组的人为系统误差应尽量与病例组相同,如去医院求治的机会、方便条件等皆应相同。

(二) 入院率偏倚

又称伯克森偏倚(Berkson's bias),指在以医院为基础的病例对照研究中,由于所比较各组入院率不同而导致的偏倚。例如,当研究某病 A 与因素 X 的关系时,以 B 病患者为对照。由于 A 病、B 病和暴露于因素 X 者的入院率不同,导致了在医院中所得样本不能反映人群中病例和产生病例的对照人群的真实暴露情况。对伯克森偏倚的论述很多,可通过对不同疾病住院率的估算来校正其 OR。

例如:某临床研究工作者计划研究 A 病同 C 因素的关系,A 病例取自医院,同时,他从同院某病区随机抽取相应人数的 B 病例作对照。

A 病患者在人群中约有 5 000 例,B 病患者也有 5 000 例,某因素 C 在 A 病患者和 B 病患者中各占 15%,并假定三者的入院率相对独立(表 10 - 2)。

表 10 - 2   人群中 A、B 两病及 C 因素的分布

病种	有 C 因素者	无 C 因素者	合计
A 病	750	4 250	5 000
B 病	750	4 250	5 000

A 病和 B 病相对于 C 因素的 OR 为:$(750×4\,250)/(4\,250×750)＝1.0$。

表 10 - 2 资料表明在人群中 A、B、C 三者间并无关联,$OR＝1.0$。

现假设 A 病、B 病入院率不同,分别为 60％及 25％,同时具有 C 因素者也有一定的入院率,为 40％(表 10 - 3)。

现就上述不同的入院率计算住院患者:

A 病有 C 因素人数:$(750×60％)＋[(750－750×60％)×40％]＝570$

B 病有 C 因素人数:$(750×25％)＋[(750－750×25％)×40％]＝413$

A 病住院而无 C 因素人数:$(5\,000－750)×60％＝2\,550$

B 病住院而无 C 因素人数:$(5\,000－750)×25％＝1\,063$

表 10 - 3   医院病例样本中 A、B 两病及 C 因素的分布

病种	有 C 因素者	无 C 因素者	合计
A 病(病例)	570	2 550	3 120
B 病(对照)	413	1 063	1 476

住院样本中 A 病相对于 C 因素的 OR 为:$(570×1\,063)/(2\,250×413)＝0.575$。

从上述表 10 - 2、10 - 3 结果看,人群中 A 病同 C 因素本无关联,而以医院病例作为样本所得观察结果,C 因素是 A 病的保护因素,而对 B 病则是一危险因素。此即伯克森偏倚,因为它远离了无效值 1.0,夸大了其保护效应,或可以说是造成了一虚假的效应,不管它是危险效应还是保护效应,因此该伯克森偏倚是正偏倚。

虽然我们了解了伯克森偏倚的定义及产生的条件,但对该偏倚的大小及方向无从判断,尤其是在对入院率的具体数字一无所知的条件下,怎么来避免伯克森偏倚呢? 或在无法避免的情况下,如何正确评价及利用已有伯克森偏倚的结果来说明研究目的呢?

避免伯克森偏倚最好的办法是从一般人群中获取样本,或至少对照取自人群,但有时做不到。怎么办? 有人用微分方程对 A、B、C 三者因入院率不同导致偏倚的大小及方向作过推算,取得如下的结果。假设 h_A 是 A 的入院率,h_B 是 B 的入院率,h_C 是因素 C 的入院率。又假定 OR 或 θ 是人群中 A 病同因素 C 相关联的无偏真实值,而 $\widehat{OR}$ 或 $\hat{\theta}$ 是由医院样本所得 A 病同因素 C 关联的、已有伯克森偏倚的估计值。$OR＞1$ 是危险效应;$OR＜1$ 是保护效应,$OR＝1.0$ 是无关联。

$h_A＝h_B$ 时,不发生伯克森偏倚;$h_C＝0$ 时,也不发生伯克森偏倚;$h_A＞h_B$ 时,如果 $h_C＞0$,则发生伯克森偏倚,它使 OR 值减小;如 OR 值 $＞1$,它使之趋向 1,如 $OR＜1$,它

使之远离 1，即当 OR 显示危险效应时，它使之发生负偏倚，当 OR 显示保护效应时，它使之发生正偏倚（即增强保护效应）。偏倚程度的大小，取决于 h_C 的大小，h_C 越小，偏倚程度越小。

当 $h_A < h_B$ 时，如果 $h_C > 0$，则可发生伯克森偏倚，但它使 OR 值增加；如 OR 值 > 1.0，它就更大，远离 1.0，即发生正偏倚；如果 OR 值 < 1.0，则使之趋近 1.0，即发生负偏倚。其偏倚程度的大小也取决于 h_C 的大小，h_C 越大，偏倚的程度越大；反之越小。

以上这些推论十分有利于我们具体操作，例如，想研究 A 病同 C 因素间的关系，且从文献或临床经验知道 C 因素可能是个危险因素，即 A 同 C 之间的 OR 可能是大于 1.0（比如 4.0）。这些在设计前都是很可能掌握的。这样我们设计时就应考虑在医院中找其入院率较 A 病入院率为小的病例作对照（这在临床上还是可以做到的，这样，就不必掌握各病的具体入院率数字，只需各病之间入院率的相对大小关系就足够了）。这样设计的研究得出的 $\widehat{OR}$，虽是有伯克森偏倚的 $\widehat{OR}$，但我们知道它偏倚的方向是负偏倚，比如比原来的真值 4.0 小，降为 3.0，并且经统计学检验这偏倚了的 3.0 还是有统计学显著性的。这样，我们至少可以安全稳妥地下结论，认为 C 可能是 A 病的一个危险因素，虽然存在伯克森偏倚，但只是过低估计，如若纠正该偏倚，统计学显著性肯定更强。

C 因素若具保护效应，那么设计时应考虑在医院中寻找其入院率高于 A 病入院率的病例作对照。这样设计的研究得到的 $\widehat{OR}$ 会比原真值 OR 更趋近无效值，即发生负偏倚。若原有的真值 OR 为 0.5，则发生伯克森偏倚后 OR（0.5）变成 $\widehat{OR} = 0.6$，或 0.7，……，总之大于 0.5，若这偏倚了的 $\widehat{OR}$，经统计学检验，认为是有显著意义的，那么纠正了的真值 OR 更具统计学显著性，于是我们可以较为安全地认为 C 因素可能是 A 病的一个保护或预防因素，即使存在偏倚，只是过低估计，方向没变。

在观察研究中，危险的是产生同原有真实值相颠倒的质性偏倚，或发生的是夸大的偏倚，即过高估计了。虽然这过高估计的 $\widehat{OR}$ 是有统计学显著意义的，但很难保证纠正了偏倚后的 OR 真值是否还有统计学显著意义。

（三）奈曼偏倚

奈曼偏倚又称现患-新发病例偏倚（prevalence-incidence bias）。病例对照研究往往纳入现患病例或存活病例，即同时纳入新、旧病例而不包括死亡病例和那些病程短的病例。由此形成的病例样本与单纯由新病例构成的样本相比，其病情、病型、病程和预后等都不尽相同，既往暴露状况也各有特点。他们中相当部分可能为"生物学上的强者"，对疾病的发生和发展有较大的抵抗力，从而不能成为所研究疾病的有代表性的样本。

此外，现患病例往往对自身所患疾病有所了解，有时会主动更改其对危险因素的暴露，导致了对危险因素与疾病关系的低估。

例如，在医院内心肌梗死患者中调查，大量饮用咖啡者心肌梗死发病的危险性是否提高？得出大量饮用咖啡对心肌梗死发病并无影响的结论。而事实上有作者报道大量饮用咖啡患者心肌梗死发病危险性是对照组的 2 倍，这主要是因为 50% 的心肌梗死患者入院前就死亡了，所调查的对象只是心肌梗死后的幸存者。已死亡的可能有较大比例是大量饮用咖啡且有较长时间饮用史的病例，因已死亡而未入院。入院的病例，因只是一般地饮用咖啡,或很多人已减少了饮用量,因此,该项在医院内调查的结论存在明显的奈曼偏倚,或存活者偏倚。类似的情况可发生于对其他一些慢性病的调查(如高血压等),暴露因素常是一些患者所熟知的,幸存者往往已听从医生的忠告,或从媒体宣传中得知而早就戒除了(如抽烟、喝酒、高胆固醇饮食等)。

另外,病例对照研究所得结论常与队列研究所得结果不一致,其原因除了各自的一般优缺点外,主要是因为病例对照研究收集的大部分是现患病例,而队列研究可观察新发病例。这两种不同的病例所提供的有关所研究的暴露等情况会有很大差别。例如,现患病例,尤其是慢性病的现患病例不能如实、详尽地回忆起较早时期的暴露情况,或因时间过久,某些同暴露危险因素有关的生活习惯等已有很大的改变,更重要的是已分辨不清哪个暴露发生在病状出现之前,哪个在后。而对队列研究来说,由于观察、调查的是新发病例,故很少存在上述问题。因此,队列研究和干预试验通常通过反复随访而确认疾病结果,所得病例多数为新病例,因此较少发生奈曼偏倚。

（四）无应答偏倚

无应答偏倚(non-response bias)主要发生于现况调查。由于调查对象不合作或不参加调查,降低了研究的应答率。这些无应答对象通常有一定的特征,这些特征很可能与暴露或结局有关,且无法判断其暴露或疾病状况。当无应答率较高时,由于选择偏倚的存在,从应答人群中得出的有关研究因素与疾病的联系不能反映两者间的真实联系。

造成无应答的主要原因:研究对象不了解研究目的;调查内容不当,过于烦琐,涉及隐私;对象的文化程度较低,高龄,不能正确理解研究内容;研究对象病重,外出等。

（五）失访偏倚

失访也是一种无应答,只是它主要发生在前瞻性的队列及干预研究中,可造成研究结局信息的不完整、不准确,称为失访偏倚(loss to follow-up bias)。失访是对象在随访过程中因种种原因拒绝继续留在观察组中。由于他们在拒绝保持联系时仍然存活或未发生预期事件,因此统计处理时也把他们当作截尾数据处理。但是,这些退出者的失访是主动的,多半同所研究的暴露因素或结果有关,因而他们的这种失访越少越好。研究者对这种失访的控制不能只看其在各比较组中的数目是否相同,如若相同就认为无妨;而是应当调查他们主动退出的原因,视其是否同所研究的因素相关来估计其所致偏倚的方向和程度。例如,竞争风险(competing risk)即观察对象在出现所预期的结果前死于其他疾病或事故,该其他疾病或事故即谓之竞争风险。当观察某因素致子宫颈癌发生情况时,有些妇女在随访过程中死于车祸或死于肺部感染,如此,这些妇女因竞争风险而成为失访者,她们同观察中涉及的该暴露因素或预期结果无关。因此,若数量不大,一般不至于引起偏倚,而若是数量较大的主动退出,且同研究中的有关变量牵连,则将产生偏倚。

表 10‑4　食谱同心肌梗死的关系（$n=1\,000$ 人）

比较项	心肌梗死		合计
	发生	未发生	
食谱 A	50	450	500
食谱 B	20	480	500

注：$RR=2.5$（无失访时虚拟的真值）。

表 10‑5　失访后食谱同心肌梗死的关系（$n=1\,000$ 人）

比较项	心肌梗死		合计
	发生	未发生	
食谱 A	30	420	450（500～50）
食谱 B	20	430	450（500～50）

注：$RR=1.5$。

　　上述表 10‑4 和 10‑5 是一个虚拟的例子。若无失访，其 $RR=2.5$，但若发生了失访，虽然两组都失访了 50 人，但由于失访同观察所涉及的因素有关，在食谱 A 组中，可能发生心肌梗死者有 20 人主动退出了。而食谱 B 组中失访的都是未发生心肌梗死者，结果发生了明显的偏倚。因此表 10‑5 的数据不能因为 A 组、B 组两组失访人数相同而采纳，而应了解各组失访的可能原因及结局，从而纠正偏倚。

　　失访偏倚和无应答偏倚不仅影响对象的代表性，当使用缺损值处理软件来处理无应答者和失访者资料时，产生的偏倚可同时涉及选择偏倚和信息偏倚。

（六）志愿者偏倚

　　一般来说，志愿参加观察研究者同非志愿者在关心健康、注意饮食卫生及营养食疗、禁烟禁酒、坚持锻炼等方面有系统的差异，因志愿者常被入选为观察对象，而非志愿者常落选，故这样的观察或研究结果肯定有选择偏倚，这称为志愿者偏倚（volunteer bias）。例如，进行某措施（如体育锻炼）预防冠心病的观察研究，参加者都是志愿者，而将非志愿者作对照，以比较该项措施的效果。这当然是得不出正确结论的。

（七）健康工人效应

　　在进行职业流行病学研究时，当选择接触某种职业危险因素的工人作为观察对象时，很可能这些工人都是留下来的不易患所研究疾病的人员，而对该危险因素敏感的那些工人可能早已转出而失访了，由此可能会发现暴露于该因素者相对于所研究疾病的死亡率或发病率反而比一般人群低，这种偏倚称为健康工人效应（health worker bias）。也有人将之列入易感性偏倚，因为这些健康工人同一般工人或病退工人相比，其对暴露因素的易感性要低。

（八）时间效应偏倚

　　许多慢性病，自患者接触有效暴露之日起至出现临床症状止，其间经过一段漫长的潜隐过程，在此期间他们实际上是有暴露史但未出现症状或未能用现有检查手段发现有症状的患者。由于无明显的症状,其常被归入健康对照组。类似的情况在遗传病研究中也有,比如,未到疾病外显年龄的观察对象常被分入健康对照组,常使结果发生过低估计的偏倚。这种偏倚称为时间效应偏倚(time effect bias),因而在遗传病研究中,特别注意外显年龄,不到外显年龄的对象常被排除在观察之外,不管是对照组还是病例组。

（九）领先时间偏倚

有些严重的慢性疾病,如肿瘤,自患者出现临床症状并被诊断后,经各种方法治疗,平均存活期是 2 年。若我们在健康人群中进行筛检这类疾病,使这类患者在其症状出现前 3 个月被检出并被诊断,经多种方法进行治疗,平均存活期约 2 年 3 个月。针对以上结果,认为筛检能使该病延长生存期平均约 3 个月,此即领先时间偏倚(lead time bias)。因为此延长的 3 个月是我们提早发现患者的时间,即领先时间,实际上患者的生存期自出现临床症状算起并未得到延长。

三、选择偏倚的控制

1. 建立健全的健康监测系统　控制选择偏倚的关键在于获取有代表性的研究样本,而只有建立健全的健康监测系统(health information system,HIS),掌握全人群有关的暴露和疾病信息,才能最大限度地获取人群中有代表性的样本。

病例对照研究理论上要求病例组能代表人群中所有病例,对照组能代表产生病例的人群。实际工作中病例和对照的选取往往来自医院人群,因为缺乏涉及全人群的 HIS,不能获得有关疾病发生和死亡的相应资料,也不能在源人群中识别所有的病例和对照人群。而来自特殊人群的样本往往难以完全避免选择偏倚的影响。

2. 采用严格科学的研究设计　在研究设计过程中应明确定义源人群和样本人群,根据研究的性质预测样本纳入过程中可能产生的各种选择偏倚,并采取相应的措施以减少或控制选择偏倚的发生。

病例对照研究中应尽量避免完全以医院人群为对象,特别是对照人群,应尽可能选择社区样本,可以同时设立社区对照和医院对照。即使是病例组,若只能从医院选择样本,也应在不同地区、不同等级的医院中抽样,也可根据所研究疾病的自然史和其人群分布特点,在不同病情、病程和临床亚型的病例中获取所需样本。

如果所调查源人群中有已经建立的队列,则可从中获得所研究疾病的新病例,并随机选择对照,进行巢式病例对照研究或病例队列研究。

队列研究中如果条件许可,也可设立多个比较组,可将暴露人群的发病水平与全人群的发病水平相比,或与不同暴露水平或非暴露的其他队列相比。暴露队列内部不同暴露程度的亚组间也可进行相互比较。

实验研究应遵循随机对照原则,志愿参加研究的所有对象应随机地被分配到试验组和对照组,不能主观选择组别。随机化的目的是使所比较各组除观察因素外,其他条件保持均衡可比。

3. 明确对象纳入标准、加强随访、提高应答率　所有纳入研究的对象都必须符合事先设立的纳入标准,包括疾病诊断标准和暴露判别标准。应尽可能选取合格的新发病例,避免来自存活者的偏倚。巢式病例对照研究的优点之一是能够提供暴露状况明确、发病时序清晰、疾病诊断可靠的新发病例和来自产生这些病例人群的有代表性的对照,充实了因果分析时序关系的论据,并减少了选择偏倚的发生。

在队列研究和干预试验的实施过程中,应动态地掌握整个队列的变迁,定期随访、记录队列中有关暴露与疾病的变化,做好研究的宣传和解释工作,减少中途退出和失访。

现况调查中的无应答对结果的影响可随无应答率的升高而增大,研究中应尽量减少无应答的发生。可通过各种途径增加对象对研究意义的了解,减少研究给对象带来的不便。对无应答者应尽量获取其有关信息。当无应答率大于 10% 时,应以无应答者的随机样本来比较其与应答者有关敏感信息的可比性,从而估计无应答偏倚对研究结果的影响程度。

| 第四节 | 信 息 偏 倚

一、定义

信息偏倚(information bias),指研究实施过程中判断研究对象的暴露或疾病状况时发生的系统误差,这种误差源自对研究变量定义的不准确、不完整或数据收集过程中发生的错误,由于所收集的有关暴露或疾病的信息不准确或不完整,造成对研究对象的暴露测量或结局判断的归类错误,即错分(misclassification)。错分在各比较组中的发生程度可以相同,也可以不同,其对研究结果的影响程度取决于各比较组受累程度及其差别。

二、种类

信息偏倚有多种,可发生于各种类型的流行病学研究设计中。病例对照研究中主要是对暴露信息的获取和测量偏倚,包括回忆偏倚、报告偏倚和调查者偏倚等;队列研究中的信息偏倚则常见于对健康结局的识别和判断中,包括观察者偏倚、应答偏倚和疾病测量偏倚等。

(一)回忆偏倚

回忆偏倚(recall bias)主要来自对既往暴露情况的调查,多见于病例对照研究和历史性队列研究。由于所调查的因素发生于过去,其准确性必然受回忆间期长短的影响,因此可产生对暴露史的错分。除了回忆的时间跨度外,既往经历对病例和非病例的意义往往迥然不同,病例组对既往暴露情况的记忆深度和详细程度通常较对照组为甚,由此造成了回忆偏倚在各比较组中分布不同。同时,在此类研究中,如果对象因种种原因如高龄、年幼、重病或死亡不能直接应答而由其配偶、父母、子女或其他亲属代理时,所获信息的准确性还受到被询问的代理者的记忆和对对象的了解程度的影响,由此导致的偏倚又称代理者偏倚(surrogate bias)。

例如,欲研究类风湿性关节炎(简称类风关)的家族史,发现类风关患者比对照更有可能提供阳性家族史。然而,再从病例家族中未患类风关的同胞兄弟姐妹中调查,则阳性家族史和对照组相比,这种联系就不存在了(表10-6)。

表 10-6   类风湿关节炎的家族史调查

有无关节炎	类风关家族史		
	对照(%)	类风关患者(%)	类风关患者的同胞
双亲均无	55	27	50
双亲之一有	37	58	42
双亲均有	8	15	8

相较于客观指标,如头发颜色、父母癌症死亡证明等,回忆偏倚更多见于对主观指标的测量上,如在哈佛护士队列关于头发颜色、皮肤易晒黑与黑色素瘤关系的研究中,病例在发生黑色素瘤后对皮肤是否容易晒黑这一问题的回答相较于头发颜色更容易发生回忆偏倚,与基线时记录的暴露差别更大。同样是客观指标,经生物学指标检测获得的暴露信息如 DNA,相较于身高等生理指标,可能较少发生回忆偏倚,遗憾的是多数生物指标仅能反映当前暴露水平,如血胆固醇水平等,不能代表过去的暴露。

(二) 报告偏倚

报告偏倚(reporting bias)源自研究对象对某些信息的故意夸大或缩小,是由于被调查者的主观倾向、愿望或偏见所导致的对暴露因素和/或疾病结局的错误判断,从而歪曲了暴露同疾病间的真实联系。例如,病例对照研究中病例往往将自己的疾病归咎于某些特定因素,如职业暴露等,而对照并不会特意强调这些因素。又如,当暴露因素涉及到生活方式或隐私,如饮酒、收入水平、婚姻生育史和性行为时,被研究对象会因种种原因而隐瞒或编造有关信息,有时代理者也会为了患者或死者的声誉而故意隐瞒某些不良暴露史,从而影响了所提供信息的可靠性,导致报告偏倚发生。报告偏倚的影响因其在各比较组的发生程度而异,其作用同样是双向的。

(三) 调查者偏倚

调查者在收集、记录和解释来自研究对象的信息时发生的偏倚称为调查者偏倚(interviewer bias)。在病例对照研究中,由于研究者了解对象的病情,易于受主观因素的影响,将疾病的发生归咎于某些暴露因素;而在队列研究和干预试验中,由于研究者了解对象的暴露情况,且致力于验证某些因素与疾病有关的假设,更容易在暴露组中去发现和诊断所研究的疾病。

调查者偏倚受主观因素的影响较大,其发生可以是自觉的,也可以是不自觉的。有时,为了让对象明白一个问题的意思,调查员可能努力地去解释这个问题问的是什么,如在一些心理调查中,当问到对象是否缺乏对事物的兴趣时,调查员会下意识地努力去向病例解释什么是有兴趣，什么是缺乏兴趣，结果强化了患者对无兴趣的感受，使患者更容易报告负面情绪。更有时，由于研究者渴望建立并验证某些因素的病因学意义，因此当在研究中不能发现阳性联系时，往往会尽其所能地去主动发现或引导对象提供所需要的信息，最终影响了对各比较组暴露或疾病状况的认定。例如在研究口服某药物治疗 2 型糖尿病是否易导致心血管病并发症死亡率的上升时，研究者认为两者有关，于是他对口服该药物组的所有死亡者都进行尸解，仔细寻找心血管病并发症的死因，而对其他组（对照组、固定剂量的胰岛素组及不定剂量胰岛素组）的死亡者很少做病理解剖，也就是说对口服该药物的死亡者悉心寻找心血管病并发症死因的任何线索和痕迹，而对其他组的死亡者尽可能归因于其他死因，即使怀有对心血管病并发症死因的疑窦也不做病理解剖。这就造成口服某药物同心血管病并发症死因之间的虚假关系。

（四）观察者偏倚

观察者偏倚（observer bias）主要源自研究人员对对象健康结局的判断，多见于队列研究和实验研究，尤其是当结局的判断缺乏基于客观测量的指标时。当对结局的判断不能独立于暴露因素时，观察者偏倚的发生可以在较大程度上影响研究的有效性。如佩内格（Perneger）等的一项关于高血压性晚期肾功能衰竭的研究，在将患者的组织学样本送检时随机标注了患者的种族（黑人、白人），结果发现黑人被判断为该病的可能性是白人的 2 倍，受到了先验知识形成的种族与高血压有关的影响。

（五）应答偏倚

如前所述，回忆偏倚常见于病例对照研究中对暴露的测量，但队列研究也有可能因为结局的判断需要由对象来回答而发生应答偏倚（respondent bias），如偏头痛、便血等，由于结局的主观性特征，应答的准确性较易受对象的疾病体验和认知影响，造成对结局的错分。越是缺乏客观诊断标准的疾病，越有可能发生对象的应答偏倚。

（六）测量偏倚

在研究中所使用的仪器、设备、试剂、方法和条件的不精良、不标准、不统一或研究指标设定不合理、数据记录不完整造成的研究结果系统地偏离其真值的现象，称为测量偏倚（measuring bias），可发生在各种流行病学研究的设计、实施和资料处理过程中。例如同一研究的不同现场使用的仪器型号、使用年限不同或精确度差异较大，各调查点对同一研究指标采用不同的实验室检测方法，或尽管使用同一检测方法，但其检测试剂的供货商、品牌或批号不同等。

上述诸多信息偏倚，其所致结果都是对研究对象的暴露状况或健康结局的错误判断，在分析中表现为错误分类，因此，流行病学研究中常将信息偏倚或观察偏倚称为错分偏倚或错分。

三、错分的测量和灵敏度分析

（一）错分测量的灵敏度和特异度

信息偏倚的表现形式为错误分类，无论是暴露状态、健康结局还是混杂因素都可发生错分。

错分分析中可使用灵敏度和特异度指标来反映错分的程度并估计调整的 OR。

例:某病的病例对照研究(表 10 - 7、10 - 8)如下。

表 10 - 7　真实的暴露状况

暴露状况	病例	对照	合计
暴露	60	30	90
非暴露	40	70	110
合计	100	100	200

注:$OR=(60×70)/(40×30)=3.5$。

表 10 - 8　错分的暴露状况

错分后暴露状况	真实暴露状况					
	病例			对照		
	暴露	非暴露	合计	暴露	非暴露	合计
暴露	54	12	66	18	7	25
非暴露	6	28	34	12	63	75
合计	60	40	100	30	70	100

注:错分后的 $OR=(66×75)/(25×34)=5.8$。

以研究的一个样本(如对照组)为例,令:真正暴露 $X=1$,反之 $X=0$;被分类为暴露 $X^*=1$,反之 $X^*=0$。 由此得到下面 4 个概率:

Se =暴露对象被分类为暴露的概率=灵敏度=$Pr(X^*=1\mid X=1)$

Fn =暴露对象被分类为非暴露的概率=假阴性概率=$Pr(X^*=0\mid X=1)=1-Se$

Sp =非暴露对象被分类为非暴露的概率=特异度=$Pr(X^*=0\mid X=0)$

Fp =非暴露对象被分类为暴露的概率=假阳性概率=$Pr(X^*=1\mid X=0)=1-Sp$

上例中,病例组:$Se=54/60=0.9$,$Sp=28/40=0.7$;对照组:$Se=18/30=0.6$,$Sp=63/70=0.9$。

在有已知或估计的 Se 和 Sp 的情况下,可计算调整的 OR。

方法:a、b、c、d 为调整前的四格表(表 10 - 9)内相应值,A、B、C、D 为调整后四格表内相应值。

表 10 - 9　病例对照研究中观察到的暴露分布

暴露状况	病例	对照	合计
暴露	$a(66)$	$b(25)$	$m_1(91)$
非暴露	$c(34)$	$d(75)$	$m_2(109)$
合计	$n_1(100)$	$n_2(100)$	

$$A = (Sp \times n_1 - c)/(Sp + Se - 1) = (0.7 \times 100 - 34)/(0.9 + 0.7 - 1) = 60$$

$$B = (Sp \times n_2 - d)/(Sp + Se - 1)$$

$$= (0.9 \times 100 - 75)/(0.6 + 0.9 - 1) = 30$$

$$C = n_1 - A = 100 - 60 = 40$$

$$D = n_2 - B = 100 - 30 = 70$$

调整后：$OR = (AD/BC) = 60 \times 70/(30 \times 40) = 3.5$

如果病例组和对照组的 Se 均为 0.9，Sp 均为 0.7，则 a、b、c、d 分别为 66、48、34、52，$OR = 66 \times 52/(48 \times 34) = 2.1$，调整的 A、B、C、D 分别为 60、30、40、70，$OR = 3.5$。

（二）错分的类型

错分有均衡性和非均衡性之分。均衡性错分（non-differential misclassification），又称无差异错分或非特异性错分，即各比较组发生的错分程度相同，Se 和 Sp 分别相同，此时产生的错分偏倚总是趋向无效假设。非均衡性错分（differential misclassification），又称差异错分或特异性错分，即各比较组发生错分的程度不同，Se 和 Sp 各不相同，此时产生的错分偏倚可以高估或低估所研究因素与疾病间的联系强度，其对研究结果的影响因错分种类和程度而异。

下面是由因凡特·里瓦尔（Infante-Rivard）和杰奎斯（Jacques）报告的一个经典的关于儿童白血病研究中双亲回忆偏倚所致的错分实例。研究纳入了加拿大魁北克蒙特利尔岛 1980—1993 年间报告的 491 例儿童急性淋巴细胞性白血病病例，按年龄、性别和居住地理位置各配以两种对照，一种是人群对照，另一种是医院其他疾病患者对照。研究者实地测量了所有参加研究儿童的居所与最近的高压线的距离，同时询问儿童父母："在你家 1 公里范围内，是否有高压线？"然后将实测距离与儿童父母的应答进行比较。作者将病例按居住在高度关注高压线可能造成疾病的地区（geographic area，GA）和其他地区（other）分组。结果发现，当比较 GA 病例与其他病例时，不管是与人群对照比，还是与医院对照比，都出现了较大程度的差异错分，GA 病例双亲应答的灵敏度高，特异度低（表 10 - 10）。如果要分析这个研究的 OR，可能取其他地区病例和人群对照更为有效，毕竟这两组有相当接近的灵敏度和特异度，错分的方向会是向着无效假设靠拢。

表 10 - 10　一项急性淋巴细胞性白血病病例对照研究中居所与高压线距离的双亲应答与实测结果

对象	灵敏度（%）	特异度（%）
GA 地区病例	61.9	54.4
其他地区病例	34.9	90.6
人群对照	22.2	89.4
医院对照	35.8	90.2

引自：INFANTE-RIVARD C, JACQUES L. Empirical study of parental recall bias[J]. Am J Epdemiol，2000，152 (5)：480 - 486.

（三）错分的灵敏度分析

尽管可以根据 Se 和 Sp 来调整错分,但通常在研究中并不清楚所发生的错分程度,有时可以用不同的 Se 和 Sp 来估计当有不同程度错分存在的情况下,对研究获得的 OR 或 RR 的影响程度,称之为灵敏度分析。灵敏度分析本身并不能估计暴露或疾病结果的真实情况,在错分发生程度不明时,利用灵敏度分析可以了解不同程度错分时所研究疾病与因素之间联系(OR 或 RR)的变动程度,以及 Se 或 Sp 各自对相应研究的影响程度。

四、信息偏倚的控制

信息偏倚主要来自资料收集和解释过程中的不正确信息,而产生这些不正确信息的原因可以是研究对象本身的记忆误差(回忆偏倚),也可以由研究者的态度或方法不当所致,更重要的是在研究设计过程中对调查表设计、指标设立和检测方法的选择缺乏科学性和合理性。因此,控制信息偏倚就是要在研究的不同阶段控制和消除影响信息准确性的各种因素。

（一）研究设计阶段

在研究设计中对暴露因素必须有严格、客观的定义,并力求指标定量化。要有统一、明确的疾病诊断标准。调查表项目应易于理解和回答。例如,当询问对象是否吸烟时,首先要明确对应于本次研究的吸烟的定义,如"每日吸烟一支以上连续一年以上"。调查前应开展预调查,充分估计调查实施过程中可能会遇到的问题以及各调查项目的可行性。

研究对象应清楚地了解本次研究的目的、意义和要求,以获取其配合和支持。对于涉及生活方式和隐私的问卷,应事先告知对象所有应答均获保密,并将得到妥善保管,必要时采用匿名问卷,以获得真实有效的应答。

调查必须有严格的标准化流程,辅之以调查指南。调查员需经过严格培训,诚实可靠,能正确理解调查的意义、方法和内容,能严谨客观地从事资料收集工作。可开展预调查,估计测量指标的灵敏度和特异度。研究者应定期检查资料的质量,并设立质量控制程序。

（二）资料收集阶段

信息偏倚与对象的记忆程度有关,在研究中可对同一内容以不同的形式重复询问,以帮助对象回忆并检验其应答的可信性。如询问吸烟暴露年数时可问:"你一生中共吸过几年烟?"和"你一生中哪几年吸烟、哪几年不吸烟?"。为了便于对象理解并准确地定量,可在询问中使用实物如杯子、量匙等来为某些暴露因素如每日饮酒量、盐摄入量等定量。向研究对象提供实物照片也是一种形象、可取的暴露测量方法,如询问肉食烧烤程度时可出示不同烧烤程度的肉类照片来帮助对象回答。

为了避免主观诱导对象,除了严格培训调查员外,在临床试验和某些现场研究中,应尽可能采用"盲法"以消除主观因素对研究结果的影响,根据条件,可分别采用"单盲"、"双盲"和"三盲"。但在采用"盲法"的同时需考虑其伦理学可行性。

研究中的各种测量仪器、试剂和方法都应标准化。应使用同一型号的仪器并定期校验;试剂必须是同一品牌、同一来源并力求同一批号;检测方法要统一,由专人测定。

对于信息偏倚,除了在方法学上杜绝其来源外,对其所致的错误分类结果,可进一步在资料分析过程中加以测量、校正,必要时可进行相应的灵敏度分析。

第五节 | 混 杂

一、概念

(一)混杂的定义

流行病学研究中的混杂是指在研究暴露与结局关系时所观察获得的联系受到了一个或一组第三因子的影响,即由于一个或多个外来因素(又称第三因子)的存在,掩盖或夸大了研究因素与健康结局的联系,从而部分或全部地歪曲了两者之间的真实联系,又可称为混杂偏倚。造成混杂的因素必定是既与假设的危险因素有关,又与所研究的结局有关,才有可能影响暴露与结局间的联系。

流行病学研究是基于反事实理论来假设暴露对结局的病因学贡献的。研究假设一组暴露于某因素的个体可观察到结局,如果同一组个体不暴露于该因素的话,则结局将不会发生;同一个体不可能既暴露于又不暴露于该因素(反事实的),因此,在真实世界研究中,流行病学比较的是暴露于所研究因素的一组对象和未暴露于该因素的另一组对象的健康结局,前提是两组对象除了所研究因素外的其他特征尽可能相同或相似,也就是假设两组是可替换的。当比较的两组对象间除了暴露或结局外,还存在着其他因素的不均衡分布时,这些因素就会使暴露组和非暴露组(或者病例组和对照组)间不可相互替换,此时,对暴露与结局间联系的估计就可能受这些因素的影响,进而歪曲了因果关系的推断。对象的可替换性或可比性强调的是流行病学研究中各比较组的对象应来自相同的源人群,在大型的实验研究中应遵循随机分配原则来最大可能地满足对象的可比性。

例如,1986 年美洲 6 个国家的粗死亡率分别为:哥斯达黎加 3.8‰、委内瑞拉 4.4‰、墨西哥 4.9‰、古巴 6.7‰、加拿大 7.3‰ 和美国 8.7‰。假定这些粗死亡率是准确的,则从数字看,该年美国和加拿大的粗死亡率最高,因此,有可能进一步错误地认为美国和加拿大的人群健康状态最差。但其实粗死亡率并没有考虑这些国家人口年龄结构的不同。美国和加拿大的老年人口在这 6 个国家中占比最高。年龄是死亡的重要危险因素,人群的年龄结构又与国家有关,当对年龄加以标化后,调整的死亡率数据依次为:哥斯达黎加 3.7‰、委内瑞拉 4.6‰、墨西哥 5.0‰、古巴 4.0‰、加拿大 3.2‰ 和美国 3.6‰,由此可见,在这一事例中,年龄对所观察到的国家和死亡率间联系产生了混杂。

(二)混杂因素

引起混杂的外来因素或第三因子称为混杂因素或混杂因子。

(三) 混杂的发生

混杂多见于观察性研究,但也可发生于实验性研究。在实验性研究尤其是临床试验中,由于采取了随机分组策略,已知和未知的各种混杂变量在干预组和对照组间的分布存在差异的可能性较小,尤其是在样本量较大的时候,能够最大程度地满足两组对象除了实验因素外,其他特征均衡可比。当然,即使是在大样本随机化的情况下,仍然可能因抽样误差而产生差异,尽管这个可能性较小。而在观察性研究中,对象来自自然人群,对所研究因素和其他相关因素的暴露都客观存在,不受研究者有计划的控制,因此除了随机差异外,两个比较组间与暴露有关的其他因素的分布更有可能存在不同。

例如,在英国的一项队列研究发现,基线时报告性行为频率较高的对象其 10 年死亡率低于报告频率较低的对象。是因为性行为可以降低死亡率?抑或是性行为频率高的人群本身更健康?尽管研究人员考虑到基线健康水平的影响,对一系列健康指标进行了校正,但健康的影响因素众多,很难完全控制各种其他因素对死亡率的混杂作用。

二、混杂因素与暴露和结局间的联系

混杂是由于一个或一组混杂因素的存在,掩盖或夸大了研究因素与健康结局的联系,从而歪曲了两者之间的真实联系。因此:①混杂因素必须与所研究疾病的发生有关,是该疾病的危险因素之一;②必须与所研究因素有关;③必须不是研究因素与疾病病因链上的中间环节或中间步骤。满足这些基本条件的因素如果在所比较各组间分布不均,就可导致混杂的发生。

外来因素在不同比较组间的分布差异本身并不能导致混杂的发生,只有当外来因素既与疾病发生有关,又与暴露因素相关,才有可能成为混杂因素。

从混杂因素的 3 个条件看,首先,混杂因素应该与所研究疾病或健康结局发生风险有关。例如在研究体育锻炼与心肌梗死的关系时,年龄可能影响两者之间的真实联系。年轻者的心肌梗死危险性低于年长者。如果体育锻炼对心肌梗死具有保护作用,当不同比较组的年龄分布不同时,则年龄可对锻炼与心肌梗死间的真实联系产生混杂。但如果外来因素为每日水摄入量,尽管体育锻炼可以增加水摄入量,但在非锻炼组中并不能发现水摄入量的变化与心肌梗死有关,也就是说每日水摄入量并非心肌梗死的一个危险因素,因此,不能认为每日水摄入量在该项研究中产生了混杂。又如在性行为与 10 年死亡率关系研究中,有诸多第三因素都可能影响死亡风险,包括对象的年龄、社会经济水平、慢性病共患等。

其次,混杂因素必须与所研究的暴露因素有关。同样以体育锻炼与心肌梗死的关系为例,年龄与体育锻炼间存在相关性,相对于年长者,年轻人更多地参与一定强度的体育锻炼。如果锻炼组中年轻者所占比例较高,而非锻炼组中年长者所占比例较高,则可导致高估了体育锻炼对心肌梗死的保护作用。又如,年龄、社会经济水平、慢性病共患等都与性行为频率有关,因此,在观察性行为与 10 年死亡率关系时,这些因素在比较组间的分布不均衡就有可能影响对联系的估计。

再次,混杂因素必须不是研究因素与疾病病因链上的中间环节或中间步骤。例如,在体育锻炼与心肌梗死关系的研究中,同样可发现正常或较低的体重指数(body mass index, BMI)对心肌梗死具有保护作用。由于正常或较低的 BMI 可能是体育锻炼的结果之一,是体育锻炼降低心肌梗死发生危险性过程中的一个中间环节,而并非是一个独立的保护因素,因此在基于该病因通路的分析中不能认为 BMI 是该项研究的混杂因素。又如,在对吸烟与自杀关系的研究时,考虑抑郁为混杂因素,此时假定抑郁者有更高的自杀风险,且抑郁者吸烟率较高。但这一现象也可能是由于吸烟引起了较高的抑郁可能性,进而影响了自杀风险,在对这一通路的研究中,抑郁就更应该作为中间变量而不是混杂因素来考虑。

除了上述这三个条件外,也要考虑一些例外的情况,如因随机误差的存在而使经过随机化的临床试验对象间仍有部分因素分布不均衡,从而影响对结果的估计。随机化并不能使研究完全免受混杂的影响,只是在样本量足够大时可以更好地避免其发生。另外,有些潜在的混杂因素本身并不影响结局的发生,但却是另外一些未能测量到的危险因素的代理或标志物,如教育水平常常被用来指代社会经济水平;又如性别,尽管其本身常常被作为混杂因子考虑,但有时性别又可作为不同文化或社会背景下研究对象的态度、行为和暴露特征的代理因子。

三、混杂的判断

(一)混杂因素的考虑

流行病学研究中得出的任何一项具有统计学意义的联系,在进行病因学推断前,都必须充分排除潜在的混杂因素的作用,估计和调整混杂偏倚的影响。随着病因学理论的不断发展,对混杂作用的理解亦日趋深入。当前,在开展暴露因素与疾病发生或死亡的病因学研究时,流行病学家们倾向于运用已有的知识(prior knowledge)或文献报道,绘制出包括所研究暴露因素在内的各有关因素与该疾病的病因链或病因图(causal diagram),然后根据病因图或病因网络理论,结合上述的混杂因素的三个必要条件,识别出潜在的混杂因素,从而指导研究设计、实施和数据分析。

(二)混杂的判断

在从病因因素角度定义了可能的混杂因素后,可以采用经典的方法来判断在一项具体的研究中是否发生了混杂,对应的问题是:①此项研究中考虑的混杂因素与暴露和结局是否都有关? ②在对暴露和结局关系的粗分析中获得的联系与按可能的混杂因素分层后的联系是否方向相同,大小相似? ③在对暴露和结局关系的粗分析中获得的联系与控制(调整)了可能的混杂因素后的联系是否方向相同、大小相似?

对应于这 3 个问题,斯克洛(Szklo)和涅托(Nieto)在 *Epidemiology-Beyound the Basics* 一书中用一项假设的男性性别与疟疾感染间关系的病例对照研究给予了清晰的例示(表 10 - 11)。

表 10‑11　性别与疟疾感染风险的病例对照研究(示例)

性别	病例	对照	合计
男性	88	68	156
女性	62	82	144
合计	150	150	300

注:$OR=1.71$。

表 10‑11 示例的粗分析结果提示了男性患疟疾的风险($OR=1.71$, $95\%CI$:1.1~2.7)。假定没有其他随机误差和系统误差的存在,则在这个特定的人群中,男性性别可能与疟疾间存在真实的联系。接下来要问的是,这一联系是病因学的因果联系吗? 有没有内在的与性别有关的其他因素造成了男性比女性更容易罹患疟疾? 换言之,有没有某种特征,既与性别有关,又增加了疟疾发生的风险,从而导致了男性性别与疟疾间的联系? 一个重要的特征是工作环境,比如从事户外工作(如农业)的个体比主要在室内工作的人更容易受蚊子叮咬,因此也更容易感染疟疾,而男性从事户外工作的比例远高于女性,因此工作环境可能可以解释观察到的性别与患疟疾间的联系。

进一步分析不同性别的工作环境(表 10‑12),可见该人群的女性户外工作比例仅为 9%(13/144),而男性高达 43.6%(68/156),得到的 OR 为 7.8。

比较病例与对照中的户外工作比例(表 10‑13),结果分别为 42%(63/150)和 12%(18/150), $OR=5.3$。

表 10‑12　工作环境与性别的关系(示例)

性别	户外为主	室内为主	合计
男性	68	88	156
女性	13	131	144
合计	81	219	300

注:$OR=7.8$。

表 10‑13　工作环境与疟疾的关系(示例)

工作环境	病例	对照	合计
户外为主	63	18	81
室内为主	87	132	219
合计	150	150	300

注:$OR=5.3$。

由此可见,工作环境既与所研究的因素(男性性别)有关,又与结局(疟疾)有关,因此,工作环境有可能在此项研究中发挥混杂作用。

那么,性别与疟疾的关系在不同的工作环境下是否相似? 是否有别于粗分析结果的方向和大小？理论上,如果发生了混杂,暴露因素与疾病结局间的联系在按潜在混杂因素分层的各层中应表现为相似,且均不同于粗分析估计值。将上例进一步以工作环境分层(表10-14),结果可见户外和室内工作两层的 OR 相似,且都接近于1,与粗分析估计的1.71不同。进一步用 Mantel-Haenszel 计算调整后的效应估计值 $a\widehat{OR}$(adjusted odds ratio)为1.01。因此,有理由认为观察到的男性性别与疟疾的联系实际上由于男女性工作环境不同带来的混杂所致。

表 10-14　性别与疟疾间联系按工作环境的分层分析

性别	户外为主		室内为主	
	病例组	对照组	病例组	对照组
男性	53	15	35	53
女性	10	3	52	79
合计	63	18	87	132

注:$OR_{户外}=1.06,OR_{室内}=1.00$。

鉴于大多数疾病都有其年龄分布特征,多数研究都会将年龄考虑为潜在的混杂因素,下面以年龄为例,再举一个假设的例子。

在一次非配对的病例对照研究中,暴露因素为 E,疾病为 D,潜在混杂因素为年龄。

结果提示:因素 E 可能与疾病 D 的发生有关(表10-15)。进一步考虑年龄对结果的影响(表10-16),可见对照组80%对象年龄<40岁,而病例组仅50%对象年龄<40岁,$OR=4$,两组年龄分布各异。

取代表一般人群的对照组分析 E 与年龄的关系,从表10-17可见:对照组中<40岁组的对象暴露比例远低于40岁及以上者。

表 10-15　因素 E 在各比较组的分布

因素 E	病例组	对照组
有	30	18
无	70	82
合计	100	100

注:$c\widehat{OR}$(crude odds ratio)=1.9。

表 10-16　各比较组的年龄分布

年龄(岁)	病例组	对照组
≥40	50	20
<40	50	80
合计	100	100

注:$c\widehat{OR}=4$。

表 10 - 17　对照组中因素 E 与年龄的关系

年龄(岁)	有 E	无 E	E%
<40	8	72	10
≥40	10	10	50
合计	18	82	100

注:$OR=9$。

将上述对象按年龄分为<40 岁和≥40 岁进行分层分析(表 10 - 18),$OR_{<40}=OR_{≥40}=1.0$。用 Mantel-Haenszel 计算调整后的效应估计值 $a\widehat{OR}$ 为 1.0。

表 10 - 18　因素 E 与疾病 D 按年龄的分层分析

因素 E	<40 岁		≥40 岁	
	病例组	对照组	病例组	对照组
有	5	8	25	10
无	45	72	25	10
合计	50	80	50	20

注:$OR_{<40}=1.0,OR_{≥40}=1.0$。

从上述分析可见,E 与 D 的调整前 $c\widehat{OR}$ 为 1.9,但按年龄分层后 $OR_i \neq c\widehat{OR}$,$OR_{<40}$ 和 $OR_{≥40}$ 相等,且 $a\widehat{OR} \neq c\widehat{OR}$,此时可认为年龄作为一个混杂因素,夸大了 E 与 D 间的真实联系。

总体说来,研究者在基于先验知识和可能的病因学假设条件下考虑潜在的混杂因素时,当外来因素符合混杂因素的三项基本条件,且 $c\widehat{RR}(c\widehat{OR}) \neq a\widehat{RR}(a\widehat{OR})$,$c\widehat{RR}$ $(c\widehat{OR}) \neq$ 分层后的 $RR_i(OR_i)$,各分层 $RR_i(OR_i)$ 相等或相近,即表现出所谓的不可塌陷性(non-collapsibility),则提示混杂偏倚存在,但不可塌陷性只是一种表现,与所考虑的因素本身是否为混杂因素无直接关系,且受到各层间暴露风险是否一致及有无其他混杂因素共同作用等影响。如上所述,一个因素是否为潜在的混杂因素取决于其在病因模型中的地位和贡献。

(三) 混杂和效应修饰的区分

外来因素的作用并非仅为混杂,$c\widehat{RR} \neq$ 分层 RRi 或 $c\widehat{RR} \neq a\widehat{RR}$,也可由效应修饰(effect modification)所致。理论上,当样本足够大时,如果分层 RRi 相等,且 $c\widehat{RR} \neq$ 分层 RRi,则主要由混杂所致;如果分层 RRi 不等,则以效应修饰为主。对这两种现象的分析目的完全不同,混杂作为一种偏倚,分析的目的是从所估计的联系中校正或去除其作用,而效应修饰是两种或多种因素共同存在时产生的相互作用,是研究者所要研究、估计和报告的一种真实存在。当各分层 RRi 不等时,造成 $c\widehat{RR} \neq a\widehat{RR}$ 的原因主要是效应修饰,但并不能因此而完全排除混杂作用,只是效应修饰的影响比混杂更明显,且较难定量地区分混杂和效应修饰的作用,因此分析以效应修饰为主。

（四）混杂的方向

混杂可以夸大或掩盖因素与结局间的联系，表现为对效应值的高估或低估，分别称之为正混杂（positive confounding）和负混杂（negative confounding），所谓高估和低估，是相对于无效假设（OR 或 RR 为 1.0）而言的。当校正后的效应值更靠近无效假设 1.0 时，称为正混杂，如 $c\widehat{RR}=3.5$，$a\widehat{RR}=1.0$，或 $c\widehat{RR}=0.3$，$a\widehat{RR}=0.7$ 时。当校正后的效应值更远离无效假设 1.0 时，称为负混杂，如 $c\widehat{RR}=1.5$，$a\widehat{RR}=3.2$，或 $c\widehat{RR}=0.8$，$a\widehat{RR}=0.2$ 时。有时效应估计值出现了较为极端的情况，校正前后表现为反向估计，可称之为质混杂（qualitative confounding），如 $c\widehat{RR}=2.0$，$a\widehat{RR}=0.7$，前述的美洲 6 国死亡率比较，就可见这一现象，美国相比于委内瑞拉，粗死亡率比值为 8.7/4.4＝1.98，由于存在着年龄构成上的极大差异，在经过年龄标化后，这一比值变为 3.6/4.6＝0.78。

四、混杂的控制

混杂可发生在研究的各个阶段，因此可通过良好的设计、周密的分析和合理的解释来避免混杂因素对研究结果的影响。常用的方法包括限制条件、匹配、分层分析、标化分析和多因素分析等。

1. 限制（restriction） 研究对象纳入时按潜在的混杂因素予以限制，如性别、年龄、职业等。

从理论上讲，两组进行比较时，除研究因素外其他因素应当均相同，这样才能比较研究因素在两组中有否差异。但实际情况千变万化，事实上很难做到。如果在选择研究对象时，限制在具有一定特征的对象中进行观察，则可在一定程度上排除其他因素的干扰。例如在研究年龄对急性心肌梗死预后的影响时，如果只限于在白人男性且无并发症的前壁心肌梗死患者中进行分析，就可排除种族、性别、心肌梗死部位和有无并发症等因素的影响，就能比较清楚地反映年龄对急性心肌梗死预后的影响，但用这种方法来控制混杂所获得的结论常有很大局限性，影响研究对象的代表性，使研究结果外推至一般人群时受限。

2. 匹配（matching） 匹配的目的是为了控制混杂、提高研究效率。但病例对照研究中匹配本身往往会引入新的混杂或其他偏倚，此时，仍需进行分层分析。只有在队列研究中使用匹配，才能达到直接控制混杂的效果。

目前，随着疾病监测体系和流行病学统计分析方法的日益发展及完善，匹配的局限性已越来越受到关注。

匹配的另一目的是提高统计学效率，当潜在混杂因素与疾病间之间有较强的联系时，通常匹配可增加研究效率。然而，由于匹配研究中只考虑结果不一致的匹配对（b 或 c，参见表 8-18），而所有结果一致的匹配对将被排除分析之外，因此研究设计和资料收集过程中得到的大量信息将被弃之不用，又转而降低了研究的成本效益比。同时，当匹配研究中的各匹配对出现资料不完整或缺损时，其研究的精确性明显下降。

匹配中的一个突出问题是过度匹配（overmatching），由于混杂因素必须与所研究因素相关,因此匹配,尤其是对许多因素同时进行匹配时,发现所研究因素在各比较组中作用差别的可能性降低,所研究因素的作用可能被消弥。而且匹配研究放弃了对被匹配因素本身的病因学意义的研究。

匹配过程中也可引入选择性偏倚,匹配即意味着难以做到随机化,即不能从产生病例的人群中获取有代表性的对照样本。同时,对对象的限制过多使研究对象对源人群的代表性降低,最终所得结果不能反映源人群中所研究因素与疾病的真实联系。

目前,随着疾病监测系统的日益健全,进行以人群为基础的流行病学观察研究的可行性也日趋增加,通常可以得到足够大的样本来进一步进行分层分析和多因素分析,因此匹配的应用已日趋减少。但是匹配在队列研究中仍具有较高的有效性。

3. 随机化(randomization)　多用于实验研究,使混杂因素在各比较组间分布均衡。在临床试验研究中,随机化方法进行分组是消除选择性偏倚最好的方法,它不仅平衡了试验组和对照组的各种已知的可能影响疗效或预后的因素,而且还可平衡各种我们不知道的潜在混杂因素。真正的随机化是指每个研究对象都有同样的机会进入试验组或对照组,随机化分组后我们可以发现两组的一些基本特征常极为相似,因此可比。

4. 分层分析　分层是指将流行病学研究所获资料按某些影响因素分成数层(亚组)进行分析。分层是最常用的检出和控制混杂的方法之一,特别是有潜在的混杂偏倚时,分层方法控制偏倚主要用在资料的分析阶段。

上面已经介绍了采用分层分析来识别混杂的基本步骤。在混杂的控制中,可以在分层分析基础上进一步进行校正,获得调整的效应估计值 $a\widehat{RR}$($a\widehat{OR}$)。在病例对照和队列研究中,常用分层分组的 Mantel-Haenszle 法来估计校正了混杂因素后的 $RR_{M\text{-}H}$ 或 $OR_{M\text{-}H}$(Mantel-Haenszle RR/OR),其计算公式如下:

$$aRR_{M\text{-}H} = \sum_{i=1}^{I} \frac{\dfrac{a_i d_i}{T_i}}{\dfrac{b_I c_I}{T_i}}, \; aOR_{M\text{-}H} = \sum_{i=1}^{I} \frac{\dfrac{a_i d_i}{T_i}}{\dfrac{b_I c_I}{T_i}}$$

此即为 Mantel Haenszel 法的调整 aRR_{mh} 或 aOR_{mh}。

以前述的疟疾与性别关系的病例对照研究为例(表 10 - 11),粗分析估计的 OR 为 1.71,按工作环境分层后(表 10 - 14),户外和室内工作各层的 OR 分别为 1.06 和 1.00,层间 OR 相似,且都接近于 1,因此,可进一步用 Mantel-Haenszel 计算调整后的效应估计值 $a\widehat{OR}$(adjusted odds ratio)。

$$aOR_{M\text{-}H} = \sum_{i=1}^{I} \frac{\dfrac{a_i d_i}{T}}{\dfrac{b_I c_I}{T_I}} = \frac{\dfrac{53 \times 3}{81} + \dfrac{35 \times 79}{219}}{\dfrac{10 \times 15}{81} + \dfrac{52 \times 53}{219}} = 1.01$$

注意 OR_{mh} 必须要各层 OR 呈一致性时才可计算。

关于层间是否相似的判断,可采用 χ^2 齐性检验,若 $P > 0.05$,则可认为各层间 OR

相似,若差别有显著性,可进一步检验是否存在效应修饰(参见第十一章)。OR_{M-H} 的 95%可信限可采用下列公式估计:

可信限上界:$OR_{M-H}^{(1+1.96/\sqrt{\chi^2})}$;可信限下界:$OR_{M-H}^{(1-1.96/\sqrt{\chi^2})}$。

队列研究同样可以计算 aRR_{mh} 及其可信限。

存在多个因子混杂因子时,分层法就不能胜任控制混杂的任务了,目前使用较广的是多因素分析技术,可参考本书第十二章。

5. 标准化 当比较两个率时,如果两组对象内部构成存在差别足以影响结论,可用率的标准化加以校正,亦即使可能影响结果的因素受到同等的加权,则这两个率可比,无偏倚,这种方法被称为标准化。例如,比较两医院冠状动脉旁路移植手术的病死率,甲医院为 4%,乙医院为 2.6%,是否能认为乙医院的胸外科水平高,故病死率低?显然不能,因为两医院病人的术前危险因素(如年龄、心功能和冠脉阻塞程度等,后者按高、中、低分为三级)的分布不相同(表 10-19)。为比较两个率,可将同样的权加于两医院,比方说高、中、低三级分布均为 1/3,则甲医院的标准病死率 =(1/3×6%)+(1/3×4%)+(1/3×0.67%)=3.6%,乙医院的标准病死率计算亦为 3.6%,两医院的标准率完全相同,说明两医院的手术病死率之差异是由两个医院患者术前高危险因素者所占的比例不同而引入的偏倚所致,甲医院患者中的 42%属高危险因素者,而乙医院只 17%患者属高危险因素者。

表 10-19 冠状动脉旁路移植手术的病死率比较

术前危险因素分级	甲医院			乙医院		
	病人数	死亡数	病死率(%)	病人数	死亡数	病死率(%)
高	500	30	6	400	24	6
中	400	16	4	800	32	4
低	300	2	0.67	1200	8	0.67
合计	1200	48	4	2400	64	2.6

流行病学研究中标化法的应用最常见于对年龄的标化,可采用直接标化法和间接标化法,详细可参见相应的统计学和流行病学分析专业书籍。

6. 多因素分析 应用分层分组的 Mantel-Haenszle 方法来平衡混杂因素的作用,只能平衡个别少数的混杂因素,且对连续性的变量只能用等级分层法,常导致不合理的分组。20 世纪 60 年代起,克恩菲尔德(Cornfield)提出了 Logistic 回归模型,经过 50 多年的发展,目前已成为现代流行病学危险因素研究的主要方法。不论在病因学还是预后研究中,危险因素或预后因素与疾病的关系都非常复杂,各种危险因素或预后因素之间可以互相影响,它们对结果的影响大小也各不相同。采用 Logistic 回归模型进行多变量分析,能在复杂关系中综合多种混杂因素的作用,进一步筛选出主要的危险因素或预后因素,并反映其在决定发病以及预后中的相对比重。Logistic 回归模型分析需要进行复杂的运算过程,分析人员亦需通晓有关研究变量的生物学知识,以便能在运用 Logistic 回归分析之前选入恰当的可能成为混杂的变量进行运算和分析,亦即前面提及的必须先构建假设的病因图或充分病因模型。如不能将恰当的可能的混杂因素选入回归模型运算,混杂因素也是控制不了的。另外,各种变量间尚能有效应修饰,也可通过回归模型同时进行分析,对同时间变量有关的结局分析可考虑采用 Cox 模型(详见第十二章)。

7. 灵敏度分析　在观察流行病学研究中,多数影响研究结果有效性和不确定性的混杂往往是无法测量的,因此,需进行进一步的灵敏度分析。

(徐　飚　何　纳)

参考文献

1. 徐飚. 流行病学原理[M]. 上海：复旦大学出版社,2007.
2. INFANTE-RIVARD C, JACQUES L. Empirical study of parental recall bias[J]. Am J Epidemiol,2000,152(5)：480 - 486.
3. LASH T L, VANDERWEELE T J, HANEUSE S, et al. Modern epidemiology [M]. 4th ed. Philadelphia：Wolters Kluwer,2021.
4. ROTHMAN K J, GREENLAND S, LASH TL. Causal diagrams Modern epidemiology [M]. 3rd. Philadalphia：Lippicott Williams & Wilkins,2008.
5. ROTHMAN K J. Epidemiology：an introduction [M]. 2nd ed. New York：Oxford University Press,2012.
6. SZKLO M, NIETO F J. Epidemiology：beyond the basics [M]. 4th ed. Burlington：Jones & Bartlett Learning, LLC,2019.

第 十 一 章　交 互 作 用

　　交互作用(interaction)在流行病学研究中是一种很重要的、需要加以识别和评价的客观现象。当我们研究一个因素与一个健康相关事件发生(如发病、死亡等)的联系时，常常会受到其他一些因素的影响，需要加以识别和客观评价。2008 年罗斯曼描述了统计学交互作用、生物学交互作用及公共卫生交互作用。在本章，我们主要讨论交互作用的基本概念和原理以及评价方法。

　　如表 11－1 所示，加拿大不同性别的哮喘住院率随着年龄变化，进一步估计上述人群女性与男性因哮喘住院的相对危险度(图 11－1)，可见：在儿童中，女性因哮喘住院危险性小于男性，随着年龄的增长，男女性住院危险性差异逐渐减小；到青春期时，两者大致相等；而在成年人中，女性住院危险性则大于男性；这一差异随年龄增长而减小，至老年期逐渐消失。

表 11－1　加拿大 10 省份不同年龄和性别居民 3 年累计哮喘住院率(1994/1995～1996/1997)

年龄(岁)	男性			女性		
	人口数(人)	病例数(人)	住院率(‰)	人口数(人)	病例数(人)	住院率(‰)
0	194 350	8 771	45.1	184 756	3 921	21.2
1～4	813 682	24 741	30.4	773 426	13 338	17.2
5～9	1 035 290	10 334	10.0	985 770	6 537	6.6
10～14	1 033 893	5 442	5.3	979 949	4 372	4.5
15～19	1 038 052	3 111	3.0	981 432	6 296	6.4
20～24	1 026 862	2 298	2.2	990 267	5 891	5.9
25～29	1 096 711	2 062	1.9	1 072 953	5 695	5.3
30～34	1 309 191	2 326	1.8	1 279 292	6 417	5.0
35～39	1 320 035	2 337	1.8	1 311 346	5 940	4.5
40～44	1 186 414	2 388	2.0	1 192 860	5 663	4.7
45～49	1 065 992	2 456	2.3	1 068 210	5 865	5.5
50～54	825 903	2 576	3.1	831 473	5 392	6.5
55～59	659 248	2 764	4.2	673 006	4 928	7.3
60～64	593 043	3 588	6.1	614 830	5 481	8.9
65～69	531 475	4 338	8.2	590 033	6 281	10.6
70～74	423 399	4 526	10.7	539 608	6 880	12.7
75～79	278 941	3 624	13.0	404 579	5 873	14.5
80～84	166 688	2 529	15.2	283 770	4 464	15.7
85～89	72 516	1 101	15.2	155 017	2 384	15.4
90 +	28 841	364	12.6	84 762	1 010	11.9

引自:CHEN Y, STEWART P, JOHANSEN H, et al. Sex difference in hospitalization due to asthma in relation to age [J]. J Clin Epidemiol, 2003,56(2):180-187.

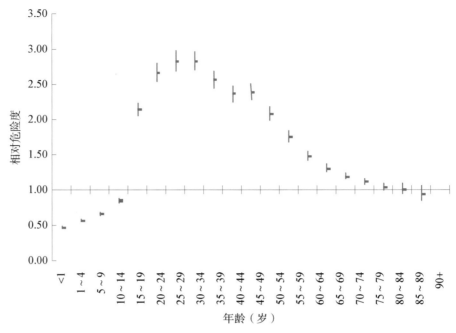

图 11-1　哮喘住院率在不同年龄组的性别相对危险度(女∶男)

引自:CHEN Y, STEWART P, JOHANSEN H, et al. Sex difference in hospitalization due to asthma in relation to age[J]. J Clin Epidemiol,2003;56(2):180 - 187.

在对上述例子的资料分析中,我们应该考虑的是年龄可能产生的是交互作用(interaction)还是混杂(confounding)?　①如果是交互作用,我们可以得到结论:性别和哮喘住院率的联系随年龄的改变而不同,即年龄和性别之间存在交互作用。②如果是混杂,我们可以作年龄标化(当有交互作用存在时不作年龄调整),从而得到结论:哮喘住院率在男性和女性大致相等。

第一节 | 交互作用的概念和种类

一、交互作用的相关概念

(一) 交互作用

麦克马洪(MacMahon)于 1970 年如此定义交互作用:"当两个或多个危险因素存在时,疾病的发生率不同于根据其单独作用所估计的发病率。"

现在一般认为,当两个或两个以上因素共同作用于某一健康相关结局时,其效应明显不同于该两个或两个以上因素单独作用时的效应,则可称这些因素之间存在交互作用。

（二）效应修饰

与交互作用相似的概念是效应修饰（effect modification），是指在基础人群（base population）（或者源人群或者靶人群）中一种暴露因素的效应在另一种暴露因素不同水平（或层）上不同，存在不一致性或者异质性（un-uniformity 或 heterogeneity），即第三因素修饰了所研究因素对疾病的"效应"，这个第三因素被称为效应修饰因子（effect modifier）。我们可以理解为交互作用和效应修饰是对同一现象的不同角度定义，修饰效应更侧重于一个因素对某事件的作用估计（或联系测量指标的估计）受到另一个因素的影响，例如我们在分层分析时做的一致性检验来判断某个联系的强度在另一个变量的不同分层是否一致。

（三）交互作用与混杂之间的联系和区别

在上述例子中，如果考虑年龄为混杂因素，则表示年龄在所比较的男性和女性组中的分布不均衡，改变了性别和哮喘住院率间真实的联系。如果儿童所占比例较大，男性的哮喘住院率高，反之则低。如果做年龄标化，男性和女性的哮喘住院率会大致相等。

在流行病学研究特别是病因学研究中，如果忽视了交互作用的存在，则会得出男女性哮喘住院率没有区别的错误结论，进而忽略了性别在哮喘病因研究中的重要性。事实上，性别和哮喘住院率之间有很强的联系，而它们的联系有很重要的年龄特征。不同年龄和性别的人群对哮喘的易患性是不一样的，提示哮喘可能不是一个同质的疾病，不同年龄和性别的人群可能对哮喘的危险因素反应不同，性激素分泌和相对气道大小所具有的年龄和性别变化也可能与哮喘的易患性有关，等等。

因此，交互作用与混杂之间有以下几点区别：

（1）交互作用与研究设计无关，是研究中存在的一种客观现象，是我们研究中所需要观察和发现的，而混杂的存在与否取决于研究设计，在研究中要极力避免并防止发生。

（2）交互作用与研究的真实性或偏倚无关，是一种客观效应，而混杂是对真实性的一种歪曲。

（3）交互作用可以通过统计学方法定量描述和评价，但是不可能去除，而混杂效应可以在研究设计阶段通过采取有效措施，或者在资料分析阶段通过适当的统计学方法加以去除。

但并不是在任何情况下，交互作用和混杂都是相互排斥的。当研究目的不同时，处理方式不同。当性别和年龄存在交互作用时，一般不能将年龄作为混杂因素来处理。但如果为了估计不同性别的床位需求数，经年龄调整后可以发现，男性和女性总的住院率相差不多，虽然儿童哮喘病人以男性为主，成人以女性为主，如果只考虑性别而不考虑年龄，那么男性和女性哮喘病人大致需要同样多的床位。

二、交互作用的种类

交互作用这一术语目前在流行病学中经常使用，但在很多文献中常常混淆了它的统计学、生物学和公共卫生学的概念,在解释所谓的交互作用时出现错误。

（一）统计学交互作用

统计学交互作用(statistical interaction)是指同时暴露两个或多个因素的作用是否等于暴露单个因素作用的总和(相加交互作用)或乘积(相乘交互作用)。若同时暴露两个或多个因素的作用大于暴露单个因素作用的总和或乘积,称为正交互;反之,同时暴露两个或多个因素的作用小于暴露单个因素作用的总和或乘积,称为负交互。

统计学交互作用通常在研究人群(样本)中评价,包括随机误差、非随机误差(如偏倚)和真实的效应,上述误差可能随着协变量的变化而变化。一般基于一定的统计学模型进行估计,是流行病学研究中计算得出的一种现象,可能只是因素之间的数量关联,并不一定涉及生物学机理和公共卫生学意义,但是它是另外两种交互作用评价的基础和工具。

（二）生物学交互作用

生物学交互作用(biological or causal interaction)是关于多个危险因素在生物学机理上的定性概念,注重于两个或两个以上因素共同作用所产生的联合效应。一般是指某个暴露因素在疾病发病方面的生物学效应(病因)依赖于另一暴露因素的水平。生物学交互作用一般是针对个体而言,但是其在群体中的意义可以通过病因分值来体现。

（三）公共卫生交互作用

公共卫生交互作用(public health interaction)是指一个危险因素的公共卫生效应在另一个危险因素的不同水平上不同,存在不一致性或者异质性。效应的指标可以是新增病例的数量,也可以是减少一个病例的成本或者生命质量调整年等。公共卫生交互作用需要根据公共卫生专业背景而不是根据统计学便利或生物学假定来选择测量指标。

第二节 | 统计学交互作用及其评价模型

一、联系强度的测量指标

在流行病学研究中,归因危险度(AR)和相对危险度(RR)是测量危险因素和疾病联系的两个常用指标。

从表 11-2 中可以看到,在不考虑可能产生的抽样误差的情况下,性别和年龄对甲乙两种疾病均有作用,男性和低年龄组者比女性和高年龄组者易发病。那么,性别和年龄是否有交互作用? 若讨论生物学交互作用,可以观察当两个危险因素(男性和低年龄)同时存在时,疾病的发病率是否明显不同于该两个因素单独存在时所产生的效应之和。但对于统计学交互作用,需要判断性别和疾病的联系在不同年龄组是否一致,即年龄是否修饰了性别对疾病的效应。

表 11-2　甲乙疾病年龄别和性别发病率及性别与发病率的关系

年龄组	男性	女性	归因危险度	相对危险度
甲病				
5~9 岁	15%(30/200)	10%(20/200)	5%	1.5
10~14 岁	10%(18/180)	5%(9/180)	5%	2.0
乙病				
5~9 岁	20%(40/200)	10%(20/200)	10%	2.0
10~14 岁	10%(18/200)	5%(9/200)	5%	2.0

从表 11-2 中可以发现,当使用不同的联系测量指标时,结论可能不一致。对于甲病,性别的归因危险度在两个年龄组中都为 5%,因此,得到的结论是性别和甲病的联系在不同年龄组是一致的(homogeneous),或者说性别和年龄之间不存在交互作用,因此可以将两个年龄组合并提供一个统一的归因危险度;但是,性别的相对危险度在不同年龄组是不一致的(heterogeneous),不能将两个年龄组简单地进行合并。对于乙病,情况正好相反,归因危险度是不一致的,而相对危险度是一致的。由此可见,统计学交互作用和联系的测量指标有关。

二、统计学评价模型

一般我们使用两种统计学评价模型,即相加模型(additive model)和相乘模型(multiplicative model),评价相加和相乘交互作用。

在表 11-3 中,以两个因素(性别和年龄,均为二分类变量)为例,R 代表危险性(发病率或其他疾病频率指标)。R_{00} 表示两个因素均不暴露时(女性、高年龄)的发病率,R_{11} 表示两个因素均暴露时(男性、低年龄)的发病率,一个因素暴露而另一个因素不暴露时,分别用 R_{01}(女性、低年龄)和 R_{10}(男性、高年龄)来表示。以下分析同样暂不考虑可能产生的抽样误差。

表 11-3　甲乙疾病年龄别和性别发病率及性别与年龄对发病率的交互作用

年龄组	男性	女性	相加交互作用	相乘交互作用
甲病				
5~9 岁	15%(R_{11})	10%(R_{01})	无	有(负)
10~14 岁	10%(R_{10})	5%(R_{00})		
乙病				
5~9 岁	20%(R_{11})	10%(R_{01})	有(正)	无
10~14 岁	10%(R_{10})	5%(R_{00})		

(一)相加模型

相加模型定义:若交互作用不存在,则两个或两个以上因素共同作用于某一健康相关事件时,其效应等于这些因素单独暴露时所产生的效应之和。一般针对归因危险度或相关指标。

1. 对于甲病,如果基于归因危险度　从表 11-3 的数据中可得出:

性别(男性相对于女性)的效应为: $R_{10} - R_{00} = 10\% - 5\% = 5\%$。

年龄(低年龄相对于高年龄)的效应为: $R_{01} - R_{00} = 10\% - 5\% = 5\%$。

性别和年龄的联合效应为: $R_{11} - R_{00} = 15\% - 5\% = 10\%$。

两个因素共同作用于甲病时,其效应(10%)正好等于这两个因素单独暴露时所产生的效应之和(5%+5%=10%),即

$$R_{11} - R_{00} = (R_{10} - R_{00}) + (R_{01} - R_{00}) \qquad (公式 11-1)$$

因此,可认为性别和年龄对于甲病不存在相加交互作用。在这里我们需要注意的是,如果我们把等式两边同时除以 R_{00},可以得到:

$$RR_{11} = RR_{01} + RR_{10} - 1$$

也就是说我们可以用 RR 或其估计值比值比(OR)(当发病概率很低时)来评价相加交互作用,但是其本质依然检验的是归因危险度的交互作用,相比于发病风险,显然 RR 或 OR 在流行病学分析时更容易获得。

2. 对于乙病,如果基于归因危险度　从表 11-3 的数据中可得出:

性别(男性相对于女性)的效应为: $R_{10} - R_{00} = 10\% - 5\% = 5\%$。

年龄(低年龄相对于高年龄)的效应为: $R_{01} - R_{00} = 10\% - 5\% = 5\%$。

性别和年龄的联合效应为: $R_{11} - R_{00} = 20\% - 5\% = 15\%$。

两个因素共同作用于乙病时,其效应($AR_{11} = 15\%$)大于这两个因素单独暴露时所产生的效应之和(5%+5%=10%),即

$$R_{11} - R_{00} > (R_{10} - R_{00}) + (R_{01} - R_{00}) \qquad (公式 11-2)$$

因此,可认为性别和年龄对于乙病存在正相加交互作用。

如果两个因素共同作用于某病时,其效应小于两个因素单独存在时所产生的效应之和,即

$$R_{11} - R_{00} < (R_{10} - R_{00}) + (R_{01} - R_{00}) \qquad (公式 11-3)$$

可认为这两个因素存在负相加交互作用。

(二) 相乘模型

相乘模型定义:若交互作用不存在,则两个或两个以上因素共同作用于某一疾病(或其他事件)时,其效应等于这些因素单独暴露时所产生的效应之积。一般针对相对危险度或相关指标。

1. 对于乙病,如果基于相对危险度　从表 11-3 的数据中可得出:

性别(男性相对于女性)的效应为: $R_{10}/R_{00} = 10\%/5\% = 2$。

年龄(低年龄相对于高年龄)的效应为: $R_{01}/R_{00} = 10\%/5\% = 2$。

性别和年龄的效应为：$R_{11}/R_{00} = 20\%/5\% = 4$。

两个因素共同作用于甲病时，其效应（$RR_{11} = 4$）正好等于这两个因素单独暴露时所产生的效应之积（$2 \times 2 = 4$），即

$$R_{11}/R_{00} = (R_{10}/R_{00})(R_{01}/R_{00}) \qquad （公式 11 - 4）$$

因此，可认为性别和年龄对于乙病不存在相乘交互作用。

2. 对于甲病，如果基于相对危险度 从表 11 - 3 的数据中可得出：

性别（男性相对于女性）的效应为：$R_{10}/R_{00} = 10\%/5\% = 2$。

年龄（低年龄相对于高年龄）的效应为：$R_{01}/R_{00} = 10\%/5\% = 2$。

性别和年龄的效应为：$R_{11}/R_{00} = 15\%/5\% = 3$。

两个因素共同作用于甲病时，其效应（$RR_{11} = 3$）小于这两个因素单独暴露时所产生的效应之积（$2 \times 2 = 4$），即

$$R_{11}/R_{00} < (R_{10}/R_{00})(R_{01}/R_{00}) \qquad （公式 11 - 5）$$

因此，可认为性别和年龄对于甲病存在负相乘交互作用。

如果两个因素共同作用于某病时，其效应大于两个因素单独暴露时所产生的效应之积，即

$$R_{11}/R_{00} > (R_{10}/R_{00})(R_{01}/R_{00}) \qquad （公式 11 - 6）$$

因此，可认为性别和年龄对于甲病存在正相乘交互作用。

从上面的例子可知，有无交互作用在很大程度上取决于所选择的模型。因此，在报告有无交互作用时，一定要说明分析使用的模型（相加模型或相乘模型）。

（三）一般危险性模型和对数危险性模型

在表 11 - 4 中，讨论两个危险因素（均为二分类变量）对某个事件的交互作用的一般情况。因素 A 和因素 B 取值 1 和 0 分别表示暴露和未暴露。同时，假设两个因素都对某一事件均有作用，且其中之一的归因危险度或相对危险度在另一个因素分层中大小一致（即联系的强度是一致的）。

表 11 - 4 两个危险因素（二分类变量）对某个事件的联合作用

比较项	因素 A(1)	因素 A(0)	归因危险度	相对危险度
因素 B(1)	R_{11}	R_{10}	$R_{11} - R_{10}$	R_{11}/R_{10}
因素 B(0)	R_{01}	R_{00}	$R_{01} - R_{00}$	R_{01}/R_{00}
归因危险度	$R_{11} - R_{01}$	$R_{10} - R_{00}$		
相对危险度	R_{11}/R_{01}	R_{10}/R_{00}		

如果使用相加模型评价（即用归因危险度作为联系强度的测量指标），因素 A 和事件的联系在因素 B 的两层同质，则：

$$R_{11} - R_{10} = R_{01} - R_{00} \qquad （公式 11 - 7）$$

或者因素 B 和事件的联系(归因危险度)在因素 A 的两个分层同质,则:

$$R_{11} - R_{01} = R_{10} - R_{00}$$

它与公式 11 - 7 是一致的。

因此,可认为当使用归因危险度评价因素的效应时,因素 A 和因素 B 对某一事件有作用,但不存在相加交互作用。

但如果用相乘模型评价(即用相对危险度作为联系强度的测量指标),因素 A 和事件的联系在因素 B 的两层则异质,即 $R_{11}/R_{10} \neq R_{01}/R_{00}$。

如果因素 A 和因素 B 对某一事件有作用但不存在相乘交互作用,即因素 A 和事件的联系(相对危险度)在因素 B 的各个分层同质,则:

$$R_{11}/R_{10} = R_{01}/R_{00} \tag{公式 11 - 8}$$

或者因素 B 和事件的联系(相对危险度)在因素 A 的两个分层是一致的,则:

$$R_{11}/R_{01} = R_{10}/R_{00}$$

它与公式 11 - 8 一致,当等式两边同时除以 R_{00} 也可以表示为 $RR_{11} = RR_{01} \times RR_{10}$。

如果我们将公式 11 - 4 两边取对数得到:

$$\ln(R_{11}/R_{00}) = \ln(R_{10}/R_{00}) + \ln(R_{01}/R_{00}) \tag{公式 11 - 9}$$

或:

$$\ln R_{11} - \ln R_{00} = (\ln R_{10} - \ln R_{00}) + (\ln R_{01} - \ln R_{00}) \tag{公式 11 - 10}$$

由此可见,相对危险度的同质性对应于对数-危险性模型(公式 11 - 10)的可加性(additivity),即无相乘交互作用。

因素 A 和因素 B 两者对于某事件的作用,如果按照对数-危险性模型(公式 11 - 10)可加,那么按照一般危险性模型(公式 11 - 1)就不可加。也就是说,如果两个因素都有作用,按照相乘模型无统计学交互作用则意味着按照相加模型有统计学交互作用,反之亦然。因为由公式 11 - 7 可知,$R_{11} = R_{10} + R_{01} - R_{00}$,代入 $R_{11}/R_{10} = (R_{10} + R_{01} - R_{00})/R_{10} = 1 + R_{01}/R_{10} - R_{00}/R_{10}$,所以只有 $R_{10} = R_{00}$ 时,$R_{11}/R_{10} = (R_{10} + R_{01} - R_{00})/R_{10} = 1 + R_{01}/R_{10} - R_{00}/R_{10} = R_{01}/R_{00}$,与因素 A 为危险因素的前提矛盾,故 $R_{11}/R_{10} \neq R_{01}/R_{00}$。

我们可以用不同交互作用的统计学模型来判断联系测量指标的同质性,但有无统计学的交互作用只是针对某个特定的模型而言。

三、交互作用评价模型与联系强度测量指标的关系

(一) 模型依赖

如果某个危险因素和疾病的联系强度测量指标(归因危险度或相对危险度等)大小

在其他变量的不同水平是一致的,则可计算一个合并归因危险度或合并相对危险度(可通过分层分析中的 Mental-Haenszel 法计算),则该危险因素和疾病的联系强度独立于其他因素,即不存在交互作用。以表 11-2 及表 11-3 的例子作进一步阐述,合并归因危险度和合并相对危险度的值见表 11-5。

表 11-5 甲乙疾病年龄别和性别发病情况以及性别和发病率联系的测量指标

年龄组	男性	女性	归因危险度	相对危险度
甲病				
5～9 岁	15%(30/200)	10%(20/200)	5%	1.5
10～14 岁	10%(18/180)	5%(9/180)	5%	2.0
合并			5%	—
乙病	20%(40/200)	10%(20/200)		
5～9 岁	10%(18/200)	5%(9/200)	10%	2.0
10～14 岁	15%(30/200)	10%(20/200)	5%	2.0
合并			—	2.0

　　(1) 如果用归因危险度作为联系强度的测量指标,甲病和性别的联系在不同的年龄组是一致的,因此可以估计合并的归因危险度;乙病和性别的联系在低年龄组大于高年龄组,因此不能估计合并的归因危险度。通过显著性检验来判断归因危险度的差异是否显著(排除抽样误差),如果差异显著($P<0.05$),则可认为年龄和性别对乙病存在正相加交互作用。

　　(2) 如果用相对危险度作为联系强度的测量指标,乙病和性别的联系在不同的年龄组是一致的,因此可以估计合并的相对危险度;甲病和性别的联系在低年龄组小于高年龄组,因此不能估计合并的相对危险度。通过显著性检验来判断相对危险度的差异是否显著(排除抽样误差),如果差异显著($P<0.05$),则可认为年龄和性别对甲病存在负相乘交互作用。

　　由此可知,在两个因素之间是否存在统计学交互作用,主要取决于所选择的联系强度测量指标和统计学评价模型。如果联系强度的测量指标是归因危险度,我们就用相加模型;如果联系强度的测量指标是相对危险度或比值比,我们就用相乘模型。

　　(二) 一致性分析(同质性检验)

　　两种不同的交互作用评价模型可以判断危险因素和疾病之间联系强度(归因危险度或相对危险度)在不同分层的一致性如何,由于抽样误差的原因,需进行一致性检验,其无效假设为联系的强度在不同的分层一致。最经典的分析方法即分层分析,相关的统计学方法包括 Cochran-Mantel-Haenszel 法、Woolf 法、直接分层分析、最大似然比检验等,也可以在 Cox 回归模型、Logistic 回归模型等相关统计模型中进行,这些模型中可以同时调整相关协变量。这些统计方法的具体应用在各流行病学专著和文献中均有详尽的介绍,此处不再重复。

　　如表 11-6 所示,在研究成人腰围和哮喘之间的关系时发现,哮喘的患病率在不同腰围组的成年男性中几乎相同,但在成年女性中,腰围≥100 cm 者哮喘的患病率比腰围<100 cm 者高约一倍。进一步调整了可能的混杂因素以后,哮喘的患病危险性在不同腰围组的成年男性中大致相等,但在成年女性中,腰围≥100 cm 者哮喘的患病危险性比腰围<100 cm 者高约 87%～95%(表 11 - 7)。

表 11 - 6 成人腰围和哮喘粗患病率

腰围(cm)	男性			女性		
	人数	病例	%	人数	病例	%
曾经得哮喘						
<100	391	21	5.4	800	66	8.3
≥100	431	22	5.1	241	37	15.4
过去一年得哮喘						
<100	391	9	2.3	800	37	4.6
≥100	431	10	2.3	241	24	10.0

引自:CHEN Y, STEWART P, JOHANSEN H, et al. Sex difference in hospitalization due to asthma in relation to age[J]. J Clin Epidemiol, 2003;56(2):180 - 187.

表 11 - 7 成年人腰围和哮喘患病率关系的性别差异(调整比值比)

腰围(cm)	男性		女性	
	比值比	95%可信区间	比值比	95%可信区间
曾经得哮喘				
<100	1.00		1.00	
≥100	0.99	0.51 1.93	1.87	1.18 2.98
过去一年得哮喘				
<100	1.00		1.00	
≥100	1.02	0.39 2.67	1.95	1.11 3.43

引自:CHEN Y, STEWART P, JOHANSEN H, et al. Sex difference in hospitalization due to asthma in relation to age[J]. J Clin Epidemiol,2003;56(2):180 - 187.

在上述例子中,我们的研究假设是肥胖和哮喘之间的联系只存在于成年女性中,或者该联系在成年女性中强于在成年男性中,即更关注腰围和哮喘联系的性别差异。比值比与相对危险度一样,均应使用相乘模型评价。如果得到一致性的结果,也不能排除相加交互作用的存在。从理论上说,如果样本量足够大,交互作用总是存在的,不是相加交互作用,就是相乘交互作用,因为数据通常不会同时符合两种模型。

第三节 | 生物学交互作用和公共卫生交互作用

一、概念与联系

生物学交互作用、公共卫生交互作用和统计学交互作用既有区别,又有联系。生物学交互作用或公共卫生交互作用强调生物学意义或公共卫生意义,但统计学交互作用有助于生物学交互作用和公共卫生交互作用评价。由于相乘交互作用没有太多的实际应用价值,生物学交互作用或公共卫生交互作用常用交互作用相加模型评价,因此公共卫生交互作用也可以表述为在研究人群中两种或更多的暴露或干预所致的新增病例(发病数)或发病率的变化不同于单独的暴露或干预所致的新增病例(发病数)或发病率的变化之和。

二、主要类型

(一) 协同作用

协同作用(synergism)是指两个或两个以上因素单独作用于某一事件时产生同一方向的效应,当这些因素共同作用于该事件时明显大于这些因素单独作用之和。假定因素 A 与因素 B 对某一事件均有正向作用且两因素之间存在交互作用,它们的共同作用大于因素 A 与因素 B 单独作用之和,或者当因素 A 存在时因素 B 的作用增强了,或者当因素 B 存在时因素 A 的作用增强了,我们说两因素之间存在协同作用。这与统计学交互作用中所提到的相加模型的正交互作用相一致。

(二) 拮抗作用

拮抗作用(antagonism)是指两个或两个以上因素单独作用于某一事件时产生同一方向的效应,当这些因素共同作用于该事件时明显小于这些因素单独作用之和。假定因素 A 与因素 B 对某一事件均有正向作用且两因素之间存在交互作用,它们的共同作用小于因素 A 与因素 B 单独作用之和,或者当因素 A 存在时因素 B 的作用减弱了,或者当因素 B 存在时因素 A 的作用减弱了,我们说两因素之间存在拮抗作用。这与统计学交互作用中所提到的相加模型的负交互作用相一致。

上面介绍的只是生物学交互作用或公共卫生交互作用的两种特殊表现形式。两个或两个以上因素单独作用于某一事件时产生不同方向的效应,假定因素 A 是保护因素而因素 B 是危险因素,它们之间存在的交互作用有多种可能的结果。如果因素不只是二分类变量,且因素有两个以上,情况则更加复杂。在实际的研究中,一般我们建议研究的交互作用因素不超过 3 个,因为过于复杂的关系很难指导实践。

三、相乘交互作用和相加交互作用的关系

我们在介绍交互作用评价模型时简单讨论了相乘模型和相加模型一般不能同时成立。现在讨论一下他们之间的具体关系。

假设两个因素(均为二分类变量)对某病均有作用。如果两个因素都暴露,疾病的发病率是 R_{11},如果只暴露于因素 A 或只暴露于因素 B,发病率分别是 R_{01} 和 R_{10},如果两个因素都不暴露,发病率是 R_{00}。相应的相对危险度(RR),其中 $RR_{11}=R_{11}/R_{00}$,$RR_{01}=R_{01}/R_{00}$,$RR_{10}=R_{10}/R_{00}$,$RR_{00}=R_{00}/R_{00}=1.0$。

(一) 两个因素均为危险因素

若所研究的两个因素都是危险因素,即两个因素均会引起某个疾病的发病率(R)升高。假设 R_{00}、R_{01} 和 R_{10} 固定不变,在不同的情境中 R_{11} 不同(表 11-8)。

表 11-8 危险因素之间的相乘和相加交互作用

情景	$R_{11}(RR_{11})$	$R_{01}(RR_{01})$	$R_{10}(RR_{10})$	$R_{00}(RR_{00})$	相乘交互作用	相加
1	50% (10.0)	15% (3.0)	10% (2.0)	5% (1.0)	+	+
2	30% (6.0)	15% (3.0)	10% (2.0)	5% (1.0)	0	+
3	25% (5.0)	15% (3.0)	10% (2.0)	5% (1.0)	−	+
4	20% (4.0)	15% (3.0)	10% (2.0)	5% (1.0)	−	0
5	10% (2.0)	15% (3.0)	10% (2.0)	5% (1.0)	−	−

1. 相乘模型的正交互作用 情景 1 中,共同暴露组的发病率 $R_{11}=50\%$,相对危险度 $RR_{11}=10.0$,则 $RR_{11}/(RR_{01}\times RR_{10})=10.0/(3.0\times2.0)=1.7>1.0$,提示相乘模型有正交互作用;$R_{11}-R_{01}-R_{10}+R_{00}=50\%-15\%-10\%+5\%=30\%>0$,提示相加模型有正交互作用。

由此可见,当相乘模型有正交互作用时,相加模型就一定有正交互作用,而不会出现没有交互作用或是负交互作用的可能性。因此,在使用相乘模型(如 Logistic 回归模型、Cox 模型等)时,如果两个危险因素有正交互作用,则提示两个因素对所研究疾病存在正相加交互作用(协同作用)。

2. 相乘模型的负交互作用 情景 3 中,共同暴露组的发病率 $R_{11}=25\%$,相对危险度 $RR_{11}=5.0$,则 $RR_{11}/(RR_{01}\times RR_{10})=5.0/(3.0\times2.0)=0.8<1.0$,提示相乘模型有负交互作用;$R_{11}-R_{01}-R_{10}+R_{00}=25\%-15\%-10\%+5\%=5\%>0$,提示相加模型有正交互作用。

情景 4 中,共同暴露组的发病率 $R_{11}=20\%$,相对危险度 $RR_{11}=4.0$,则 $RR_{11}/(RR_{01}\times RR_{10})=4.0/(3.0\times2.0)=0.67<1.0$,提示相乘模型有负交互作用;$R_{11}-R_{01}-R_{10}+R_{00}=20\%-15\%-10\%+5\%=0$,提示相加模型无交互作用。

情景 5 中,共同暴露组的发病率 $R_{11}=10\%$,相对危险度 $RR_{11}=2.0$,则 $RR_{11}/(RR_{01}\times RR_{10})=2.0/(3.0\times2.0)=0.33<1.0$,提示相乘模型有负交互作用;$R_{11}-R_{01}-R_{10}+R_{00}=10\%-15\%-10\%+5\%=-10\%<0$,提示相加模型有负交互作用。

由此可见,当相乘模型观察到负交互作用时,情况比较复杂,相加模型可以观察到正交互作用、无交互作用或负交互作用。

3. 相乘模型无交互作用 情景 2 中,联合暴露组的发病率 $R_{11}=30\%$,相对危险度 $RR_{11}=6.0$,则 $RR_{11}/(RR_{01}\times RR_{10})=6.0/(3.0\times2.0)=1.0$,提示相乘模型无负交互作用;$R_{11}-R_{01}-R_{10}+R_{00}=30\%-15\%-10\%+5\%=10\%>0$,提示相加模型有正交互作用。

由此可见,当相乘模型显示无交互作用时,相加模型可能出现正的交互作用,因此在说明有无交互作用时,一定要阐明所使用的模型和指标。

（二）两个因素均为保护因素

若所研究的两个因素都是保护因素,即两个因素均会引起某个疾病的发病率（R）降低。假设 R_{00}、R_{01} 和 R_{10} 固定不变,在不同的情境中 R_{11} 不同（表 11 - 9）。

表 11 - 9 保护因素之间的相乘交互作用和相加交互作用

情景	$R_{11}(RR_{11})$	$R_{01}(RR_{01})$	$R_{10}(RR_{10})$	$R_{00}(RR_{00})$	相乘交互作用	相加交互作用
1	15% (0.75)	15% (0.75)	10% (0.5)	20% (1.0)	+	+
2	7.5% (0.375)	15% (0.75)	10% (0.5)	20% (1.0)	0	+
3	6% (0.33)	15% (0.75)	10% (0.5)	20% (1.0)	−	+
4	5% (0.25)	15% (0.75)	10% (0.5)	20% (1.0)	−	0
5	1% (0.05)	15% (0.75)	10% (0.5)	20% (1.0)	−	−

比较表 11 - 8 和表 11 - 9 可发现,某两个因素对于某事件而言,不论同为危险因素还是保护因素,当讨论他们的相乘交互作用和相加交互作用之间的关系时,所表现的情况基本一致。

因此,如果两个因素的效应方向一致,对某个健康相关事件有正的相乘交互作用,那么也一定存在正的相加交互作用。我们通常使用的统计学模型如 Logistic 回归模型等往往使用相乘模型评价相乘交互作用,这个关系是我们可以使用这些模型评价生物学或公共卫生交互作用的理论基础。

四、综合评价指标

以上交互作用评价只是定性的评价,而基于相加模型的相加交互作用定量评价可以使用罗斯曼提出的以下指标:

（1）S 指数（synergy index, S）:

$$S = (R_{11} - R_{00}) / [(R_{10} - R_{00}) + (R_{01} - R_{00})] \qquad (公式 11 - 11)$$

也可以用相对危险度来表示：

$$S = (RR_{11} - 1) / [(RR_{10} - 1) + (RR_{01} - 1)] \qquad (公式 11 - 12)$$

若 $S > 1$，则两个因素之间存在正相加交互作用(协同作用)，S 越大，两个因素之间的交互作用越强。

若 $S = 1$，则两个因素独立，它们之间无相加交互作用。

若 $S < 1$，则两个因素之间存在负相加交互作用(拮抗作用)。

(2) 归因交互作用(attributable interaction，AI/interaction contract，IC)：

$$IC = R_{11} - R_{10} - R_{01} + R_{00} \qquad (公式 11 - 13)$$

若 IC 绝对值越大，则两个因素之间的交互作用越强；

若 $IC = 0$，则两个因素独立，它们之间无相加交互作用。

(3) 交互作用相对超额危险度(relative excess risk of interaction，RERI)：用于描述归因交互作用对于基础危险性的相对大小。

$$RERI = (R_{11} - R_{10} - R_{01} + R_{00}) / R_{00} \qquad (公式 11 - 14)$$

或

$$RERI = RR_{11} - RR_{10} - RR_{01} + 1 \qquad (公式 11 - 15)$$

若 $RERI$ 绝对值越大，则两个因素之间的交互作用越强。

若 $RERI = 0$，则两个因素独立，它们之间无相加交互作用。

(4) 交互作用归因比例(attributable proportion of interaction，API)：用于评价两个因素同时存在时，疾病的危险性可归因于其交互作用的比例。

$$API = (R_{11} - R_{10} - R_{01} + R_{00}) / R_{11} \qquad (公式 11 - 16)$$

或

$$API = (RR_{11} - RR_{10} - RR_{01} + 1) / RR_{11} \qquad (公式 11 - 17)$$

在计算 API 的时候，如果去除了分母中的基础效应，可以计算得到纯因素交互作用归因比例 $pAPI$：

$$pAPI = (R_{11} - R_{10} - R_{01} + R_{00}) / (R_{11} - R_{00}) \qquad (公式 11 - 18)$$

或

$$pAPI = (RR_{11} - RR_{10} - RR_{01} + 1) / (RR_{11} - 1) \qquad (公式 11 - 19)$$

API 和 $pAPI$ 绝对值越大，交互作用越强。

以重度被动吸烟暴露和人工喂养的交互作用为例，我们可以通过计算得到以下联合作用量化指标的估计值，其他结果可见表 11 - 10：

$$S = (RR_{11} - 1)/[(RR_{10} - 1) + (RR_{01} - 1) = (3.37 - 1)/[(1.64 - 1) + (1.10 - 1) = 3.20$$

$$RERI = RR_{11} - RR_{10} - RR_{01} + 1 = 3.37 - 1.64 - 1.10 + 1 = 1.63$$

$$API = (RR_{11} - RR_{10} - RR_{01} + 1)/RR_{11} = (3.37 - 1.64 - 1.10 + 1)/3.37 = 0.48$$

$$pAPI = (R_{11} - R_{10} - R_{01} + R_{00})/(R_{11} - R_{00}) = (3.37 - 1.64 - 1.10 + 1)/(3.37 - 1) = 0.69$$

表 11 - 10　被动吸烟和人工喂养对儿童呼吸系统疾病住院率的协同作用大小的估计

被动吸烟	喂养方法	发病密度[*]	S_{ij}	$RERI_{ij}$	API_{ij}	$pAPI_{ij}$
未暴露	母乳/混合[**]	1.00				
	人工	1.10				
轻度暴露	母乳/混合	1.22				
	人工	2.91	5.97	1.59	0.55	0.83
重度暴露	母乳/混合	1.64				
	人工	3.37	3.20	1.63	0.48	0.69

注:[*]调整变量包括性别,出生体重和父亲受教育水平;[**]参照组。
引自:HORNE S L, CHEN Y, COCKCROFT D W, et al. Risk factors for reduced pulmonary function in women: A possible relationship between Pi phenotype, number of children and pulmonary function[J]. Chest, 1992, 102: 158 - 163.

以上各指标均为点值估计,通常我们需要估计各指标的 95% 可信区间(估计值±1.96×标准差),标准差的估计在这里就不赘述了,感兴趣的同学可以查阅相关文献或书籍,网络上也有共享的实现这些区间估计的相关 SAS 语句。

（陈　跃　付朝伟）

参考文献

1. 徐飚. 流行病学原理[M]. 上海: 复旦大学出版社, 2007.

2. ANDERSSON T, ALFREDSSON L, KALLBERG H, et al. Calculating measures of biological interaction [J]. Eur J Epidemiol, 2005, 20(7): 575 - 579.

3. BERRINGTON DE GONZALEZ A, COX D R. Additive and multiplicative models for the joint effect of two risk factors [J]. Biostatistics, 2005, 6(1): 1.

4. CHEN Y, RENNIE D, CORMIER Y, et al. Sex specificity of asthma associated with objectively measured body mass index and waist circumference — the Humboldt Study [J]. Chest, 2005, 128(4): 3048 - 3054.

5. CHEN Y, STEWART P, JOHANSEN H, et al. Sex difference in hospitalization due to asthma in relation to age [J]. J Clin Epidemiol, 2003, 56(2): 180 - 187.

6. CHEN Y. Environmental tobacco smoke, low birth weight and hospitalization for respiratory disease[J]. Am J Respir Crit Care Med, 1994, 150: 54 - 58.

7. KALILANI L, ATASHILI J. Measuring additive interaction using odds ratio [J]. Epidemiol Perspect Innov, 2006,3:5.

8. ROTHMAN K J, GREENLAND S, LASH T. Modern epidemiology [M]. 3rd ed. Philadelphia: Lippincott-Raven Publishers,2008.

9. ROTHMAN K J. The estimation of synergy or antagonism [J]. Am J Epidemiol, 1976,103:506 – 5111.

第十二章 流行病学资料的分层分析和回归分析

第一节 分层分析在流行病学分析中的应用

一、分层分析概述

(一)分层分析的目的与用途

分层分析是流行病学数据分析的重要步骤,帮助我们看清有时并不直观的关键变量的分布与关联。分层分析最常用来评估和控制混杂,以及发现和评估效应修饰(亦即效应估计的异质性)及交互作用。在其他应用中,按随访时间分层,可用于处理队列研究中的失访问题与竞争风险;按暴露与结局间隔时间分层,可以用于对引导时间(induction period,从所研究的病因起作用到结局发生的时间)和潜隐期(latent period,从结局发生到被检出的时间)的分析。本节将主要介绍分层分析用以处理混杂和检查效应修饰的基本方法。

分层分析的基本步骤:

(1)计算并检验各层内的效应估计。

(2)如果检验发现存在层间异质性,按层报告效应估计。可以进一步使用回归分析检验与描述异质性;也可以使用标准化进行总体效应估计。

(3)如果数据未检出层间异质性,可归纳报告一个总体效应估计。

(4)获得检验无效假设即暴露-结局关联无层异质性的 P 值。

(二)混杂与效应修饰

混杂的概念及其控制在前面章节已有详述。混杂来自于源人群中混杂因素、暴露和疾病间的内在关联。混杂因素的判断应用三条标准:①与暴露相关;②是结局的独立危险因素;③不是暴露与结局病因通路上的中间变量。在研究设计阶段,控制混杂最好的策略是随机分配暴露,但因伦理要求不可人为施加有害或危险因素而受到应用限制。匹配,按已知或常见的混杂因素(如性别、年龄)将病例与对照匹配,来提高控制混杂的效率。然而,过度匹配也可能影响研究的有效性或降低统计学效率。选择源人群、采取限制等方式可以完全规避某个因素带来的混杂,也就不需要在分析阶段调整这个变量。例如,研究被动吸烟的效应在非吸烟者中开展,即可避免主动吸烟带来的混杂。然而这样也失去了检验该变量是否为效应修饰因子的能力。在数据分析阶段控制混杂的主要手段为分层分析、标准化和多因素回归。分层分析是开展标准化的基础,也常与多因素回归结合应用。

例12-1:假设我们开展了一项固定队列研究,估计木尘暴露对中年男性家具工人慢性呼吸系统疾病(chronic respiratory diseases,CRD)发生的影响(表12-1)。吸烟是已知的致病因素之一。我们使用分层分析控制吸烟导致的混杂。研究对象观察期初人数 N、观察期内新发病例数 D 和发病风险 R。

表 12-1   按木尘暴露与吸烟状况分组的慢性呼吸系统疾病发病情况

吸烟状况	暴露组			非暴露组			RR
	D	N	R	D	N	R	
吸烟者	168	400	0.420	152	600	0.253	1.66
非吸烟者	57	600	0.095	23	400	0.058	1.65
合计	225	1000	0.225	175	1000	0.175	1.29

粗(未经调整的)RR 为1.29,小于层特异估计值的1.65和1.66,而两个层估计值几乎相等,调整 RR 亦为1.65。因此,粗 RR 对效应的估计存在偏倚:由于吸烟带来的混杂,使粗 RR 对木尘暴露与慢性呼吸疾病风险间的关联产生了低估。我们可以从层特异 RR 和调整 RR 推断出,在此人群中暴露的工人比未暴露的工人患该病的可能性高约65%——假设不存在其他混杂或其他偏倚。而这项研究中之所以出现了混杂,是因为吸烟与 CRD 风险在未暴露人群中呈正相关,而吸烟与木尘暴露在源人群中呈负相关。后一种可能是由于吸烟者主动或被动选择从事无尘工作,这样他们可以更轻松安全地吸烟。

效应修饰,指暴露-结局的效应估计大小在另一个变量的层间有显著差异,"另一个变量"即为潜在的效应修饰因子。效应修饰也被称为效应估计的异质性;未检出效应修饰,则可称效应估计具同质性。

例12-2:假设我们开展了一项横断面研究,评估社会支持水平与农村成年人群高血压的关联(表12-2)。由于种族是高血压的已知影响因素,使用分层分析控制这一潜在混杂因素。按疾病状态 D、社会支持水平 E 和种族分层的人数分布:

表 12-2   社会支持水平与成年人高血压

种族	低支持(E)		足够支持(非E)		OR
	D	非D	D	非D	
白人	73	270	167	690	1.12
黑人	111	151	153	385	1.85
合计	184	421	320	1075	1.47

粗 OR 为 1.47,与两个层特异 OR 为 1.12 和 1.85 不同,但两个层特异 OR 也互不相同。在这种情况下,我们通过比较粗 OR 和经过适当调整协变量(标准化)的 OR 间的差异来评估可能的混杂。在此人群中,因为调整 OR 几乎与粗 OR 相同,所以种族似乎不是混杂因素,因为种族与社会支持水平没有关联,在非病例中(270×385)/(690×151)=1;但种族的确是社会支持与高血压关联间的效应修饰因子,修饰了社会支持对高血压的影响——即白人和黑人分别估计的低社会支持与高血压间 OR 值大小不同。本例中,粗估计与调整估计近似,混杂不是有效性的重要威胁;但分层分析帮助我们检出了明显的效应修饰。

效应修饰在许多方面与混杂不同。重要的一点是,混杂属于一种偏倚,是研究者希望在效应估计中避免或去除的系统误差;效应修饰是所研究效应的一种特性,是研究者有兴趣寻找、检出后应该被报告的效应,而非必须避免的偏倚。因而在流行病学分析中,应尽力消除混杂,而尽量检出效应修饰的存在并估计其强度。

流行病学研究通常使用两种类型的效应估计:率比和率差,而异质性检验的结论依赖于使用哪一种估计。如果按潜在的效应修饰因子分层后,假设结局频率在层内(按暴露水平)和层间(按效应修饰因子水平)都有差异,那么至少率比和率差的其中之一(往往两者皆是)在效应修饰因子的层间有异质性,也即是说,两者不可能同时表现同质性。如果暴露因素效应的率比(RR)在分层因素类别(层)之间是非1且同质的,则暴露效应的率差(RD)在分层因素的层之间将是异质的;如果 RD 是非零且同质的,RR 将是异质的。

与此相对的是,混杂的定义与检验不存在类似上述的模型依赖,尽管其表现出的严重程度可能有所差异。

按混杂因素分层的疾病发病率,比较暴露与否发病率的 RD 不变($RD=2$),RR 减小(RR 从 2 到 1.2)(图 12-1)。

按混杂因素分层的疾病发病率,比较暴露与否发病率的 RR 不变($RR=2$),RD 增加(RD 从 2 到 10)(图 12-2)。

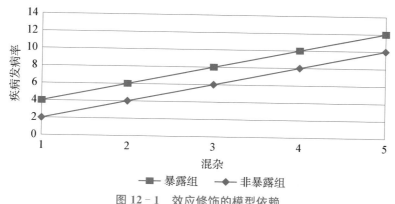

图 12-1　效应修饰的模型依赖

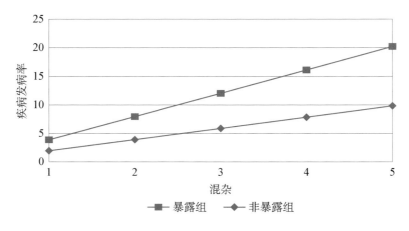

图 12 - 2　效应修饰的模型依赖

二、分层分析的方法

(一) 分层变量的选择

分层分析是数据分析阶段判断和控制混杂的重要手段之一,也是发现效应修饰的必经步骤。因此用以分层的变量一般应为混杂因素,或为感兴趣的潜在效应修饰因子。

当需要考虑的混杂因素很多,层分得很细时,层内的样本量会急骤减少。例如,按性别(2 层)、年龄组(假设分为 5 层)、文化程度(假设分为 5 层)分层,则实际分为 50 层,层内可能出现稀疏数据(sparse data)。此时基于近似统计方法的估计将产生非常大的偏倚。其表现可非常典型:当越来越多的变量进入分层分析(回归分析亦然),所估计的暴露-结局关联也越来越远离无效假设,估计的效应大小可能从起初的中等强度关联变为非常强的关联。这一膨胀可能被识别为混杂,但常常更可能反映的是对稀疏数据使用大样本方法带来的偏倚。正因为如此,我们需要适当考虑减少分层数以避免数据稀疏。

选择分层变量后,还需选择该变量的分层方式,尤其是对连续型变量的划分。原则是希望分层后,层内没有严重的混杂存在,即暴露结局关联在层内变化不大。也可同时参考变量的实际临床意义等作层的划分。

(二) 估计各层内效应

分层分析中,对分层变量的每一个层内单独计算一个效应估计,从而看到粗估计背后的一系列层内估计。在大多数分层分析中,层内效应间会出现一些差异。研究者这时需要确定这些层间变异是否具有科学上、临床上或公共卫生意义上的重要性,以及这些变异是否属于随机变异;继而决定使用何种方法来表达这些结果。当层内估计具有重要和显著的差异时,则应该具体地分层报告这些效应估计。层内估计也可以是调整其他混杂因素后的,例如,我们可以报告年龄调整后的分性别死亡率比。表 12 - 3 为在各分层变量的层内,多因素回归模型控制混杂因素后,全谷物摄入量与肝癌风险间的关联。例如,更高的全谷物摄入与较低的肝癌风险在 BMI 大于等于 30 kg/m² 的研究对象中更为显著相关,在其他 BMI 组中关联较不明显。

表 12-3　全谷物摄入量与肝癌风险间关联

比较项		HR(95% 可信区间)				
		Quintile 1	Quintile 2	Quintile 3	Quintile 4	Quintile 5
BMI(kg/m²)						
＜25	Ref	0.99(0.65~1.52)	1.16(0.77~1.74)	0.80(0.51~1.26)	0.96(0.62~1.48)	
25~29	Ref	1.10(0.82~1.48)	0.89(0.65~1.21)	0.71(0.51~1.00)	0.81(0.58~1.13)	
＞30	Ref	0.69(0.48~0.97)	0.81(0.58~1.14)	0.66(0.45~0.95)	0.68(0.47~0.99)	
糖尿病						
无	Ref	0.87(0.70~1.08)	0.87(0.70~1.08)	0.68(0.54~0.87)	0.75(0.59~0.95)	
有	Ref	1.14(0.72~1.81)	1.16(0.73~1.82)	0.96(0.60~1.54)	0.97(0.61~1.54)	
酒精使用(g/d)						
0	Ref	1.05(0.54~2.03)	1.07(0.55~2.08)	1.10(0.56~2.16)	0.97(0.49~1.92)	
＜5	Ref	1.05(0.80~1.39)	1.14(0.87~1.49)	0.74(0.55~1.01)	0.88(0.66~1.18)	
＞5	Ref	0.73(0.53~0.99)	0.64(0.47~0.89)	0.66(0.47~0.92)	0.64(0.45~0.90)	
吸烟						
从未	Ref	1.00(0.68~1.46)	0.76(0.51~1.13)	0.74(0.49~1.11)	0.73(0.48~1.11)	
曾经	Ref	0.77(0.58~1.01)	0.89(0.69~1.16)	0.67(0.50~0.88)	0.75(0.57~0.99)	
当下	Ref	1.29(0.80~2.08)	1.25(0.75~2.07)	0.92(0.51~1.65)	1.04(0.59~1.85)	
体力活动(次/周)						
＜5	Ref	0.89(0.72~1.10)	0.85(0.68~1.05)	0.70(0.56~0.89)	0.76(0.61~0.96)	
＞5	Ref	0.99(0.56~1.72)	1.23(0.73~2.08)	0.78(0.44~1.37)	0.78(0.44~1.36)	

注:Cox 回归模型调整了年龄、教育程度、种族、饮酒、吸烟、体力活动、糖尿病史、总热量摄入等变量(该变量为分层变量时除外)。

（三）标准化

标准化是流行病学分析中的一项关键技术,在控制混杂、归纳比较结局发生频率和暴露-结局效应估计中有重要运用。在分层分析中,可以通过标准化来对各层估计进行归纳,提供总体估计。标准化的本质为加权平均。标准化率是对层内率的估计取加权平均;标准化率差或率比是对标准化后的率计算差值或比值。标准可视为一组用来加权的权重。例如,如果分层变量是年龄组,那么标准即为选定的作为标准的人群中,计入每个年龄组的累积人数(或人时数)所占总人数(或总人时数)的比例。

1. 标准化率　一个人群事件发生的粗率常常不同于其按某个外部权重标准化后的标准化率。假设我们有一组基于一系列变量的人时分布。T_1, T_2, $\cdots\cdots$, T_K 为跨 K 个组或 K 层的标准人时分布(K 层可由 1 个或多个变量定义), I_1, I_2, $\cdots\cdots$, I_K 为各层内的发病密度,则标准化率为:

$$I_s = \frac{\sum_{k=1}^{k} I_k T_k}{\sum_{k=1}^{k} T_k} \qquad （公式 12-1）$$

例如,一组某年某地年龄落入 50~59 岁组、60~69 岁组、70~79 岁组的男女性的在危人时。T_1，T_2，……，T_6 为 6 个年龄—性别组内的人时，I_1，I_2，……，I_6 为 6 个年龄-性别组内对应的发病密度。对这一人时分布及发病密度，我们能计算加权平均的发病密度为：

$$I_s = \frac{I_1 T_1 + \cdots + I_6 T_6}{T_1 + \cdots + T_6} = \frac{\sum_{k=1}^{6} I_k T_k}{\sum_{k=1}^{6} T_k}$$

I_s 的分子可以视作，当我们观察一个相应年龄性别组内人年分布如 T_1，T_2，……，T_6，组内发病密度为 I_1，I_2，……，I_6 的人群时，能够数出的发生数；而分母为该人群累积的总在危人年。I_s 则为该人群所见的总发病密度，称为标准化率；而 T_1，T_2，……，T_6 称为 I_s 所基于的标准分布，即为标准化所使用的权重。公式 12 - 1 亦可写为：

$$I_w = \frac{\sum_i w_i I_i}{\sum_i w_i} \qquad\qquad （公式 12 - 2）$$

发病密度的标准化过程同理可用于标准化累积发病率(人时 T 变更为人数 N)和发病率。

例 12 - 3：假设有甲、乙两座城市，其 60～74 岁年龄段居民的年死亡率为：甲城 73 例/十万人年，乙城 67 例/十万人年，粗死亡率甲城更高(表 12 - 4)。但是看到在每个细分的年龄段内，甲城的死亡率都低于乙城。为何粗死亡率甲城更高呢？因为两地的人口年龄构成有较大的差异。70～74 岁人口占甲城人口一半，而在乙城仅占 10%；相反乙城 60～64 岁人口占一半。随着年龄增长，两地的死亡率都有所增高。年龄在此问题中是城市-死亡率关联的混杂因素。

表 12 - 4　某年两地分年龄段 60～74 岁人口死亡率(每十万人年)

年龄(岁)	甲城			乙城		
	死亡数	人数(万)	死亡率(每十万)	死亡数	人数(万)	死亡率(每十万)
60～64	40	10	40	250	50	50
65～69	240	40	60	320	40	80
70～74	450	50	90	100	10	100
合计	730	100	73	670	100	67

在两地年龄构成有差异的情况下，直接比较粗死亡率无法真实衡量两地死亡率的差别。问题可转化为，如果两地拥有相同的年龄构成，谁的死亡率更高？标准化可用来解决这一问题。我们可以选择一个标准人口结构作为标准化的权重。标准人口既可以选择甲城，也可以选择乙城人口结构，还可以选择其他人口结构。

假设我们先选择乙城人口结构作为标准，问题即转化为：如果甲城维持目前的分年龄组死亡率不变，而拥有乙城的人口结构，总死亡率会是多少？

使用公式 12 - 1，可得甲城死亡率：

$$I_{s甲} = \frac{I_1 N_1 + I_2 N_2 + I_3 N_3}{N_1 + N_2 + N_3}$$

$$= \frac{40/10 \text{万} \times 50 \text{万} + 60/10 \text{万} \times 40 \text{万} + 90/10 \text{万} \times 10 \text{万}}{50 \text{万} + 40 \text{万} + 10 \text{万}}$$

$$= 53/10 \text{万}$$

乙城按乙城的人口结构,其标准化后的死亡率等于粗死亡率:

$$I_{s乙} = \frac{I_1 N_1 + I_2 N_2 + I_3 N_3}{N_1 + N_2 + N_3}$$

$$= \frac{50/10 \text{万} \times 50 \text{万} + 80/10 \text{万} \times 40 \text{万} + 100/10 \text{万} \times 10 \text{万}}{50 \text{万} + 40 \text{万} + 10 \text{万}}$$

$$= 67/10 \text{万}$$

两地死亡率按乙城人口结构标准化后,甲城标化死亡率为 53 例/十万人,低于其粗死亡率,也低于同样人口结构的乙城的死亡率,标准化死亡率体现了两城真实的死亡率差别。读者可自行练习选择甲城人口结构为权重进行标准化,或进一步查询并使用世界标准人口结构或中国人口结构中该年龄段比例作为标准,计算比较两地的标准化死亡率。

2. 标准化率比与率差 假设一个标准人年分布为 T_1,T_2,……,T_k,组内发病密度为 I_1,I_2,……,I_k,I_s 为该人群标准化率,即 I_k 基于权重 T_k 的加权平均:

$$I_s = \frac{\sum_{k=1}^{k} T_k I_k}{\sum_{k=1}^{k} T_k}$$

如果 I_1^*,I_2^*,……,I_k^*,代表另一组基于同个标准人年分布的发病密度,则:

$$I_s^* = \frac{\sum_{k=1}^{k} T_k I_k^*}{\sum_{k=1}^{k} T_k}$$

那么标准化率比即

$$IR_s = \frac{I_s}{I_s^*} = \frac{\dfrac{\sum_{k=1}^{k} T_k I_k}{\sum_{k=1}^{k} T_k}}{\dfrac{\sum_{k=1}^{k} T_k I_k^*}{\sum_{k=1}^{k} T_k}} = \frac{\sum T_k I_k}{\sum T_k I_k^*} \qquad \text{(公式 12-3)}$$

其特征为用同样的标准分布来加权分子与分母中的率。

类似地,标准化率差即

$$ID_s = I_s - I_s^* = \frac{\sum_{k=1}^{k} T_k I_k}{\sum_{k=1}^{k} T_k} - \frac{\sum_{k=1}^{k} T_k I_k^*}{\sum_{k=1}^{k} T_k} = \frac{\sum_{k=1}^{k} T_k I_k - \sum_{k=1}^{k} T_k I_k^*}{\sum_{k=1}^{k} T_k}$$

$$= \frac{\sum_{k=1}^{k} T_k (I_k - I_k^*)}{\sum_{k=1}^{k} T_k} \qquad \text{(公式 12 - 4)}$$

例 12 - 4:使用表 12 - 4 数据,计算两地以甲城人口结构标化死亡率的率比与率差。

$$IR_s = \frac{I_s}{I_s^*} = \frac{\sum T_k I_k}{\sum T_k I_k^*}$$

$$= \frac{40/10\,\text{万} \times 10\,\text{万} + 60/10\,\text{万} \times 40\,\text{万} + 90/10\,\text{万} \times 50\,\text{万}}{50/10\,\text{万} \times 10\,\text{万} + 80/10\,\text{万} \times 40\,\text{万} + 100/10\,\text{万} \times 50\,\text{万}} = 0.839$$

$$ID_s = \frac{\sum_{k=1}^{k} T_k (I_k - I_k^*)}{\sum_{k=1}^{k} T_k}$$

$$= \frac{10\,\text{万} \times (40 - 50)/10\,\text{万} + 40\,\text{万} \times (60 - 80)/10\,\text{万} + 50\,\text{万} \times (90 - 100)/10\,\text{万}}{10\,\text{万} + 40\,\text{万} + 50\,\text{万}}$$

$$= -14/10\,\text{万}$$

甲乙两地以甲城人口结构标化死亡率的率比为 0.839,率差为 -14 例每 10 万人。

3. 标准化死亡比 SMR 或标准化发病比 SIR　当以暴露组的各层人时分布作为标准,标准化率比就有一个简化形式。假设 T_1,……,T_k 为暴露组各层人时,A_1,……,A_k 为暴露组各层中的病例数,I_1,……,I_k 为暴露组各层事件率,I_1^*,……,I_k^* 为暴露组在如果不暴露的情况下观察到的率,那么标准化率简化为:

$$\frac{\sum T_k I_k}{\sum T_k I_k^*} = \frac{\sum A_k}{\sum T_k I_k^*}$$

分子为人群中暴露组病例数总和,分母为如果不暴露,期望看到的病例数。这一类以观察到的病例数比上期待病例数的比,被称为标准化发病比(SIR),以及当结局是死亡时的标准化死亡比(SMR)。SIR 的计算与 SMR 类似,但需要将死亡率改为发病率。有时标准化死亡比也被表达为实际死亡数/预期死亡数×100,来与 RR 区分开。

由于 SMR 使用暴露组人时分布作为标准,人口构成不同的多组 SMR 之间由于标化时各自使用的暴露组人时分布(标准)不相同,因此 SMR 无法直接互相比较。

(四) 同质性检验

同质性检验检验各层的效应大小是否一致,即这种层间差异是随机误差所致,还是确有差异。同质性检验的假设是效应大小 U 在各层是同质的,一般采取 Wald 检验的方法。将合并的一致效应估计值与每一个层别估计值比较,将其差平方,然后除以层别估计效应值的方差,再将各层的商相加得到一个自由度等于层数减 1 的卡方统计值,其形式为:

$$\chi^2_{wald} = \sum_i (\hat{u}_i - \hat{u})^2 / \hat{v}_i \qquad \text{(公式 12 - 5)}$$

公式中 $\hat{u}_i$ 是第 i 层的层别效应估计值,$\hat{u}$ 是总的合并估计值,$\hat{v}$ 是第 i 层的估计方差。如果 $\hat{u}_i$ 在层间同质，该检验值遵循自由度为层数－1 的卡方分布。同质性检验的 P 值可查表得。对于比的测量：公式中的 u 应被看作是比的对数。

同质性假设检验常常把握度很低。研究设计时常以充分的把握度（例如 80%）来检出固定合理样本量下的粗效应估计。而同质性检验需要把数据进一步分层，比较层内效应估计，方差有所增大。

（五）假设层间同质的效应估计

开展标准化归纳各层效应估计时，不需假设这些效应在层间同质。而在同质性假设不与数据明显冲突的情况下，即当层间估计差异不大时，假设同质性的方法所得的率比与以全人群（暴露组加非暴露组）构成作为权重的标准化方法所得率比很接近，使用假设同质性的方法可以简化分析，提供合并的效应估计。标准化对层内估计的事件发生率进行加权平均，再计算效应估计；假设同质的合并估计则是对层特异的效应估计进行加权平均。

1. 最大似然估计（maximum-likelihood estimators）　最大似然估计的层间同质效应获得各层数据的概率，将其相乘，得到总的数据概率。对人时资料，总数据概率是层内暴露发病率 I_{1i} 和非暴露发病率 I_{0i} 的一个函数。如果未加限制，最大似然估计就简单地等于观察到的率：$I_{1i}=A_{1i}/T_{1i}$，$I_{0i}=A_{0i}/T_{0i}$；当我们假设效应估计在层间同质，层内率的最大似然估计与合并率需要进行迭代计算，一般借助软件进行。即假设 $I_{1i}/I_{0i}=IR$，且各层 IR 相同。一般假设各层病例数 A_{1i} 和 A_{0i} 服从 Poisson 分布，且在层内和层间独立。对固定队列的计数资料，各层分母为 N_{1i} 和 N_{0i}，如果未加限制，层特异的最大似然估计平均风险等于观察到的累计发生率：$R_{1i}=A_{1i}/N_{1i}$，$R_{0i}=A_{0i}/N_{0i}$，当我们假设效应估计在层间同质，层内率的最大似然估计与合并率也需要进行迭代计算。大多数软件支持计算同质的比值比，即层内 OR：$[R_{1i}/(1-R_{1i})]/[R_{0i}/(1-R_{0i})]$ 在层间同质，假设病例数 A_{1i} 和 A_{0i} 服从二项分布且层内和层间独立。要注意以上独立性条件在研究传染病时不成立，但用在其他非传染性疾病时可算作合理。

对于四格表（2×2）资料的比值比分析有两种不同的模型。一个是双二项式模型（two-binomial model），另一个是单超几何模型（single-hypergeometric model）。后者以四格表的 4 个周边值固定为条件，因此又称为条件模型，应用该模型获得的比值比的最大似然估计值被称为条件最大似然估计值（conditional maximum-likelihood estimate，CMLE）。由于双二项式模型的似然统计要求每一个二项式的分母均很大（一般要求＞10），因此，在资料频数较少时，只有超几何模型的似然分析是近似有效的。这种小样本的近似，一般只限于层别效应值的估计，当各层的频数被汇总时，无论是条件或非条件最大似然估计均要求有一个大的样本。

2. Mantel-Haenszel 估计　当各层病例数较多时，推荐最大似然估计同质效应。但当层内病例数为个位数时，最大似然估计不再可靠，这时可使用 Mantel-Haenszel 估计。M－H 率差实质上即是一个标准化率差，其标化权重为：$W_{MHi}=T_{1i}T_{0i}/T_{+i0}$，其中 $T_{+i}=T_{1i}+T_{0i}$。层内率的估计为 $I_{1i}=A_{1i}/T_{1i}$ 和 $I_{0i}=A_{0i}/T_{0i}$。可得发生率差（ID）：

$$\widehat{ID}_{MH} = \left[\sum_i W_{MHi}(\hat{I}_{1i} - \hat{I}_{0i}) \right] / \left(\sum_i W_{MHi} \right) \qquad (\text{公式}\ 12-6)$$

$$= \left[\sum_i (A_{1i}T_{0i} - A_{0i}T_{1i})/T_i \right] / \left(\sum_i T_{1i}T_{0i}/T_i \right)$$

当资料来自固定队列,累积发生率差的 M-H 估计值是以权重 $W_{MHi} = N_{1i}N_{0i}/N_i$ 为标准的标准化估计值。可得累积发生率差(CID):

$$\widehat{CID}_{MH} = \left[\sum_i (A_{1i}N_{0i} - A_{0i}N_{1i})/N_i \right] / \left(\sum_i N_{1i}N_{0i}/N_i \right) \quad (\text{公式}\ 12-7)$$

当资料来自病例对照研究或现况研究,A_{1i} 为病例暴露人数,A_{0i} 为病例非暴露人数,B_{1i} 为对照或非病例暴露人数,B_{0i} 为对照或非病例非暴露人数,N_{1i} 为 Z 所有暴露人数,N_{0i} 为所有非暴露人数,比值比(OR)的参数 M-H 估计值是:

$$\widehat{OR}_{MH} = \left(\sum_i A_{1i}B_{0i}/N_i \right) / \left(\sum_i A_{0i}B_{1i}/N_i \right) \qquad (\text{公式}\ 12-8)$$

3. 假设检验和 P 值　分层资料的统计假设检验一般只对资料与无效假设的符合情况进行判断。即使层间效应估计是变化的,其检验也只是对效应的合并估计值的检验。用于分层资料的统计假设检验方法是用于未分层资料的假设检验方法的直接扩展。有精确检验和近似检验两类方法。精确检验的指标是 Fisher 和 P 值。近似检验计算指标是计分统计量(score statistic χ_{score})。具体检验方法还依据资料类型的不同而有所不同。

(1) 分层人时资料:分层人时资料的假设检验值是在无效假设下检验实际暴露病例总数与期望暴露病例数的差别。实际暴露病例数、期望病例数和方差三个参数通过对各层的相应参数求和后带入公式。其统计量公式是:

$$\chi_{score} = \left[\sum A_{1i} - \sum E(A_{1i} \mid IR = 1) \right] / \sqrt{V} \qquad (\text{公式}\ 12-9)$$

$\sum A_{1i}$ 式中是实际观察到的暴露病例总数,$\sum E(A_{1i} \mid IR = 1)$ 是在 $IR = 1$ 的无效假设下的期望暴露病例总数 $= \sum M_{1i}T_{1i}/T_i$,V 是无效假设下的方差 $= \sum M_{1i}T_{1i}T_{0i}/T_i^2$。

(2) 分层纯计数资料:分层纯计数资料即一般的分层四格表资料,包括累积发生率、现患率和病例对照研究资料。近似假设检验与人时资料的近似假设检验类似,分层纯计数资料的近似假设检验亦是未分层资料的近似假设检验的扩展,即检验统计三元素中的每一元素均需先在每一层单独获得后再相加。具体计分统计是:

$$\chi_{score} = \left(\sum A_{1i} - E \right) / \sqrt{V} \qquad (\text{公式}\ 12-10)$$

在所有层的边缘合计固定和无效假设($OR = 1$)的条件下,暴露病例数量的期望值是: $E = \sum E(A_{1i} \mid OR = 1) = \sum_i M_{1i}N_{1i}/N_i$,方差是:

$$V = \mathrm{Var}(A_{1i} \mid OR = 1) = \sum_i M_{1i} M_{0i} N_{1i} N_{0i} / N_i^2 (N_i - 1)$$

三、分层分析的进一步应用

(一) 病例队列研究

对于病例队列资料,如果估计同质 OR,可以将所有病例归于病例组(无论基线是否被选作对照),以病例对照形式开展效应估计。但如果需要计算累积发生率比(RR),则需要区分开基线被选作对照的病例,可整理成表 12-5 的形式。

表 12-5　分层病例队列资料的归纳整理表(i 层)

比较项	暴露	非暴露	合计
病例,非对照	A_{11i}	A_{01i}	M_{11i}
成为病例的对照	A_{10i}	A_{00i}	M_{10i}
未成病例的对照	B_{1i}	B_{0i}	M_{0i}
合计	N_{1i}	N_{0i}	N_i

假设:

第 i 层中的暴露病例数为 $A_{1i} = A_{11i} + A_{10i}$;

第 i 层中的非暴露病例数为 $A_{0i} = A_{01i} + A_{00i}$;

第 i 层中的全部病例数为 $M_{1i} = A_{1i} + A_{0i}$;

第 i 层中的暴露对照数为 $C_{1i} = A_{10i} + B_{1i}$;

第 i 层中的非暴露对照数为 $C_{0i} = A_{00i} + B_{0i}$。

那么,应用 M-H 法求解病例队列研究资料的 RR 的公式如下:

$$\widehat{RR}_{MH} = \frac{\sum A_{1i} C_{0i} / N_i}{\sum A_{0i} C_{1i} / N_i} \qquad (公式 12-11)$$

$\widehat{RR}_{MH}$ 的对数的方差的估计值可根据下式求得:

$$\mathrm{Var}[\ln(\widehat{RR}_{MH})] = \frac{\sum_i \left[(A_{0i} + B_{0i})A_{1i}C_{1i} + (A_{11i} + B_{1i})A_{0i}C_{0i} + A_{11i}B_{0i} + A_{01i}B_{1i}\right]}{(\sum A_{1i}C_{0i}/N_i)(\sum A_{0i}C_{1i}/N_i)}$$

$$(公式 12-12)$$

(二) 两级资料

在两级研究(two-stage study)中,全部研究对象(全队列)的暴露和疾病的状况是已知的,但有关混杂因素和效应测量修饰因子等协变量的详细资料却只在队列的一个子样本中获得。因此,两级资料的分层分析首先需要从子样本资料估计全队列的信息,然后根据估计出的全队列信息,既可按队列研究的分析方法计算出率差(RD)和率比(RR),

也可以按病例对照研究资料的分析方法计算出比值比(OR)。

表 12 - 6　分层纯计数资料的归纳整理表(i 层)

比较项	暴露	非暴露	合计
病例	A_{1i}	A_{0i}	M_{1i}
非病例	B_{1i}	B_{0i}	M_{0i}
合计	N_{1i}	N_{0i}	N_i

假设 A_1^*、A_0^*、B_1^* 和 B_0^* 分别为全队列中暴露与未暴露的病例和暴露与未暴露的对照;一个完全随机样本 A_1^+、A_0^+、B_1^+ 和 B_0^+ 分别从上述四格中抽样产生,并且对其测量了协变量的信息。那么全队列层内效应估计为:

$$\hat{A}_{1i}^* = A_{1i}(A_1^* / \sum A_{1i})\ ;\ \hat{A}_{0i}^* = A_{0i}(A_0^* / \sum A_{0i})\ ;$$

$$\hat{B}_{1i}^* = B_{1i}(B_1^* / \sum B_{1i})\ ;\ \hat{B}_{0i}^* = B_{0i}(B_0^* / \sum B_{0i})\ ;$$

$$\hat{N}_{1i}^* = A_{1i} + B_{1i}\ ;\ \hat{N}_{0i}^* = A_{0i} + B_{0i}\ ;$$

$$\hat{R}_{1i} = \hat{A}_{1i}^* / \hat{N}_{1i}^*\ ;\ \hat{R}_{0i} = \hat{A}_{0i}^* / \hat{N}_{0i}^*\ ;$$

$$\widehat{RD}_i = \hat{R}_{1i} - \hat{R}_{0i}\ ;\ \widehat{RR}_i = \hat{R}_{1i} / \hat{R}_{0i}\ ;\ \widehat{OR}_i = \hat{A}_{1i}^* \hat{B}_{0i}^* / \hat{A}_{0i}^* \hat{B}_{1i}^*。$$

由于两级资料的效应估计值的方差公式复杂,以层别方差为基础的一致性率差和率比的合并估计也将非常复杂。在此,我们只给出一致效应的合并比值比的近似公式:假设 F 是全队列的粗 OR 值与子样本的粗 OR 值的比,即 $F = \dfrac{\widehat{OR}_全}{\widehat{OR}_子}$。

$$\widehat{OR}_全 = F\widehat{OR}_子 = F(\sum A_{1i} \sum B_{0i} / \sum A_{0i} \sum B_{1i})$$

那么全队列的层别比值比估计值亦可写为:

$$\widehat{OR}_i = F(A_{1i}B_{0i} / A_{0i}B_{1i})$$

与此类似,两级的 $\widehat{OR}_{MH}$ 计算如下:

$$\widehat{OR}_{MH} = F[\sum (A_{1i}B_{0i} / N_i)] / [\sum (A_{0i}B_{1i} / N_i)] \qquad (公式 12 - 13)$$

两级资料的 $\widehat{OR}_{MH}$ 的对数的近似方差可从下式计算:

$$\mathrm{Var}[\ln(\widehat{OR}_{MH})] = \frac{1}{\sum A_{1i}} + \frac{1}{\sum A_{0i}} + \frac{1}{\sum B_{1i}} + \frac{1}{\sum B_{0i}} - \frac{1}{A_1^*} - \frac{1}{A_0^*} - \frac{1}{B_1^*} - \frac{1}{B_0^*}$$

(公式 12 - 14)

(三) 匹配资料

以上介绍的分层分析主要是对非匹配资料,而对于匹配资料,由于匹配变量在两组分布均衡,许多公式较用于非匹配资料的一般分层分析公式有重大简化。以下将主要介绍 Mantel-Haenszel 公式的简化形式。

对于匹配研究资料的分层分析有一重要原则：在分析的初始阶段，每一种匹配的分类应该先作为一个单独的分层来处理，如果证实这样细致的分层对结果没有影响，可以再考虑合并。比匹配时所用分层更粗的变量分层方式不足以消除匹配带来的选择偏倚，而使用匹配时所用分层或更细的分层则可消除这样的偏倚，额外的细分还有助于控制残余的混杂。对于匹配资料，既可按匹配因素分层，如果必要，还可纳入非匹配因子分层，而局限性在于可能许多层内最后只有一个对象而无法提供有效的估计，往往转而使用匹配的模型方法如条件 Logistic 回归等解决残余混杂。

1. 匹配队列资料的分析　　一般认为，对于匹配的病例对照研究资料，按匹配时的细致程度对匹配因素分层分析，能保证 OR 估计的有效性。而对于匹配队列研究的资料，按匹配因素进行分层分析，从保证点估计的有效性而言并非必要；然而仍应进行分层，因为匹配影响了 RD 和 RR 估计的方差和可信区间，这样的影响可以通过对匹配因素分层得到处理。

在一个总对子数为 P 的队列研究资料中，每一层（对）的发病情况只属于下列四种可能类型中的一个：①暴露和非暴露两者都发病；②暴露者发病，未暴露者不发病；③未暴露者发病，暴露者不发病；④暴露者和非暴露者两者都不发病。

上述 4 种类型能概括成表 12 - 7：

表 12 - 7　匹配队列研究资料的一般形式

比较项		非暴露		暴露合计
		发病	不发病	
暴露	发病	T	U	$T+U$
	不发病	V	W	$V+W$
	合计	$T+V$	$U+W$	P

表中的 T、U、V 和 W 分别为属于①②③和④因此对于匹配队列资料，其危险比的 M - H 估计值可简化为：

$$\widehat{RR}_{MH} = [(T+U)/2]/[(T+V)/2] = (T+U)/(T+V)$$

（公式 12 - 15）

配对队列资料的近似假设检验公式为：

$$\chi_{score} = (U-V)/\sqrt{(U+V)}$$

（公式 12 - 16）

该法又称为 McNemar 配对检验。

2. 匹配病例对照研究资料的分析　　假设有 P 对病例对照研究的对子，每一对为一层，则每层病例和对照的暴露情况只能是下列 4 种类型之一：①病例和对照两者均暴露；②病例暴露，对照非暴露；③对照暴露，病例非暴露；④病例和对照两者均未暴露。

上述四种类型能概括成表 12 - 8：

表 12 - 8   匹配病例对照研究资料的一般形式

比较项		对照		病例合计
		发病	不发病	
病例	暴露	T	U	$T+U$
	非暴露	V	W	$V+W$
	合计	$T+V$	$U+W$	P

匹配病例对照研究的 M - H 比值比的计算公式可简化为：

$$\widehat{OR}_{MH} = [U/(1/2)]/[V/(1/2)] = U/V \qquad (公式\ 12-17)$$

用于配对病例对照资料的 M - H 检验，该法又称为 McNemar 检验，公式如下：

$$\chi_{score} = (U-V)/\sqrt{(U+V)} \qquad (公式\ 12-18)$$

第二节 多元回归分析在流行病学分析中的应用

在流行病学研究中，经常需要用回归分析方法进行健康结局的影响因素分析，也经常需要利用多因素回归分析校正某些混杂因素对结果的影响，以及分析多个因素之间的交互作用等。一般而言，如果效应指标（应变量）为连续型变量，则考虑用多重线性回归进行统计分析；如果效应指标为二分类变量，则考虑用 Logistic 回归等模型进行统计分析；如果效应指标不仅考虑某种结局是否发生并且考虑何时发生，则采用 Cox 回归模型进行统计分析。本节将根据效应指标的分类，分别对应介绍多重线性回归，多因素 Logistic 回归和 Cox 回归模型。

一、回归分析的基本概念

(一) 直线回归及其意义

为了帮助读者较轻松地了解直线回归（亦称简单线性回归）的意义，此处将通过一个男孩身高的例子，说明两个变量之间的回归关系。

例 12 - 5：为了研究 1～6 岁男孩身高与年龄的规律，在某地区从 1～6 岁男孩中随机抽样，共分 6 个年龄层抽样：1 岁，2 岁，…，6 岁，每个层抽 3 名男孩，共抽 18 名男孩。资料列于表 12 - 9，图 12 - 3 为样本资料的散点图，图 12 - 4 为年龄组的平均身高散点图。

表 12-9　18 名 1～6 岁男孩身高的资料

年龄	男孩身高（cm）			均数	年龄	男孩身高（cm）			均数
1 岁	74	69	76	72.7	4 岁	97	95	97	96.0
2 岁	77	73	82	76.7	5 岁	98	102	105	101.3
3 岁	87	85	88	86.0	6 岁	109	113	109	110.0

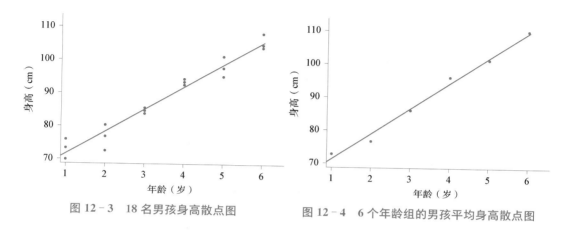

图 12-3　18 名男孩身高散点图　　　　图 12-4　6 个年龄组的男孩平均身高散点图

从图 12-3 上可以发现样本点（年龄，身高）随机地出现在一条直线附近，并且从身高分布的背景而言，同一年龄的儿童身高应近似服从正态分布，而儿童身高的总体均数应随着年龄增长而增大。由图 12-4 的散点图可以发现各个年龄组的平均身高与年龄的样本点非常接近一条直线，因此可以推测儿童身高的总体均数与年龄可能呈直线关系。为了方便叙述，用 Y 表示身高，用 x 表示年龄，则可以假定 Y 在 x 点上的总体均数 $\mu_{Y|x}$ 与 x 呈直线关系（图 12-5）。

$$\mu_{Y|x} = \alpha + \beta x \qquad\qquad （公式 12-19）$$

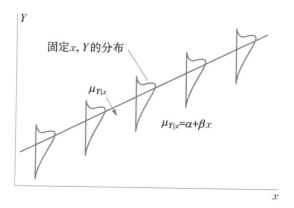

图 12-5　直线回归基本原理示意

公式 12－19 称为总体直线回归方程。其中 β 为回归系数(regression coefficient)，或称为斜率(slope)；α 称为常数项(constant)，或称为截距(intercept)。回归系数 β 表示 x 变化一个单位 Y 平均变化 β 个单位。因此 $\beta>0$ 时，大多数的 Y 随着 x 增大而增大；$\beta<0$ 时，大多数的 Y 随着 x 增大而减小；对于 Y 是随机变量，其均数 $\mu_{Y|X}$ 满足式 12－19 的回归方程，并且 $\beta\neq0$，则称 Y 与 x 有直线回归关系。若 $\beta=0$，则称 x 与 Y 没有直线回归关系。由于在大多数情况下，α 和 β 是未知的，需要用样本资料进行估计，用样本资料估计的回归方程记为：

$$\hat{Y}=a+bx \qquad (公式 12-20)$$

由此可知，$\hat{Y}$ 是 $\mu_{Y|X}$ 的估计值，a 和 b 是 α 和 β 的估计值，b 表示当 x 变化一个单位时，样本 Y 平均变化 b 个单位。由上述可知，固定 x，Y 服从正态分布 $N(\mu_{Y|X}, \sigma^2)$，根据正态分布性质可知，$\varepsilon=Y-\mu_{Y|x} \sim N(0, \sigma^2)$。由于 $\mu_{Y|X}$ 是未知的，用其估计值 $\hat{Y}$ 取代，得到 $\varepsilon=Y-\hat{Y}$，并且称 ε 为残差(residual)。综合上述可知：直线回归要求资料满足：残差服从正态分布，并且残差的变异程度与 x 无关。特别需要说明的是 Y 必须是随机变量，x 不一定是随机变量，并且 X 可以是计量资料，可以是有序分类资料，只要资料符合残差服从正态分布，并且残差的变异程度与 x 无关，就可以作直线回归分析。

（二）直线回归的统计分析

在直线回归分析中，要根据样本数据建立直线回归方程，即给出 α、β 的估计。线性回归方程的常用估计方法是最小二乘法(least square method)，其基本原理是：对于任一 x，由式 12－20 可知 $\mu_{Y|X}$ 估计式为 $\hat{Y}_i=a+bx_i$，选择 a 和 b 使得 $\hat{Y}$ 与观测值 Y 差值的平方和达到最小，并称为 α、β 的最小二乘估计(least square estimate)。运用导数法对公式 12－21 求极值，不难解得：

$$SS = \sum_{i=1}^{n}(Y_i-\hat{Y}_i)^2 = \sum_{i=1}^{n}(Y_i-a-bx_i)^2 \qquad (公式 12-21)$$

$$b = \frac{\sum(x_i-\overline{x})(Y_i-\overline{Y})}{\sum(x_i-\overline{x})^2} \qquad (公式 12-22)$$

$$a = \overline{Y}-b\overline{x}$$

对例 12－5 的身高与年龄的资料进行直线回归方程拟合，由式 12－22 得到回归系数的估计值为：

$$b = \frac{\sum(x_i-\overline{x})(Y_i-\overline{Y})}{\sum(x_i-\overline{x})^2} = \frac{404}{52.2} = 7.70, \quad a = \overline{Y}-b\overline{x} = 90.89-7.70\times3.5 = 63.96$$

因此样本估计的回归方程为 $\hat{Y}=63.96+7.7x$。

由于直线回归要求残差服从正态分布，因此在得到样本估计的回归方程后，需要计算各个样本点的残差 $\varepsilon_i=Y_i-a-bx_i$，$i=1, 2, \cdots, n$。然后对残差 $\{\varepsilon_i\}_1^n$ 进行正态性检验。对例 12-5 估计所得的直线回归方程计算各个样本点的残差,并对残差作正态性检验,得到 $P=0.4722 \gg 0.05$,因此不能否认残差呈正态分布。

由于回归系数的估计存在抽样误差,在大多数的情况下为 $\beta \neq b$,特别当 $\beta=0$ 时,样本回归系数 b 一般不为 0,但对于回归方程 $\mu_{Y|x}=\alpha+\beta x$,当总体 $\beta=0$ 时,Y 与 x 之间就不存在任何关联,因此研究者非常关心总体回归系数 β 是否为 0,因此需要对回归系数 β 是否为 0 作假设检验。具体方法如下:

$H_0:\beta=0$　　vs　　$H_1:\beta \neq 0$,$\alpha=0.05$

计算统计量 $t=\dfrac{b}{se(b)}$

其中 $se(b)=s/\sqrt{\displaystyle\sum_{i=1}^{n}(x_i-\overline{x})^2}$,$s=\sqrt{\dfrac{\displaystyle\sum(Y_i-\hat{Y}_i)^2}{n-2}}$

可以证明:当 $H_0:\beta=0$ 为真时,在大多数的情况下,样本回归系数 b 的绝对值很小,因此检验统计量 t 应随机地出现在 0 两侧附近,服从自由度为 $n-2$ 的 t 分布;当 $H_1:\beta \neq 0$,在大多数的情况下检验统计量 t 应远离 0 的位置,故当 $|t|>t_{0.05/2,n-2}$ 时,可以拒绝 H_0,可以认为 $\beta \neq 0$。

对于例 12-5,$b=7.70$,$s=2.9251$,$se(b)=0.40371$,$t=b/se(b)=19.06>t_{0.05/2,16}=2.120$,因此可以拒绝 $H_0:\beta=0$,并且认为年龄与身高呈直线回归关系,每增加 1 岁,身高平均增长 7.7 cm。

直线回归方程可以用于预测(估计 $\mu_{Y|x}$),以及对存在预测的精度问题。一般而言,回归方程拟合程度越好,平均预测精度越高。通常用决定系数(determine coefficent)刻画直线回归方程的拟合程度,决定系数的表达式如下:

$$R^2=1-\frac{\displaystyle\sum_{i=1}^{n}(Y_i-\hat{Y}_i)^2}{\displaystyle\sum_{i=1}^{n}(Y_i-\overline{Y})^2}=\frac{\displaystyle\sum_{i=1}^{n}(Y_i-\overline{Y})^2-\sum_{i=1}^{n}(Y_i-\hat{Y}_i)^2}{\displaystyle\sum_{i=1}^{n}(Y_i-\overline{Y})^2}\quad(公式12-23)$$

因为残差平方和 $\displaystyle\sum_{i=1}^{n}(Y_i-\hat{Y}_i)^2$ 大于 0 并且 $\displaystyle\sum_{i=1}^{n}(Y_i-\overline{Y})^2 \geqslant \sum_{i=1}^{n}(Y_i-\hat{Y}_i)^2$,所以 $0<R^2 \leqslant 1$,特别当所有样本点都在直线上时,则所有残差为 0,决定系数 $R^2=1$;所有的样本点越接近直线,残差就越小,决定系数 R^2 就越接近 1,所以决定系数 R^2 越接近 1,表示回归方程拟合程度越好。另外称 $\displaystyle\sum_{i=1}^{n}(Y_i-\overline{Y})^2-\sum_{i=1}^{n}(Y_i-\hat{Y}_i)^2$ 为回归平方和,表示 Y 的变异中由自变量 x 所引起的变异成分(亦称被 x 解释的变异成分),因此决定系数 R^2 的另一个背景意义就是能被 x 解释 Y 变异成分占 Y 的总变异成分的比例。

由公式 12-23,例 12-5 的决定系数为 $R^2=1-\dfrac{136.9}{3245.8}=0.9578$,即身高总变异的 95.78% 是由年龄增长伴随身高变异所致。

（三）直线回归对资料的要求和注意事项

综合上述,将直线回归的统计分析应注意事项归纳如下:

(1) 直线回归要求残差服从正态分布,并且残差的变异与 x 无明显的关联性。

(2) 直线回归方程的意义是描述 Y 的总体均数 $\mu_{Y|x}$ 与 x 之间的直线关系。

(3) 回归系数 β 的意义是 x 变化一个单位,Y 的总体均数变化 β 个单位。

二、多重线性回归

（一）多重线性回归方程及其意义

同样通过以下一个例子引入多重线性回归模型的基本概念。

例 12-6:为了研究女性肥胖的危险因素,某研究者在某个社区进行横断面调查,用简单随机抽样的方法抽取了 1000 名年龄在 30～75 岁的女性,测量和计算每个对象的体重指数 $BMI(kg/m^2)$ 作为肥胖的效应指标,收集其他观察指标为年龄、是否患糖尿病、是否患高血脂、是否患高血压等。为了简化多重线性回归的问题,本例仅随机抽取其中的 40 名对象,选用两个观察指标作为自变量:年龄(岁)及是否患糖尿病(是 1,否 0),用因变量 Y 表示 BMI,用 x_1 和 x_2 分别表示年龄和是否患糖尿病(表 12-10),我们试分析体重指数 BMI 与年龄和患糖尿病之间的关联性。

表 12-10   40 名女性的 $BMI(Y)$、年龄(x_1)和是否患糖尿病(x_2)的资料

编号	BMI (kg/m²)	年龄 (岁)	患糖尿病	编号	BMI (kg/m²)	年龄 (岁)	患糖尿病	编号	BMI (kg/m²)	年龄 (岁)	患糖尿病
1	25.2	61	1	15	23.5	35	0	28	23.7	45	0
2	23.7	31	0	16	24.6	61	0	29	23.9	45	0
3	24.4	42	0	17	22.8	58	0	30	23.6	54	0
4	26.5	65	0	18	23.7	37	0	31	26.5	61	1
5	23.4	33	1	19	24.4	61	0	32	22.2	44	0
6	25.7	38	1	20	25.6	56	0	33	25.4	57	0
7	21.8	34	0	21	25.4	58	1	34	25.1	46	1
8	24.3	42	0	22	26.4	73	0	35	23.9	35	0
9	24.0	35	1	23	22.8	33	0	36	26.7	68	0
10	23.8	37	0	24	25.9	69	0	37	24.9	70	0
11	27.6	57	1	25	24.2	55	0	38	21.1	37	0
12	24.3	38	0	26	26.3	62	1	39	26.9	69	0
13	24.5	57	0	27	23.3	40	0	40	23.3	39	0
14	20.9	34	0								

根据上述研究问题,考虑用多重线性回归进行统计分析,其回归方程为:

$$\mu_{Y|X} = \beta_0 + \beta_1 x_1 + \beta_2 x_2 \qquad \text{(公式 12-24)}$$

其中自变量 $X' = (x_1, x_2)$,BMI Y 的总体均数为 $\mu_{Y|X}$,对于同样的体重 x_1 和患糖

尿病状况 x_2（即固定 X），假定 Y 服从正态分布 $N(\mu_{Y|X}, \sigma^2)$；并称公式 12-24 为总体多重线性回归方程，β_0 是常数项，β_1、β_2 是偏回归系数，分别表示其他自变量不变的情况下，自变量 x_i 变化一个单位，应变量的总体均数 $\mu_{Y|X}$ 变化 β_i 单位。如：对于同样年龄的女性，糖尿病患者与非糖尿病患者的体重指数的总体均数相差 β_2 个单位，依此类推。

由于偏回归系数 β_1、β_2 和常数项 β_0 是未知常数，但可以用样本资料通过拟合方程得到相应的估计值，由此得到下列的总体均数 $\mu_{Y|X}$ 估计表达式为：

$$\hat{Y} = a + b_1 x_1 + b_2 x_2 \qquad \text{（公式 12-25）}$$

根据正态分布性质，$\varepsilon = Y - \mu_{Y|X} \sim N(0, \sigma^2)$，由此得到：

$$Y = \mu_{Y|X} + \varepsilon = \beta_0 + \beta_1 x_1 + \beta_2 x_2 + \varepsilon \qquad \text{（公式 12-26）}$$

并称式 12-26 为多重线性回归模型，刻画应变量 Y 与自变量 x_1、x_2 之间的对应关系。对于一般的多重线性回归模型，定义如下：设有 m 个自变量为 $X' = (x_1, x_2, \cdots, x_m)$，亦称协变量，应变量为 Y，则描述 Y 的总体均数与 m 个自变量 $x_1, x_2, \cdots, x_m$ 之间的线性关系可以用下列的多重线性回归方程：

$$\mu_{Y|X} = \beta_0 + \beta_1 x_1 + \cdots + \beta_m x_m \qquad \text{（公式 12-27）}$$

其中 β_0 为常数项，β_1，β_2，$\cdots$，β_m 称为偏回归系数。β_i 表示除 x_i 以外的其他自变量固定的情况下，x_i 变化一个单位，相应 Y 的平均变化 β_i 单位，即 Y 总体均数的相应变化为 β_i 单位。由样本资料拟合回归方程得到的样本回归方程为：

$$\hat{Y} = a + b_1 x_1 + \cdots + b_m x_m \qquad \text{（公式 12-28）}$$

其中 a，b_1，b_2，$\cdots$，b_m 是 β_0，β_1，β_2，$\cdots$，β_m 的估计值，亦称样本偏回归系数，简称偏回归系数。b_i 表示除 x_i 以外的其他自变量固定的情况下，x_i 改变一个单位，样本资料中的 Y 平均改变 b_i 单位。

假定固定自变量 X、Y 服从正态分布 $N(\mu_{Y|X}, \sigma^2)$，根据正态分布性质可知 $\varepsilon = Y - \mu_{Y|X} \sim N(0, \sigma^2)$，由 $Y = \mu_{Y|X} + \varepsilon$ 得到刻画观察变量 Y 与自变量 x_1，x_2，$\cdots$，x_m 之间的对应关系为下列多重线性回归模型：

$$Y = \beta_0 + \beta_1 x_1 + \cdots + \beta_m x_m + \varepsilon \qquad \varepsilon \sim N(0, \sigma^2) \qquad \text{（公式 12-29）}$$

用 $\hat{Y}$ 估计 $\mu_{Y|X}$，得到 $\hat{\varepsilon} = Y - \hat{Y}$，称为残差。由上述可知，多重线性回归要求残差服从正态分布，并且残差的变异与各个自变量 x_i 没有明显的关联。

（二）多重线性回归分析的拟合和统计推断

多重线性回归方程的参数估计方法一般均采用最小二乘法，对于多个自变量的情况，计算量相对比较烦琐，一般需用计算机完成计算，故我们将通过实例分析逐步介绍多重线性回归方程的基本分析步骤和分析策略。

根据例 12-6 的表 12-10 资料，通过拟合方程（公式 12-24）估计常数项 β_0 和偏回归系数 β_1 和 β_2。即寻找 β_0、β_1 和 β_2 使公式 12-30 的残差平方和 SS 达到最小，这样的

参数估计方法称为最小二乘法,亦称为最小二乘法估计。

$$SS = \sum_{i=1}^{40} (Y_i - \beta_0 - \beta_1 x_{1i} - \beta_2 x_{2i})^2 \qquad (公式\ 12-30)$$

由于多重线性回归方程的最小二乘法的计算量较大和比较烦琐,故借助统计软件,得到下列主要结果(表 12-11、12-12)。

表 12-11　例 12-6 的回归系数的估计和检验结果

变量名	回归系数	标准误	t	P	95% 可信区间
x_1	0.084 0	0.012 0	6.99	0.000	0.059 7~0.108 4
x_2	1.288 8	0.367 8	3.50	0.001	0.543 5~2.034 2
常数项	19.971 1	0.615 0	32.47	0.000	18.725~21.217 2

表 12-12　回归模型的方差分析结果

变异来源	SS	dF	MS	F	P
回归	59.297	2	29.648	31.45	<0.000 1
残差	34.879	37	0.942 7		
合计	94.176	39	2.414 7		

由此得到回归方程的估计表达式:

$$\hat{Y} = 19.971 1 + 0.084 x_1 + 1.288 x_2$$

残差正态性检验的 P 值为 0.311 7≫0.05,可以近似认为残差服从正态分布。

分别作残差与各个自变量的散点图(散点图省略)显示,各个自变量与残差呈随机分布状态,以及残差无任何随自变量变化而变化趋势和残差的离散程度与自变量也无关联变化趋势,故可以说残差是近似服从正态分布以及方差是齐性的。

回归系数的检验可以简单地分为模型检验和单个回归系数的检验,具体方法如下所述。

1. 模型检验　H_0:自变量的回归系数全为 0;H_1:自变量的回归系数不全为 0。

$\alpha = 0.05$,则:

$$检验统计量\ F = \frac{MS_{回归}}{MS_{残差}} \qquad (公式\ 12-31)$$

可以证明:当 H_0 为真时(自变量的回归系数全为 0),统计量 F 服从自由度为 m 和自由度为 $n-m-1$ 的 F 分布,其中 n 为样本量,m 为回归模型中的自变量个数,统计量 $F > $ 临界值 $F_{0.05(m,\ n-m-1)}$ 的概率为 0.05。对无效假设 H_0 为真而言,这是小概率事件,在一次抽样中一般不会发生,故在统计检验中出现统计量 $F > F$ 临界值,可以拒绝 H_0:自变量的回归系数全为 0。假如自变量回归系数全为 0,则回归方程为 $\mu_Y = \beta_0$,即 Y 的总体均数与各个自变量没有任何关系,这也就失去了建立回归方程的意义,故当统计检验的结果不能拒绝 H_0(所有自变量回归系数为 0)时,则称该回归模型是没有统计学意义,反之当统计推断的结果为回归模型中的自变量回归系数不全为 0 时,则可称为该回归模型是有统计学意义的。

本例的模型检验如下:

$H_0 : \beta_1 = \beta_2 = 0 ; H_1 : \beta_1$ 和 β_2 不全为 0。

$\alpha = 0.05$。

由表 12-12 的回归模型方差分析结果可知,$F = 31.45$,$P < 0.0001 < \alpha$,所以差异有统计学意义,可以认为 β_1 和 β_2 不全为 0,回归模型有统计学意义。

2. 单个回归系数的检验　单个回归系数 β_i 的检验表示其他 $m-1$ 个自变量均在当前回归模型中的条件下,x_i 的回归系数 β_i 是否为 0 的统计检验,具体方法如下:

$H_0 : \beta_i = 0 ; H_1 : \beta_i \neq 0$。

$\alpha = 0.05$。

$$检验统计量\ t_b = \frac{b_i}{S_{b_i}} \qquad (公式\ 12-32)$$

其中 b_i 是 β_i 的最小二乘估计,S_{b_i} 是 b_i 的标准误,n 为样本量,m 为模型中的自变量个数。可以证明:当 $H_0 : \beta_i = 0$ 成立时,统计量 t_b 服从自由度为 $n-m-1$ 的 t 分布。即 $\beta_i = 0$ 为真时,对于一次随机抽样而言,出现 $| t_b | > t_{0.05/2(n-m-1)}$ 的概率为 0.05,故可拒绝无效假设 $H_0 : \beta_i = 0$,并可以认为 $\beta_i \neq 0$。

由表 12-11 中的回归系数的估计结果可知:对于均为糖尿病患者(或均不为糖尿病患者)而言,年龄 x_1 增加 1 岁,估计 BMI 平均增加 $0.084\ \text{kg/m}^2$;同理对于相同而言年龄,糖尿病患者的 BMI 比非糖尿病患者平均高 $1.289\ \text{kg/m}^2$。由于 x_1 和 x_2 的回归系数对应的 P 均小于 0.05,故按 $\alpha = 0.05$ 的检验水准,可分别拒绝 H_0,并认为年龄增长,BMI 的平均水平增加是有统计学意义的,同理糖尿病患者的 BMI 平均水平高于非糖尿病患者,差异是有统计学意义的。即可以认为:对 30～75 岁女性人群而言,年龄增加,她们的 BMI 平均水平也在上升;30～75 岁女性糖尿病患者人群的 BMI 平均水平高于30～75 岁女性非糖尿病患者人群。

（三）多重线性回归中混杂作用的校正

在流行病学调查中,许多研究的评价指标不仅与研究因素有关联,而且这种关联关系往往受到另一个因素的影响,造成统计推断产生偏倚。

例 12-7:A 医院和 B 医院分别收集 20 例糖尿病患者,检测各位患者的空腹血糖,A 医院采用 A 降糖药,B 医院采用 B 降糖药,再治疗 12 周后检测各位患者的空腹血糖(表12-13、12-14),先以治疗 12 周时的空腹血糖下降值作为药物有效性指标,试比较两种药物的降糖效果。

表 12 - 13　例 12 - 7 的 A 医院糖尿病患者资料

编号	治疗前血糖	血糖下降值	编号	治疗前血糖	血糖下降值
1	11.2	1.5	11	10.8	1.3
2	11.6	1.4	12	12.4	1.1
3	10.5	0.4	13	13.4	2.0
4	12.5	2.3	14	11.1	1.7
5	11.8	1.2	15	9.5	1.4
6	11.0	1.2	16	11.8	1.2
7	11.0	0.9	17	12.3	1.6
8	10.0	2.0	18	12.6	2.0
9	12.2	1.8	19	11.6	0.5
10	12.3	1.0	20	11.0	1.3

表 12 - 14　例 12 - 7 的 B 医院糖尿病患者资料

编号	治疗前血糖	血糖下降值	编号	治疗前血糖	血糖下降值
1	8.5	2.0	11	9.2	2.2
2	9.0	1.9	12	9.8	1.3
3	7.6	0.6	13	7.6	1.1
4	8.4	0.8	14	6.4	1.5
5	9.4	1.2	15	10.6	2.5
6	9.0	1.7	16	8.3	0.9
7	9.1	2.3	17	7.7	1.6
8	8.6	2.1	18	8.3	1.4
9	8.2	1.7	19	6.2	1.9
10	9.1	1.3	20	9.4	2.2

由于两个医院不是采用统一的收治标准,并且也不是采取随机分组的方法,可能存在两个医院的基线不同对两个药物的疗效评价产生混杂作用。故考虑用回归分析的方法校正基线对结果的影响,同时为了让读者理解线性回归在两组均数比较的意义,此处同时做了成组 t 检验(本例只是想说明 t 检验与回归的关系,在实际研究中无须两种检验),其结果见表 12 - 15。

表 12 - 15　例 12 - 7 的 t 检验结果

服药	样本量	均数±标准差	统计量	P	$\mu_B - \mu_A$ 的95%可信区间
服用 A 药	20	1.39±0.49	$t = 1.3537$	0.184	$-0.109 \sim 0.549$
服用 B 药	20	1.61±0.53			

$$H_0 : \mu_A = \mu_B ; H_1 : \mu_A \neq \mu_B ; \alpha = 0.05$$

由于 $P=0.1838$，两组差异无统计学意义。

考虑用线性回归比较两组的空腹血糖差异，采用下列总体回归方程：

$$\mu_Y = \alpha + \beta group \qquad \text{（公式 12 - 33）}$$

其中 μ_Y 是固定组别的患者空腹血糖改变量 Y 的总体均数。$group=0$ 表示服用 A 药，$group=1$ 表示服用 B 药，$group=1$ 代入公式 12 - 33，得到空腹血糖的总体均数为 $\alpha+\beta$，$group=0$ 代入公式 12 - 33，得到空腹血糖的总体均数为 α。因此两组的总体均数之差为 β，因此 $\beta=0$ 对应两个总体均数相等，反之 $\beta \neq 0$，对应两个总体均数不等，故检验回归系数 $\beta=0$ 的问题对应两个总体均数是否相等的问题，数理统计学可以证明：在这种情况下，成组 t 检验与线性回归是等价的，用线性回归得到线性回归分析的结果见表 12 - 16。

表 12 - 16　例 12 - 7 的简单线性回归

比较项	估计值	标准误	统计量	P	95%可信区间
回归系数	0.22	0.16	1.35	0.184	$-0.109 \sim 0.549$
常数项	1.39	0.11	12.10		

由此可见，回归方程式 12 - 33 的线性回归结果与 t 检验的结果完全相同，回归分析 b 正好是两组样本均数之差，总体回归系数就是两个总体均数之差。

为了控制基线的混杂作用，采用下列回归方程校正混杂因素的影响。

$$\mu_Y = \alpha + \beta_1 group + \beta_2 y_0 \qquad \text{（公式 12 - 34）}$$

其中 μ_Y 是固定组别的患者空腹血糖改变量 Y 的总体均数，Y_0 表示基线空腹血糖，$group=0$ 表示服用 A 药，$group=1$ 表示服用 B 药，$group=1$ 代入公式 12 - 34，得到空腹血糖的总体均数为 $\alpha+\beta_1+\beta_2 y_0$，$group=0$ 代入公式 12 - 34，得到空腹血糖的总体均数为 $\alpha+\beta_2 y_0$，因此对于同样的基线空腹血糖水平 Y_0 而言，两组的总体均数之差为 β（故称校正基线空腹血糖后的两组总体均数差异），故 $\beta=0$ 对应两个总体均数相等；反之 $\beta \neq 0$，对应两个总体均数不等，因此检验回归系数 $\beta=0$ 的问题对应在同样基线空腹血糖水平的情况下，两个总体均数是否相等的问题。用样本资料拟合回归方程式 12 - 34，得到相应的统计推断见表 12 - 17。

表 12 - 17　例 12 - 7 的校正基线血糖的阴性结果

比较项	回归系数	标准误	统计量 t	P	95%可信区间
组别	0.72	0.28	2.53	0.016	$0.144 \sim 1.295$
基线血糖	0.17	0.08	2.10	0.042	
常数项	-1.24	1.17	-1.06	0.297	

基于上述回归分析结果,回归系数 b 的检验 $P=0.016<0.05$ 以及 95% 可信区间为 $(0.144,1.295)$,可以认为在同样的基线空腹血糖水平下(或称校正了基线空腹血糖的可能混杂作用),服用 B 药降低空腹血糖的平均幅度高于 A 药,差异有统计学意义。特别应该注意到,未校正基线空腹血糖的情况下,B 药组的空腹血糖的平均下降幅度仅比 A 药组高 0.22 mmol/L,差异无统计学意义,但当校正基线空腹血糖后,B 药组空腹血糖的平均下降幅度比 A 药物组高 0.72 mmol/L,而且基线空腹血糖的回归系数为 0.17>0,说明基线空腹血糖水平越高,则空腹血糖的下降幅度往往就更大一些。

在一般的研究中,有时需校正多个可能的混杂因素,理想上我们希望都能校正各种可能的混杂因素,但校正因素越多,对回归分析而言其需要样本量越大,并且可能造成多元共线的问题,以致回归系数的标准误异常大,造成检验效能大大减小,故建议采用下列准则。

(1) 在回归分析时,要检测回归模型的多元共线的指标:膨胀系数(variance inflation factors,VIF),对于 m 个自变量的线性回归方程,可以分别以每个自变量 x_i 为应变量和其他的 $m-1$ 个自变量拟合一个线性回归方程,得到一个决定系数 R_i^2,定义相应的 $VIF_i=\dfrac{1}{1-R_i^2}$,如果某个 $VIF_i>10$,则可以认为该自变量与其他自变量存在共线的问题,不宜直接引入回归方程,建议采用其他分析策略。如果所有自变量的 VIF 平均值远离 1,则也说明该回归方程中存在多元共线的问题,也需要调整回归分析策略,避免分析结果受到较大的偏倚影响和检验效能大大减小。

(2) 如果样本量足够大,可以考虑回归模型中引入研究者所收集的全部自变量,这样可以校正所有可能的混杂因素,但要考察是否存在明显的多元共线问题。

(3) 如果样本量不够大,应首先从背景上考虑哪些因素最可能是混杂因素,并且关注该因素引入模型与未引入模型时的研究因素的回归系数变化。如果在引进某个可能的混杂因素时,研究因素的回归系数变化极小,则可不一定把该因素引入模型,以尽可能地增大对研究因素检验的检验效能。

(四) 多重线性回归中的交互作用分析

例 12-8:为了评价 A 药和 B 药治疗化痰的疗效,采用化痰量表测量评分,评分越高说明痰的症状越重,评分越低说明痰的症状越低,评分为 0,则说明无任何痰症状。这个研究要考察的两个适应证为急性感冒并且入组时痰评分至少 10 分以上和慢性阻塞性肺病(chronic obstructive pulmonary disease,COPD),采用随机双盲试验,把受试者随机分成 A 组和 B 组,A 组对象服用 A 药,B 组对象服用 B 药,经过 1 周治疗,以痰症状分下降的幅度为评价指标,其资料见表 12-18、12-19(适应证变量定义:用 $x=0$ 表示急性感冒,用 $x=1$ 表示 COPD;用 $group=0$ 表示 A 组,用 $group=1$ 表示 B 组)。

表 12 - 18　例 12 - 8 的 A 药组（group = 0）数据

适应证	痰症状下降值	适应证	痰症状下降值
0	8	0	10
0	9	0	8
0	10	0	12
0	11	1	8
0	10	1	7
0	10	1	7
0	10	1	8
0	9	1	8
0	9	1	9
0	10	1	7

表 12 - 19　例 12 - 8 的 B 药组（group = 1）数据

适应证	痰症状下降值	适应证	痰症状下降值
0	15	1	9
0	13	1	10
0	15	1	6
0	13	1	8
0	17	1	6
0	14	1	7
0	15	1	11
1	5	1	8
1	8	1	7
1	9	1	9

解：由于药物对两种适应证的疗效可能不同，因此考虑用下列回归方程评价疗效

$$\mu_y = \beta_0 + \beta_1 group + \beta_2 x + \beta_3 x \cdot group \qquad （公式 12 - 35）$$

上述回归方程中，称 $x \cdot group$ 为交互作用项，如果 $\beta_3 \neq 0$，则称两种药物与适应证对疗效存在交互作用。用最小二乘法拟合上述回归方程，结果见表 12 - 20。

表 12 - 20　例 12 - 8 拟合回归模型的主要结果

比较项	回归系数	标准误	t	P
group	4.88	0.63	7.76	<0.000 1
x	−1.98	0.63	−3.14	0.003 0
xgroup	−4.67	0.89	−5.25	<0.000 1
常数项	9.69	0.37	26.04	<0.000 1

对于急性感冒适应证，对应的 $x = 0$ 代入上式得到急性感冒适应证的疗效评价回归方程为：

$$\mu_y = \beta_0 + \beta_1 group \qquad （公式 12 - 36）$$

相应的样本回归方程为 $\hat{y} = 9.69 + 4.88group$。

即对于急性感冒适应证而言,两种药物的痰症状下降值的总体均数差异为 β_1,其估计值为 $4.99 > 0$,该回归系数检验的 $P < 0.0001$,可以认为用 B 药治疗,痰症状下降的平均幅度高于用 A 药,差异有统计学意义。

对于 COPD 适应证,对应的 $x = 1$ 代入上式得到 COPD 适应证的疗效评价回归方程为:

$$\mu_y = \beta_0 + \beta_1 group + \beta_2 + \beta_3 group = \beta_0 + \beta_2 + (\beta_1 + \beta_3)group$$

(公式 12 - 37)

相应的样本回归方程为 $\hat{y} = 9.69 + 4.88group - 1.98 - 4.67group = 7.71 + 0.21group$。

即对于 COPD 适应证而言,两种药物治疗的痰症状下降平均幅度的总体均数差异为 $\beta_1 + \beta_3$,其估计值为 0.21,因此两种药物疗效是否有差异的充分必要条件是 $\beta_1 + \beta_3$ 是否为 0,因此需要作下列假设检验:

$$H_0: \beta_1 + \beta_3 = 0; \; H_1: \beta_1 + \beta_3 \neq 0; \alpha = 0.05$$

$$F = \frac{(\hat{\beta}_1 + \hat{\beta}_3)^2}{Var(\hat{\beta}_1 + \hat{\beta}_3)^2}$$

(公式 12 - 38)

当 H_0 为真时,统计量 F 服从自由度为 1 和 $n - 4$ 的 F 分布,由于 $Var(\hat{\beta}_1 + \hat{\beta}_2)^2$ 的公式比较复杂,本节不给出具体表达式,借助 Stata 软件可以得到 $F = 0.11$,相应的 $P = 0.7419 > 0.05$。因此对于 COPD 而言,没有足够的证据可以推断两种药物治疗的痰症状下降平均幅度有差异。对于含有交互作用项并且交互作用有统计学意义的情况下,一般不能简单地称两个因素有交互作用(这是统计分析的中间结果),需要根据研究背景进一步做统计分析。

(五) 多重线性回归中的主要影响因素分析

在观察性研究中,与反应变量 Y 相关的因素(自变量)可能很多,当这些自变量相互之间也存在较高的相关性时,若把这些因素引入回归模型时,回归系数有统计学意义的变量个数可能会大大减小,因此研究者的研究目的往往想确认哪些因素(自变量)对应变量影响最大,或者想得到最佳预测模型。对于多重线性回归模型而言,也就是要求:①在同样的自变量个数情况下,残差平方和(或残差均方)达到最小;②进入回归模型的自变量都有统计学意义;③增加任何一个自变量进入模型,都会导致模型中某些自变量没有统计学意义。如果选择自变量各种可能的组合分别进入回归模型,寻找满足上述三点的最优回归模型,这种变量的选择方法称为最优子集回归(optimum subsets regression)。在备选自变量较多的情况下,最优子集回归的计算量非常大,所以一般采用逐步回归方法得到或逼近满足上述三点的回归模型。由于逐步回归是逐个选择最优变量,所以逐步回归得到的回归模型不一定是最佳预测模型,但一般可以认为是拟最佳预测模型。

逐步回归可以分为前进法(forward),前进逐步回归法(forward stepwise),后退法(backward)和后退逐步回归(backward stepwise)。前进法是把对 Y 贡献最大并且有统计学意义的自变量逐个依次引入模型,直到有统计学意义的自变量全进入回归模型为止,但前进法在自变量选择的过程中,仅在自变量引入模型时考察其是否有统计学意义,并不考虑自变量在引入模型后的 P 变化;前进逐步回归法在引入自变量进入回归模型的方法与前进法相同,但每当引入一个自变量时,并考察模型中的其他自变量是否仍有统计学意义,若存在没有统计学意义的自变量,则把对 Y 贡献最小并且没有统计学意义的自变量依次逐个从回归模型中剔除,依次循环引入或剔除自变量,直到回归模型中的所有自变量均有统计学意义并且回归模型中再引入任一其他自变量都是无统计学意义的;后退法是把所有的自变量全放入回归模型,然后把对 Y 贡献最小并且没有统计学意义的自变量逐个依次从回归模型中剔除,直到模型中所有的自变量均有统计学意义为止,但后退法在自变量选择的过程中,仅在自变量从回归模型中剔除时考察其是否有统计学意义,并不考虑自变量在从模型中剔除后是否还有可能引入模型并且有统计学意义;后退逐步回归法在从模型中剔除自变量的方法与后退法是相同的,但后退逐步回归在每剔除一个自变量,并考察模型外的其他自变量是否能引入回归模型并且有统计学意义,通过反复引入变量进入回归模型和剔除无统计学意义的自变量,一直达到既没有变量可以引入模型,也没有变量可以剔除模型为止。

例 12－9:为了研究影响肥胖者瘦素(leptin)的主要危险因素,某研究者调查了某医院肥胖门诊的 500 名肥胖就诊者的瘦素、年龄、体重指数、总胆固醇、甘油三酯、是否患糖尿病、是否患高血压、饮食、运动、服药情况等,并用逐步线性回归分析瘦素的主要影响因素。为了简化问题,仅取自变量为年龄(X_1,岁)、体重指数(X_2, kg/m^2)、总胆固醇(X_3, mmol/L)、是否患糖尿病(X_4,患糖尿病为 1,不患糖尿病为 0)和是否患高血压(X_5,患高血压为 1,不患高血压为 0),应变量为瘦素(Y, ng/ml),随机取了 30 例。具体资料如表 12－21。试用逐步线性回归分析寻找主要的影响因素。

表 12－21　例 12－9 的数据

X_1	X_2	X_3	X_4	X_5	Y	X_1	X_2	X_3	X_4	X_5	Y	X_1	X_2	X_3	X_4	X_5	Y
63	31.0	14.1	0	0	10.4	39	29.0	6.8	0	1	8.5	60	29.5	13.0	0	1	9.1
43	27.7	8.5	1	0	6.5	66	31.1	15.3	0	0	10.4	58	28.8	14.2	1	0	9.4
51	27.6	11.8	1	1	9.3	43	29.5	7.3	0	0	8.2	34	28.1	5.5	1	1	5.3
57	30.7	12.9	0	1	11.1	63	29.7	15.5	0	0	8.4	32	28.9	4.5	0	0	5.1
49	27.9	8.8	0	0	7.1	49	28.9	10.1	0	0	6.5	60	27.9	12.4	0	1	9.7
38	29.5	6.2	0	1	6.7	44	28.7	8.6	0	0	8.9	55	30.7	12.8	1	0	10.3
57	28.5	11.6	0	1	8.6	39	28.3	6.8	0	0	5.6	52	28.7	12.1	0	1	10.3
34	26.8	5.6	0	0	3.0	54	30.5	11.3	0	1	9.4	51	26.9	10.9	0	0	9.1
44	29.3	9.0	0	0	6.9	53	29.1	11.2	0	0	7.1	30	25.8	4.9	0	1	3.8
62	29.5	14.7	1	0	11.4	54	28.3	12.8	0	0	8.1	60	30.3	12.9	1	1	11.8

采用后退逐步回归法,先把所有自变量引入回归模型,然后把无统计学意义的自变量逐次剔除模型,具体情况见表 12-22。

$$\mu_Y = \beta_0 + \beta_1 X_1 + \beta_2 X_2 + \beta_3 X_3 + \beta_4 X_4 + \beta_5 X_5 \qquad (公式\ 12-39)$$

表 12-22 逐步回归计算用表

步骤	变量名	常数	X_1	X_2	X_3	X_4	X_5	说明
步骤 1	回归系数	−14.658	0.175	0.513	−0.116	0.945	0.348	全部变量进入模型,X_3 的 P 最大,无统计学意义,故剔除
	P		0.097	0.011	0.712	0.056	0.454	
步骤 2	回归系数	−14.339	0.138	0.524		0.883	0.407	X_5 的 P 最大,并且无统计学意义的,故剔除。
	P		<0.001	0.008		0.052	0.342	
步骤 3	回归系数	−14.679	0.135	0.545		1.045		所有自变量均有统计学意义的,再尝试 X_3 能否进入模型
	P		<0.001	0.005		0.014		
步骤 4	回归系数	−15.140	0.199	0.521	−0.198	1.111		$X_3 > 0.05$,故可以认为步骤 3 的模型是最好的模型
	P		0.048	0.009	0.499	0.013		

最后的回归方程为:$\hat{Y} = -14.679 + 0.135 X_1 + 0.545 X_2 + 1.045 X_4$。

根据上述结果,可以认为年龄 X_1,体重指数 X_2 和患糖尿病 X_4 是影响瘦素的主要因素,年龄 X_1 增大 1 岁,估计瘦素平均升高 0.135 ng/ml;体重指数增大 1 个单位,估计瘦素平均升高 0.545 ng/ml;患糖尿病患者的瘦素比非糖尿病患者平均升高 1.045 ng/ml,这些自变量均有统计学意义。

(六) 多重线性回归分析中应注意事项

在回归分析中,有时会涉及到一些多分类变量作为自变量,一般不能直接引入回归模型。对于二分类的名义变量,需要进行变量取值的定义。如性别变量,则可以定义性别变量的取值为 1 对应男性,取值 0 对应女性;对于无序多分类变量作为自变量时,需要定义哑变量后,在模型引入一组哑变量。如:血型变量为 A、B、AB 和 O 型,故血型资料为多分类名义变量取值(取值为计数资料),无法直接引入回归模型,同样可通过下列定义一组变量(称为一组哑变量)进行数量化后引入回归模型:

$$X_1 = \begin{cases} 1 & A\ 型 \\ 0 & 其他血型 \end{cases} \qquad X_2 = \begin{cases} 1 & B\ 型 \\ 0 & 其他血型 \end{cases} \qquad X_3 = \begin{cases} 1 & AB\ 型 \\ 0 & 其他血型 \end{cases}$$

为了帮助读者更好地理解多分类名义变量与哑变量的对应关系,特给出下列多分类名义变量与哑变量的对应关系表格(表 12-23)。

表 12 - 23　　多分类名义变量与哑变量的对应关系

哑变量	A 型	B 型	AB 型	O 型
X_1	1	0	0	0
X_2	0	1	0	0
X_3	0	0	1	0

在回归分析中,一组哑变量是一个整体,如要引入回归模型,则一组哑变量一同引入回归模型,否则就一同从回归模型中剔除。特别对于逐步回归分析而言,一组哑变量中有一个哑变量的回归系数有统计学意义,则一组哑变量均引入回归模型。对于有序多分类变量作为自变量,可以直接引入回归模型,但在样本量较大时,也可以定义一组哑变量引入回归模型。

理论上,多重线性回归系数的假设检验要求残差(反应变量观察值－预测值,$Y_i - \hat{Y}_i$)的方差齐性,即应分别作各个自变量与残差的散点图,考察残差的离散程度是否与各个自变量无关,即考察各个自变量与残差之间是否存在明显的趋势变化。如例 12 - 7 中,研究者想利用逐步回归所得到的回归模型作预测,则需作残差与 X_1、残差与 X_2 和残差与 X_4 的散点图,考察残差的离散程度和变化趋势是否与这些自变量有明显的伴随变化趋势。

三、Logistic 回归

在计量资料分析中,经常需要应用多因素线性回归模型控制混杂因素,用逐步回归寻找主要影响因素等相对比较复杂的统计问题。在分类资料和列联表资料的统计分析中,也经常需要应用多因素 Logistic 回归模型控制混杂因素,用逐步 Logistic 回归模型寻找主要影响因素等比较高级的分类资料统计分析。Logistic 回归模型分为二分类 Logistic 回归模型、多分类有序 Logistic 模型、多分类无序 Logistic 模型和条件 Logistic 回归模型。条件 logistic 回归模型适用于配对的病例对照研究,二分类和多分类 Logistic 回归模型可以用于成组设计的观察性研究和实验性研究的资料分析,由于章节篇幅所限,本章仅介绍最常用的二分类 Logistic 回归模型。

（一）简单 Logistic 回归模型和四格表资料的统计分析

应用多重线性回归来分析多个自变量与一个因变量的关系,目的有校正混杂因素、筛选自变量和更精确地对因变量作预测等。线性模型中因变量 Y 是连续性随机变量,并且在固定自变量的情况下,要求 Y 呈正态分布(即残差服从正态分布)。但在医学研究中常碰到因变量的取值仅有两个,如是否发病、死亡或痊愈等,显然这类变量不满足上述的正态分布条件,这时就要用 Logistic 回归进行分析。为了帮助读者较轻松地学习 Logistic 模型,本节首先以四格表的患病资料为例,介绍有关 Logistic 模型中的基本概念。

例 12 - 10:在研究吸烟与患病的关联性中,采用横断面调查收集资料,并且可以用表 12 - 24 表示。

表 12 - 24　例 12 - 10 资料

比较项	病例组($Y=1$)	对照组($Y=0$)	合计
吸烟者	a	b	n_1
未吸烟者	c	d	n_2
合计	m_1	m_2	N

对于横断面研究,可以估计患病率,优势和优势比如下:

吸烟组患病率:$P_1 = \dfrac{a}{n_1}$,$Odds_1 = \dfrac{P_1}{1-P_1} = \dfrac{a/n_1}{1-a/n_1} = \dfrac{a}{b}$

未吸烟组患病率:$P_2 = \dfrac{c}{n_2}$,$Odds_1 = \dfrac{P_2}{1-P_2} = \dfrac{c/n_2}{1-c/n_2} = \dfrac{c}{d}$

两组的优势比:$OR = \dfrac{Odds_1}{Odds_2} = \dfrac{a/b}{c/d} = \dfrac{ad}{bc}$

由于 $Odds = \dfrac{P}{1-P} = \dfrac{P-1+1}{1-P} = -1 + \dfrac{1}{1-P}$,所以患病率 P 增加,$Odds$ 也增大;反之当患病率减少,对应的 $Odds$ 也减少。当 $P_1 = P_2$ 时,对应的 $Odds_1 = Odds_2$,对应的 $OR = \dfrac{Odds_1}{Odds_2} = 1$;当 $P_1 > P_2$ 时对应的 $Odds_1 > Odds_2$,对应的 $OR = \dfrac{Odds_1}{Odds_2} > 1$;同理当 $P_1 < P_2$ 时对应的 $Odds_1 < Odds_2$,对应的 $OR = \dfrac{Odds_1}{Odds_2} < 1$。由于 $P = \dfrac{Odds}{1+Odds}$,所以 Odds 与 P 一一对应。根据上述可知,可以把两个患病率的比较化为两个 $Odds$ 的比较,并且对应考察 OR 是否大于 1、OR 等于 1 和 OR 小于 1。

由于 $Odds = \dfrac{P}{1-P} = -1 + \dfrac{1}{1-P}$,所以当 $P \to 0$,$Odds \to 0$,$\ln(Odds) \to -\infty$;当 $P \to 1$,$Odds \to +\infty$,$\ln(Odds) \to +\infty$。即可以对 P 作 $\ln\left(\dfrac{P}{1-P}\right)$ 变换[亦称为 $Logit$(P)变换],使 $\ln\left(\dfrac{P}{1-P}\right)$ 的范围为 $(-\infty, \infty)$,由此可引入下列多因素 Logistic 回归模型:

$$\mathrm{Logit}(P) = \beta_0 + \beta_1 x_1 + \cdots + \beta_p x_p \qquad (公式 12 - 40)$$

为了更好地叙述 Logistic 回归模型的意义,定义随机变量 $Y=1$ 表示研究对象患病,$Y=0$ 表示研究对象未患病,则上述 Logistic 回归模型可以改写为:

$$P(Y=1 \mid X) = \dfrac{\exp(\beta_0 + \beta_1 x_1 + \cdots + \beta_p x_p)}{1 + \exp(\beta_0 + \beta_1 x_1 + \cdots + \beta_p x_p)} \qquad (公式 12 - 41)$$

并且 $P(Y=1 \mid X)$ 表示研究对象患病的概率,其中 $X = (x_1, x_2, \cdots, x_p)'$ 为协变量,称 $\beta_1, \cdots, \beta_p$ 为回归系数,称 β_0 为常数项,研究者不患病的概率为:

$$P(Y=0 \mid X) = 1 - P(Y=1 \mid X) = \frac{1}{1+\exp(\beta_0 + \beta_1 x_1 + \cdots + \beta_p x_p)}$$

（公式 12 - 42）

对于例 12 - 10 的横断面调查的四格表资料，用 $x = 1$ 表示吸烟，$x = 0$ 表示不吸烟，则应用 Logistic 回归模型描述为：

$$P(Y=1 \mid x) = \frac{e^{\beta_0 + \beta_1 x}}{1 + e^{\beta_0 + \beta_1 x}}$$

（公式 12 - 43）

其中：

$$Odds = \frac{P(Y=1 \mid x)}{P(Y=0 \mid x)} = e^{\beta_0 + \beta_1 x}$$

（公式 12 - 44）

对于不吸烟的情况，以 $x = 0$ 分别代入上述两式，得到患病率为 $P_0 = \dfrac{e^{\beta_0}}{1 + e^{\beta_0}}$，$Odds_{x=0} = e^{\beta_0}$，对于吸烟的情况 $x = 1$ 分别代入上述两式，得到患病率为 $P_1 = \dfrac{e^{\beta_0 + \beta_1}}{1 + e^{\beta_0 + \beta_1}}$，$Odds_{x=1} = e^{\beta_0 + \beta_1}$，则相应的 OR 值为：

$$OR = \frac{Odds_{x=1}}{Odds_{x=0}} = e^{\beta_1}$$

（公式 12 - 45）

在多个协变量的 Logistic 回归模型中，回归系数的意义是其他协变量不变的情况下，仅有协变量为 x_i 增加一个单位 $x_i + 1$，则不难证明：对应的 $OR = e^{\beta_i}$。

例 12 - 11：为了研究急性心肌梗死（acute myocardial infarction，AMI）患病与饮酒的关系，采用横断面调查，得到下列资料（表 12 - 25），请作统计分析。

表 12 - 25　例 12 - 11 资料

	饮酒($x = 1$)	不饮酒($x = 0$)	合计
患病($Y = 1$)	55	74	129
未患病($Y = 0$)	104 663	212 555	317 218
合计	104 718	212 629	317 347

用 Logistic 回归模型描述患病与饮酒之间的概率表达式为：

$$P(Y=1 \mid x) = \frac{e^{\beta_0 + \beta_1 x}}{1 + e^{\beta_0 + \beta_1 x}}$$

（公式 12 - 46）

其中 β_0 和 β_1 是未知参数，一般采用最大似然估计的方法进行回归模型的拟合。根据例 12 - 11 的资料，建立似然函数如下：

$$L = \left(\frac{e^{\beta_0}}{1+e^{\beta_0}}\right)^{74} \left(\frac{1}{1+e^{\beta_0}}\right)^{212\,555} \left(\frac{e^{\beta_0+\beta_1}}{1+e^{\beta_0+\beta_1}}\right)^{55} \left(\frac{1}{1+e^{\beta_0+\beta_1}}\right)^{104\,663}$$

用最优化的方法选择 β_0 和 β_1，使似然函数 L 达到最大，这样的估计参数方法称为最大似然估计。本例运用统计软件 Stata 拟合 Logistic 回归模型，得到参数估计和统计检验(表 12-26)如下：

表 12-26　例 12-11 拟合 Logistic 模型的主要结果

比较项	回归系数	标准误	统计量 z	P 值
饮酒 x	0.4117	0.1781	2.31	0.021
常数项	-7.9629	0.1163	-68.49	<0.001

由此得到患心肌梗死的概率为 $P(Y=1 \mid x) = \dfrac{e^{-7.962\,9+0.411\,7x}}{1+e^{-7.962\,9+0.411\,7x}}$，相应的饮酒优势比为 $OR = e^{0.411\,7} = 1.509\,4$，这与直接估计 $OR = \dfrac{54 \times 21\,225}{74 \times 104\,663} = 1.509\,4$ 结果完全相同。基于检验水准 $\alpha = 0.05$，差异有统计学意义，可以推断饮酒与患急性心肌梗死呈正关联。

（二）分层四格表和 Logistic 回归分析

例 12-12：在例 12-11 中没有考虑吸烟情况，故在例 12-11 的资料的基础上，加上吸烟因素的调查资料后的资料如表 12-27 所示，请分析饮酒和吸烟与患急性心肌梗死疾病的关联性。

表 12-27　例 12-12 的资料

比较项	吸烟		不吸烟	
	饮酒(%)	不饮酒(%)	饮酒(%)	不饮酒(%)
患病	33(0.03)	21(0.03)	22(0.015)	53(0.015)
未患病	22331	14210	82332	198345
合计	22364	14231	82354	198398

本题的资料是根据吸烟分层的两个四格表资料，当然也可以改写为根据饮酒分层的两个四格表资料。根据题意，应变量仍为患病与不患病，因此可以应用 Logistic 回归模型进行分析，本例协变量为饮酒(x_1)和吸烟(x_2)，因此相应的 Logistic 回归模型为：

$$P(Y=1 \mid x_1, x_2) = \frac{e^{\beta_0+\beta_1 x_1+\beta_2 x_2}}{1+e^{\beta_0+\beta_1 x_1+\beta_2 x_2}} \qquad （公式 12-47）$$

应用上述资料，借助 Stata 软件拟合 Logistic 回归模型，得到参数估计(表 12-28)如下。

表 12 - 28　例 12 - 12 拟合 Logistic 模型的主要结果

比较项	回归系数	标准误	统计量 z	P 值
饮酒 x_1	$-0.000\,021$	0.187 8	-0.00	1.000
吸烟 x_2	1.710 3	0.188 3	9.08	0.000
常数项	$-8.227\,5$	0.127 9	-64.30	0.000

由于例 12 - 12 的资料是例 12 - 11 的资料基础上增加了一个吸烟变量并引入回归模型,可以发现饮酒的人数非常少,并且相应的 $P=1$,$OR=e^{-0.000\,021}=0.999\,979$,95% 可信区间为(0.692,1.445),故在校正吸烟的情况下,不能认为饮酒与患急性心肌梗死有关联。吸烟的回归系数为 1.710 3,$P<0.001$,差异有统计学意义,对于均为饮酒者或均为不饮酒者而言,吸烟与不吸烟的 $OR=e^{1.710\,3}=5.530\,5$(称为校正了饮酒的 OR),95% 可信区间为(3.823 9,7.998 6),故可以认为吸烟与患急性心肌梗死呈正关联(positive association)。比较例 12 - 11 和例 12 - 12 的分析结果,可以发现在没有校正吸烟的情况下,统计结果显示饮酒与患急性心肌梗死有关联 $OR=1.509\,4$,在校正吸烟因素后,$OR\approx1$,$P=1$,结果显示饮酒与患急性心肌梗死的关联性无统计学意义,两种结果的差异可以理解为:由于大多数吸烟者是饮酒的,当 Logistic 回归模型没有引入吸烟的情况下,饮酒的信息中携带了许多吸烟者的信息,故造成混杂偏倚,当模型中引入吸烟的变量时,由吸烟造成的混杂偏倚得到校正,所以我们可以认为校正吸烟后的饮酒与患病的关联性统计推断更可信。

从例 12 - 12 的统计分析中,我们可以发现多个协变量的 Logistic 回归模型可以校正混杂偏倚,但在实际研究分析中,如果所有的协变量均引入 Logistic 回归模型是否可以校正一切可能的混杂偏倚呢? 从理论上可以认为,在样本量充分大并且协变量之间不存在相关性的情况下,尽可能地多引入协变量可以校正可能的混杂偏倚,但在实际研究中,样本量总是有限的,协变量之间存在不同程度的关联性,因此当样本量相对小的时候或协变量之间的关联程度相对较大时,参数估计会产生较大抽样误差或偏倚。另一方面模型中的协变量太多会导致模型的自由度下降,以致统计推断的检验效能下降。综合上述,对于多个协变量的情况下,可以在 Logistic 模型中适当引入一些必要或必须的协变量以控制混杂偏倚,但 Logistic 回归模型中引入过多的协变量会导致统计的检验效能减小或多元共线以致估计偏倚。

（三）Logistic 回归中的统计学交互作用分析

在一些研究中,某些因素变化可能对研究因素与应变量之间的关联性估计产生偏倚,并且还有可能的是研究因素与因变量之间的关联性大小与这些因素的不同情况（水平）有关,即这些因素与研究因素对应变量构成交互作用。例如:对于无肿瘤家族史的对象而言,某个基因的表达与患癌是没有任何关联性的,但对于有家族史的对象而言,该基因表达的对象患癌症的概率是该基因不表达的对象患癌症的 5 倍。对于研究该基因与患癌症的关联性而言,家族史与该基因对是否患癌症构成交互作用。

例 12-13：某研究者采用病例对照设计研究吸烟和家族史与患肺癌的关联性,资料收集见表 12-29。

表 12-29　例 12-13 的资料

比较项	无家族史		有家族史	
	患肺癌	未患肺癌	患肺癌	未患肺癌
吸烟	180	45	160	12
不吸烟	270	405	540	620
合计	450	450	700	632

根据研究问题,可知观察结局变量为是否患肺癌,故用 $Y=1$ 表示患肺癌, $Y=0$ 表示未患肺癌,研究因素分别为是否吸烟($x_1=1$ 表示吸烟, $x_1=0$ 表示未吸烟)和是否有家族史($x_2=1$ 表示有家族史, $x_2=0$ 表示无家族史)。从研究背景上考察,吸烟和家族史均可能是患肺癌的危险因素,并且可能吸烟和家族史对是否患肺癌构成交互作用,因此考虑下列 Logistic 模型:

$$Logit(P)=\beta_0+\beta_1 x_1+\beta_2 x_2+\beta_3 x_1 x_2 \qquad \text{(公式 12-48)}$$

对于无家族史的情况下, $x_2=0$ 代入上述模型,得到下列 Logistic 回归模型:

$$Logit(P)=\beta_0+\beta_1 x_1 \qquad \text{(公式 12-49)}$$

根据 Logistic 回归模型的回归系数与 OR 的关系可得到:对于无家族史的情况下,吸烟的优势比为 $OR=e^{\beta_1}$;对于有家族史的情况下, $x_2=1$ 代入上述模型,得到下列 Logistic 回归模型:

$$Logit(P)=\beta_0+\beta_1 x_1+\beta_2+\beta_3 x_1=\beta_0+\beta_2+(\beta_1+\beta_3)x_1$$

$$\text{(公式 12-50)}$$

同理根据 Logistic 回归模型的回归系数与 OR 的关系可得到:对于有家族史的情况下,吸烟的优势比为 $OR=e^{\beta_1+\beta_3}$。当 $\beta_3 \neq 0$ 时,有家族史与无家族史的吸烟优势比 OR 是不同的,故称为家族史与吸烟对是否患肺癌构成交互作用。同理可得:当 $\beta_3 \neq 0$ 时,吸烟与不吸烟的家族史优势比的 OR 也是不同的。

借助 Stata 软件,用例 12-13 资料拟合上述 Logistic 回归模型,得到下列主要结果如表 12-30 所示。

表 12-30　例 12-13 拟合 Logistic 回归模型的主要结果

比较项	回归系数	标准误	统计量 z	P 值
吸烟 x_1	1.7918	0.1748	10.25	0.000
家族史 x_2	0.2673	0.0833	3.21	0.001
吸烟且家族史 $x_1 x_2$	0.9367	0.2603	3.60	0.000
常数	−0.4055	0.0745	−5.44	0.000

由此可知，对于无家族史的情况，吸烟患肺癌的优势比为 $OR=e^{1.7918}=6$，95％可信区间为(4.2595，8.4517)，$P<0.001$，吸烟与患肺癌呈正关联，并且有统计学意义。对于有家族史的情况，吸烟的优势比为 $OR=e^{1.7918+0.9367}=15.3086$，其95％可信区间计算公式为 $e^{\hat{\beta}_1+\hat{\beta}_3\pm1.96\sqrt{Var(\hat{\beta}_1)+Var(\hat{\beta}_3)+2Cov(\hat{\beta}_1,\hat{\beta}_3)}}$，借助 Stata 软件进一步计算，得到95％可信区间为(10.4886，22.3437)，由此可知有家族史对象的吸烟患肺癌优势比高于无家族史对象的吸烟患肺癌的优势比，差异有统计学意义。同理对于不吸烟对象，有家族史患肺癌的优势比为 $OR=e^{0.2673}=1.3065$，其95％可信区间为(1.1096，1.5382)，因此可以认为对于不吸烟者而言，家族史与患肺癌呈正关联，且有统计学意义；对于吸烟者而言，有家族史患肺癌的优势比为 $OR=e^{0.2673+0.9367}=3.3334$，其95％可信区间的式为 $e^{\hat{\beta}_2+\hat{\beta}_3\pm1.96\sqrt{Var(\hat{\beta}_2)+Var(\hat{\beta}_3)+2Cov(\hat{\beta}_2,\hat{\beta}_3)}}$，借助 Stata 软件计算得到95％可信区间为(2.0556，5.4054)，由此可以认为，吸烟者的家族史患肺癌的优势比高于不吸烟者的家族史肺癌的优势比。

（四）Logistic 回归中的主要影响因素分析

在一些观察性研究中，研究者的目的是想确认哪些因素对应变量影响最大或者想得到最佳预测模型，在多因素 Logistic 回归模型并且用最大似然估计回归系数的情况下，要求：①进入回归模型的协变量都有统计学意义；②增加任何一个协变量进入模型，都会导致模型中某些协变量没有统计学意义。如果选择协变量各种可能的组合分别进入回归模型，寻找满足上述两点的最优 Logistic 回归模型，这种变量的选择方法则称为最优子集回归(optimum subsets regression)。在备选协变量较多的情况下，最优子集回归的计算量非常大，所以一般采用逐步回归方法得到或逼近满足上述两点的回归模型。由于逐步回归是逐个选择最优变量，所以逐步回归得到的回归模型不一定是最佳预测模型，但至少可以称拟最佳预测模型。

逐步回归可以分为前进法(forward)，前进逐步回归法(forward stepwise)，后退法(backward)和后退逐步回归(backward stepwise)。前进法是把当模型外的协变量进入回归模型时 P 最小并且有统计学意义的协变量逐个依次引入模型，直到有统计学意义的协变量全进入回归模型为止，但前进法在协变量选择的过程中，仅在协变量引入模型时考察其是否有统计学意义，并不考虑协变量在引入模型后的 P 变化；前进逐步回归法在引入协变量进入回归模型的方法与前进法相同，但每当引入一个协变量时，考察模型中的其他协变量是否仍有统计学意义，若存在没有统计学意义的协变量，则把 P 值最大并且没有统计学意义的协变量依次逐个从回归模型中剔除，依次循环引入或剔除协变量，直到回归模型中的所有协变量均有统计学意义并且回归模型中再引入任一其他协变量都是无统计学意义的；后退法是把所有的协变量全放入回归模型，然后把 P 值最大并且没有统计学意义的协变量逐个依次从回归模型中剔除，直到模型中所有的协变量均有统计学意义为止，但后退法在协变量选择的过程中，仅在协变量从回归模型中剔除时考察其是否有统计学意义，并不考虑协变量在从模型中剔除后是否还有可能引入模型并且有统计学意义；后退逐步回归法在从模型中剔除协变量的方法与后退法是相同的，但后退逐步回归在每剔除一个协变量后,考察模型外的其他协变量是否能引入回归模型并且有统计学意义,通过反复引入变量进入回归模型和剔除无统计学意义的协变量,一直达到既没有变量可以引入模型,也没有变量可以剔除模型为止,详细情况参见例 12 - 14。

例 12 - 14:某研究采用病例对照研究。研究糖尿病与血压、血脂等因素的关系,收集指标为是否患糖尿病($Y=1$ 表示糖尿病患者,$Y=0$ 表示非糖尿病患者)、总胆固醇(x_1)、甘油三酯(x_2)、低密度脂蛋白(x_3)、体重是否超重(x_4)和高血压症(x_5),并且定义 0 表示正常,1 表示异常或患高血压,用 ω 表示频数,资料见表 12 - 31,主要研究问题是寻找糖尿病患病的主要相关因素。

表 12 - 31　例 12 - 14 的观察资料

x_1	x_2	x_3	x_4	x_5	Y	ω	x_1	x_2	x_3	x_4	x_5	Y	ω
0	0	0	0	0	0	9	1	1	1	1	1	1	11
0	0	0	0	0	1	1	0	1	0	1	1	1	1
0	0	0	0	1	0	4	0	1	1	0	0	0	4
0	0	0	0	1	1	1	0	1	1	0	1	0	1
0	0	0	1	0	0	5	1	0	0	1	0	1	1
0	0	0	1	1	1	4	1	0	0	1	1	1	1
0	0	1	0	0	0	2	1	0	1	1	1	1	3
0	0	1	0	1	0	3	1	1	0	0	0	0	2
0	0	1	1	0	1	1	1	1	0	0	1	1	2
0	0	1	1	0	1	1	1	1	1	0	1	1	2
0	0	1	1	1	1	1	1	1	1	0	1	1	2
0	1	0	0	0	0	2	1	1	0	1	1	1	5
0	1	0	0	0	1	1	1	1	1	1	0	0	5
0	1	0	0	1	0	2	1	1	1	0	0	1	1
0	1	0	0	1	1	1	1	1	1	0	1	1	5
1	1	1	1	0	1	7	1	1	1	0	1	0	3
1	1	1	1	1	0	5	1	1	1	1	0	0	1

采用后退逐步回归的分析策略,详细步骤见表 12 - 32。

表 12 - 32　例 12 - 14 逐步回归计算用表

步骤	变量名	常数	x_1	x_2	x_3	x_4	x_5	说明
步骤 1	回归系数	−2.396	0.751	0.204	0.213	1.843	0.959	全部变量进入模型,x_2 的 P 最大,无统计学意义,故剔除
	P		0.333	0.773	0.708	0.000	0.050	
步骤 2	回归系数	−2.327	0.901		0.200	1.812	0.954	x_3 的 P 最大,并且无统计学意义的,故剔除。
	P		0.121		0.724	0.000	0.051	
步骤 3	回归系数	−2.263	1.004			1.779	0.971	所有自变量均有统计学意义的,再尝试 x_2 能否进入模型
	P		0.047			0.000	0.046	

续 表

步骤	变量名	常数	x_1	x_2	x_3	x_4	x_5	说明
步骤4	回归系数	−2.320	0.874	0.183		1.805	0.976	x_2 的 P 最大且 >0.05,
	P		0.215	0.795		0.000	0.045	故可以认为步骤3的模型是最好的模型

即逐步 Logistic 回归最后所得到模型为表 12-33 所述。

表 12-33 例 12-14 的逐步回归的最终回归模型

变量	回归系数	标准误	P	OR	OR 的 95% 可信区间
总胆固醇	1.004	0.505	0.047	2.729	1.015~7.336
体重超重	1.779	0.499	0.000	5.927	2.231~15.748
患高血压	0.971	0.487	0.046	2.641	1.017~6.856
常数项	−2.263				

由上述结果可知,在总胆固醇、甘油三酯、低密度脂蛋白、体重超重和患高血压病的因素中,患糖尿病的主要关联因素是总胆固醇、体重超重和患高血压病,且呈正关联和有统计学意义。

四、Cox 回归

在医学研究中经常需要对患者的生存情况和影响生存的因素进行评价,例如:肿瘤病人接受某种治疗后的生存情况或者评价两种不同治疗方案的疗效。由于失访、意外死亡等原因,部分研究对象不能随访到实际的存活时间,因此无法用生存时间直接进行统计分析,而需要用特殊的统计方法——生存分析对资料进行统计分析,以下将介绍生存分析的基本概念和 Cox 回归的生存分析方法。

(一)生存分析资料定义和生存分析基本概念

例 12-15:某医院对 5 名胃癌术后患者进行跟踪观察,记录其结局,随访记录如表 12-34 所示。

表 12-34 5 例胃癌患者随访记录

研究号(1)	姓名(2)	术后开始随访时间(3)	终止随访时间(4)	结局(5)	生存天数(6)
1	张××	2000-01-09	2000-05-14	远处转移死亡	126
2	李××	2000-03-06	2001-02-04	车祸死亡	335[+]
3	孙××	2000-04-13	2001-06-27	研究终止	440[+]
4	黄××	2000-09-14	2001-08-19	局部复发死亡	339
5	钱××	2001-02-08	2001-10-29	失去联系	263[+]

在上述表中,第1号对象和第4号对象因胃癌复发而死亡,正是该研究所关心的结局,所以这两个对象的生存时间(生存天数)=终止随访时间－术后开始随访时间,其他3个对象均为其他原因死亡,故均按失访处理,所以这些对象的生存天数并不是真正意义上的生存时间。为了帮助读者更好熟悉生存分析的相关概念,定义如下:

(1) 起点事件(start point event):指研究者根据研究目的开始作随访的起点,如例12-15中的胃癌手术。

(2) 终点事件(endpoint event):指研究者根据研究目的所制定的随访终点,终点事件亦称结局。如例12-15中因胃癌死亡。出现终点时间即停止随访。结局可以是死亡、疾病的复发、治愈、发病等研究所定义的某种随机事件。

(3) 生存时间(survival time)是指从起点事件开始到被观测对象出现终点事件所经历的时间。

在实际研究中,常常出现观测对象尚未发生终点事件但研究者无法继续对其进行随访,这种情况称之为截尾(censor),又称终检或删失。主要有3种情况:①失访,指失去联系;②退出,指由于各种原因而退出研究,如因车祸而死亡,临时改变治疗方案而中途退出研究等;③终止,指研究时限已到而终止观察。

根据是否有截尾,可以把生存时间被分为两类:①完全数据(complete data):是指被观测对象从观察起点至出现终点事件所经历的时间。在例12-15中,死于胃癌的第1号和第4号观察对象的生存时间126天和339天为完全数据。②截尾数据(censored data):是指在出现终点事件前,被观测对象的观测过程终止了。由于无法知道被观测对象何时会出现终点事件,仅知道他们的生存时间超过了截尾时间。例12-15中,第2号、3号和5号对象的生存时间为截尾数据,故记为335^+、440^+、263^+。

死亡概率(mortality probability):记为q,是指在某段时间开始时存活的个体在该段时间内死亡的可能性大小。若无截尾数据,计算公式为:

$$q = \frac{某人群某时段总死亡例数}{该人群同时段的期初观察例数} \qquad (公式 12-51)$$

生存概率(survival probability):记为p,是指在某段时间开始时存活的个体至该时间结束时仍存活的可能性大小。计算公式为:

$$p = 1 - q \qquad (公式 12-52)$$

当生存分析的数据无截尾值时,$p = 1 - q = \dfrac{某人群活过某时段例数}{该人群同时段的期初观察例数}$。

生存率(survival rate):用$S(t)$表示,是指病人经历t个单位时间后仍存活的概率。表示为:

$$S(t) = P(T \geqslant t) \qquad (公式 12-53)$$

其中T为患者的实际存活时间。

当生存分析的数据无截尾值时,生存率的估计公式为:

$$S(t_k) = \frac{\text{过了 } t_k \text{ 时刻仍存活的例数}}{\text{观察开始时的总例数}} \qquad \text{（公式 12 - 54）}$$

如果有截尾数据,则(12-54)不再适用,需按下式进行估算:

$$S(t_k) = P(T \geqslant t_k) = p_1 \cdot p_2 \cdots p_k \qquad \text{（公式 12 - 55）}$$

其中 p_1、p_2、$\cdots$、p_k 表示 $t_1 \sim$,$t_2 \sim$,$\cdots$,$t_k \sim$ 时段的生存概率,可以看出,生存率是多个时段生存概率的累积,故生存率又称为累积生存概率(cumulative probability of survival)。

生存曲线(survival curve):以时间为横轴,生存率为纵轴,将各个时点的生存率连接在一起的曲线图。

(二) Kaplan-Meier 生存曲线估计

在实际的研究中,生存率往往是未知的,需要对于生存率进行估计,目前普遍采用 Kaplan-Meier 方法估计生存率和生存曲线,Kaplan-Meier 法又称乘积极限法(product-limit method,简称 PL 法),我们将借助一个例子介绍 Kaplan-Meier 方法。

例 12-16:5,5,7,6^+,8,17^+,30,47^+,71

为便于说明,将计算过程和结果列在表 12-35,其步骤为:

(1) 将所有生存时间按从小到大排列(t),包括完全和截尾生存时间。

(2) 列出各期初暴露病例数(n),它是指在 t 时刻前仍存活的病例数。

(3) 将各期内死亡例数(d)和截尾例数(c)分别写在第(3)、(4)列。

(4) 计算各期的死亡概率 q,$q = d/n$,截尾数不计入同期的分母,结果见第(5)列。

(5) 计算各期的生存概率 P,$P = 1 - q$,计算结果见第(6)列。

(6) 计算各 t 时刻的生存率 $S(t_k)$。其中 $S(t_1) = P_1$,$S(t_k) = S(t_{k-1})P_k$,计算结果见第(7)列。

表 12 - 35　Kaplan-Meier 法估计生存率计算表

存活时间 (d) t (1)	期初暴露病例数 n (2)	死亡例数 d (3)	截尾例数 c (4)	死亡概率 $q = d/n$ (5)	生存概率 $P = 1 - q$ (6)	生存率 $S(t_k)$ (7)
2	10	1	0	$\frac{1}{10}$	$\frac{9}{10}$	$\frac{9}{10}$
5	9	2	0	$\frac{2}{9}$	$\frac{7}{9}$	$\frac{9}{10} \cdot \frac{7}{9} = \frac{7}{10}$
7	7	1	0	$\frac{1}{7}$	$\frac{6}{7}$	$\frac{7}{10} \cdot \frac{6}{7} = \frac{6}{10}$
6	6	0	1	0	1	$\frac{6}{10} \times 1 = \frac{3}{5}$
8	5	1	0	$\frac{1}{5}$	$\frac{4}{5}$	$\frac{3}{5} \cdot \frac{4}{5} = \frac{7}{25}$

续　表

存活时间 (d) t (1)	期初暴露 病例数 n (2)	死亡 例数 d (3)	截尾 例数 c (4)	死亡 概率 $q=d/n$ (5)	生存 概率 $P=1-q$ (6)	生存率 $S(t_k)$ (7)
17	4	0	1	0	1	$\frac{7}{25}\times1=\frac{7}{25}$
30	3	1	0	$\frac{1}{3}$	$\frac{2}{3}$	$\frac{7}{25}\cdot\frac{2}{3}=\frac{14}{75}$
47	2	0	1	0	1	$\frac{14}{75}\times1=\frac{14}{75}$
71	1	1	0	1	0	$\frac{14}{75}\times0=0$

请注意:虽然上述生存率的计算公式为 $S(t_k)=p_1\cdot p_2\cdots p_{k-1}p_k=S(t_{k-1})p_k$,即各个时间点的生存概率乘积。但在生存时间第7天以及第7天以前,由于没有失访事件,所以各个时点的生存率均可表示为 $S(t_i)=\dfrac{t_i\text{ 时刻的生存人数}}{\text{观察开始时的总人数}}$,这说明没有失访的情况下,两个公式是等价的。相应的生存率图见图 12 - 6。

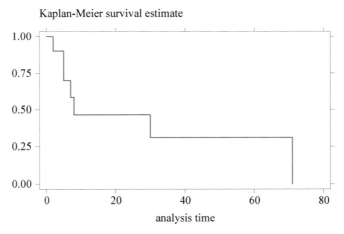

Kaplan-Meier survival estimate

图 12 - 6　Kaplan-Meier 法对 10 名患者的生存率估计

（三）Cox 回归模型的简介及其相关概念

在生存分析研究中,经常需要比较不同影响因素情况下的生存率,例如评价治疗某疾病的两种不同治疗方案的治疗效果评价,疗效的评价指标为是否治愈,采用随机对照试验,将所有受试者随机分成两组,根据按随机分组方案,分别对应给予不同的治疗方案,随访每个受试者从开始接受治疗到治愈的时间或失访的时间,分析两种治疗方案的疗效差异。由于影响疗效差异的因素往往不仅是治疗方案,往往还涉及到年龄、病程等其他因素,因此需要用多因素回归的方法校正这些因素对疗效的混杂影响。由于生存分析不仅涉及到研究所关心的结局,而且涉及到结局所发生的时间,所以上述的多重线性回归和多因素 Logistic 回归通常并不适用。另外生存时间资料中还有所谓截尾数据的问题，上述两种模型都不够利用这种不完全数据提供的信息。可以较为有效地对这种生存资料进行多因素分析的方法是英国统计学家考克斯（D. R. Cox）于 1972 年提出的 Cox 比例风险模型（proportional hazard model），简称 Cox 模型，定义如下：

Cox 模型的基本形式为：

$$h(t, X) = h_0(t)\exp(\beta_1 x_1 + \beta_2 x_2 + \cdots + \beta_p x_p) \qquad （公式 12-56）$$

式中的 t 表示生存时间，$X = (x_1, x_2, \cdots, x_p)$ 表示可能影响生存率的危险因素，亦称协变量，这些变量的取值与生存时间无关。例如协变量可以是随访对象的年龄、性别、治疗方案等。$h(t, X)$ 称为具有协变量 X 的个体在 t 时刻的风险函数，表示这些个体在 t 时刻的死亡风险，可以证明：风险函数 $h(t, X)$ 与生存率 $S(t, X)$ 一一对应，风险函数 $h(t, X)$ 越大，生存率 $S(t, X)$ 就越低，反之风险函数 $h(t, X)$ 越小，生存率 $S(t, X)$ 就越高。$h_0(t)$ 称为基线风险（baseline hazard），表示 X 的所以分量均取值为 0 时的个体在 t 时刻的瞬时风险率。参数 $\beta_i(i=1, 2, \cdots, p)$ 为总体回归系数，其估计值 b_i 可以用样本数据，用偏最大似然估计的方法计算得到。由于基线风险函数 $h_0(t)$ 不要求服从特定分布形式，具有非参数的特点，而指数部分的协变量效应具有参数模型的形式，所以 Cox 回归也被称为半参数模型。

为了较方便地叙述协变量回归系数的意义，不妨以 x_1 的回归系数为例，任意固定协变量 $x_2, \cdots, x_p$，考察协变量 x_1 变化到 x_1+1 所对应的风险函数之比（hazard ratio, HR）

$$HR = \frac{h(t, x_1+1, x_2, \cdots, x_p)}{h(t, x_1, x_2, \cdots, x_p)} = \frac{h_0(t)\exp(\beta_1(x_1+1) + \beta_2 x_2 + \cdots + \beta_p x_p)}{h_0(t)\exp(\beta_1 x_1 + \beta_2 x_2 + \cdots + \beta_p x_p)} = e^{\beta_1}$$

$$（公式 12-57）$$

不难证明，对于任何一个协变量 x_k 增加一个单位，其他协变量不变的情况下，风险函数比 HR 为 e^{β_k}，由此可见 Cox 模型中风险函数比与生存时间 t 无关，故称 Cox 模型为比例风险模型。

例 12-17：某医院收治了 60 例白血病儿童患者，其中 30 例对象采用 A 方案进行治疗，另 30 例患者采用 B 方案进行治疗（相应的组别称为 A 组和 B 组），考察这些患者的病情是否缓解和缓解的时间（表 12-36），比较两种治疗方案的疗效。

表 12-36　例 12-17 的生存分析观察资料

组别	缓解时间（月）
A 组	1.1　1.1　1.1　1.7　1.8 2.1+　2.4　3.5 4.2+　5.2　5.9　6.2　6.6　7.6　7.8 7.8　10　10.6　11.7　13.8　14.5　16.5　17　17.6　17.7　19　21.9　23.5　24.9　38.3
B 组	2.3　2.5　2.6　4.9　6.7　7.7　8.3　9.5　9.7　11.5　12.6　12.7　13.3　13.5 16.4+ 16.8　19.1　19.5　19.7　21.9　23.4　23.9　24.6　25.8　26.4　26.9　28.2　40.8　48.6 57.9+

选用风险函数模型为 $h(t,x)=h_0(t)e^{\beta x}$，其中 $x=0$ 表示 A 组，$x=1$ 表示 B 组，用偏最大似然估计拟合模型，得到回归系数的估计值 $b=-0.7224369$，标准误为 0.2797372，对应的 $P=0.010$，$HR=\exp(-0.7224369)=0.485567533<1$，因为观察的结局为是否缓解，所以可以认为采用 B 方案患者出现缓解的"风险"小于采用 A 方案，即可以认为接受 A 方案治疗的患者出现缓解的机会高于接受 B 方案治疗的患者。

(四) 应用 Cox 回归比较生存曲线并且校正混杂因素

在实际研究中，影响疗效的因素往往不仅是治疗方案，也可能与年龄、性别等其他因素，这些因素可能对比较两种治疗方案的评价产生混杂作用，但可以利用 Cox 回归模型校正这些因素的混杂作用。如例 12-17 就是在例 12-16 的资料上增加年龄和性别的信息，用 Cox 模型分析上述资料，关注校正与未校正年龄与性别的结果和结论上的差异。

例 12-18：某医院收治了 60 例白血病儿童患者，其中 30 例对象采用 A 方案进行治疗，另 30 例患者采用 B 方案进行治疗(相应的组别称为 A 组和 B 组)，并收集这些患者的年龄，考察这些患者的病情是否缓解和缓解的时间(即在上例的基础上增加年龄因素)，用 age 表示年龄(岁)和 time 表示出现缓解的时间(表 12-37)，试比较两种治疗方案的疗效。

表 12-37　例 12-18 的生存分析观察资料

比较项	数据													
A组time 1.1	1.1	1.1	1.7	1.8	2.1+	2.4	3.5	4.2+	5.2	5.9	6.2	6.6	7.6	
age 0.2	1.8	4.1	0.2	1.3	1.5	2	2.5	0.8	1.5	1.5	1.6	3.4	3.1	

比较项	数据													
A组time 7.8	10	10.6	11.7	13.8	14.5	16.5	17	17.6	17.7	19	21.9	23.5	24.9	
age 0.8	1	2.2	1.2	1.8	1.2	2.8	8.6	5.8	3.6	3.7	4	1.1	2.7	

比较项	数据													
B组time 2.3	2.5	2.6	4.9	6.7	7.7	8.3	9.5	9.7	11.5	12.6	12.7	13.3	13.5	16.4+
age 2.6	2.7	2.5	2.8	0.6	1.3	1.1	1.3	3.4	3	7.2	0.7	3.5	1.1	4.8

比较项	数据													
B组time 16.8	19.1	19.5	19.7	21.9	23.4	23.9	24.6	25.8	26.4	26.9	28.2	40.8	48.6	57.9+
age 3.9	5.3	4.3	3.2	4.5	2.8	5.8	4.8	5.9	6	8.2	5.8	8.5	6.7	13.2

由于不仅要考虑治疗方案因素，而且要考虑年龄的影响，所以选用风险函数模型为 $h(t,x)=h_0(t)e^{\beta_1 x+\beta_2 age}$，其中 $x=0$ 表示 A 组，$x=1$ 表示 B 组，用偏最大似然估计拟合模型，得到下列主要结果(表 12-38)。

表 12 - 38　例 12 - 18 的 Cox 回归的主要结果

变量	回归系数	标准误	P 值	HR
组别	0.104 7	0.307 8	0.734	1.110 4
年龄	−0.409 5	0.088 3	<0.001	0.664 0

上述结果表明,对于同样的年龄情况下(即校正年龄的情况下),两种治疗方案对于缓解而言,差异无统计学意义,年龄越小,通过治疗而出现缓解的机会就更大。

(五) 应用 Cox 回归比较多个发病率并且校正混杂因素

在实际流行病研究中,往往需要关注某些疾病的发病率以及可能的影响因素,由于发病率是一个与时间相关,体现发病速度的指标,经常采用人年进行统计分析,故不能用 Logistic 回归分析比较不同因素的发病率。

例 12 - 19:某研究者通过糖耐量试验的横断面调查,筛查出 30 名女性糖耐量异常(impaired glucose tolerance,IGT)患者和 30 名男性糖耐量异常患者,他们在横断面调查时,均非糖尿病患者,仅是 IGT 患者,通过 8 年随访,考察这些对象的糖尿病发病率,具体的随访资料如表 13 - 39 所示,其中随访时间 time 的单位为年;其中性别变量用变量 sex 表示,男性为 1,女性为 0;糖尿病家族史变量用 family 表示,有糖尿病家族史为 1,无糖尿病家族史为 0。考察男性与女性的 IGT 患者的发病率是否有差异。

表 12 - 39　例 12 - 19 随访观察资料

比较项							数据							
女性 family	1	1	1	1	1	1	1	1	1	0	0	1	1	0
time	2.2	2.5	4.5	4.5	6.2	6.6	7.1	7.2	7.8	7.8	9.7	9.8	10.3	11.2	13.3

比较项							数据							
女性 family	1	0	0	0	1	0	0	0	0	1	0	0	0	0
time	13.6	13.9	14.3	16	16.6+	17.1	20	21	23.2	25.6	27	27.2	33.8	38.2	63.8

比较项							数据							
男性 family	1	1	1	1	1	1	0	1	1	1	0	1	1	0
time	2.7	2.7	3.7	4.1	5	5.3	6.1	8	8.3	8.9	9.2	9.7	9.8	11.1	12.3

比较项							数据							
男性 family	1	1	1	1	1	0	0	1	1	0	0	0	0	0
time	13	15.5	21.3	26.1	27.7	29.8	31.8	33.6	34.3	40.8	40.9	55.7	57.7	59+	92.1

由于不仅要考虑男女性别因素,而且要考虑是否有糖尿病家族史影响,所以选用风险函数模型为 $h(t,sex,family)=h_0(t)e^{\beta_1 sex+\beta_2 family}$,用偏最大似然估计拟合模型,得到下列主要结果(表 12 - 40)。

表 12 - 40　例 12 - 19 的 Cox 回归的主要结果

变量	回归系数	标准误	P 值	HR
性别	−0.6534	0.2860	0.022	0.5203
家族史	1.2804	0.3032	<0.001	3.5980

上述结果表明,在同样有糖尿病家族史或同样无糖尿病家族史的情况下(即校正糖尿病家族史的情况下),男性 IGT 患者的糖尿病发病率是女性 IGT 患者的 0.5203 倍,并且差异有统计学意义,因此可以认为男性 IGT 患者的糖尿病发病率低于女性 IGT 患者的糖尿病发病率;对于相同的性别情况下,有糖尿病家族史的 IGT 患者的糖尿病发病率是无糖尿病家族史的 IGT 患者的 3.598 倍,差异有统计学意义,可以认为有糖尿病家族史的 IGT 患者的糖尿病发病率高于无糖尿病家族史的 IGT 患者。

(六) 应用 Cox 回归进行交互作用分析

例 12 - 20:某研究收治了 60 名胃癌术后患者,其中 30 例患者采用 A 化疗方案,称为 A 组,并用 $x_1 = 1$ 表示,30 例患者采用 B 化疗方案,称为 B 组,并用 $x_1 = 0$ 表示,且收集这些患者的年龄和肿瘤家族史,考察这些患者肿瘤是否复发以及复发的时间,$x_2 = 1$ 表示有肿瘤家族史和 $x_2 = 0$ 表示无肿瘤家族史,用 x_3 表示年龄(岁),用 time 表示肿瘤复发的时间(月),资料见表 12 - 41、12 - 42 比较两种治疗方案的疗效。

表 12 - 41　例 12 - 20A 组生存分析观察资料

比较项	数据														
time	4	12	22	38	4	34	124	17	5	8	13	6	17	13	8+
x_2	1	0	1	0	1	0	0	0	1	0	0	1	0	0	0
x_3	54	67	56	48	80	41	42	67	80	70	55	59	53	79	51

比较项	数据														
time	5	8	11	6+	29	16	9	6	4	37	7	9	5	8	8
x_2	1	0	0	1	0	0	1	0	1	0	0	0	1	0	0
x_3	47	80	78	58	42	56	70	60	57	54	60	76	65	77	47

表 12 - 42　例 12 - 20B 组生存分析观察资料

比较项	数据														
time	10	21	30	10	11+	49	10	12	10	4	5	12	31	8	22
x_2	1	1	1	0	0	0	0	0	0	0	1	0	0	1	0
x_3	40	73	70	64	45	72	71	65	71	65	43	40	53	62	47

比较项	数据														
time	119	10+	18	26	24	10	7	7	68	50	18	4	34	9	7
x_2	1	1	0	0	0	0	0	1	1	0	0	0	0	1	1
x_3	41	66	48	65	62	46	59	68	45	41	42	62	78	58	75

由于不仅要考虑治疗方案和年龄对疗效的影响,而且还要考虑肿瘤家族史对疗效的影响,并且很可能两种治疗方案的疗效差异还可能与肿瘤家族史有关,因此考虑下列风险函数模型。

风险模型(1) $h(t,x)=h_0(t)\exp(\beta_1 x_1+\beta_2 x_2+\beta_3 x_1 x_2+\beta_4 x_3)$ （公式 12-58）

风险模型(2) $h(t,x)=h_0(t)\exp(\beta_1 x_1+\beta_2 x_2+\beta_3 x_3)$ （公式 12-59）

分析策略:风险模型(1)作为本例疗效评价的首选统计模型,但如果风险模型(1)中的交互作用项 $x_1 x_2$ 回归系数无统计学意义,则选用风险模型(2)作为本例疗效评价的统计分析模型。用偏最大似然估计拟合风险模型(1),得到主要结果由表 12-43 所示。

表 12-43　例 12-20 的 Cox 模型(公式 12-58)的拟合结果

变量	回归系数	标准误	P 值
组别 x_1	-0.1341	0.3447	0.6970
肿瘤家属史 x_2	1.2758	0.4310	0.0030
组别×肿瘤家属史 $x_1 x_2$	-1.2706	0.5988	0.0340
年龄 x_3	0.0322	0.0115	0.0050

因为交互作用项 $x_1 x_2$ 的回归系数的 $P=0.034<0.05$,因此交互作用项有统计学意义,根据上述设定的分析策略,选择风险模型(1)作为本例疗效评价的统计分析模型。

对于无肿瘤家族史的情况, $x_2=0$ 代入模型,则风险模型(1)可以改写为:

$$h(t,x)=h_0(t)\exp(\beta_1 x_1+\beta_4 x_3) \qquad (公式 12-60)$$

因此在同样的年龄情况下,出现肿瘤复发的风险比为 $HR=e^{\beta_1}$,但根据上述模型拟合结果可知: $\hat{\beta}_1=-0.1341$,但 β_1 的 P 值 $=0.697>0.05$,即对于无肿瘤家族史的情况下,校正了年龄后,两组疗效的差异无统计学意义。

对于有肿瘤家族史的情况, $x_2=1$ 代入模型,则风险模型(1)可以改写为:

$$h(t,x)=h_0(t)\exp(\beta_1 x_1+\beta_2+\beta_3 x_1+\beta_4 x_3)=h_0(t)\exp[\beta_2+(\beta_1+\beta_3)x_1+\beta_4 x_3]$$

$$(公式 12-61)$$

因此在同样的年龄情况下,出现肿瘤复发的风险比为 $HR=e^{\beta_1+\beta_3}$,根据上述模型拟合结果可知: $\hat{\beta}_1+\hat{\beta}_3=-0.1341-1.2706=-1.4047$, $HR=e^{\hat{\beta}_1+\hat{\beta}_2}=e^{-1.4047}=0.2454$,借助 Stata 软件检验 $H_0:\beta_1+\beta_3=0$, $H_1:\beta_1+\beta_3\ne 0$,得到相应的 $P=0.0042<0.05$,因此可以认为在有家族史的情况下,校正了年龄的可能混杂作用后,化疗方案 B 出现肿瘤复发的风险小于化疗方案 B,差异有统计学意义。

本例的统计推断综述如下:当无肿瘤家族史的情况下,校正年龄的可能混杂作用后,两种化疗方案的疗效差异无统计学意义;当有肿瘤家族史的情况下,校正年龄的可能混杂作用后,化疗方案 A 的疗效优于化疗方案 B,差异有统计学意义。

（七）Cox 回归中的主要影响因素分析

例 12 - 21:为了探索研究影响某恶性肿瘤的预后的主要影响因素,收集了 120 名该肿瘤患者的复发时间 $time$(月)、结局 Y(0 为死亡,1 为删失)及可能的影响因素:家族史 x_1(1 为有家族史,0 为无家族史)、性别 x_2(1 男,0 女)、患者年龄 x_3(岁)、组织学类型 x_4(1 为高分化,0 为低分化)、是否有淋巴结转移 x_5(1 是,0 否)、确诊到进行手术治疗的时间 x_6(月)等(资料见表 12 - 44),探索影响该肿瘤预后的主要影响因素。

表 12 - 44　例 12 - 21 的生存分析观察资料

比较项	数据																			
t	1	6	3	3	11	10+	1	14	21	1	4	8	12	4	12	11	10	10	8	1
x_1	0	0	1	0	1	0	1	0	0	0	1	0	0	0	1	1	1	0	0	1
x_2	1	1	0	1	0	0	0	0	0	1	1	1	1	1	1	1	0	1	1	0
x_3	75	57	48	58	60	66	65	74	63	59	85	80	66	75	55	63	69	65	61	67
x_4	1	0	0	0	0	0	1	0	0	0	0	0	0	0	0	0	0	0	1	1
x_5	0	0	0	0	0	0	0	0	0	0	0	0	0	0	0	0	0	0	0	0
x_6	12	12	17	13	11	10	16	12	10	15	14	10	11	9	8	5	15	6	16	10
t	2	7	1	1	6	11	1	8	4	2	14	11+	2	12	3	17	2	10	4	17
x_1	0	0	1	0	0	1	1	1	0	1	1	1	1	1	1	0	0	1	0	0
x_2	0	0	1	1	1	0	1	0	1	0	1	1	0	0	1	1	0	1	0	0
x_3	73	70	75	69	63	86	57	64	77	46	40	42	79	55	73	76	68	61	68	53
x_4	0	0	1	1	0	0	1	0	0	1	0	0	0	0	0	0	0	0	1	0
x_5	0	0	1	1	0	0	1	0	0	1	0	0	0	0	0	0	1	0	1	1
x_6	8	15	14	18	12	11	18	8	13	15	10	11	14	10	22	12	18	18	19	15

比较项	数据																			
t	17	1	1	6+	1	3	1	2	1	9	7	13	4	3	5	12	8+	3	2	19
x_1	1	1	0	0	0	1	1	1	0	1	0	0	1	1	1	0	1	0	0	0
x_2	0	1	1	0	1	0	1	0	1	0	1	1	0	0	1	1	0	0	0	0
x_3	65	45	59	65	55	66	89	63	56	68	66	73	59	77	69	70	77	77	78	66
x_4	0	1	0	1	1	0	0	0	1	0	1	0	0	0	0	0	1	0	0	0
x_5	0	0	0	0	0	0	0	0	1	0	0	0	0	0	0	0	0	0	0	0
x_6	14	13	12	15	16	15	10	15	17	16	6	12	13	16	19	15	17	9	3	17

由于各个自变量之间存在一定的相关性以及研究目的是寻找影响该肿瘤预后的主要因素,因此一般采用逐步回归的统计分析策略得到影响该肿瘤预后的主要因素。采用后退逐步回归法,先把所有自变量引入回归模型(公式 12 - 62),然后把无统计学意义的自变量逐次剔除模型,较详细的情况见表 12 - 45。

$$h(t, X) = h_0(t)\exp(\beta_1 x_1 + \beta_2 x_2 + \beta_3 x_3 + \beta_4 x_4 + \beta_5 x_5 + \beta_6 x_6)$$

（公式 12 - 62）

表 12 - 45　例 12 - 21 的 Cox 逐步回归计算用表

步骤	变量名	x_1	x_2	x_3	x_4	x_5	x_6	说明
步骤 1	回归系数	1.2362	−0.0378	0.0247	−0.4261	1.0253	0.1559	全部变量进入模型，x_2 的 P 最大，无统计学意义，故剔除
	P	<0.0001	0.8990	0.0340	0.2530	0.0160	0.0060	
步骤 2	回归系数	1.2339		0.0245	−0.4142	1.0310	0.1549	x_4 的 P 最大，并且无统计学意义，故剔除
	P	<0.001		0.0340	0.2510	0.0150	0.0050	
步骤 3	回归系数	1.2414		0.0215		1.0138	0.1257	x_3 的 P 最大，并且无统计学意义，故剔除
	P	<0.001		0.0580		0.0170	0.0100	
步骤 4	回归系数	1.2690				0.9284	0.1222	所有自变量均有统计学意义，再尝试 x_2 能否进入模型
	P	<0.001				0.0250	0.0100	
步骤 5	回归系数	1.2667	0.1111			0.9466	0.1229	x_2 > 0.05，故不能进入模型，再尝试 x_4 能否进入模型
	P	<0.001	0.6960			0.0230	0.0090	
步骤 6	回归系数	1.2618			−0.2211	0.9419	0.1353	x_4 > 0.05，故不能进入模型，故认为步骤 4 的模型是最好的
	P	<0.001			0.5190	0.0230	0.0090	

最后的回归方程为 $h(t, X) = h_0(t)\exp(1.269x_1 + 0.9284x_5 + 0.1222x_6)$。即表示影响该肿瘤预后的主要因素是家族史、淋巴结是否转移和确诊到进行手术治疗的时间，有肿瘤家族史患者复发的风险是没有肿瘤家族史患者的 3.56 倍（$HR = e^{1.2690}$），淋巴结转移的患者复发的风险是没有淋巴结转移患者的 2.53 倍（$HR = e^{0.9284}$），推迟 1 个月手术复发的风险增加 1.14 倍（$HR = e^{0.1353}$）。

在流行病学研究中，大多数的情况下是观察性研究，观察性研究是非干预的研究，它不能随机分组，因此许多单因素分析的结果均会不同程度地受到混杂因素的影响，一般需要做多因素回归分析控制混杂因素的影响。对于在回归模型中，要引入多少个自变量进行可能的混杂因素控制存在一定的争议。在理论上，如果样本量充分大的情况下，可以尽可能地引入自变量，这样可以尽可能地控制可能的混杂因素的影响，但引入太多的自变量会导致统计检验效能严重下降，甚至导致多重共线，以致回归系数的估计产生较大偏倚。另一方面，理论上可以证明：如果某个变量不是混杂因素，则回归模型中是否引入该变量对其他自变量的估计值不会产生明显的变化和偏倚，对其他变量的回归系数统计检验的效能有所下降；反之如果某个变量是混杂因素，并且对研究因素与应变量之间有较大的混杂作用，在该变量引入回归模型与未引入回归模型的研究因素的回归系数变化较大，故由此可以考察哪些变量必须引入回归模型，以控制这些变量的混杂作用。这只是一个原则，在具体研究中，很难有明确的界限可以区分，只能由研究者根据样本量的大小，资料的共线程度决定引入回归模型的策略和准则，但决不能根据研究者自己对结果的喜好决定哪些变量引入回归模型,哪些变量不引入回归模型,这样会使研究结果失去可信性,也使整个研究失去科学性。

(张作风　赵耐青　刘　星)

参考文献

1. 姜庆五. 流行病学[M]. 北京:科学出版社,2000.
2. 李立明. 流行病学[M]. 北京:人民卫生出版社,2017.
3. 徐飚. 流行病学原理[M]. 上海:复旦大学出版社,2007.
4. FITZGERALD S, DIMITROV D, RUMRILL P. The basics of nonparametric statistics [J]. Work, 2001,16(3):287 - 292.
5. LIU X, YANG W, PETRICK J L, et al. Higher intake of whole grains and dietary fiber are associated with lower risk of liver cancer and chronic liver disease mortality [J]. Nat Commun, 2021,12(1):6388.
6. ROTHMAN K, GREENLAND S, LASH T L. Modern epidemiology [M]. 3rd ed. Philadelphia:Lippincott Williams & Wilkins, 2008.

第二篇

应用篇

第 十 三 章　基因组流行病学

第一节 概 述

库里(Khoury)和多曼(Doman)于 1998 年首次提出了"人类基因组流行病学(human genome epidemiology，HuGE)"这一术语,并将其定义为应用流行病学与基因组信息相结合的研究方法,开展以人群为基础的研究,评价基因组信息(基因或基因变异及其相应编码的产物)对人群健康和疾病的影响,是遗传流行病学与分子流行病学交叉的前沿领域。人类基因组流行病学概念的提出是人类基因组计划(human genome project，HGP)发展的必然结果,是现代遗传流行病学和分子流行病学发展的必然结果,是流行病学自身发展的一个更高阶段。

人类基因组流行病学研究范畴主要包括 4 个方面:评估不同人群中某种或某些基因变异的分布情况;分析基因变异对不同人群疾病发生风险的影响并评估其程度;评估不同人群中基因-基因、基因-环境等交互作用与疾病发生的关系;在不同人群中开展基因组生物标志物检测的实用性、可靠性及影响因素研究。

人类基因组流行病学的研究方法是宏观与微观相结合,既包括流行病学的现场研究,又包括基因组信息的实验室检测。这两种方法结合使用,构成了人类基因组流行病学研究不可分割的统一体。本章将介绍基因组流行病学常用研究设计、生物标本的采集与处理、实验室检测技术以及研究实施和资料分析方法。最后,本章节将根据基因组流行病学研究实例,介绍基因组流行病学在疾病防制中的应用。

第二节 基因组流行病学常用研究设计

流行病学常用的研究设计方法均可用于基因组流行病学研究。过去十余年间,传统的病例对照研究及其衍生研究设计由于具有所需研究样本量少、可以在短时间内完成等优势,是基因组流行病学研究中最常见的研究设计。近年来,随着高通量组学检测成本的下降和医疗信息化的普及,队列研究在基因组流行病学研究中的应用也日益增多。

一、病例对照研究

虽然病例对照研究较易产生回忆偏倚、信息偏倚和混杂偏倚,但因其相对省力、省钱、省时间,尤其适用于一些罕见疾病的研究,因此在基因组流行病学研究中应用最为广泛。基因组构成复杂,常包含多种基因变异、不同转录和编码产物等,在探索疾病遗传病因时,病例对照研究由于其可以探索"一种结局与多种暴露关联"的特征,尤其适合于基因组流行病学研究。此外,基因组遗传变异因其与生俱来且终生不会发生改变,从而有效避免了传统流行病学病例对照研究无法判断"暴露-结局"时间顺序的缺陷。因此,在基因组流行病学研究中,病例对照研究拥有天然优势。随着人类基因组计划的完成以及检测成本的下降,全基因组关联研究(genome-wide association study,GWAS)已被广泛应用于疾病/表型的遗传病因研究,目前已发现了一系列与疾病易感性有关的遗传位点,取得了突破性进展。

二、队列研究

在流行病学设计上,大规模的队列研究一直是最理想的观察性研究方法。但对于基因组流行病学研究而言,由于成本较高,往往使用受限。在队列研究开始时,通过问卷收集研究对象的基本暴露信息,同时采集并储存血液、尿液、粪便等生物样本,用于基因组和生物标志物的检测。随着随访的进行,观察到的新发病例数量逐渐增多,可以分析基因组遗传变异或血清/血浆标志物(如激素水平、化学致癌物水平以及蛋白质谱等)与疾病的关联。队列研究理论上可以在随访过程中多次动态收集样本,但实际上许多大型队列研究在真正实施时,仅能采集某个时点的单一样本。当然,这并不影响以 DNA 为基础的遗传易感标志物的检测,但对随暴露和时间改变而变异较大的生物标志物存在一定的局限性。队列研究因其前瞻性的研究设计,在获得基因组信息的同时,往往可以同时获取研究对象其他暴露特征(如吸烟、饮酒等),而且这些信息更加可靠、偏倚小,对于探索基因-环境交互作用具有无可比拟的优势。近年来,以英国生物样本库(UK Biobank)为代表的大型人群队列研究,对数十万样本进行了全基因组分型,进一步推动了基因组学研究,尤其是转化应用的快速发展。

三、单纯病例研究

单纯病例研究(case only study)又称病例-病例研究(case-case study),是皮格尔施(Piegorsch)等在病例对照研究的基础上提出的一种新的流行病学研究方法,近年来被广泛应用于评价基因与环境交互作用。与传统病例对照研究相比,单纯病例研究设计在检测交互作用时,具有较高的检验效能和较精确的估计,所估计的交互作用可信区间更窄,能够节省样本量,特别适合肿瘤等罕见慢性病的研究。

单纯病例研究的基本原理是拟定某一患者群作为研究对象,不需要另外选择对照组,调查病例的环境暴露及其他潜在影响因素,采集患者的生物标本,应用分子生物学技术检测基因型等生物标志物,根据基因与环境暴露情况,估计两者在疾病发生中的交互作用,必要时可调整其他协变量的影响。应用这一方法的前提是在一般人群中所研究的基因与环境暴露是相互独立的,且所研究疾病为罕见病(此时可用 OR 来估计 RR 值)。如果环境与遗传之间互相独立这一假设不成立,Ⅰ 类错误就会增大,从而导致假阳性率增加。

由于缺乏真正意义上的对照,单纯病例设计只能估计环境暴露和遗传的交互作用,因此,许多研究常常将单纯病例设计和病例对照研究结合起来,既能评价各自的主效应,又能较精确地评价交互作用,从而具有较高的研究效率。与传统的病例对照研究比较,单纯病例研究所需样本量少,可以避免对照选择所引起的偏倚,节省人力、物力和时间,易于组织实施。但是这种方法无法估计遗传与环境各自的主效应,不适合患病率和基因外显率较高的疾病研究。

四、巢式病例对照研究

巢式病例对照研究(nested case-control study)是在队列研究基础上,再应用病例对照研究设计思路的一种流行病学研究方法。首先根据研究目的,确定某一个人群作为研究队列,收集队列成员的相关信息和生物标本,如血液、组织、体液、分泌物等。在队列随访过程中将某病新发病例挑选出来组成病例组,同时在队列中为每个病例选择一定数量的研究对象作为对照,在队列研究的基础上进行病例对照研究。由于它只要求对较少的生物样本进行检测,因此具有较高的成本效益。目前巢式病例对照研究在基因组流行病学研究中已被广泛采用。

五、病例-父母对照研究

病例-父母对照研究(case parental control study)以患者的双亲为对照,检测与疾病有关的遗传标志或相邻位点上连锁不平衡的等位基因,评价环境暴露与基因之间的交互作用。首先根据研究目的确定一部分家系,包括一名患者和其父母,收集患者及其父母的一般情况、环境暴露资料和生物标本,运用分子生物学技术检测患者及其父母的基因型,以传递给患病子女的两个等位基因为病例组(即患者的基因型),以双亲未传递给子女的基因型作为一种虚拟对照,比较患者和虚拟对照的等位基因分布特征,从而估计遗传标记与疾病之间基于基因型的单倍型相对风险(genotype based haplotype relative risk,GHRR)和基于单倍型的单倍型相对风险(haplotype based haplotype relative risk,HHRR)。在流行病学中,常常应用关联分析来研究特定遗传标记与疾病间的关联程度。由于许多人群根据种族分层,不同的种族群间遗传标记的频率可能存在差别,不恰当地选择对照就会产生虚假关联。病例-父母亲对照设计方法可以克服遗传因素中种族差异的混杂作用,消除了群体分层所带来的虚假关联。研究发现,当不存在人群结构分层时,病例-父母对照设计检验交互作用的效能等于或者高于传统病例对照研究;当存在潜在人群结构分层时,该设计就比传统病例对照设计要稳健。如果双亲的基因型与所研究疾病有关,而且该疾病会影响生育选择时,以双亲作为对照组的代表性则相对较差。

六、病例-同胞对照研究

病例-同胞对照研究(case-sibling study)是以患者的未患病同胞作为对照,通过比较同胞的等位基因或基因型来检测遗传标志是否与疾病相关基因位点关联或者连锁,即采用同胞对关联检验法来分析基因与疾病的关系。在该设计中,患者是随机抽样得到的,对照则是患者未发病的同胞。每个样本单位含一个病例和一个同胞。与其他研究方法比较,病例-同胞对照设计中对照的资料比较容易获得。对于许多发病年龄较晚的疾病,双亲存活的概率较低,选择未发病的同胞比选择患者双亲更容易。此外,由于同一家系里有多个成员填写调查表,研究者可以交叉验证患者和同胞所填调查表的某些信息是否一致,从而有助于估计资料的真实性和可靠性。与病例-父母对照研究相似,该方法可以有效避免人群分层所导致的偏倚。如果所研究疾病的发病年龄不定,则要求对照在到达病例年龄时未患病,这就把对照限制为病例的年长同胞,若病例与同胞年龄相差较大,对研究结果会有一定影响,如果环境暴露水平长期不稳定,这一限制条件会对研究结果造成影响,但不影响对遗传因素及其交互作用的分析。此外,还应注意没有同胞的患者不能进入研究,而且由于同胞的基因来源于相同的亲代,往往容易导致匹配过度。

七、病例-配偶和病例-子女研究

对于一些成年期或老年期发生的疾病,如胰岛素依赖型糖尿病、心血管疾病、阿尔茨海默病,应用病例-父母对照研究设计似乎不现实,因为病例的父母可能已经去世,没有双亲的基因型资料则无法追踪等位基因向子代的传递情况,而病例-配偶(case-spouse study)和病例-子女研究(case-offspring study)设计则可解决这一问题。病例-配偶研究俗称夫妻对照研究,它是以患有所研究疾病的患者为病例,以其未患该病的配偶作为对照,通过收集各种环境因素和遗传因素的暴露水平,比较它们在病例与配偶间暴露比例的差异。在充分估计各种偏倚影响后,如果存在统计学上的关联,则可借助病因推断技术,建立起病因假设。这种研究设计与传统病例对照研究设计原理基本一致,除具有观察时间短、成本低、操作简便、可实施性强等特点外,还在统计学设计、遗传学病因研究上具有独到之处。如病例及其配偶在某些共同生活环境因素的暴露上比较一致,分别收集这些资料后进行比较,有利于对偏倚的评估。由于配偶间的遗传一致性相对较小,即同源性低,选择的病例与配偶至少3~4代内没有血缘关系,在遗传特征上几乎完全独立,这正好适合病例对照设计在遗传病因研究中求同又求异的设计要求,更适合对遗传病因的探讨。

在应用病例-配偶对照设计时,应充分估计其局限性对结果的影响,主要包括:①未婚或丧偶的病例无法进入研究,病例及其配偶均患病者也无法进入研究,这一限制使得样本量减少,并可能由此产生影响结论的选择性偏倚;②不适用于仅在男性或仅在女性中发病的疾病研究,对男、女发病率差异非常悬殊的疾病也不适用;③当配偶年龄明显小于病例时,可能因年龄原因导致对照尚未达到疾病高发年龄段,从而出现假阳性或假阴性的关联;④难以对夫妻共同暴露的环境因素,如饮食因素进行充分探讨,也不宜评价这些因素与基因间的交互作用。

病例-子女设计则是以子女作为对照,其基本思路与病例-配偶对照设计类似。

第三节 | 基因组流行病学常用生物标本的采集与处理

在基因组流行病学研究中,生物标本的采集、运送、处理及存储对于生物标志物的检测及其结果的可靠性和准确性至关重要。通常将储存有一种或多种类型生物标本,并能保持它们的生物特性以供研究之用的系统称为生物标本库。常用的生物标本有血液、唾液或口腔脱落细胞、组织标本及其他生物标本(如胃液、尿液、精液、粪便、毛发等),其采集和储存过程要保证标本内各种生物大分子、细胞结构等不被破坏。储存方法视生物标本的性质而定,一般应低温保存(−20℃短期或−80℃、液氮长期储存)。

一、基因组流行病学常用生物样本

(一)血液

血液中可以分离出多种成分,包括白细胞、红细胞、血小板及血清/血浆等,并可以用于检测多种不同的生物标志物。如白细胞可用于基因组 DNA 的提取并进行遗传多态性研究;血清/血浆可用于检测营养素、激素、血脂以及其他生物标志物的循环水平。此外,血液中获取的淋巴细胞还可用于分子流行病学表型的检测(如 DNA 修复能力)。虽然血液样本有着不可替代的优势,但大型的流行病学研究主要通过静脉穿刺采集血液,花费相对较高,并且在某些人群中接受度较低。对于流行病学研究而言,通常需要花费少,并且接受度高的样本收集方法,以提高参与率。因而,有研究者建议可以进行指尖采血,并将血滴于试纸上,用于提取少量的 DNA,其优点在于:花费少,运输及存储均比较方便,但其局限性也显而易见。

(二)唾液或口腔脱落细胞

无法获取血液样本时,来自于唾液或者漱口水中的口腔黏膜脱落细胞可替代血液用于提取基因组 DNA,且标本来源容易、无创伤、简单快速。但口腔脱落细胞中可提取的 DNA 量较低,并不适用于一些对 DNA 量要求较高的检测。

(三)组织

恶性肿瘤细胞常伴染色体异常及基因突变,因此分子流行病学研究常采用免疫组化、原位核酸杂交等方法检测组织标本中某些特异蛋白的表达,采用 RT‒PCR 技术检测肿瘤及癌旁组织中目标基因的 mRNA 表达水平。在样本制备时,需要收集相关的信息以提高其使用价值,包括采集时间、处理方式以及储存方法等。

（四）其他生物标本

尿液可用于检测多种肿瘤相关的暴露和代谢生物标志物。例如,通过检测尿液中羟基多环芳烃(OH‒PAHs)的水平来评价多环芳烃(PAHs)在人体内的暴露状况。一般情况下,尿液的采集和储存较为简单。尿液标本易受细菌和真菌污染,其有机成分易被分解。如尿液收集后,不能够立即检测,应采取临时性的保存措施,最好的方法是冷藏或添加防腐剂以保持检测物的稳定性和避免细菌过度生长。

粪便标本可用于宏基因组(metagenomics)研究,评价肠道微生物对人体健康的影响。粪便成分复杂,粪便 DNA 的提取往往受到 Taq 酶抑制剂、胆红素、胆盐等 DNA 降解物以及腐殖酸等有机物的影响,所获取的基因组 DNA 纯度不高,导致下游基因组测序、PCR 等实验数据不稳定。因此,从粪便中提取高质量 DNA 是准确识别微生物组成和相对丰度的重要步骤。

二、生物样本的采集与存储

生物样本的采集、贮存和处理程序会影响生物标志物检测的准确性,应注重程序的标准化。如外周血检测结果受采血时间、抗凝剂类型、采血到储存的时间、储存温度等因素的影响。由于基因组流行病学研究花费较高,因此应采用最优化的标本采集和存储方法。

（一）血液的采集与存储

外周静脉血是基因组流行病学研究中最常见的生物样本来源。通常情况下,血液样本采集后先置于 4℃ 冰箱内保存,尽量在 3～5 小时内离心,分离血清(或血浆)和白细胞,最长不宜超过 12 小时。制备血浆样品时,可将采集的血样置于含有抗凝剂的试管中,缓缓转动试管使其充分混合。常用的抗凝剂有肝素、柠檬酸、草酸盐、EDTA 等。抗凝血离心后所得上清液即为血浆,剩余成分可进一步分离出白细胞和红细胞。制备血清样品时,将采集的血样在室温下至少放置 30～60 分钟,待血液凝固后,以 3 000～4 000 r/min 离心 10 分钟,分取上层澄清的血清。分离获得的血清、血浆则需储存于 ‒40℃ 甚至于更低温的环境中。

（二）唾液或口腔脱落细胞的采集与存储

唾液样本采集时无伤害、无痛苦,取样不受时间、地点的限制,因而容易获得。采集前应漱口,除去口腔中的食物残渣,唾液自然分泌流入收集管中,采集后离心,分取上清液作为检测的样品。采集口腔脱落细胞时,用灭菌压舌板轻轻刮颊黏膜,将压舌板在生理盐水中搅动洗脱细胞,同时收集唾液,离心分离口腔脱落细胞。唾液中的黏蛋白决定了唾液的黏度,它是在唾液分泌后受唾液中的酶催化而生成的。为阻止黏蛋白的生成,应将唾液在 4℃ 以下保存。如果对分析没有影响,则可用碱处理唾液,使黏蛋白溶解而降低黏度。

（三）组织的采集与存储

组织样本主要包括新鲜的手术组织或活检组织、石蜡包埋组织块以及石蜡组织切片等。手术中采集肿瘤组织时，患者临床诊断需明确，且未经放疗和化疗等治疗处理。对于新鲜组织而言，要求病变组织从手术离体到冷冻保存的时间间隔不超过 30 分钟，这对于保持生物大分子 DNA、RNA 和蛋白质的完整性及研究激素受体等十分重要。切取的组织最好先放入液氮罐内，然后转入深低温冰箱内储存。理论上，组织储存温度越低越好。研究表明，将组织样本存放于－196℃的液氮中可储存多年，但若置于－80℃，其生物大分子活性的保存时间会明显缩短。

众多研究显示，长期冻存对于 DNA 大分子的稳定性影响不大。但 RNA 分子则易被广泛存在于细胞内、皮肤、唾液、汗液及周围环境中的 RNA 酶所降解。使用液氮保存是保存 RNA 活性的最理想方法，当温度降至液氮温度时，细胞组织中所有的生物化学、生物物理过程均处于停止状态。但限于空间及经费等原因，大型液氮储藏罐或液氮冰箱目前尚难以推广普及。

（四）其他生物标本的采集与存储

在所有体液样品中，尿样最容易获得，并且样品量大。尿液的主要成分是水、尿素及盐类。它是一种良好的细菌培养基，因而需立即冷藏或防腐处理，否则细菌会很快繁殖而引起尿素分解，产生氨气。一般可置 0℃以下冰箱内。若欲在室温下保存，应在收集尿样后，立即加入防腐剂。常用的防腐剂有甲苯、氯仿，或改变尿液的酸碱性，以抑制细菌的繁殖。

采集粪便标本时要求受试者将粪便排泄至一次性便杯中，避免尿液、马桶壁等对粪便样本的污染。从便杯内挖取约 5 g 粪便，将样本置于－80℃冰箱保存。其他生物标本如毛发、胃液、精液等，在基因组流行病学研究中应用相对较少，其采集和处理均需符合相应的技术规范，此处不作详细介绍。

三、核酸和蛋白的提取与制备

DNA 可来源于多种样本，例如血液、脱落的上皮细胞、肿瘤组织以及石蜡包埋切片等。根据不同类型标本或不同实验目的，DNA 的提取方法不尽相同。通常在 EDTA 以及 SDS 等试剂存在下用蛋白酶 K 消化细胞，随后用酚氯仿抽提而实现。这种方法获得的 DNA 不仅经酶切后可用于 Southern 分析，还可用于 PCR 的模板、文库构建等。近年来有一些新的方法可用于 DNA 提取，如快速盐析法和商业试剂盒提取法等。如果需要大批量提取 DNA，目前国内和国外都有一些自动化的设备可以使用。DNA 提取后需要进行浓度和纯度检测，以适应不同实验的要求。

细胞中的 RNA 可分为信使 RNA（mRNA）、转运 RNA（tRNA）和核糖体 RNA（rRNA）三大类，不同组织中 RNA 提取的实质就是将细胞裂解，释放出 RNA，并通过不同方式去除蛋白、DNA 等杂质，最终获得高纯度 RNA 产物的过程。由于 RNA 样品易受环境因素特别是 RNA 酶的影响而降解,提取高质量的 RNA 样品具有一定的挑战性。提取 RNA 对样品的新鲜度要求非常高,获取样品后最好立即提取 RNA,若无条件立即实验,应于−80 ℃或液氮中保存样品,提取时取出样品后立即在低温下研磨裂解细胞,以防 RNA 降解。目前普遍使用的 RNA 提取法有两种:基于异硫氰酸胍/苯酚混合试剂的液相提取法(即 Trizol 类试剂)和基于硅胶膜特异性吸附的离心柱提取法。

蛋白质提取的操作过程将影响蛋白质的产量、生物学活性以及特定靶蛋白结构的完整性。蛋白的提取种类主要分为组织蛋白和体外培养的细胞蛋白。其中,组织蛋白的提取需考虑蛋白所分布的靶组织、组织内蛋白的含量、是否容易获得、组织的成分以及各种技术问题等。一般建议选择新鲜组织。如果是冰冻组织,建议保存在−80 ℃,以防止蛋白降解。体外细胞蛋白的提取,一般选择有效成分含量丰富的细胞为原材料,因常用的细胞材料特点各异,所以处理的要求也不相同。蛋白质提取的关键步骤在于采用适当的方法使细胞破碎,并能保证蛋白的完整性,常采用的方法包括匀浆法、超声法、液氮研磨、去垢剂溶解法等。

第四节 基因组流行病学常用实验室检测技术

一、核酸检测技术

(一) 实时定量 PCR 检测技术

实时定量 PCR 是最常用的核酸定量检测方法。该技术指在普通 PCR 反应体系中加入荧光试剂,以参照物为标准,PCR 指数扩增期间通过连续监测荧光信号的强弱变化来即时测定特异性产物的量,并据此推断目的基因的初始量。常见实时定量 PCR 检测方法可分为 SYBR Green Ⅰ检测模式、水解探针模式(Taqman 探针)、杂交探针模式(Beacon,FRET)等。实时定量 PCR 技术可用于单核苷酸多态性(single nucleotide polymorphism,SNP)基因分型、DNA 拷贝数变异检测、基因表达定量和基因表达差异分析等。

(二) 变性高效液相色谱检测技术

变性高效液相色谱(denaturing high performance liquid chromatography,DHPLC)是一项在单链构象多态性(SSCP)和变性梯度凝胶电泳(DGGE)基础上发展起来的杂合双链突变检测技术,可自动检测单碱基替代及小片段核苷酸的插入或缺失,具有快速、高效、准确、经济及半自动化等优点。其基本原理是根据异源双链(错配的)DNA 与同源双链 DNA 的解链特征不同,在相同的部分变性条件下,异源双链 DNA 因有错配区的存在被色谱柱保留时间短于同源双链,故先被洗脱下来,从而在色谱图中表现为双峰或多峰的洗脱曲线。除了已知和未知基因突变检测外,DHPLC 还可用于 DNA/RNA 片段大小判定、寡核苷酸分析及纯化、基因表达定量和基因型分析、基因表达差异分析、微卫星和杂合性缺失分析、基因或染色体的部分缺失和多倍体的半定量分析等。

（三）原位杂交技术

原位核酸分子杂交技术简称原位杂交（in situ hybridization，ISH）是利用核素标记核酸探针进行细胞或组织的基因定位的重要技术，是在研究 DNA 分子复制的基础上发展起来的一门分子生物学、组织化学及细胞学相结合的新兴技术。其基本原理是：根据核酸碱基配对原则，用标记的已知的 RNA 或 DNA 片段与待测细胞或组织中相应的核酸片段进行杂交，经显色反应后可在光镜或电镜下观察所形成的杂交体（目的 DNA 或 mRNA）的存在及定位。原位杂交技术有很高的敏感性和特异性，经过不断改进，现已发展出 RNA 原位核酸杂交、基因组原位杂交、荧光原位杂交等多种技术方法。

（四）基因芯片检测技术

基因芯片（Gene Chip，DNA Chip）又称 DNA 微阵列（DNA Microarray），是指千万个核酸分子按照预定位置固定在面积很小的固相载体上所组成的微点阵阵列，在基因表达分析、基因突变和多态性分析等领域具有重要用途。在一定条件下，载体上的核酸分子可与经过标记的样品核酸片段进行杂交，其杂交信号可以通过专用的芯片阅读仪器进行检测。该技术实现了一次性分析大量基因和核酸位点，具有高速度、高通量、集约化和低成本等特点，已被广泛应用于基因表达分析、新基因发现、基因突变及多态性分析、疾病诊断、药物筛选、序列分析等研究领域。

（五）DNA 测序技术

第一代测序技术，又称桑格（Sanger）测序法，片段读长为 300～1 000 bp。从原理上讲，第一代测序技术是一种几乎不会出错的测序方法（准确率高达 99.99％），因此被视为 DNA 测序的"金标准"。第一代测序技术对样本要求高、通量低，而且由于荧光分辨率的限制，只能发现高于 15％～20％ 的异质性点突变，对低频点突变无法有效检出。但对于二代测序检测出的新突变，一般会用 Sanger 测序法进行验证。

第二代测序（next generation sequencing）技术，又称高通量测序技术，具有低成本、高通量、高速度的特点，且随着通量升高，测序深度加深，对低频突变检测的敏感度得到了提高。但是它也存在一定的局限性，例如测序前需要 PCR 扩增，可能会引入模板迁移等假阳性，限制了对融合基因等问题的研究；片段读长相对较短（2×150 bp），无法覆盖整个转录本，限制了其在转录组学研究领域的应用。

第三代测序技术，又称单分子测序技术，其最大的特点就是单分子实时测序，测序过程无须进行 PCR 扩增，且具有超长读长（1～300 kb）。目前第三代测序技术以单分子实时测序技术（single molecule real time sequencing，SMRT）和纳米孔单分子测序技术为代表。虽然第三代测序存在诸多优势，但该技术目前成本高，且测序通量相对较低，限制了其在研究领域的推广和应用。随着第三代测序技术的进步以及测序成本的快速下降，该测序技术有望进入新的阶段。

（六）DNA 甲基化检测技术

DNA 甲基化（methylation）为 DNA 化学修饰的一种形式，能够在不改变 DNA 序列的前提下，改变遗传表现。DNA 甲基化是真核细胞基因组最常见的一种表观遗传学修饰,也是脊椎动物 DNA 唯一的自然化学修饰方式,在细胞增殖、分化、发育、基因印迹等方面起重要作用,与肿瘤的发生、发展关系密切。绝大部分现有方法是基于细胞的DNA,根据研究水平,又将这些方法分为基因组甲基化水平分析(如高效液相色谱、高效毛细管电泳法等)、候选基因甲基化分析(如甲基化敏感性限制性内切酶-PCR/Southern法、重亚硫酸盐测序法和甲基化特异性 PCR)、基因组层次 DNA 甲基化模式分析(如限制性标记基因组扫描、甲基化间区位点扩增、甲基化 CpG 岛扩增等)。

二、蛋白质检测技术

(一) 液相芯片技术

液相芯片技术(Luminex xMAP),又称悬浮阵列(MASA)、流式荧光技术,该技术可自动实现核酸、酶、受体、抗体、抗原、小分子有机物等多通道高通量分析,具有所需样本量少(检测需样本量仅为 10 μl)、速度快(最快可达 10 000 测试/小时)、灵敏度高(检测低限为 10 pg/ml)、线性范围广(检测范围可达 6 个数量级)、重复性好、成本低、操作简便、输出数字信号、客观可靠等优点。液相芯片技术的核心是把微小的聚苯乙烯颗粒(直径约 5.6 μm)分别包覆以不同比例的红光及红外光染色剂,制成多达数百种不同颜色的微球,每一种拥有一个编号。每种微球因为内部荧光比例不同而具有特定的光谱特征,可被激光特异性识别。然而,液相芯片检测血清中的特异性抗体时,常会发现背景信号过高,对实验造成干扰。

(二) 免疫标记技术

免疫标记技术是指用酶、放射性核素、化学(或生物)发光剂等作为示踪剂,标记抗体进行的抗原抗体反应,并借助于酶标仪、发光免疫测定仪、射线测量仪等仪器,对实验结果直接观察或进行蛋白的定性、定量研究。免疫标记技术常见的三种基本类型有:以酶标抗原或抗体为标记物的酶联免疫吸附测定(enzyme-linked immunosorbent,ELISA)、以化学发光物质作为标记物的化学发光免疫分析(chemiluminescence immunoassay,CLIA)和以放射性同位素作为标记物的放射免疫分析(radio immunoassay,RIA)。另外,近年发展起来一种以镧系元素作为标记物的新技术—时间分辨荧光免疫分析(time-resolved fluoroimmunoassay,TRFIA),同时检测波长和时间两个参数进行信号分辨,可以有效排除非特异荧光的干扰,极大地提高了分析灵敏度。

(三) 免疫组织化学技术

免疫组织化学又称免疫细胞化学,是指用标记的特异性抗原或抗体在组织细胞原位通过抗原抗体的免疫反应和组织化学的呈色反应,对相应的抗原或抗体进行定性、定位、定量测定的一项免疫学检测方法。其原理是根据抗原与抗体结合的特异性,通过化学反应使标记抗体的显色剂(荧光素、酶、金属离子、核素)显色来确定组织细胞内抗原(多肽和蛋白质),对其进行定位、定性及定量的研究。常用的免疫组织化学技术有以下几种:免疫荧光技术、免疫酶技术、非标记抗体酶法、碱性磷酸酶抗碱性磷酸酶法、免疫金银法等。目前,免疫组化方法在肿瘤病理诊断中主要用于肿瘤标志物识别及各种肿瘤的鉴别诊断。

(四) 蛋白标志物—质谱检测

质谱技术是一种测量离子荷质比的分析方法,能准确测定蛋白质一级结构包括分子量、肽链氨基酸排序及多肽或二硫键数目和位置。质谱分析蛋白质的方法主要有 3 种:肽质量指纹图谱(PMF)、串联质谱法(CID)和梯形肽片段测序法(ladder peptide sequencing)。质谱分析具有灵敏度高,样品用量少,分析速度快,分离和鉴定同时进行等优点。针对低丰度蛋白质,质谱技术通过与蛋白质分离策略的结合,可以满足临床检验分析的需要。而在缺乏免疫学手段的候选标志物研究中,质谱技术也显示出研发投入少、周期短等独特优势。此外,质谱技术也可进行高通量候选标志物检测,突破蛋白质组学标志物研究的瓶颈,具有巨大的应用潜力。

除了上述核酸检测技术和蛋白质检测技术以外,近年来基于基因组流行病学研究发展起来的一些重大慢性病系统流行病学研究,还常常需要引入转录组学、代谢组学等多组学的检测技术,主要包括微阵列技术、RNA 测序技术(RNA-seq)等方法检测转录组学;核磁共振(NMR)、液相色谱-质谱联用(LC‑MS)、气象色谱-质谱联用(GC‑MS)等方法检测代谢组学(根据是否有明确检测物质又分为靶向代谢组学和非靶向代谢组学)。

第五节 研究实施及数据分析方法

一、研究策略

关联研究在群体水平上研究某种疾病或性状与某个特定等位基因的相关性,是进行复杂性疾病遗传易感性研究的常用方法。关联研究最常用的流行病学研究方法是病例对照研究。基本原理:在一定人群中选择病例组和对照组,如果某个遗传变异的等位基因或基因型频率在病例组和对照组之间存在统计学差异,则认为该位点与疾病间可能存在关联。

关联研究领域主要存在两种遗传变异选择策略:一种策略是对候选基因潜在功能性遗传变异的分析,包括以编码区非同义突变为代表的编码区 SNP 和以启动子区遗传变异为代表的侧翼区 SNP,这些 SNP 有较高的潜在功能学意义,并且功能学评价相对容易,可以帮助研究者形成一系列对致病机理的合理推测;另一种策略是基于连锁不平衡(linkage disequilibrium,LD)法对候选基因进行标签单核苷酸多态位点(tagging SNP,tSNP)分析,距离较近的一组变异由于 LD 较高常常呈区段状分布在基因组内,LD 区段内部由于高度 LD 一般仅出现少数几种单体型(haplotype),因此可以选择其中一个或几个 SNP 代表该染色体区段所有可能的单体型。过去十余年间,在复杂性疾病或性状方面,研究者进行了大量的关联研究。由于早期基因分型技术不成熟和基因组变异信息缺乏,主要采用的是候选基因策略,即关注已知的疾病或性状相关的通路(和基因)遗传变异。但是,单个 SNP 与疾病或性状的关联效应相对微弱,采用候选基因策略的关联研究由于样本量较小、研究设计参差不齐、研究结果缺乏验证,导致研究结果重现性差。

随着 DNA 测序技术自动化程度和基因分型通量的日益提高,全世界多个国家的科研机构通过合作,相继完成了人类基因组计划(HGP)、人类基因组单体型图谱计划(HapMap)和千人基因组计划(1 000 Genomes Project),大量 SNP 研究数据被共享。与此同时,高通量基因分型技术也得到了迅猛发展,检测成本大幅下降,基因分型成功率和一致性不断提高。SNP 数据库的完善和基因分型技术的成熟,为全基因组关联研究(genome wide association study,GWAS)的开展提供了技术保障。GWAS 的优势在于摒弃了候选基因方法中的预先假设,更加全面和系统地对全基因组范围内的遗传位点进行筛查。同时 GWAS 一般基于较大的样本量(上千对甚至数十万对病例对照),采用极为严格的统计学检验水准(一般在 5×10^{-8} 以下),并且伴随着多中心的独立样本进行验证,因此研究结果的真实性也比候选基因方法高得多。自 2005 年第一篇 GWAS 文章发表以来,各国科学家采用 GWAS 策略进行复杂性疾病和性状关联分析的研究不断涌现,取得了令人瞩目的研究成果。

二、研究的实施步骤

1. 研究目的   在进行基因组流行病学研究设计时,首先要在广泛查阅文献和了解最新进展的基础上,明确该项研究拟阐明或解决的问题,充分考虑研究的创新性、实用性和可行性。

2. 调查方法与样本   确定所要进行的调查研究方法,样本来源的地区和人群、样本量,标本采集和储存的要求。对于基因组学研究而言,研究对象选取极为重要,不同地区的人群由于基因组信息存在差异,常会导致"遗传分层",造成假阳性关联结果;而相同地区的样本,又常会存在复杂的亲缘关系等问题,在后续质量控制和数据分析过程中需要严格控制。

3. 测量方法   结合实验室条件合理选择测量方法,检测方法要简便、成熟、灵敏度和特异度高;新方法要考虑测量结果与其他方法结果的可比性。全基因组基因分型方法通常包括芯片检测和全基因组测序,需结合实际情况合理选择测量方法。

4. 结果与分析   确定资料分析方法,制订总结、分析、结果报告的具体计划。

5. 质量控制   在基因组流行病学研究中,在注重现场质量控制的同时,还要特别重视实验室的质量控制,制订监控和核查计划。实验完成后的数据质量控制,对于研究结果的可靠性也尤为重要。

6. 注意事项   在研究的不同阶段要注意一些关键问题及其处理办法,并进行预实验。

三、样本量的估算

为了保证研究结论的可靠性,确定所需研究对象的数量,即样本量的估算十分重要。

在基因组流行病学研究中,通常需要对大量个体的不同遗传标志物进行检测,因此建立在统计学基础上的遗传学数据分析方法,估计研究所需样本量成为非常重要的步骤。如果样本量太低,统计学把握度小,难以检测出诸多效应低微的遗传变异;相反,如果样本量太大,则会导致生物标志物检测成本增加。

样本量大小的影响因素包括多个方面,以检测 SNP 与肿瘤易感性的病例对照研究为例,决定样本量大小的因素包括:肿瘤的患病率、易感等位基因频率、位点间的连锁不平衡(LD)、遗传模型的类型(相加模型、共显性模型、显性模型、隐性模型等)及遗传标志物的效应(如 OR、RR)等。由于单个 SNP 在肿瘤发生中的作用相对微弱(一般 OR 值为 1.1~1.5),因此关联研究所需的样本量通常较大。有研究者根据不同的遗传模型和 OR 估计值(把握度设为 80%,患病率设为 5%,最小等位基因频率 MAF 设为 5%,病例和对照数目比为 1:1)对检测单一 SNP 效应的病例对照研究进行了样本量估算,结果表明,同样的 OR 估计值下,隐性模型所需样本量远高于其他遗传模型(表 13-1)。

表 13-1　病例对照研究的样本量估算(把握度为 80%)

遗传模型	OR_{het}/OR^*_{homo}			
	1.3/1.6	1.5/2.0	2/3	2.5/4
显性模型	606	258	90	53
共显性模型	2 418	964	301	161
隐性模型	20 294	8 390	2 776	1 536

注:* OR_{het}/OR_{homo} 表示杂合子或罕见纯合子所对应的 OR 估计值。

此外,复杂性状疾病的发生一般涉及众多的环境因素和基因,两者可能存在交互作用。然而,分析两个因素联合作用所需的样本量至少是分析每个因素单独作用的 2~4 倍。因此,检验基因-环境交互作用的最大挑战是对样本量的要求。

四、常用的关联分析方法

基因组流行病学研究中,常用多种遗传模型如共显性模型、显性模型、隐性模型、相加模型等来估计不同等位基因与肿瘤发病/死亡风险之间的关系。假定一个多态性位点上存在两种等位基因 A 和 C,A 为野生等位基因,C 为突变等位基因。那么,AA 称之为野生纯合型,AC 称之为杂合型,而 CC 则称之为突变纯合型。共显性模型是以野生纯合型 AA 为参比组,探讨杂合型 AC 和突变纯合型 CC 分别对于表型的影响(AC vs AA 和 CC vs AA);显性遗传模型是以 AA 为参比组,探讨(AC+CC)对于表型的影响(AC/CC vs AA);隐性模型则是以(AA+AC)为参比组,探讨突变纯合型 CC 对于表型的影响(CC vs AA/AC);相加模型主要是评估随着突变等位基因 C 数量的增加对于表型的影响(CC vs AC vs AA)。一些传统的统计学分析方法同样适用于基因组流行病学的关联分析,如卡方检验、t 检验、单因素和多因素 Logistic 回归分析等。对于预后分析而言,也可以应用 log-rank 检验、Kaplan-Meier 估计以及 Cox 回归等。

五、基于单倍型的关联分析

单倍型(haplotype)指在同一染色体上进行共同遗传的多个基因座上等位基因的组合,能够很好地反映多个位点之间联合的信息。如果人群中某个位点上共有 n_1 个等位基因,另一个位点上共有 n_2 个等位基因,可能就有 $n_1 \times n_2$ 个双位点的单倍型组合。单倍型分析进行复杂疾病的研究主要优点有:

(1) 由于遗传变异之间存在连锁不平衡,我们可以在不直接检测致病位点的情况下,获取某个标签 SNP 来指示重要的染色体位置或区段,这样的标签 SNP 通常与致病位点处于同一个单倍型。

(2) 单倍型有时本身是生物功能的基本单位。

(3) 单倍型是染色体的特征结构,能以块(block)的形式存在并作为一个整体传递给下一代。

(4) 从统计上看,利用单倍型可以降低研究问题的维数。Logistic 回归模型、广义线性模型、似然比检验以及得分检验等统计学方法均可用于分析单倍型与疾病发病或死亡风险的关联。

六、全基因组关联研究分析

GWAS 是在全基因组层面上开展的多中心、大样本、多阶段验证的遗传变异与疾病的关联研究分析。GWAS 一般采用高通量的基因分型平台(包括 GWAS 芯片和全基因组测序),检测全基因组范围内数十万甚至上千万个遗传变异的基因型,采用多中心、大样本的流行病学研究设计(例如病例对照研究和队列研究),辅以多个独立的研究进行后期验证,最终得到与疾病或性状关联最为密切的易感位点。该方法能够实现低成本、高效地找到遗传标记与疾病(或性状)之间的关联。自 2005 年第一篇老年性黄斑变性(age-related macular degeneration,AMD)GWAS 发表以来,GWAS 报道了达到全基因组显著性标准($P < 5 \times 10^{-8}$)的 5 万余个遗传变异与疾病和性状的相关性,在解析疾病遗传易感性方面取得了突破性进展,并将推动精准医疗的进步。

七、基因-基因和基因-环境交互作用分析

全基因组关联研究取得的成果表明,对于复杂性疾病,基于单位点的分析只能解释很小的遗传度。目前,越来越多的研究开始关注多个基因之间,基因与环境之间的交互作用。对于基因-基因及基因-环境交互作用的分析,有助于了解基因、环境等相互作用导致疾病的生物学机制,发现与疾病有关的通路,从而解释"缺失的遗传度",并且探索研究间的异质性原因,增加预测模型的精度。

基因-环境交互作用是指一个或多个基因及环境因素间联合作用的效果超过了单独效应的累积。基因-基因交互作用是指多个基因间联合作用的效果超过了单独效应的累积。一般认为,检验交互作用所需的样本量至少是检验单独效应所需样本量的 4 倍。对于高维基因组学数据的交互作用分析,主要是从以下几个角度出发,一方面充分利用计算机技术的发展,综合采用图形加速器(GPU)、平行计算等手段,提高运算速度和计算效率;另一方面,综合采用降维、特征选择等手段,在交互作用分析中减少空间维度,从而避免"维数的诅咒",降低多重比较校正的力度。基因-基因、基因-环境交互作用分析方法通常包括交互作用的 Logistic 回归模型、基于穷举的多因子降维法和基于树的机器学习方法等。

八、通路为基础的分析

目前已发表的 GWAS 研究大多只报道统计显著性最强的一些 SNPs,而缺少代表生物机制的通路信息的支持。因此,在全基因组关联研究的基础上,近年来还有研究者将基因表达分析中的通路分析方法应用于 GWAS,目的在于将 GWAS 检测的所有 SNP 按照不同的生物学通路进行整合,比较不同通路在病例组和对照组中的差异,以此作为单位点分析的补充,进而弥补 GWAS 研究的不足。当前常用的 GWAS 通路分析软件包括基因集富集分析(gene set enrichment analysis,GSEA)、生物通路分析(ingenuity pathway analysis,IPA)和 SNP 集富集分析(SNP set enrichment analysis,SSEA)等。常见的 KEGG、BioCarta 等生物学数据库已详细绘制了与生物学过程和功能相关的通路。基于通路的 GWAS 分析方法将全基因组关联研究数据中的微效信号富集到生物学通路和网络,并评估功能相关或处于同一生物学通路中的多个基因的共同作用,有助于发现富集多个微效基因的疾病易感生物学通路,有效弥补了单位点分析仅能发现最显著关联的缺陷。然而,通路分析依然没有考虑基因-基因、基因-环境交互作用,因此也无法全面估计常见变异在复杂性疾病发病中的作用。并且,通路的组成和构建也有待分子生物学等相关研究进一步充实。

九、数量性状位点分析

数量性状位点(quantitative trait loci,QTL)是指能够调控数量性状的遗传变异位点。GWAS 研究提供了全基因组遗传变异数据,而转录组测序技术也可以同时检测几乎全部基因的表达(包括 mRNA、miRNA 和 ncRNA),将这两者的数据进行整合,我们可以研究全基因组的表达数量性状位点(expression quantitative trait loci,eQTL)。eQTL 可以通过两种方式调节基因的表达,通常将同一染色体上距离基因小于 1 Mb 的 eQTL 定义为顺式 eQTL(cis-eQTL);将同一染色体上距离基因大于 1 Mb 或与基因位于不同染色体上的 eQTL 定义为反式 eQTL(trans-eQTL)。除了基因转录以外,越来越多的研究开始关注遗传变异对选择性剪接、组蛋白修饰、蛋白质表达等数量性状的调控作用,剪接数量性状位点(splicing QTL)、甲基化数量性状位点(methylation QTL)、蛋白质数量性状位点(protein QTL)等概念应运而生。系统研究遗传变异与数量性状间的关系,可以使我们更好地了解疾病和性状的产生机制。

十、孟德尔随机化研究

孟德尔随机化(Mendelian randomization,MR)研究使用与暴露因素具有强相关关系的遗传变异作为工具变量(instrumental variable,IV),推断暴露因素与结局之间的因果关系。由于配子形成时遵循"亲代等位基因随机分配给子代"的孟德尔遗传规律,遗传变异不会受到环境暴露、社会经济地位、行为因素等传统混杂因素的影响;此外,遗传变异继承自父母,且出生后保持不变,其与结局之间的关联具有时间顺序合理性。因此,MR 能够克服传统观察性流行病学研究中存在的混杂和反向因果问题。MR 研究中的工具变量须满足 3 个核心假设,即①工具变量与暴露因素之间存在稳健的强相关关系(关联性假设);②工具变量与影响"暴露-结局"关系的混杂因素相互独立(独立性假设);③遗传变异只能通过暴露因素影响结局发生,而不能通过其他途径对结局产生作用(排他性假设)。

随着大样本全基因组关联研究数据的累积以及多组学技术的普及,MR 研究在因果推断中的应用日益广泛。MR 的研究策略随着统计学方法的深入而被不断推陈出新,从最早的一阶段 MR 到单一样本 MR、两样本 MR、两阶段 MR、双向 MR 以及基因-环境交互作用 MR 和网络 MR,设计方法不断改进。由于单个遗传变异所能解释的表型变异有限,检验效能不高,且在 GWAS 研究背景下,往往有多个遗传变异与目标表型相关,因此采用多个遗传变异作为工具变量,可明显提升 MR 方法的检验效能。目前常用的几种基于汇总数据的多工具变量 MR 方法包括逆方差加权法(inverse-variance weighted,IVW)、基于 Egger 回归的孟德尔随机化法(mendelian randomization-egger regression,MR-Egger)、基于汇总数据的广义孟德尔随机化法(generalized summary data-based mendelian randomization,GSMR)。MR 研究能够为暴露因素与结局之间的因果推断提供有力证据,研究发现有望指导临床试验和药物开发,为临床和公共卫生决策提供理论依据。

十一、多基因风险评分

全基因组关联研究作为基因组流行病学研究的重要方法,在复杂性疾病的遗传因素研究中取得了巨大成功,提示未来的疾病风险评估可能会陆续整合多基因检测甚至是全基因组检测。在现有疾病风险预测模型的基础上同时考虑环境危险因素和多基因风险评分(polygenic risk score,PRS),可以提高模型的预测效能,有利于优化高危人群筛选标准、提高成本效益和风险收益比。由于复杂性疾病的发生受控于多基因多位点,单个或少数基因位点的效应较弱,无法准确预测疾病,因此需要综合多基因多位点信息,而

PRS 是目前的常用策略,也是复杂性疾病遗传易感性研究的新阶段。PRS,有时也称为遗传风险评分(genetic risk score,GRS)旨在量化多个基因或位点的累积效应,将数十、数百、数千甚至更多的基因组变异信息浓缩成衡量个体疾病易感性的分值。常用的构建方法包含两个步骤:首先是确定纳入模型的易感位点,其次是获取易感位点的系数或权重。多基因风险评分方法主要有 5 种,分别是简单相加遗传风险评分(a simple count genetic risk score,SC - GRS);以 *OR* 值作为权重的遗传风险评分(an odds ratio weighted genetic risk score,OR - GRS);直接基于 Logistic 回归的遗传风险评分(a direct logistic regression genetic risk score,DL - GRS);基于共显性模型的多基因遗传风险评分(a polygenic genetic risk score,PG - GRS);以及可释方差遗传风险评分(explained variance weighted genetic risk score,EV - GRS)。PRS 在复杂性疾病的风险预测方面已显示出良好的应用前景。在复杂性疾病筛查中应用 PRS 有望优化筛查方案,提高筛查的成本效益。PRS 也有助于通过风险分层,提高预防性干预的人群获益。

第六节 | 基因组流行病学研究实例

一、中国人群肺癌全基因组关联研究

肺癌是危害人类健康最严重的恶性肿瘤之一。由于我国人口基数巨大,超过 1/3 的全球新发肺癌病例和肺癌死亡病例发生在中国。吸烟是肺癌最主要的危险因素,然而仅有不到 20% 的吸烟者最终会发展为肺癌,说明不同个体对肺癌的易感程度存在差异,这种易感性的差异目前被认为是由遗传因素所决定的。近年来,GWAS 作为一种高效的基因组流行病学研究手段,已被广泛应用于复杂疾病或性状的遗传易感机制研究。笔者课题组于 2011 年发表了首个中国人群肺癌 GWAS 研究。该研究在初筛阶段对 2 331 例肺癌病例和 3 077 例对照进行全基因组芯片分型,随后在 6 313 例肺癌病例和 6 409 例对照中对初筛阶段显示出潜在关联的位点($P \leqslant 1.0 \times 10^{-6}$)进行两个阶段的验证,最终鉴定出 4 个中国人群肺癌易感位点,分别是染色体 3q28(rs4488809)、5p15.33(rs465498)、13q12.12(rs753955)和 22q12.2(rs36600)。随后,进一步放宽初筛阶段的位点筛选标准,选择 $1.0 \times 10^{-6} < P \leqslant 1.0 \times 10^{-4}$ 的 SNPs,扩大样本量在 7 436 例病例和 7 483 例对照中进行两阶段验证,进一步鉴定出 3 个新的中国人群肺癌易感位点,分别是染色体 10p14(rs1663689)、5q32(rs2895680)和 20q13.2(rs4809957),而且发现 rs2895680 和 rs4809957 与吸烟存在显著的交互作用。此外,由于不同组织病理学类型的肺癌在遗传易感机制上具有一定程度的异质性,在前期肺癌 GWAS 的基础上,对具有全基因组芯片分型数据的 833 例肺鳞癌病例和 3 094 例对照进行全基因组关联分析,从中筛选出关联 $P \leqslant 1.0 \times 10^{-4}$ 的 SNPs,然后在 2 223 例肺鳞癌病例和 6 409 例对照中进行两阶段验证。该研究鉴定出染色体 12q23.1 区域的 rs12296850 与肺鳞癌发病风险显著相关,而该位

点与肺腺癌的发生并无显著关联。

尽管 GWAS 在解析肺癌遗传易感机制方面取得了开创性进展,但是发现的易感 SNPs 仅能解释一部分肺癌遗传度。遗传度是指在一个特定的人群中,某种疾病的发生在多大程度上由遗传因素所导致。GWAS 发现的遗传易感位点只能解释一小部分遗传度的现象被称为"遗传度缺失"。由于统计学检验效能受到 SNPs 频率和效应的影响,GWAS 鉴定出的疾病易感 SNPs 效应通常较低,因此可以通过增加 GWAS 样本量的方式提高疾病易感位点的识别能力。鉴于此,笔者课题组通过广泛的国际合作,使用多中心、大样本的病例对照研究设计,对包含 27 120 例非小细胞肺癌(NSCLC)病例和 27 355 例对照的 7 个中国和欧洲人群 GWAS 数据进行关联分析和跨种族全基因组 Meta 分析,鉴定出 19 个肺癌易感位点,其中包括 6 个新的易感位点,分别是 NSCLC 中鉴定出的染色体 2q33.1(rs3769821)、3q26.2(rs2293607)和 14q13.1(rs1200399);肺腺癌中鉴定出的染色体 2p14(rs17038564)和 9p13.3(rs35201538);以及肺鳞癌鉴定出的染色体 9q33.2(rs4573350)。对比上述 19 个位点在中欧人群之间的效应,结果显示,染色体 3q28、5p15.33、6p21.1、15q25.1、19q13.2、8p12 和 9q33.2 等 7 个区域遗传易感位点的效应在不同人群间存在高度异质性($I^2 \geqslant 0.75$ 或 $P \leqslant 1.0 \times 10^{-4}$)。该研究进一步完善了肺癌遗传易感图谱,为解析 NSCLC 的遗传易感结构、探讨肺癌发生的生物学机制提供了理论基础。

二、多基因风险评分及其在肺癌风险预测中的应用

为了评价易感位点在肺癌风险预测和疾病防控方面的应用价值,笔者课题组在国际上首次使用大规模前瞻性队列评价了 PRS 在肺癌发病风险预测中的应用效果。首先利用中国人群肺癌大样本多中心 GWAS 研究结果,系统评价目前已经报道的 51 个易感区域内的 81 个肺癌遗传易感位点,最终筛选出 19 个独立的中国人群肺癌易感性位点,并据此构建了肺癌多基因风险评分 PRS-19;随后,基于超大型前瞻性队列——中国慢性病前瞻性研究项目(China Kadoorie Biobank,CKB)中已经完成全基因组基因分型的近 10 万名研究对象(中位随访时间 10.4 年,共报告新发肺癌患者 1 316 人),前瞻性评价了 PRS-19 应用于预测肺癌风险的效能。该研究显示 PRS-19 与肺癌的发生风险存在明显的剂量-反应关系,PRS 最高 10% 的人群发生肺癌的风险是 PRS 最低 10% 人群的 2.37 倍;同时,PRS 与吸烟存在显著的联合效应,随着遗传风险和吸烟剂量的增加,肺癌发病风险显著增加;支持 PRS 可作为年龄和吸烟等因素之外的重要肺癌风险预测指标,优化高危人群的筛选标准。值得注意的是,遗传高风险的轻度吸烟者发生肺癌的风险与遗传低风险的重度吸烟者相近,提示这一部分人群也应作为高危人群纳入肺癌筛查,该项成果为优化我国肺癌筛查策略提供了科学依据。

(沈洪兵　朱　猛　王玉琢)

参考文献

1. 沈洪兵. 肿瘤分子流行病学[M]. 北京：人民卫生出版社,2014:85.

2. 王铖,戴俊程,孙义民,等. 遗传风险评分的原理与方法[J]. 中华流行病学杂志, 2015,36(10):1062 - 1064.

3. 王玉琢,沈洪兵. 孟德尔随机化研究应用于因果推断的影响因素及其结果解读面临的挑战[J]. 中华流行病学杂志,2020,41(8):1231 - 1236.

4. DAI J，LV J，ZHU M，et al. Identifcation of risk loci and a polygenic risk score for lung cancer：a large-scale prospective cohort study in Chinese populations [J]. Lancet Respir Med，2019,7(10):881 - 891.

5. DONG J，HU Z，WU C，et al. Association analyses identify multiple new lung cancer susceptibility loci and their interactions with smoking in the Chinese population [J]. Nat Genet，2012. 44(8):895 - 899.

6. DONG J，JIN G，WU C，et al. Genome-wide association study identifies a novel susceptibility locus at 12q23. 1 for lung squamous cell carcinoma in Han Chinese [J]. PLoS Genet，2013,9(1)：p. e1003190.

7. HONG E P，PARK J W. Sample size and statistical power calculation in genetic association studies [J]. Genomics Inform，2012,10(2):117 - 122.

8. HU Z，WU C，SHI Y，et al. A genome-wide association study identifies two new lung cancer susceptibility loci at 13q12. 12 and 22q12. 2 in Han Chinese [J]. Nat Genet，2011,43(8):792 - 796.

9. TAM V，PATEL N，TURCOTTE M，et al. Benefits and limitations of genome-wide association studies [J]. Nat Rev Genet，2019,20(8):467 - 484.

10. WANG K，LI M，BUCAN M. Pathway-based approaches for analysis of genome wide association studies [J]. Am J Hum Genet，2007,81(6):1278 - 1283.

11. Wellcome Trust Case Control Consortium. Genome-wide association study of 14 000 cases of seven common diseases and 3 000 shared controls [J]. Nature, 2007,447(7145):661 - 678.

第十四章 传染病流行病学

传染病流行病学(infectious disease epidemiology)主要研究人群中传染病的发生、发展和传播规律及影响因素,提出和评价预防、控制传染病流行或消灭传染病的策略和措施。传染病流行病学是在人类与传染病长期不懈的斗争中形成并不断发展和成熟的。1854年约翰·斯诺(John Snow)对伦敦宽街霍乱流行的调查分析,1796年英国医生爱德华·詹纳(Edward Jenner)发明了接种牛痘预防天花,20世纪70年代全球成功消灭天花,这些均是传染病流行病学成功应用的典范。

第一节 概 述

一、基本概念

微生物是最简单的生命形式,几乎出现在地球的每个角落和人体的每个部位。微生物个体微小,与人类关系密切,既存在对人类有益的,也存在对人类有害的种类。能使人和动物致病的微生物称为病原微生物,包括病毒、朊粒、细菌、真菌、螺旋体、衣原体、支原体、立克次体等。病原微生物通过不同方式侵入人体导致健康受到损害而发生的疾病称为感染性疾病(infectious disease),包括传染病(communicable disease)和非传染病(non-communicable disease)。传染病是由各种病原体引起的能在人与人、动物与动物或人与动物之间相互传播的一类疾病。感染性疾病比传染病包括的范围更广,涉及的病种更多。因此本章所描述的传染病流行病学实际上是感染性疾病流行病学,但考虑到读者的阅读习惯,本书仍沿用传染病流行病学这一术语。

任何一种传染病均有特异的病原体,病原体具有传染力(infectivity)、致病力(pathogenicity)、毒力(virulence)、免疫原性(immunogenicity)、变异性(variability)等特征。传染力指病原体可在宿主体内定居与繁殖从而引起感染的能力,常用二代发病率或续发率来衡量。致病力指病原体侵入人体后能导致疾病的能力,可以用显性感染者(即临床患者)所占的比例来衡量。毒力指病原体引起机体严重疾病的能力,可以用重症病例和具有严重后遗症的病例所占的比例或病死率来衡量。免疫原性指病原体引起机体产生特异性免疫的能力。变异性指由于环境改变,病原体可发生抗原变异、毒力变异、耐药性变异以及寄生宿主变异等。

二、感染的传播

微生物感染可通过内源性或外源性方式获得。内源性途径是指微生物来源于患者自身的微生物群,例如,癌症患者因为化疗导致肠道黏膜屏障受损,微生物感染来自患者的肠道。外源性途径是指微生物来自患者自身以外的其他方面,如来自带有病原微生物的食物、接触传染病患者后被污染的手、野生动物、外界环境等。

接触病原体后被感染的风险和概率受多种因素影响,包括微生物的数量、毒力、暴露持续时间、宿主易感性等。每种微生物都有特定的感染剂量,即能够引起感染所需的最少微生物数量,感染剂量低的微生物传播速度更快。微生物的致病性或毒力是指微生物引起疾病的能力。每种微生物都有不同的毒力因子,同一种系的微生物也可能具有不同的毒力因子。导致感染所需的暴露持续时间取决于微生物种类、毒力、感染剂量和宿主易感性等。如果人体免疫受到抑制,导致感染所需的剂量会更低,需要的暴露时间也较短。对于一些新现病原体,如严重急性呼吸系统综合征冠状病毒(severe acute respiratory syndrome coronavirus,SARS - CoV)、中东呼吸综合征冠状病毒(middle east respiratory syndrome coronavirus,MERS - CoV)、基孔肯亚病毒(chikungunya virus)、埃博拉病毒(Ebola virus)、塞卡病毒(Zika virus)以及新型冠状病毒(severe acute respiratory syndrome coronavirus 2,SARS - CoV - 2),即使是健康个体,由于他们既往未接触过该类病原体,也可能染病。

三、流行过程

病原体入侵机体后与机体相互作用、相互斗争的过程称为感染过程或传染过程(infectious process)。传染病在人群中发生、蔓延的过程则称为流行过程(epidemic process),需要传染源(source of infection)、传播途径(route of transmission)及易感人群(susceptible population)三个环节相互作用、相互连接。流行过程是群体现象,也是疫源地连续不断发生的过程。每个疫源地都是由前一个疫源地产生,它本身又是形成新疫源地的基础,一系列相互联系、相继发生的疫源地促进了传染病在较大范围的流行。

四、群体免疫

群体免疫(herd immunity),又称社区免疫(community immunity),是指在人群中让足够多的人对某种传染病产生免疫力,在社会层面形成一道免疫保护屏障,使得其他没有免疫力的个体受到保护而不被传染。当群体中有大量个体对某一传染病免疫或易感个体很少时,传染病在个体间的传播链便会中断,也就不会发生传染病流行。群体免疫需要人群中获得免疫力的个体达到一定的比例,即群体免疫临界值,才能产生群体免疫的效果。不同传染病的群体免疫临界值不同,传染性越强的传染病,群体免疫所需的临界值就越高,反之则越低。

人群可以通过自然感染或疫苗接种两种策略获得免疫力。自然感染的过程和结局既取决于病原体的传染力、致病力、毒力等生物学特征,又与个体免疫力、人际交往、社会因素等有关。如果仅仅依靠自然感染获得群体免疫力,诸多不确定性则会造成难以控制的人群健康问题和社会问题。一般而言,群体免疫力主要通过疫苗预防接种来实现。人类消灭的第一种传染病"天花",就是通过全球范围内广泛接种牛痘疫苗来实现的。还有一些传染病,如麻疹、脊髓灰质炎等,通过预防接种使免疫人群达到一定的覆盖面,形成群体免疫来控制流行。

第二节 | 传染病流行的基本环节及影响因素

传染源、传播途径和易感人群构成了传染病在人群中流行的基本环节,针对其中任一环节采取有效措施,就可以阻断传染病的流行,从而达到预防和控制传染病的目的。除了三个基本环节,传染病流行还受自然因素和社会因素的影响。

一、传染源

传染源是指体内有病原体生存、繁殖并能排出病原体的人或动物,包括患者、病原携带者和受感染的动物。

患者在其病程的不同阶段,如潜伏期(incubation period)、临床症状期和恢复期,排出病原体与否以及排出病原体的数量和频率不同,作为传染源的意义也不同。

潜伏期是指病原体侵入机体至最早出现临床症状的时间。不同传染病的潜伏期长短不同,同一种传染病有相对固定范围的潜伏期。潜伏期的流行病学意义包括:①潜伏期长短有助于判断患者感染病原体的时间,以便追查传染源,确定传播途径;②潜伏期有助于确定易感接触者的留验、检疫或医学观察期限;③潜伏期的长短有助于确定应急接种的可行性;④根据潜伏期可评价防控措施的实施效果;⑤潜伏期的长短可影响疾病的流行特征,短潜伏期的传染病来势凶猛,达到高峰后发病数会迅速下降,常呈暴发型,而长潜伏期传染病的发病数上升缓慢,流行持续较久。

病人排出病原体的整个时期称为传染期(communicable period)。传染期是决定传染病病人隔离期限的重要依据,而且在一定程度上也影响疾病的流行特征。

二、传播途径

传播途径是指病原体从传染源排出后,侵入新的易感宿主前,在外界环境中所经历的全过程。传染病可通过一种或多种途径传播,传播途径可分为水平传播(horizontal transmission)和垂直传播(vertical transmission)两大类。水平传播包括经空气传播(airborne transmission)、经水传播(waterborne transmission)、经食物传播(foodborne transmission)、经接触传播(contact transmission)、经节肢动物传播(arthropodborne transmission)、经土壤传播(soilborne transmission)、医源性传播(nosocomial transmission)等。垂直传播(maternal transmission)是指母婴间的病原体传播。

（一）经空气传播

经空气传播是呼吸系统传染病的主要传播方式,包括经飞沫、飞沫核与尘埃三种主要传播途径,其中飞沫核传播也称为气溶胶传播。经空气传播的传染病流行特征为:①传播途径易实现,传播广泛,发病率高;②冬春季高发;③少年儿童多见;④在未经免疫预防的人群中,发病呈现周期性;⑤居住拥挤和人口密度大的地区高发。

（二）经水传播

经水传播包括经饮用水传播和接触疫水传播两种方式,一般肠道传染病经此途径传播。

经饮用水传播的传染病流行特征为:①病例分布与供水范围有关,有饮用同一水源史;②除哺乳期婴儿外,发病率无显著的职业、年龄及性别差异;③如水源经常受污染,则病例长期不断;④对受污染的水源进行控制和处理后,暴发或流行即可终止。

接触疫水传播的传染病流行特征为:①患者有接触疫水史;②病例分布存在地区、季节、职业特点;③大量易感人群进入疫区,可引起暴发或流行;④加强个体防护、针对疫水采取措施等可控制疾病发生。

（三）经食物传播

经食物传播主要为肠道传染病、某些寄生虫病、少数呼吸系统疾病的传播方式。经食物传播的传染病流行特征有:①患者有食用相同食物的历史,不进食者不发病;②潜伏期较短,一次食物大量污染可致疾病暴发或流行;③停止供应污染食物,暴发或流行即可平息。

（四）接触传播

接触传播指病原体通过媒介物直接或间接接触感染人或动物,通常分为直接接触传播(direct contact transmission)和间接接触传播(indirect contact transmission)。直接接触传播指在没有任何外界因素参与下,传染源与易感者直接接触而引起疾病传播方式。间接接触传播指易感者与被传染源的排出物或分泌物等污染的日常生活用品接触而造成的疾病传播。

（五）经节肢动物传播

经节肢动物传播又称虫媒传播(vector transmission),是以节肢动物作为传播媒介而造成的感染,包括机械携带和生物性传播两种方式。经节肢动物传播的传染病流行特征有:①存在地区性,病例的分布与传播该病的节肢动物种类分布一致;②存在季节性,发病率升高与节肢动物的活动季节一致;③具有职业及年龄分布特点,从事与节肢动物经常接触的特殊职业人群的发病率高,在长期流行的老疫区发病多集中于儿童,而在新疫区发病者则无明显的年龄分布差异;④一般无人与人之间的直接接触传播。

(六) 经土壤传播

经土壤传播是指易感人群通过各种方式接触了被病原体污染的土壤所致的传染病传播,主要是一些肠道寄生虫(如蛔虫、钩虫)、能形成芽孢的细菌(如破伤风杆菌、炭疽杆菌)等所致的感染。经土壤传播传染病的流行病学意义主要取决于病原体在土壤中的存活时间、人与土壤的接触机会、个人卫生习惯、个体防护水平和劳动条件等。

(七) 医源性传播

医源性传播是指在医疗、预防工作中,由于未能严格执行规章制度和操作规程,人为造成的某些传染病的传播。

(八) 垂直传播

母婴传播或围生期传播(perinatal transmission),是指孕妇分娩前和分娩过程中,其体内的病原体传给子代的传播方式,包括经胎盘传播、上行性传播和分娩时传播。

三、人群易感性

人群易感性(herd susceptibility)是指人群作为一个整体对传染病的易感程度,与之相对应的是群体免疫力(herd immunity),即人群对于传染病病原体的侵入和传播的抵抗力。当人群中的免疫个体足够多时,甚至可以终止传染病的流行。导致人群易感性升高的主要因素有新生儿数量增加、易感人口迁入、人群免疫力自然消退、免疫人口死亡等。导致人群易感性降低的主要因素有免疫接种、传染病流行等。

四、影响因素

自然因素和社会因素通过作用于传染源、传播途径及易感人群三个环节而发挥促进或抑制传染病流行的双向作用。自然因素包括地理、气候、土壤、动植物等,它们对传染病流行过程的作用较为复杂。社会因素包括人类的一切活动,如居住环境、社会制度、生产活动、医疗卫生条件、风俗习惯、宗教信仰、职业、文化、生活方式和营养条件等。社会因素的影响既可以扩大传染病的流行,也可以阻止传染病的发生、蔓延,甚至消灭传染病。

第三节 暴发调查

一、暴发的类型

(一) 同源暴发

同源暴发是指易感人群同时或先后暴露于同一传染源所引起的暴发,可能是一次暴露,也可为多次暴露。一次暴露所致的同源暴发的时间分布特点为流行曲线突起突落,呈单峰型,病例均发生在该病的一个潜伏期内;空间分布特点是病例集中在与共同传播因素有关的地域内;人群分布特点为发病人群均有共同暴露于某因素的历史。二次暴露导致的流行曲线特点为存在两个发病高峰。多次暴露特点为流行曲线的峰较宽,可出现多个峰。

(二)非同源暴发

非同源暴发的流行曲线可单峰,也可呈多峰。病例数量在单位内分布不均,有家庭聚集或群组聚集性,呈以暴露源为中心的辐射状分布。

(三)混合传播

同源和非同源暴发都存在的情况称为混合传播,往往是在同源暴发后又发生非同源暴发所致。混合传播的流行曲线常出现"拖尾现象"。

二、暴发调查流程

传染病暴发调查通常从描述性研究开始,首先要描述疾病的三间分布特征,即时间、地点和人群分布特征,同时尽快回答以下两个问题:哪种病原体导致了疾病? 疾病的源头在哪里? 应当注意的是,暴发调查应边查找原因边采取控制措施,在这两个问题得到令人满意的答案之前,应及时采取预防措施来保护易感人群,如停用可疑的水源水、关闭餐馆或学校等。

首先要识别并确定病例,因此,需要对病例进行定义。病例定义不仅应包括疾病暴发时患者的典型症状,还需要明确疾病暴发的时间段,以免纳入那些由其他原因引起的具有相似症状的患者。典型的病例定义如:"当地学校所有参加 11 月 20 日实地考察的三年级学生,在 20 日 18:00 至 21 日 21:00 之间出现呕吐和/或腹泻症状。"制定一个详细的病例定义并非是一件易事,通常要求调查者对疾病暴发有相当全面的了解,但在实际工作中较难实现。因此,最好先从制定宽泛的暂定病例定义开始,随着调查深入和对疫情的了解越来越多,再逐步缩小范围和修订病例的定义。

例如,2019 年底发生新冠疫情后,国家卫生健康委发布了《新型冠状病毒感染的肺炎防控方案》,对病例定义作出了具体的规定。随着研究不断深入,对新冠肺炎的病例定义也在不断调整和修订,这对于及时发现和报告新冠肺炎病例和聚集性病例、掌握疫情特点、及时研判疫情发生发展趋势具有重要意义。2020 年 1 月 22 日发布的《新型冠状病毒感染的肺炎防控方案(第二版)》中,将确诊病例定义为:疑似病例具备以下病原学证据之一者:①呼吸道标本或血液标本实时荧光 RT-PCR 检测新型冠状病毒核酸阳性;②病毒基因测序,与已知的新型冠状病毒高度同源。2020 年 9 月 11 日印发的《新型冠状病毒肺炎防控方案(第七版)》将确诊病例定义为:疑似病例同时具备以下病原学或血清学证据之一者:①实时荧光 RT-PCR 检测新型冠状病毒核酸阳性;②病毒基因测序,与已知的新型冠状病毒高度同源;③新型冠状病毒特异性 IgM 抗体和 IgG 抗体均为阳性;④新型冠状病毒特异性 IgG 抗体由阴性转为阳性或恢复期 IgG 抗体滴度较急性期呈 4 倍及以上升高。2021 年 5 月 11 日印发的《新型冠状病毒肺炎防控方案(第八版)》中,将确诊病例的定义调整为:疑似病例具备以下病原学或血清学证据之一者:①新冠病毒核酸检测阳性;②未接种新冠病毒疫苗者新冠病毒特异性 IgM 抗体和 IgG 抗体均为阳性。

在收到疾病暴发的报告并启动调查后,调查者要在接下来的数小时或数天内,尽力寻找所有病例,或至少找到一个有代表性的样本。调查病例的性别、年龄等人口学特征,收集发病时间、症状、可疑接触时间和地理信息等。如果怀疑是经消化道传播的传染病,应尽可能详细地了解病例的饮食史;如果怀疑是经空气传播的传染病,则需要调查病例在潜伏期内活动的信息。调查之初,必须同时启动对病原体的识别和鉴定过程,尤其是对于新现传染病,应及时采集生物样本,在生物安全合格的实验室内分离病原体,并采用现代生物技术鉴定病原体。

暴发调查的流程可以归纳为调查准备、证实暴发、核实诊断、三间分布描述、确定高危人群、提出并检验假设、评价假设、修正假设、采取控制措施、公布调查结果等。

三、流行曲线

流行曲线(epidemic curve)是以横坐标为时间尺度(小时、日、周、月或年),纵坐标为病例数,把各单位时间内发生的病例数标记在相应的位置上,可构成直方图或线图(图14 - 1)。

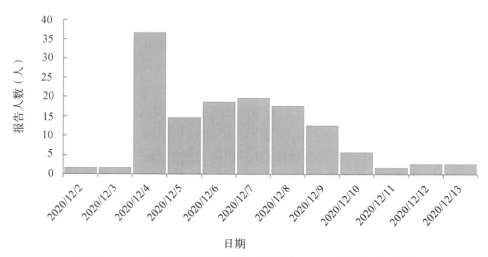

图 14 - 1　一起学校学生诺如病毒感染性腹泻暴发事件的流行曲线

暴发调查时绘制流行曲线有助于描述疾病的传播方式,推断暴露时间,提供病因线索,反映控制效果。流行曲线因病原体种类、传播方式、暴露类型、暴露时间长短的不同而异,同时还取决于疾病的潜伏期长短和易感者人数。

流行曲线也可绘制成图 14 - 2～14 - 4 所示的形式。

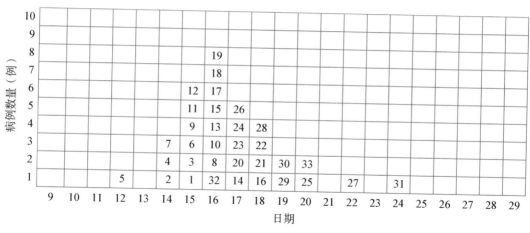

图 14－2　点源暴露流行曲线

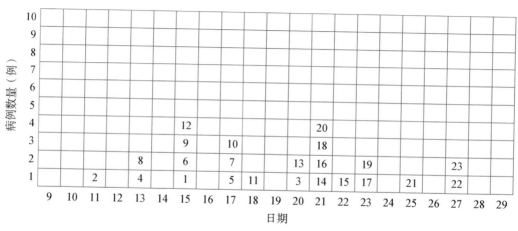

图 14－3　持续同源暴露流行曲线

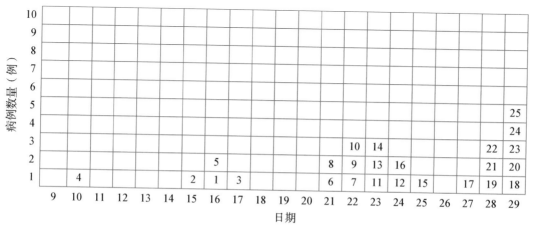

图 14－4　人-人接触传播流行曲线

图 14-2 中,每个病例的发病日期按顺序绘制在横轴上,每个方框表示一个患者,每个病例都有一个编号,将病例编号填写在曲线上的相应方块中。图中,最早的病例出现在本月 12 日,16 日发病数最多,24 日后无病例发生。这种聚集在峰值附近的流行曲线表明,所有 33 例病例存在同源暴露,这是点源暴发的典型特征。调查中可能会发现,第一个确诊的病例并不一定是首发病例。当扩大病例搜索范围时会发现最初没有注意到或未报告的病例,这在暴发调查中非常普遍。换句话说,指示病例不一定是首发病例。从图 14-2 中可以看出,病例 5 对应于该病的最短潜伏期,病例 31 则对应于最长潜伏期。我们可以根据不同疾病的潜伏期来推测本次暴发的原因,即可能的传染病是什么。

另一种流行曲线如图 14-3 所示,这种流行曲线表明持续暴露导致疾病暴发的特征,例如饮用水或某些食品持续受到污染。

人-人接触传播导致的暴发可出现如图 14-4 所示的流行曲线。在此案例中,10 日发病的病人可能传染了 15—17 日发病的人群,而这些人又在 23 日左右引发了新的病例出现。连续的波峰间隔大约在 7 天左右,这一间隔被称为系列间隔,通常短于潜伏期。如果考虑到指示病例很可能在 10 日前就具有了传染性,那么意味着续发病例的潜伏期超过了曲线所示的 5～8 天。

四、地区分析

在疾病暴发调查中,可根据病例的地理位置将其绘制在地图上,有助于识别是否存在聚集性,也可以提供病因线索。一个典型的例子就是 1854 年约翰·斯诺开展伦敦霍乱暴发调查时绘制的标点地图(图 14-5)。然而,地图本身更多的是用于可视化描述而不是用于统计分析。现代社会,很少有人整天待在同一个地方,所以很难决定应该在何处标点。大多数常规监测系统只记录病人确诊地点,这可能与实际被感染的地方相距很远。

五、人群分析

年龄和性别是描述疾病分布常用的人口学指标,绘制病例年龄和性别分布的人口金字塔可以提供疾病暴发的病因学线索。图 14-6 是一起沙门氏菌污染罐装婴儿食品导致的肠胃炎暴发案例,该图显示了不同性别、不同年龄组的病例数量(图中深色格子)。病例集中在儿童、中青年妇女和老年人,是什么原因导致了这种特殊的年龄、性别分布模式? 最终调查结果显示,婴幼儿和儿童是由于吃了婴儿食品而感染,母亲是由于在喂婴儿前检查食物温度而感染,而老年人则是由于牙齿或经济原因购买和食用婴儿食品而受到感染的。

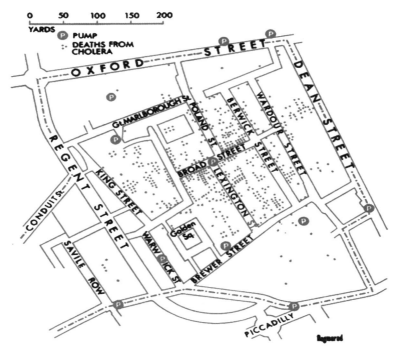

图 14-5 约翰·斯诺开展伦敦霍乱暴发调查时绘制的标点地图

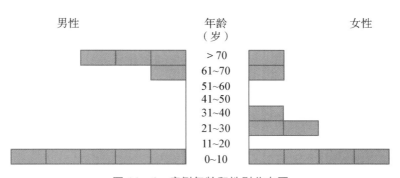

图 14-6 病例年龄和性别分布图

第四节 传染病监测与预警

传染病病例的发现依赖于临床观察,临床医生或公众能够首先注意到病例异常聚集的现象,但这存在一定的偶然性,如果能够建立疾病暴发识别系统,对于疾病防控具有重要意义。

一、疾病监测

监测(surveillance)是预防和控制疾病的重要组成部分,是制定疾病防制策略和措施的基础。最早的监测内容主要是对疾病的发生和死亡进行监测,故称为疾病监测(disease surveillance),也称为流行病学监测(epidemiological surveillance),随着监测内容和范围扩大,目前较多应用的是公共卫生监测(public health surveillance)。

自 19 世纪末以来,许多西方国家建立了传染病报告系统,目的是迅速发现传染病的暴发或流行,以便及时采取预防和控制措施。在这种情况下,速度比准确度更重要,在决定采取行动之前,很少有时间对数据进行详尽的流行病学分析。这种对数据的持续收集、整理和分析,无论是否采取后续行动,都被称为监测。传染病流行病学研究的很大一部分资料源于这类监测数据。传染病监测是疾病监测的一种,内容包括传染病发病、死亡;病原体种类、型别、特性;媒介昆虫和动物宿主种类、分布和病原体携带状况;人群免疫水平及人口学资料等。

二、监测方法

(一) 常规报告

理论上,每个国家都有一份应当报告的传染病清单,清单所列的疾病种类和数量因国家而异。临床医生在诊疗过程中一旦发现列表清单中的疾病患者,应向地区或国家报告。报告卡上需填报的信息内容在不同国家间存在差异,但多数情况下应包括姓名、年龄、性别、居住地、诊断、发病日期等内容,还可能包含症状、暴露类型、附近其他类似病例、治疗措施、采取的预防措施等。常规报告要求的病种多、范围广,主要由基层卫生人员来开展执行,较易出现漏报和信息不完整等现象,需要同步建立相应的质量标准和质量控制体系。

(二) 实验室报告

许多传染病的诊断依靠微生物学检测得以确认,因此收集传染病发病信息的另一种方法是通过微生物实验室的报告。例如,为了提高流感监测质量和水平,我国建立了流感监测网络实验室,实验室收到医院采集的标本后,利用核酸检测方法进行流感病毒亚型或谱系鉴定。对于检测阳性的标本,利用 MDCK(Madin-Darby canine kidney)细胞和(或)SPF(specific pathogen free)鸡胚进行病毒分离,检测结果录入"中国流感监测信息系统"。

(三) 哨点监测

为了快速评估传染病发病情况,越来越多的国家引入了哨点监测系统。哨点监测是指从少数具有代表性的人群样本中开展监测获得需要的信息,与个案报告系统相比需要的资源更少,提供的监测数据质量更高,与全人群抽样相比,哨点监测有更好的实验室检测条件。例如我国的艾滋病哨点监测系统,是在固定地点、固定时间内连续收集特定人群中艾滋病流行状况及相关信息,以获得该地艾滋病的流行趋势,为艾滋病预防与控制及其效果评估等提供依据的一种快速、简便、经济的流行病学监测方法。可作为哨点监测的单位有性病门诊部、戒毒所、采供血站、长途运输司机体检单位、综合医院妇产科或妇产医院、婚前体检机构、妇幼保健所、综合医院门诊等。

（四）症状监测

传统的疾病监测系统建立在医院诊断和实验室检查的基础上，但是出现症状时间或样品采集时间与疾病诊断之间往往存在滞后期。随着新发、再发传染病的不断出现，基于诊断的传统疾病监测系统已不能适应突发公共卫生事件应急处理的要求，而症状监测（syndromic surveillance）在一定程度上可以弥补这一不足。症状监测也称症候群监测，是指通过连续、系统地收集和分析特定疾病临床症候群发生频率的数据，及时发现疾病在时间和空间分布上的异常聚集，以期对疾病或不良健康事件暴发进行早期探查、预警和快速反应的监测方法。对于症状的细化则是一个较为复杂的过程，需要流行病学家和临床医生的共同努力，合理判定症状和疾病的关联，综合考虑诊断的复杂程度和关联强度，并根据常规监测和新的科研成果及时调整症状监测内容。

狭义的症状监测是指对人群中特定临床症候群，如发热、腹泻、呼吸道症状等发生频率进行监测。随着症状监测范围的扩大，除临床症状外，还包括与疾病有关的现象，如：医院急诊室就诊情况；药店中有关非处方药的销售情况；医用口罩、卫生纸等健康相关商品的销售情况；学校因病缺勤率；动物患病或死亡；公共卫生实验室检测结果；不明原因死亡人员的法医鉴定结果；紧急医学救助电话记录。症状监测数据的产生往往早于明确的诊断信息，因此收集、分析这些数据有助于追踪疾病暴发的规模和速度、监控疾病流行趋势，预警突发公共卫生事件，提醒及时采取有效措施，降低发病率和死亡率，减少经济损失和健康危害。

（五）基于搜索引擎的监测

近年来，出现一些新的监测替代方法，这些方法并非基于医疗卫生体系，而是基于互联网应用或移动通信。例如，分析人们访问搜索引擎（如 Google、百度）时使用的网络搜索数据，成为包括流感在内的一些传染病监测的数据源。同样，在社交网络上监测有关某种疾病的讨论/话题也被用来识别传染病暴发的线索。2009 年，杰里米·金斯伯格（Jeremy Ginsberg）等利用 Google 的搜索数据来探测流感流行趋势，成为一个大数据应用的经典案例。用搜索引擎开展传染病监测预警，相比于传统的疾病监测报告系统具有明显优势，如：监测实时快速，有可能在疫情发生早期即能识别苗头；人群覆盖面广，数据来源丰富；成本较低；可与其他数据库关联，进行多因素分析；能实现系统自动化监测和预警，成为传统传染病监测系统的重要补充。但是基于搜索引擎的监测也存在一些局限，尚不能替代传统的监测方法，这些不足包括：不能进行因果判断；互联网信息繁杂，存在较多偏倚，难以实现准确预警预测；搜索行为受季节性、舆论关注等多种因素影响；受网络资源、网民数量和特征、文化、语言等因素的影响。

三、监测系统的任务

监测系统的主要任务是及时发现发病率的突然变化,即暴发或流行的苗头,因此,对系统灵敏度的要求要超过特异度。灵敏度受多个因素影响,如临床医生诊断的准确性、微生物检测方法和报告倾向等。

对于发病率的监测数据不能局限于一个国家的整体数字,它还必须考虑区域性的差异。例如一个国家某个地区发病率的上升可能被其他地区发病率的下降所掩盖,从而使总发病率保持不变。简言之,监测系统可以在时间和空间上寻找疾病的聚集性。

需要注意的是,监测数据越来越多地被用于传染病流行预警以外的其他目的,如被用来监测长期趋势以进行国家间比较,还被用来分析预防措施的成本和收益。这些新的用途对数据的质量和分析方法均提出了新的要求。

四、传染病预警模型的种类

基于传染病流行的三间分布特点,通常将预警模型分为时间模型、空间模型和时空模型三大类。

1. 时间模型　将一定空间区域内监测到的发病率与预警阈值进行比较,超过既定的预警阈值则发出预警信号,这是一种考虑病例时间聚集性的"时间扫描分析"方法,对于预测一个大区域内传染病暴发的能力较强。时间模型可分为定性和定量两大类。定性模型是根据疾病历史数据的发生、发展规律,对发展趋势和流行强度进行估计,主要有综合预测法、比数图法、控制图法、专家咨询法等。定量模型则是根据疾病的时间进程绘制流行曲线或发病曲线,建立模型并定量预测未来发病水平,评估异常变化,主要有时间序列模型、线性回归模型、基于隐马尔可夫链模型和灰色模型等。此类模型的特点在于:根据过去一段时间监测变量值的大小,利用统计模型预测未来该变量值的大小,根据预测值的大小,按时间资料的分布特点确定备选预警阈值,并结合实际情况,调整预警阈值的大小,当实际疾病发生的水平超过阈值则发出警报。

2. 空间模型　利用病例的空间地理位置信息,如行政区域名称、家庭住址、工作单位等发现病例的地理聚集程度,分析病例是否存在空间聚集性。如果存在空间聚集性则发出预警,适用于具有明显空间聚集性的传染病。常用的方法包括空间扫描统计(space scan statistic)、3S技术(地理信息系统 GIS、卫星遥感遥测技术 RS、全球定位系统 GPS)等。常用的空间模型有广义线性混合模型(generalized linear mixed modeling,GLMM)、小区域回归分析检验(small area regression and testing,SMART)等。

3. 时空模型　是一种借助时间和空间聚集性的探测方法,综合利用病例的发病时间、持续时间长短以及地理位置信息,分析疾病的聚集性,判断固定区域内的病例数、空间聚集热点区域是否达到预警阈值,如果达到阈值,系统则发出预警信号。主要分析方法及工具有 SaTScan(software for the spatial, temporal, and space-time scan

statistics）、贝叶斯网络、WSARE（what's strange about recent events）、PANDA（population-wide anomaly detection and assessment）、时空扫描统计（space-time scan statistic）等。

第五节 | 传染病流行病学数学模型

人类一直以来的梦想之一就是能够预测未来,例如使用超级计算机预测天气,基于既往大量的气象数据库建立复杂的方程组,将目前的情况与这些历史数据进行比较,计算出最可能的未来天气发展趋势。尽管个人未来的行为可能无法预测,但对一群人的行为进行预测还是可行的。银行和金融机构定期发布的经济预测就是这类模型的代表。除了预测,模型还可以用于其他目的,例如绘制一个事件发生的简化图,去掉不重要的因素,有助于我们理解复杂的情形,确定事件发生的最重要决定因素。传染病有规律地反复发生和具有相似特征的疾病连续流行使得建立数学模型成为可能。

一、基本再生数

基本再生数被称为 R_0（发音为"R nought"）,是传染病流行病学数学模型中重要的参数,指一个传染病患者进入完全易感的人群时,在整个传染期直接传染的平均人数。如果在感染后能够获得免疫力,那么人群中易感者的数量将随着时间推移而不断减少,并且传染源接触的人群很可能是已经有免疫力的人群。因此,实际再生数会随着传染病的扩散而下降,但基本再生数不受影响。

显然, R_0 是个相当抽象的概念。为了计算平均 R_0,我们首先将一个感染病例引入一个人群,计算续发病例的数量。然后,我们须从人群中剔除原始病例,将剩余的人群重新设置到原来的完全易感状态,再引入新的病例,计算继发病例,以此类推。因此,上述严格的定义变得完全理论化,但只要将已经免疫的接触人数忽略不计,即在疫情开始时,通过计算继发病例,我们就可以对 R_0 进行估计。

再看定义中的"直接传染"。以图 14-7 为例,可以认为最左边的患者是所有后续感染的原因,然而,我们统计的只是每个病例真正的继发感染情况。在现实生活中这是很困难的,即使全基因组测序技术可以提供疾病可能的传播路径,但我们几乎永远无法知晓疾病是如何在群体中传播的。

图 14-7 中,疾病由最左边的人（A）带入该群体,感染了另一个人（B）,而这个人又感染了另

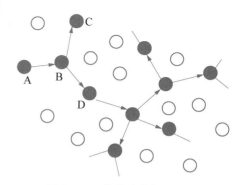

图 14-7 传染病传播示意图

引自：GIESECKE J. Modern infectious disease epidemiology [M]. 3rd ed. Boca Raton, FL: CRC Press, 2017.

外两个(C、D),其中一个(C)不会传播传染别人,但另一个(D)会传染其他人,以此类推……可见,被每例病例直接传染的平均人数为:$(1+2+0+1+3+2+1+2+1+2)/10=1.5$。

传染病流行时,当前再生数通常用 R 来表示,有时会使用 R_t,此处 t 表示再生数会随时间的推移而变化,有时会使用 R_e,这里的 e 表示"有效 R"。

如果一种新的疾病进入人群,其传播概率是多少呢? 事实上,有 3 种可能:① $R_0<1$:最终这种疾病将会消失;② $R_0=1$:疾病发展为地方病;③ $R_0>1$:意味着平均每个感染者感染了不止一个人,将会有越来越多的人被感染,最终导致疾病流行。

那么,人群在获得免疫后会发生什么变化呢? 我们假设一种疾病的 $R_0=2$,也就是说,一开始每一个病例平均感染 2 名易感个体。随着时间推移,越来越多的人获得免疫。在某一个时间点,半数人群将会对疾病免疫,这就意味着约一半的人真正能传播疾病,R 值会从原先的 2 降至 1。随着越来越多的人被免疫,实际 R 值会降至 1 以下,传染病会最终消失。

这种推断方式对于确定疫苗覆盖率具有重要意义。如果我们能够通过人工免疫而不是自然免疫来增加免疫人群的比例,那么究竟需要多大比例的人群通过人工免疫获得免疫力呢? 基本再生数为 R_0,这意味着平均 R_0 个接触者将会被某一个感染者所感染。如果一种疾病在易感人群中的 $R_0=4$,在未接受人工免疫的自然状态情况下,4 个人将会被初始病例感染。如果 25% 的人群获得了免疫力,将会有 1/4 原先可能被感染的人群避免此次感染。需要注意的是,我们讨论的是 R_0 的平均值,即平均会有 1/4 的潜在继发病例会获得免疫保护。在 1/4 获得免疫的人群中,初始病例平均只感染 3 人。如果一半的人群获得免疫,初始病例平均只能感染 2 人。如果 75% 的人群被免疫,平均只会出现 1 个继发病例。也就是说,如果 75% 的人群获得了免疫,那么在疾病的早期将呈现出疾病地方性的特征,如果超过 3/4 的人群已经获得免疫,在起始阶段平均每个感染者传染的人数会小于 1,该病就不会发生传播和流行。

假设有 p 比例的人已获得免疫,$p \times R_0$ 这部分人能够避免受到感染,被传染源所传染的平均人数为 $R_0-R_0 \times p$。如果想阻断疾病流行,则继发病例从开始时 R_0 就需要小于 1,这告诉了我们所需的免疫水平 p 应该是多少。

继发病例 $R_0-p \times R_0$ 值应该小于 1:$R_0-p \times R_0<1$,即 $R_0-1<p \times R_0$,或:$p>(R_0-1)/R_0=1-1/R_0$。

为了预防疾病的流行,免疫人群的比例需要大于 $(1-1/R_0)$。

上述使用的是"免疫"而不是"疫苗接种免疫",因为并非所有的疫苗都能够达到 100% 有效,即所有接种疫苗的人群未必都会获得免疫。因此,疫苗接种水平要求比实际免疫水平高。

免疫不能避免所有的继发病例发生,除非覆盖率是 100%,一般还是会有继发病例或散发病例出现。在高覆盖率的免疫人群中,疾病是不会发生传播流行的,传染源导致周围人群的微小流行很快会自行消失。

以麻疹为例,其 R_0 大约为 15,这意味着每个麻疹病人将会传染 15 个人。如果想要控制麻疹的传播,需要免疫人口比例大于 $1-1/15=0.94$,即需要 94% 的人群获得免疫。

预防疾病流行的人群免疫水平称为群体免疫力,R_0 值越大,需要通过接种疫苗获得群体免疫的人群比例就越高。

二、基本再生数的影响因素

R_0 是一个平均值,这意味着在不同人群亚组中,如果传播率差异很大的话,平均 R_0 值就没有什么意义了。实际 R_0 值的基本公式为:$R_0=\beta\times\kappa\times D$。

β 是每名接触者传播的危险度,因不同疾病类型和接触方式而有所不同。以 HIV 感染为例,对于握手,β 值可以记为 0,因为握手不是 HIV 的传播途径;对于性交,β 值在 0.001 和 0.1 之间;对于输血,β 值为 1.0。许多预防传染病传播的措施就是旨在降低 β 值,如使用安全套、戴口罩或洗手等。

κ 是单位时间内人群中平均每个接触者接触其他人的数量,会因不同的传播途径而不同。在学校暴发的麻疹疫情中,κ 值应被表示为患有麻疹的学生每天接触其他学生的平均人数。对于性传播疾病而言,其 R_0 的数值取决于每月或每年新的性伴侣数量。为了预测普通流感的传播,我们需要知道每天打喷嚏波及范围内或进行握手的人的数量。隔离病例是旨在降低 κ 值的一项公共卫生措施。

D 值是平均感染时间。对于任何疾病而言,它是一个生物学常量。对于抗生素治疗有效的疾病而言,D 值较短,但这并非对所有的感染均适用,例如对于沙门氏菌感染的抗生素治疗并不能影响患者携带病原体的时间。

上述 R_0 计算公式相当烦琐。疾病的传染性越强,感染病例就越多;患者的传染期越长,继发感染率就越高。实际工作中常根据流行病学状态进行拆分。

例如,在特定人群中,一种性传播疾病的 $R_0=1.2$,就会引起疾病的传播和流行。如果我们能让 1/4 的夫妻使用安全套并且在接触者中假设 $\beta=0$,那么 R_0 值会下降至 0.9,该病最终将会消失。

三、暴发调查中基本再生数的估算

R_0 的数值并不能说明疾病传播的速度,它只衡量了首发病例引入人群后在整个感染期中出现继发病例的数量。如果这个时间段很长,即使增加速度很慢,也会出现很多继发病例。肺结核病就是一个很好的例子。

如果我们预测了传染病的传代时间,R_0 的值实际上可以从流行曲线上计算出来。在现实条件下,需要一些假设和模型,但基本原则是相同的。如果新病例发生数翻倍的时间是 10 天,其平均每代时间也是 10 天,那就意味着每个初始病例平均感染了两个人。如果传染病的传代时间比病例数翻倍的时间短,那么就需要降低 R_0,因为当病例数翻倍的时候,已经出现了原来病例数的 3 倍病例。相反,如果传染病的传代时间较长,一些被初始病例传染导致的继发病例还没有出现。

四、基本再生数的近似公式

传染病的 R_0 值越大,接触者在生命早期就越容易被感染。如果传染病的传播风险很高且有很多人被感染,那么儿童被感染的比例会较高。如果传染病具有很高的 R_0 值,并且感染后保持长期免疫,我们就称之为儿童期疾病。针对这一类疾病,如果我们知道感染者的平均年龄,就可以通过以下近似公式估计 R_0 值: $R_0 = 1 + L/A$。 L 是指人群中个体的平均寿命,A 是指发生感染的平均年龄。如果平均期望寿命是 70 岁,平均感染年龄 7 岁,那么该病的 $R_0 = 11$。 如果麻疹的 R_0 值是 15,利用该公式可以推算出比较合理的小于 5 岁这一平均感染年龄。

五、传染病数学模型示例

传染病数学模型的研究早期主要聚焦在传染性强、潜伏期短、感染后能够获得免疫的儿童期疾病上。我们对于一个模型作出以下假设:人群是固定的,没有人进入,没有人退出,也没有人死亡;潜伏期是 0,人们感染后即成为感染者;感染期和临床病程一样长。如果有个体在该人群以外获得感染,将会把疾病带入到这个固定群体中,那么第 1 条假设条件将不再满足。

我们把人群总数记为 N,将其分为 3 个部分:①S 表示人群 N 中易感人群的比例;②I 为现阶段被感染和具有传染性的人员比例;③R 为免疫人群,切勿将此处的 R 和前述的基本再生数 R_0 中的 R 混淆,它们是不一样的,此处 R 代表"移除"。

在第 1 个病例被感染之前,因为每一个人都是易感者,S 值为 1,I 值和 R 值都是 0。随着疾病的传播,S 值降低,R 值升高,I 值一般先增加后降低。我们建立 3 个方程式来表示这 3 个部分如何随着时间变化而变化的,使用比例时间导数:$\dfrac{dX}{dt}$,(X 可以是 S,I 或者 R)。

如果你对此不熟悉,可以把他们解读成 X 随着时间的变化率。如果导数之前有一个负号,这意味着 X 大小随时间而降低,否则是增加的。

在疾病流行的任一时期,3 个公式分别是:

$$\frac{dS}{dt} = -\beta \times \kappa \times S \times I \qquad \text{(公式 14-1)}$$

$$\frac{dI}{dt} = \beta \times \kappa \times S \times I - \frac{I}{D} \qquad \text{(公式 14-2)}$$

$$\frac{dR}{dt} = \frac{I}{D} \qquad \text{(公式 14-3)}$$

上述公式 14-1 中,易感人群的比例在任意一个时间点都在降低。但是,真实的降

低率 $\beta \times \kappa \times S \times I$ 需要进一步进行解释。首先看 $S \times I$ 部分,在人群中有 6 种不同的潜在接触方式:①易感者接触易感者;②易感者接触感染者;③易感者接触免疫者;④感染者接触感染者;⑤感染者接触免疫者;⑥免疫者接触免疫者。

显然,疾病传播只能在第 2 种类型中发生(易感者接触感染者)。如果所有的接触都是完全随机发生的,在两组人群中所有与接触者接触的人群将会是这两个部分的乘积,即 $S \times I$。举个例子:如果 30% 的人群易感,所有接触者中至少有 30% 是易感的。如果易感人群中有 10% 感染者,他们将会占所有易感人群中接触者的 10%。因此在整个人群中,易感者接触感染者的概率为 $0.3 \times 0.1 = 0.03$ 或 3%(相似地,所有接触者中,两个易感个体接触的概率为 $0.3 \times 0.3 = 0.09$ 或 9%,感染者接触感染者的概率为 $0.1 \times 0.1 = 0.01$ 或 1%)。

κ 是每天接触人群中接触者的平均数量。$S \times I$ 部分可决定传播的类型。$\kappa \times S \times I$ 是每天潜在接触感染者的人数。最终,为了得到疾病实际发生人群,我们乘以表示这些接触者间传播风险的 β 系数。

在公式 14 - 2 中,右边第 1 个字母表示随着易感个体离开,感染者的比例以匀速增加。但是,在时间 D 之后,被感染的人就会获得免疫并且从感染人群移除,所以如果 D 等于 10 天,那么大约每天有 1/10 的感染者获得免疫。

公式 14 - 3 表示因为他们获得了免疫而离开感染组,进入免疫组。

进一步可将公式写成:

$$S_{t+1} = S_t - \beta \times \kappa \times S_t \times I_t \qquad \text{(公式 14 - 4)}$$

$$I_{t+1} = I_t + \beta \times \kappa \times S_t \times I_t - I_t/D \qquad \text{(公式 14 - 5)}$$

$$R_{t+1} = R_t + I_t/D \qquad \text{(公式 14 - 6)}$$

假定某种疾病的传播概率为 $0.15(\beta)$,该人群中平均每周有 12 个接触者(κ),该疾病持续 1 周(D),潜伏期为 0,感染期和病程相等。从第 1 周开始,我们在 1000 个人中引入 1 例感染者。

图 14 - 8 所示为每周人群中剩余易感者的数量。在 1000 人的封闭人口中,流行始于 1 个感染者在时间零点被引入。整个疾病的流行进展缓慢,初始有很少的感染病例,大约在 11 周左右达到顶峰,随后又有所下降,这是因为其缺少易感者。到第 16、17 周的时候,该病逐渐消失。

图 14 - 9 分析了 3 组的整个流行进程。免疫人群的数量和易感者的数量成反比,这一点非常有意义。最终会有大约 800 人获得免疫,被感染者的比例在任意时间点都没有超过 15%。

运用基础公式 $R_0 = \beta \times \kappa \times D$,我们可以得到此流行病的 $R_0 = 0.15 \times 12 \times 1 = 1.8$。说明了如此低的 R_0 也可导致随后疾病的传播。大约在第 11 周,实际 R_0 值降至 1 以下,从这个时间点以后疾病流行开始消失。

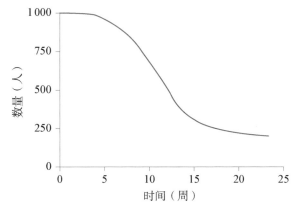

图 14‑8   疾病流行过程中的每周易感个体数变化曲线

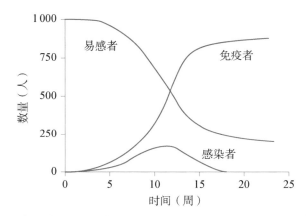

图 14‑9   疾病流行过程中每周易感者、感染者和免疫个体的数量变化曲线

六、对模型的异议

上述模型至少有两种假设是非常不现实的。

第一种假设是研究人群中每一个人接触其他人的概率都是相等的,这对于混合气体中的原子而言是可行的,并且模型的计算公式实际上是源于化学中的质量作用定律。但是,在人群中总会有一些接触是常见的,也有一些接触是从来不会发生的。年龄和地理位置的不同对于人与人相互接触有着重要影响。社会生活中人与人的接触模式并不是同质的,将会导致疾病实际传播的速度比模型预测的要慢。此外,一旦某个人发病后,其接触模型就会发生改变,例如感染后卧床休息就会大大降低接触者数量。另外,疾病流行本身也会在很大程度上影响接触模式,公众习惯的改变将会使流行病的发展轨迹发生改变。

第二个不现实的假设就是在给定的 β 值条件下,只有一种接触者类型存在。如上所述,疾病传播危险程度不同,其传播的路线也就不同。如果人群亚组有不同的接触模式,在这些组别中疾病带来的结果就会不同。例如,对于 HIV 感染,肛交和共用注射器的 β 值要高于阴道性交,这就意味着同性恋或瘾君子即使在相同的接触概率下,其感染风险要高。

第六节 预防与控制

一、预防策略

我国的传染病预防策略可概括为预防为主、群策群力、因地制宜,发展三级保健网,采取综合性防制措施。

二、预防和控制措施

传染病的预防措施包括传染病报告和针对传染源、传播途径和易感人群的多种措施。

（一）传染病报告

传染病报告是传染病监测的手段之一,也是控制和消除传染病的重要措施。

（二）针对传染源的措施

1. 对患者的措施 做到早发现、早诊断、早报告、早隔离、早治疗。患者一经诊断为传染病或可疑传染病者,就应按传染病防治法的规定实行分级管理。只有尽快管理传染源,才能防止传染病在人群中的传播蔓延。

2. 对病原携带者的措施 对病原携带者应做好登记、管理和随访至病原体检测 2～3 次阴性后。从事饮食行业、托幼机构等特殊行业的病原携带者须暂时离开工作岗位。

3. 对接触者的措施 凡与传染源有过接触并有受感染可能者都应接受检疫。根据传染病潜伏期的长短确定检疫期限,同时根据病种及接触者的免疫状态,采取应急接种、药物预防、医学观察、隔离或留验等不同措施。

4. 对动物传染源的措施 视感染动物对人类的危害程度采取不同的处理措施,对危害大且经济价值不高的动物传染源应予彻底消灭;对危害大的病畜和野生动物予以捕杀、焚烧或深埋;对危害不大且有经济价值的病畜可予以隔离治疗。此外,还要做好家畜和宠物的预防接种和检疫。

（三）针对传播途径的措施

疫情发生后,首先要估计疫源地的范围,对传染源污染的环境,采取有效的措施去除和杀灭病原体。不同传染病因传播途径不同,所采取的措施各异。例如,肠道传染病通过粪便污染环境,因此应加强对垃圾、患者排泄物、污水及被污染的物品和周围环境等进行消毒处理;呼吸道传染病通过痰和呼出的空气污染环境,因此须采取空气消毒、通风及个人防护(如戴口罩)等措施;艾滋病可通过注射器和性交传播,因此应推广使用安全套,杜绝吸毒和共用注射器;杀虫是防制虫媒传染病传播的有效措施;自然疫源性传染病和人畜共患传染病可通过保护野生动物、养殖业传染病监测和人类行为规范、健康教育等措施来预防传播。

(四) 针对易感人群的措施

在传染病流行前,主要通过预防接种提高机体免疫力,降低人群对传染病的易感性;在传染病流行过程中,通过药物预防和一些防护措施保护易感人群免受病原体侵袭和感染。

三、传染病暴发时的紧急措施

根据传染病防治法,在传染病暴发、流行时,当地政府须立即组织力量积极防治,报经上一级政府批准决定后,可采取下列紧急措施:①限制或停止集市、集会、影剧院演出或其他人群聚集活动;②停工、停业、停课;③临时征用房屋、交通工具;④封闭被传染病病原体污染的场所和公共饮用水源。

在采取紧急措施防止传染病传播的同时,政府卫生部门、科研院所的流行病学、传染病学和微生物学专家、各级卫生防疫机构的防疫检疫人员、各级医院的临床医务人员和社会相关部门应立即组织开展传染病暴发调查,并实施有效的措施控制疫情,包括隔离传染源、治疗患者尤其是抢救危重患者、检测和分离病原体,必要时封闭可疑水源、进行饮水消毒、禁止可疑食物、捕杀动物传染源和应急接种等。

四、控制措施有效性评估

应当根据风险评估的结果采取恰当的控制措施,确认总体风险水平有助于确定所需采取控制措施的紧迫性和强度。也可以用类似风险矩阵的方法根据防控效果对控制措施进行分级。世界卫生组织建议,可列出每一种控制措施防止危害进一步扩散或传播的可能性等级,根据有效性等级确定是否实施控制措施(表 14 - 1)。

表 14 - 1   控制措施有效性评估

等级	定 义
肯定有效	在多数情况下,能够防止新病例的发生
很可能有效	在多数情况下,很可能防止新病例的发生
可能有效	在某些情况下,能够防止新病例的发生
不太有效	在某些情况下,可能防止新病例的发生
基本无效	在特殊情况下,可能防止新病例的发生

引自:GIESECKE J. Modern infectious disease epidemiology [M]. 3rd ed. Boca Raton, FL: CRC Press, 2017.

实施控制措施有可能产生不良后果,可以根据社会影响、伦理问题、经济影响、政治影响等将不良后果分成不同等级(表 14 - 2)。

表 14‑2　实施控制措施后的不良后果评估表

等　级	定　义
极低	社会影响：有限 伦理问题：无 经济影响：无或轻微 政治影响：无或轻微
低	社会影响：低 伦理问题：有限 经济影响：有限 政治影响：有些
中等	社会影响：中等 伦理问题：有些 经济影响：中等 政治影响：中等
高	社会影响：高 伦理问题：显著 经济影响：高 政治影响：高
极高	社会影响：极高 伦理问题：大量 经济影响：极高 政治影响：极高

引自：GIESECKE J. Modern infectious disease epidemiology [M]. 3rd ed. Boca Raton，FL：CRC Press，2017.

一般情况下，控制效果为"肯定有效"而且不良后果为"低～中等"时，控制措施最容易被接受。但在某些特殊情况下，即使是"可能有效"的控制措施也可被接受。

当然，表 14‑2 仅列出了社会影响、伦理问题、经济影响、政治影响 4 个方面，在实际工作中还应该考虑对其他方面的影响，并尽可能囊括所有因素，而不是仅考虑部分后果。

世界卫生组织建议从 STEEEP（social，technical and scientific，economic，environmental，ethical，policy and political）等几个方面综合考虑各项控制措施的后果。

1. 社会（social）　包括：①对被隔离个体的影响，特别是当隔离地点远离居住地时；②限制人与人接触产生的影响，例如限制家人探视感染者或重症患者；③重要社交或宗教活动的改变，例如对社交距离的限制；④对生活方式的影响，例如儿童看护方式的改变；⑤受影响的社区对干预措施的接受程度；⑥传染病患者是否受到歧视；⑦心理影响。

2. 技术与科学（technical and scientific）　包括：①发病率、死亡率和长期伤残率；②控制措施的有效性；③及时采取控制措施的能力；④治疗和预防措施的副作用。

3. 经济（economic）　①应急准备与响应机构的直接经济费用；②受影响的个人、家庭、社区采取措施的直接经济费用，如医疗费、护理费、家禽家畜损失；③间接损失，例如对个人或家庭的影响（如学校关闭、家庭隔离、住院）、对家庭收入的影响、对社区收入的影响、对国民经济的影响；④从地区、国家和全球层面考虑对旅行和贸易的影响、对旅游业的影响。

4. 环境(environmental) ①控制措施对自然环境的负面影响(例如污染或残留);②对自然环境的正面影响(例如在控制虫媒的同时控制了其他可能发生的疾病)。

5. 伦理(ethical) ①个人自由(如限制活动);②非预期的结果(如家禽被捕杀、受污染的粮食被销毁,又没有其他可供选择的食物时,家庭失去了最主要的食物来源);③个人隐私;④保护公众免受伤害;⑤使用未经有关部门许可的药品或疫苗;⑥知情同意;⑦使社区群体和个人免受歧视;⑧适宜性(控制措施与风险水平相适应);⑨提供关怀的责任(例如有义务向个人或群体提供安全、专业和符合伦理的关怀);⑩平等(公平无偏见);⑪透明(公开、明显、明白);⑫不平等的风险负担(例如医护人员和其他一线应对者具有较高的风险)。

6. 政策与政治(policy and political) ①应急响应机构高层管理者的观点(例如与其他项目或政策的相容性);②为了支持应对工作需要从其他项目或计划中进行资源分配;③卫生部部长及其他部长的观点;④反对团体的观点;⑤即将到来的大选或其他重要政治事件;⑥媒体和主要利益相关团体可能做出的反应;⑦政府无意愿或无能力进行有效应对(例如政治迫害或武装冲突、为国内转移安置者或难民提供可及的医疗保健服务)。

(王建明)

参考文献

1. 焦锋,董蓬玉,刘晓强,等. 传染病预警方法及应用概述[J]. 中国社会医学杂志,2018,35(4):340-343.

2. 沈洪兵,齐秀英. 流行病学[M]. 9版. 北京:人民卫生出版社,2018.

3. 吴尊友. 群体免疫作为新型冠状病毒肺炎防控策略可行性分析[J]. 中华流行病学杂志,2020,41(7):986-989.

4. 詹思延. 流行病学[M]. 8版. 北京:人民卫生出版社,2017.

5. GIESECKE J. Modern infectious disease epidemiology [M]. 3rd ed. Boca Raton,FL：CRC Press,2017.

第 十 五 章 遗传流行病学

第一节 概 述

20世纪七八十年代,随着医学模式的改变,流行病学与医学遗传学等相关学科交叉融合更趋紧密,逐步发展成为一门新兴学科——遗传流行病学(genetic epidemiology)。莫顿(Morton)和钟(Chung)等提出"遗传流行病学是一门研究人群中有相同遗传背景的亲属间病因、分布和疾病的关系的学科"。目前,一般认为遗传流行病学重点研究疾病的遗传病因及遗传和环境因素的交互作用。近30年来,随着分子生物学技术与生物统计学方法等相关学科的飞速发展,遗传流行病学研究已经从关注孟德尔疾病即单基因疾病到更多地关注肿瘤、糖尿病、哮喘和心血管疾病等常见病,并逐渐拓展到长寿等健康领域。与此同时,基因组学、蛋白质组学、代谢组学、表型组学等相关组学的飞速发展也带动了遗传流行病学研究的变革。

第二节 基 本 概 念

一、遗传流行病学

遗传流行病学是研究人群中疾病或健康状况的原因、分布规律和防治措施及其效果,特别是疾病或健康状况的遗传相关病因及其传递规律和遗传-交互作用的一门学科。这里,研究人群可以是亲缘关系较远的民族、种族,也可以是亲缘关系较近的家庭、同胞等;病因包括遗传病因(从单个核苷酸改变到染色体异常),也包括环境病因;遗传可以是生物学遗传物质传递,也可以是文化教养传递;环境因素指广义的环境因素,既包括自然环境(生物、物理和化学)因素,也包括人文和社会环境因素、行为、营养等非遗传因素。

二、外显率

外显率或外显度(penetrance)是指在具有特定基因型的一群个体中,表现该基因所决定性状(预期表型)的个体所占的比率。如具有某显性基因的杂合子有 100 人,其中仅 60 人出现相应的表型,则外显率为 60％;如果外显率＝1,称完全外显;若外显率＜1,则称不完全外显。

三、Hardy-Weinberg 平衡定律

英国数学家 G. H. 哈迪(G. H. Hardy)和德国医生 W. 温伯格(W. Weinberg)先后分别于 1903 年和 1909 年提出群体遗传学中的一个基本定律,称为哈迪-温伯格(Hardy-Weinberg)平衡法则,简称 H－W 平衡定律,指在一个大的随机婚配的群体中,如果没有出现新的突变,没有任何形式的自然选择,也无明显的人群迁移及随机的遗传漂变,那么该群体中各基因型的比率可以一代代保持稳定不变。此定律是遗传流行病学的研究基础之一。

第三节 研 究 内 容

遗传流行病学的研究内容主要包括三个主要组成部分:①研究亲属疾病的病因以揭示家庭聚集性(familial aggregation)原因;②研究人群疾病的遗传性病因及其传递规律;③研究遗传-环境和(或)遗传-遗传交互作用。遗传流行病学作为流行病学的分支学科,研究对象是人群,包括家系人群和一般人群,对应的研究设计分别是以家系为基础的研究(family-based study)即家系研究和以群体为基础的研究(population-based study)即群体研究,两者的研究内容有交叉也有区别。

一、家系研究

家系研究以家系(family)作为抽样和分析单位。所谓家系是指有血缘关系的家庭,由不同代的家庭成员构成,其基本单位是具有相应遗传性状的先证者(proband)及其父母,即核心家系。其中,先证者是指家庭中独立被发现的具有相应遗传性状的成员,一个家系中可能有不止一个先证者。家系研究可以评价遗传性状(疾病或健康)的家庭聚集性并判断原因,可以检验其遗传模式和传递规律,可以研究相应的遗传标记和易感基因并定位相关基因,也可以评价基因-基因交互作用和基因-环境交互作用,是遗传流行病学的重要研究手段。在遗传流行病学的家系研究中,由于家系成员间观测资料的非独立性,需要对使用的统计检验方法进行校正,同时也应注重流行病学相关原则,如家系抽样方法、相关偏倚控制等。

二、群体研究

遗传流行病学中群体研究的对象是无血缘关系的一般人群,如社区人群。在群体研

究中,既可以探索所研究人群中相关遗传性状的分布、规律及其影响因素,也可以评价该遗传性状的家庭聚集性,同时,也可以研究疾病发生发展过程中遗传因素的病因作用以及遗传-环境因素的交互作用等。这里提及的遗传性状即受遗传因素影响的性状,包括可观察到的各种表型性状如经典的单基因疾病、染色体疾病、糖尿病、肿瘤、心脑血管疾病等复杂疾病的疾病性状和健康表现,也包括任何遗传特征如发色、血型、肤色、身高等。

经典流行病学的研究设计如现况研究、病例对照研究、队列研究和移民流行病学研究等均可用于遗传流行病学研究,但是因为遗传流行病学更加关注遗传因素、遗传特征和传递规律等不同于经典流行病学的危险因素,故遗传流行病学也有其独特的研究方法。

第四节 经典遗传流行病学分析方法

一、家庭聚集性分析

(一) 目标

家庭聚集性研究是遗传流行病学研究的一个重要内容。评价家庭聚集现象通常是决定遗传成分在疾病发病中是否起重要作用的第一步。病例亲缘较近的家庭成员危险性高或者病例家系的质量性状相关程度高都提示可能有家庭聚集性。家庭聚集性的原因包括疾病或性状受遗传因素影响、疾病具有传染性、共同的环境因子或以上因素相互作用的结果。对于一种疾病/性状在家庭中的聚集现象,并不总是意味着有遗传物质在家庭中传递,区分环境因素和遗传因素在家族聚集性中的作用,一般须采用遗传流行病学的独特方法,如双生子分析法、半同胞分析法、养子分析法、通径分析等。

在遗传流行病学研究中,下列结果通常提示有家族聚集性:①患者亲属的患病率或发病率高于普通人群的患病率或发病率;②患者亲属的患病率或发病率高于对照亲属的患病率或发病率;③患者亲属的患病率或发病率随亲缘级数的降低而逐渐升高;④有家族史患者亲属的发病风险高于从群体中随机抽取患者亲属的发病风险;⑤对某些数量性状,如血脂水平等,亲属对之间的相关性高于非亲属对之间的相关性。

疾病或遗传性状可以分为质量性状和数量性状。对于质量性状,旨在比较疾病家族成员与一般人群的危险性;对于数量性状,目的是比较亲属对与非亲属对的数量性状相关系数。

(二) 研究设计

1. 质量性状研究　病例对照研究设计是最常见的研究方法。一般主要采用三种方法来获得家族史:①最简单的方法就是将家族史简单化,只询问病例和对照是否有家族史(一般不建议采用);②另一个较详尽的方法是通过询问病例和对照间接获得每个亲属详细信息,如发病年龄和疾病严重程度等;③最详细的方法就是全面的家系研究,直接询问病例和对照的亲属关于疾病和环境暴露状态的详细信息。

对于质量性状,不论是再发风险比(定义为同胞、父母和儿女等的 R 型亲属发病风险与一般人群发病风险的比,$\lambda_R = P_R/P$,P_R 是 R 型亲属的发病风险,P 是一般人群的发病风险)还是相对危险度都可以被用来评价家庭聚集性。

表 15‐1 是一个评价 2 型糖尿病家族聚集性的病例对照研究。以在某社区新诊断的 2 型糖尿病患者作为病例,同时选取同性别的邻居作为对照。研究结果提示 2 型糖尿病具有家庭聚集性,因为 2 型糖尿病先证者报告的父母或者兄弟姐妹的 2 型糖尿病疾病史约为对照组的 2~2.5 倍。

表 15‐1　先证者亲属的糖尿病患病情况和相对危险度

亲属	病例组(%)	对照组(%)	相对危险度
父母	20.2	8.0	2.5
兄弟姐妹	8.2	4.0	2.1

除了病例对照研究设计之外,现况研究也常用于家族聚集性分析。通过现况调查,了解随机抽取的人群中研究对象的患病情况进而调查患者亲属的亲缘关系及患病情况并计算相应人群患病率。如果在所研究的人群中,患病个体的一级亲属患病率>二级亲属患病率>三级亲属患病率>一般人群的患病率,或者计算不同亲属再发风险比(不同亲缘级数亲属患病率与一般人群患病率之比),患病个体的一级亲属>二级亲属>三级亲属,则提示该疾病有家族聚集性。需要注意的是,再发风险比对于患病率较高的疾病(如患病率 50%),则其不可能超过 2,不同疾病的再发风险比也不适宜直接比较。

2. 数量性状研究　评价数量性状家庭聚集性的标准方法是比较随机选择的家庭中亲属对的相关系数。亲属对相关系数高于非亲属对(如夫妻),或者是在一级、二级和三级亲属之间的相关系数逐步降低都提示家庭聚集性。另一种方法类似病例对照设计,目的是确定具有该性状极端值的对象,其性状信息收集方法与前述的病例对照研究相似。如果在具有该性状极端值的对象的亲属中极端值比例较高,那么可能提示家族聚集性研究。此方法可以用来评价脂蛋白含量或血压之类的连续性状。由于第一种标准方法研究设计可以减少选择偏倚,所以较为常用,但后者研究效力更高。理论上,数量性状的家族聚集性分析也可以使用质量性状的分析方法,如血压可以按照血压界值 130/90 mmHg(17.3/12.0 kPa)来划分为正常与高血压,进而评价高血压的家族聚集性如何,但是这样的处理无疑会损失信息。

二、双生子研究

研究疾病家族聚集性的另一种方法是以固定关系的亲属组为研究对象,最著名的设计是双生子研究。双生子研究是确定复杂疾病或遗传性状遗传流行病学基础的重要方法之一,不仅可以回答家族聚集性是否由遗传因素所致,还能回答遗传因素的作用程度即遗传度。

（一）遗传度估计

遗传度（heritability）是指在人群中遗传因素对多因子疾病的相对作用大小。遗传度是相对于群体而言的指标，一般来说，遗传度越高，遗传因素对疾病的影响可能越大，越容易发现感兴趣的遗传效应。在实际计算时，遗传度可能会高估，甚至某个疾病/性状的遗传度可能超过100%。一方面可能是该疾病/性状并非多基因疾病/性状，另一方面可能是我们研究的疾病/性状是质量性状，此外，也可能是观察到的相应结果存在偏倚或混杂。

为了评价家族聚集性的可能遗传效应，需要假定相应的生物学遗传模型，最常用的为加性遗传效应模型，使用方差组分分析来加以区分和评价遗传效应和非遗传（环境）效应。大多数性状/疾病都是由遗传因素和环境因素共同作用所致，家系成员中表型的总变异可以分解为遗传因素引起的变异和环境因素引起的变异。遗传因素引起的变异又可分为加性遗传效应和显性遗传效应。用表型的方差表示表型变异，记为σ_Y^2，它可分解为遗传方差（σ_G^2）和环境方差（σ_E^2），遗传方差又可以分为遗传加性（additive）效应方差（σ_A^2）和遗传显性（dominant）效应方差（σ_D^2）。因此，考虑最简单的情况，$\sigma_Y^2 = \sigma_A^2 + \sigma_D^2 + \sigma_E^2$。其中，遗传方差占表型总方差的比例$\dfrac{\sigma_A^2 + \sigma_D^2}{\sigma_Y^2}$，称为广义遗传度（broad heritability），多用H表示；遗传加性方差占总方差的比例$\dfrac{\sigma_A^2}{\sigma_Y^2}$，称为狭义遗传度（narrow heritability），用h^2表示。由于遗传加性效应可以反映等位基因的独立效应，可由亲代传递给子代，所以我们常说的遗传度多指狭义遗传度h^2。一般，遗传度是针对定量的遗传性状，对于质量遗传性状或疾病，使用遗传度需要谨慎。

（二）估计方法

双生子是研究人类性状和疾病遗传学的极佳对象，双生子研究提供了大量的遗传流行病学基础数据。一般双生子可以分为同卵双生子（monozygotic，MZ）和异卵双生子（dizygoyic，DZ）。一般来说，MZ基因完全相同，DZ有50%的基因相同。理论上，通过两种双生子的质量性状同病一致率（concordance rate，C）或数量性状相关系数的比较，可以定量估计遗传因素的效应。同病一致率为双生子同时受累的对子数占全部观察的双生子对子数的比例，通常用百分比表示。假定疾病或数量性状完全由遗传因素决定而且双生子共享同样的环境暴露，则MZ的同病一致率或相关系数应为100%，而DZ则视遗传方式不同而异，不超过50%。在经典双生子研究中，常用的估计数量性状遗传度的方法是估计MZ和DZ的组内相关。遗传度大约是MZ和DZ相关系数之差的2倍$h^2 = 2(r_{MZ} - r_{DZ})$。

对于离散变量，受遗传因素影响而表现的差异可以使用一致率。常用的一致率有两种计算方式：成对研究和先证者研究。成对研究的一致率衡量的是两个双生子同时都受影响的双生子对占总双生子对的比例，计算公式是$C/(C+D)$，其中C是双生子同时受影响的对子数，D是患病状况不一致的对子数，用于完全确认。先证者研究的一致率描述的是同时受影响的双生子对的对子数除以先证者的数量，计算公式是$2C/(2C+D)$，

其中 C 是一致的对子数,D 是不一致的对子数,用于完全确认的情况下估计一个受累另外一个也受累的概率。需要注意的是,计算一致性并非直接估计遗传度的方法。通常,离散变量的遗传度估计需要将其假设为一个连续变量来划分人群,多因素阈值模型常常用于直接估计离散变量的遗传度。

在经典双生子研究的基础上,双生子研究也进行了一些方法学上的拓展,如多变量设计、内对照设计及交互作用、双生子及其家系研究等。在双生子及其家系研究中,同时加入其他同胞会增加经典双生子研究单变量和双变量分析的把握度,对仅用双生子、双生子＋1 个同胞、双生子＋2 个同胞的研究发现,加入额外的同胞可以减少发现加性遗传、共同环境影响以及显性遗传效应所需的样本量。将单纯双生子设计拓展到包括父母、同胞、配偶及孩子,还可以用于评价目前的文化传递、基因环境交互作用、非随机婚配以及同一代内和同一代间的社会交互作用等。在分析方法上也不仅限于基于方差分析的组内相关系数法,结构方程模型可详细说明潜在遗传和环境变量之间的相互关系,且不限于双生子的比较,可拓宽到其他家庭成员、多个变量和多个时间点的比较。

(三) 双生子研究中存在的问题

双生子研究中也存在一些问题。首先,如果不进行遗传学检测,通常同卵双生子较难判断。和 DZ 相比,即使遗传因素是决定该疾病的主要危险因素,MZ 间依然可能存在植入模式、宫内的位置、分裂的次数、产前的循环和生存模式即分娩结局等差异,这些差异可能降低 MZ 间的一致性。其次,和 DZ 相比,MZ 因为身体和相貌上的相似性,出生后的偏倚可能包含了环境暴露方面的相似性,可能导致在和 DZ 间的一致率比较时高估MZ 间的一致率。

三、养子研究

又称养子女研究,提供了另一种遗传因素研究方法。该方法的主要研究假设是如果所研究疾病或性状具有遗传性,那么生物学上相关的个体(兄弟姐妹、父母或是子女)患病的危险性比收养的亲属高。养子的特点是当长期同非养子生活在一起,两者间无血缘关系,但有共同的生活环境。养子分析通过与其同胞及生身父母和寄养同胞或养父母的相似性比较,可研究遗传与环境因素相对作用的大小。可以采用队列研究、病例对照研究等研究设计。虽然这种方法非常直截了当,但在选择研究对象时困难重重,特别是在中国的传统文化下,此研究很难开展。在早期的重症精神分裂的研究中就发现,母亲为重症精神分裂患者的子女即使在出生后即送往养父母正常的家庭寄养,其重症精神病和其他精神问题的发病率依然远高于同样出生后即送出寄养但母亲无精神问题的养子发病率,提示重症精神分裂症受遗传因素影响较大。

四、继养子分析

继养子,即半同胞,是指同父异母或同母异父的兄弟姐妹。继养子研究也称半同胞分析,可分析疾病或遗传性状来自父方或母方。通过比较同母异父或同父异母的同胞与同父母的同胞患病率的差异,可以推断相关遗传物质的亲代来源。对于相对罕见的疾病或遗传性状,一般通过绘制半同胞分析家系系谱图来分析,如同母异父的半同胞皆有此病则遗传物质更可能来自母亲,同父异母的半同胞皆有此病,则遗传物质更可能来自父亲;同样,如同母异父的某一父方的子女有此病,则遗传物质更可能来自该父,同父异母的某一母方的子女有此病,则遗传物质更可能来自母方。

五、分离分析

(一) 目标

一对同源染色体上的两个相同或等位基因,在减数分裂中势必进入不同的生殖细胞,从而导致分离行为。通过对人类家系的调查,可对基因的分离行为进行遗传学分析,即分离分析(segregation analysis)。分离分析包括估计分离比以及比较估计分离比与理论分离比的吻合程度,一般分为简单分离分析和复合分离分析。

当某种性状显示出家族聚集性以及一定的遗传效应时,分离分析可以用来检验几个重要的问题:①这种疾病的家族聚集性是符合主基因模型(疾病主要由单个主要基因决定),多基因模型(疾病受到多个微效应基因影响)还是两者的联合模型? ②如果符合主基因模型,那么遗传模式是什么? 显性还是隐性? 等位基因频率是多少? 每个基因型外显率是多少? ③如果符合多基因模型,那么遗传度是多少?

这些问题的解答可以给遗传模型的选择提供重要线索,而且,分离分析所得的参数可以作为连锁分析的参数。简单分离分析通常只能估计家系中表型分离比并检验分布是否符合孟德尔遗传,而复合分离分析不仅能够利用各种家系资料,而且还可以检验各种复杂遗传模式,通过考虑环境因素还可以进行环境-基因交互作用检验,是一种稳定高效的分析方法。简单分离分析在本科生的流行病学教材相关章节有具体介绍,这里就不再赘述了。复合分离分析(complex segregation analysis)以综合方式分析研究人类一些质量性状尤其是数量性状在家系中的传递方式,旨在从多基因的影响中分离出主基因(major gene)的作用。

(二) 复合分离分析基本步骤

一般复合分离分析模型包括一般模型和若干非限制模型。进行复合分离分析首先是收集满足一定条件的家系,给所有家系成员进行表型分型(定性或定量,不考虑疾病状态)。然后,在一般模型(非限制模型)下用最大似然法计算观测的家庭成员间表型关联,接着用限制模型包括主基因模型(显性、共显性或者隐性)、混合主基因模型(主基因+多基因)、非主基因模型和环境模型等拟合,把拟合的每个限制模型最大似然结果和一般模型进行比较以确定最佳模型。通常可以使用似然比检验,比较限制模型和一般模型的 $-2\ln L$,估计 Akaike's 信息标准(AIC),AIC$=-2\ln L+2k$,其中 k 是模型中参数个数,通常我们选择 AIC 值最小的模型作为最优模型。

（三）复合分离分析中的参数和模型

分离分析中,连续性变量和离散性变量的参数选择略有不同。对连续性变量,常规模型的参数包括:①假定符合 H－W 平衡的主基因常见等位基因频率 q_a 和 3 种基因型频率(F_{AA}、F_{Aa}、F_{aa});②3 种传递概率(τ_{AA}、τ_{Aa}、τ_{aa}),其中 τ_{AA}、τ_{Aa}、τ_{aa} 代表携带 A 等位基因的个体将 AA、Aa 和 aa 遗传给子代的可能性;③遗传性状的基因型均数(μ_{AA}、μ_{Aa}、μ_{aa});④该遗传性状的 3 种方差(σ_{AA}、σ_{Aa}、σ_{aa})。为了减少估计的参数个数,通常假定一个共同方差;⑤一个残差 h^2,代表多基因位点的相加效应。在环境模型中,设定 3 种传递概率相同,即 $\tau_{AA}=\tau_{Aa}=\tau_{aa}$,这提示在环境模型中个体间基因型传递概率与亲代的基因型无关。主基因模型(孟德尔模型)中,3 种基因型传递概率是固定值,这点和孟德尔遗传不一致($\tau_{AA}=1.0$,$\tau_{Aa}=0.5$,$\tau_{aa}=0$)。孟德尔显性模型设定 $\mu_{Aa}=\mu_{aa}$,隐性模型设定 $\mu_{AA}=\mu_{Aa}$。 在环境模型和孟德尔模型中,h^2 设定为 0。h^2 通常通过混合模型获得(多基因效应的主基因)。对于离散性变量,不估计基因型均数和方差,而估计 3 种基因型的外显率及个体携带特定基因型患病的概率。

分离分析可以通过使用多种遗传流行病学软件包计算,包括 SAGE(Statistical Analysis for Genetic Epidemiology),PAP(Pedigree Analysis Package)和 SOLAR(Sequential Oligogenic Linkage Analysis Routines)。

（四）分离分析的局限性

分离分析得到的统计学证据仅能对生物学遗传机制提供一定的参考,具有局限性:①分离分析所需样本量的大小和模型中需要估计的参数个数成正比,限制了分离分析考虑复杂模型的能力。大家系可以提供更多的传递信息,可以通过收集大家系来减少总样本量;②分离分析在应用中无法区分一个性状是由单一位点决定的还是由多个传递方式相同的独立位点决定的,即得到的主基因效应有可能是一个基因或具有相同遗传方式且彼此互相独立的多个基因共同形成的。

（五）分离分析实例

某学者收集病理性近视眼家系 90 个,在 SAGE 软件中进行复合分离分析,部分结果如表 15－2。在收集的家系中,显性模型、隐性模型和共显性模型均被接受,主基因模型也被接受,但是根据 AIC 最小原则,共显性模型是最优模型,提示病理性近视眼可能是孟德尔共显性遗传模式。

表 15－2　病理性近视眼的复合分离分析

参数	一般模型	环境模型	无传递模型	显性模型	隐性模型	共显性模型	主基因模型
个数	8	2	5	3	3	3	4
$-2\ln L$	1352.17	1625.98	1572.74	1361.00	1363.10	1354.29	1357.10
AIC	1368.17	1629.98	1582.74	1367.00	1369.10	1360.29	1365.10
χ^2		273.81	220.58	8.83	10.93	2.12	4.93
df		6	3	5	5	5	4
p		<0.05	<0.05	>0.05	>0.05	>0.05	>0.05

第五节 现代遗传流行病学方法

一、连锁分析

(一) 连锁分析的目的

在分离分析研究中发现了疾病易感主基因后,接下来是基因定位。遗传连锁分析是常见的基因定位分析方法,一般通过检验已知染色体位置的遗传标志物和疾病位点的连锁定位疾病易感基因的染色体区域。如果一个遗传标志物和一个疾病位点位于同一染色体上且足够接近,他们的等位基因比独立基因(也就是说,如果他们分布在不同的染色体上或者在一个染色体上相距较远)有更大的可能性共传递给子代。

连锁分析使用基于家系的研究设计。连锁分析的步骤:①针对某一性状(或疾病)收集多受累成员家系;②获得家系成员的表型信息和 DNA 样本;③对所有样本进行基因分型;④运用分离分析的方法确定其可能的遗传模式;⑤检验疾病位点和基因型标志物的连锁。

(二) 连锁分析的方法

连锁可以通过参数和非参数的方法进行检验。因为在分析中预先假定了遗传方式,所以参数法也叫"基于模型"法。类似于等位基因频率、外显率等参数需要事先确定,并且分离分析结果可以指导这些参数的选择。相反,非参数分析并不要求假定遗传方式,也叫非模型法。

1. 参数连锁分析 连锁分析是通过估计家系中遗传标志物和疾病位点重组率 θ 来评价两个独立位点分离,进而检验 θ 是否显著小于理论值 0.5。经染色体定位的遗传标志物可以非常容易地从多个数据库中选择获得,并对家系成员进行基因分型。如果疾病位点尚未确定,可以根据表型通过包含疾病等位基因频率和每个基因型外显率的一系列参数特定遗传模型间接推断。参数连锁分析指的正是此分析必须选定遗传模式和其他参数。

最大似然法可用来估计 θ 并检验无效假设 $\theta = 0.5$。使用公式 $\theta^r \times (1-\theta)^{nr}$,可以在任何给定 θ 下计算观察到的家系中一定数量的重组和不重组的似然性,其中,r 和 nr 代表重组数和不重组数。例如,如果一个家系中有 1 个重组和 7 个不重组,观察到的数据在假设 $\theta = 0.1$ 下得到的似然度为 $0.1^1 \times (1-0.1)^7 = 0.048$,如果 $\theta = 0.5$ 那么似然度为 $0.5^1 \times (1-0.5)^7 = 0.004$。$\theta$ 最大似然估计就是在获得最大似然值时的 θ。连锁检验可以通过比较两个似然值完成。备择假设($\theta < 0.5$)和无效假设(无连锁)($\theta = 0.5$)似然比的 2 倍自然对数符合卡方分布。连锁分析检验使用 10 为底的对数而不是使用以自然数为底的对数,连锁分析的最大似然法一般可获得比值比的对数(logarithm of the odds, LOD)。

2. 非参数连锁分析 非参数连锁分析是另外一种常见的连锁分析方法。主要的差别在于这种方法不需要规定遗传模型。非参数连锁分析常用在疾病遗传模式尚未清楚时检验遗传标志物和疾病位点的连锁。非参数分析方法主要分为以下几类：按研究的性状不同可分为数量性状分析和质量性状分析；按分析手段可分为血缘一致性（identical by decent，IBD）和状态一致性（identify by state，IBS）的分析方法；按分析的对象可分为受累同胞对和受累亲属对分析；按位点数量可分为单位点和多位点分析。下面以受累同胞对分析为例进行介绍。

IBD 是指两个同胞间有相同的等位基因，且来自于共同的祖先；IBS 指两个同胞间有相同的等位基因，不必来源于共同的祖先。如图 15-1 所示的是 3 个简单核心家系。由于亲代每一方都有两个标记的等位基因，所以两个同胞共有的等位基因可以是 0、1 或者 2 个。在 A 组中，同胞之间在状态上有共同的 b 等位基因，但很明显两个等位基因不可能来自同一亲代，所以 IBD=0，IBS=1。如果父母一方是纯合的，只使用一个标记我们不能确定 IBD。如在 B 组中，两个同胞共有的 a 等位基因肯定来自父亲而两个 c 等位基因肯定来自母亲。但母亲的两个 c 等位基因可能是一个来自外祖父而另一个来自外祖母，所以我们无法确定这个对子共享的是 1 个还是 2 个 IBD 等位基因。在 C 组中，两个同胞各有 1 个 a 和 b 等位基因，但是因为父母双方都有 a 和 b 等位基因，所以我们并不清楚两个同胞等位基因的来源。

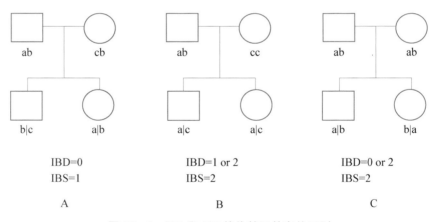

图 15-1　IBD 和 IBS 等位基因共享的区别

最简单的亲属对就是同胞对。同胞对分析的基本假设是：一方面，如果一个遗传标志物和疾病位点距离很近，那么可以预期在受累同胞对中有 IBD 标志物等位基因的超额共享，这一现象与遗传模式无关。如果一个遗传标志物独立于疾病位点（无连锁），那么受累同胞对共享 0、1、2 个 IBD 等位基因标志物的概率分别是 0.25、0.5 和 0.25。另一方面，如果遗传标志物和疾病位点相邻，那么受累同胞对可能共享更多的 IBD 等位基因。如表 15-3 所示，对 100 例受累同胞对进行基因分型，其中 20 对没有 IBD 等位基因位，45 对共享一个 IBD 等位基因，35 对共享两个等位基因。所观察到的 IBD 共享现象可以考虑受累同胞对更多共享两个 IBD 等位基因，提示标志物和疾病位点之间有连锁。

可以使用多种方法来验证这个结果的真实性,比如平均 IBD 贡献度检验。该检验方法计算共享 IBD 等位基因的平均比例 $\pi = \pi_1/2 + \pi_2$(π_1 指随机同胞对中有一个共同 IBD 等位基因的期望概率;π_2 指有两个共同 IBD 等位基因的期望概率),无效假设的均数值是 0.5。经计算平均比例 $\pi = (45/2 + 35)/100 = 0.575$,均数 t 检验 $t = 2.065$,$P = 0.018$。

表 15 - 3 受累同胞对检验

比较项	共享 IBD 等位基因的概率			
	0	1	2	总数
观察值	20	45	35	100
期望值	25	50	25	100

虽然受累同胞对能提供最多的信息用于连锁分析,但同胞中未受累的成员的信息也是有用的。如果不能得到父母的信息或者父母的信息不全,知道更多的同胞的情况有助于确定 IBD 状态。

非参数 IBD 共享连锁分析可以通过其他类型亲属对,甚至是各种亲属对混合获得。方法之一就是由威特默尔(Wittemore)等提出的评分检验。每个家系可以通过 IBD 等位基因的共有程度获得一个评分,通过无效假设(无连锁)下理论分值的成对比较或多对比较进行连锁检验,也可进行基于似然度的检验。

3. 两位点和多位点连锁分析 在评价遗传标志物和疾病位点连锁的时候,除了可使用两位点连锁分析,还可使用多位点连锁分析。多位点连锁分析中,一个染色体中多基因标志物的基因型信息可以用来描述单倍型信息,以此估计重组事件的数量(用来进行参数连锁分析)和 IBD 共享度(非参数连锁分析),并定位重组和共享 IBD 的位置。多位点连锁分析的优点在于它增加了遗传信息量,并提供更少受到缺失数值影响的单倍型信息;缺点就是计算比较复杂,且位点之间需要了解精确的位点位置和顺序。基于当今计算技术和精确遗传定位技术的迅速发展,这些缺点正在逐渐淡化。

(三) 连锁判断标准

对于简单孟德尔疾病,当遗传模式不明确时,LOD 评分在 3 分时可以认为两个位点之间存在较强的连锁;当 LOD < -2 时连锁不存在;LOD 评分处在 -2~3 分时需要后续的研究来检验更多的家系或者家系成员来得出正确的结论。对于复杂疾病,连锁强度划分为 3 个等级:可能连锁是指以一次全基因扫描有 5% 可能性得到统计学联系(LOD 评分为 1.9,$P = 1.7 \times 10^3$);显著连锁是指一次全基因扫描有 5% 可能性得到统计学证据(概率为 5%,LOD 评分为 3.3,$P = 4.9 \times 10^5$);高显著连锁代表一次全基因扫描 0.1% 的可能性得到统计学证据。

参数连锁分析可以使用多种计算机软件包进行,包括 Linkage、Fastlink、Vitesse 和 GeneHunter。非参数连锁分析通常使用 GeneHunter、Merlin 等计算机软件包。定量变量的连锁分析常用 SOLAR。

(四) 连锁分析实例

许多研究证实了遗传因素在肺动脉高压发生中的病因学作用,BMPR2 突变与疾病的发展有关。普伊格德瓦尔(Puigdevall)等对一个跨越 5 代共计 65 名成员的西班牙大家系进行基因检测,全基因连锁分析提示肺动脉高压的连锁位点在 2q24.3,位于 $BMPR2$ 基因上游 38 Mb 处,LOD 评分为 4.09。该区域包含与血管病因相关的常见变异,通过 $FIGN$ 基因转录调控发挥作用。

为了调查中国人群中的白癜风易感基因,一项研究对 57 个中国家系进行全基因连锁分析,每个家系至少包括两个受累同胞。多位点分参数连锁分析发现 1p36、4q13 - q21、6p21 - p22、6q24 - q25、14q12 - q13 和 22q12 是白癜风的连锁位点,其中 4q13 - q21 为新发现的连锁位点。LOD 评分为 3.05 的联系性高峰的位置在 6q24 - q25。研究人员进一步招募 49 个中国家系对 4q13 - q21 位点进行分析,进一步证实 4q13 - q21 是白癜风的连锁位点,LOD 得分为 4.29($P = 0.0001$),异质性 LOD 得分为 2.74($\alpha = 35\%$)。该研究提示 4q13 - q21 可能是中国人群中白癜风的主要易感基因位点(表 15 - 4 和图 15 - 2)。

表 15 - 4　多位点 LOD 得分

染色体位点	基因标志	非参数连锁分析 LOD	P 值	异质性 LOD	A%
1p36	$D1S2674 - D1S2885$	2.67	0.0045	1.08	21
4q13 - q21	$D4S1592 - D4S1534$	2.94	0.0021	1.94	28
6p21 - p22	$D6S289 - D6S291$	2.68	0.0044	2.26	37
6q24 - q25	$D6S308 - D6S441$	3.05	0.0017	2.99	36
14q12 - q13	$D14S70$	2.83	0.0026	2.15	48
22q12	$D22S280 - D22S283$	2.87	0.0023	1.55	33

连锁分析是用于那些高外显率、符合经典孟德尔单基因性状遗传规律的相关罕见基因定位的最有效方法。对于复杂性状而言,往往涉及多型性、不完全外显、多基因影响、环境因素共同作用及复杂交互作用等问题,连锁分析的统计效能往往受到限制。

二、关联研究

(一) 关联研究的目的

关联描述的是人群两个或更多性状的共发生性高于偶然性。对遗传关联来说,这两个性状是一种疾病(表型)和一个遗传标志物位点的一种特定等位基因(基因型)。遗传关联研究的 3 个基本假设如下:①一种疾病(表型)由家系研究、双生子研究和分离分析提示遗传易感性;②这种基因的遗传易感性是由遗传因素导致,如点突变(SNP)、插入-删除,或者大量的删失和插入等;③遗传标志物本身就是疾病基因或者位于疾病基因附近。

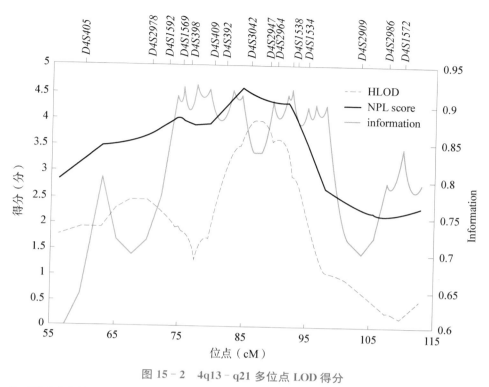

图 15 - 2 4q13 - q21 多位点 LOD 得分

注:多位点非参数 LOD 得分(黑线);隐性遗传模型下的多位点异质性 LOD 得分(虚线);标记信息内容(蓝线)。

如果和疾病有关联,遗传因素或者相邻的标志物在病例中出现的频率比在对照中出现的频率高(可以通过基于人群的病例对照研究加以观察)或者更容易遗传给受累子代(可以采用基于家系的研究设计进行检测)。

(二) 连锁不平衡

1. 连锁不平衡的定义 关联研究的一个重要概念就是连锁不平衡(linkage disequilibrium,LD)。LD 被定义为等位基因在两个或两个以上位点非随机地同时出现。需要指出的是,LD 是指两个遗传位点的等位基因同时出现,而关联是指一个遗传位点等位基因(或基因型)和一种疾病同时出现。LD 的理论基础就是当两个位点相距较近时,它们的等位基因在几代人中共同传递,这种共分离的形式就是 LD。LD 的两个位点之间的重组距离一般非常小(<1 cM)。从概念上来说,LD 是一种特殊的连锁。如果两个位点在遗传给下一代时比他们各自独立遗传更可能共分离,称之为连锁。如果他们在一般人群中共分离的频率较高就称为 LD。一般来说,连锁不平衡是由于连锁造成的,在连锁不平衡中两个位点通常是连锁的,但是连锁并不一定是连锁不平衡。虽然传统定义的 LD 同样适用于不同染色体的非连锁位点,但是我们现在讨论的是仅适用于连锁位点。一些学者称这种特殊类型的 LD 为配子不均衡。

2. 连锁不平衡计算   一般可以有 5 种计算 LD 的方式,包括 Lewontion's D'、r^2、δ、d 和 Yule's Q。所有这些指标都基于成对比较。此处以 D' 计算为例。

假定研究一个疾病位点和一个标志物位点,其中每个位点有两个等位基因(疾病位点等位基因 A 和 a 及标志物位点等位基因 1 和 2)(表 15 - 5,P_{1A}、P_{1a}、P_{2A}、P_{2a}、P_1、P_2、P_A、P_a 表示个体携带单倍型 1A、1a、2A 和 2a 或者等位基因 1、2、A 和 a 的频率;其中,$P_1 + P_2 = 1$,$P_a + P_A = 1$)。

在疾病位点和标志物位点连锁平衡时(配子阶段是平衡的):$P_{1A} = P_1 \times P_A$

表 15 - 5   连锁不平衡的计算过程

标志	疾病位点-连锁平衡		合计
	A	a	
1	P_{1A}	P_{1a}	P_1
2	P_{2A}	P_{2a}	P_2
合计	P_A	P_a	

标志	疾病位点-连锁不平衡		合计
	A	a	
1	$P_1 \times P_A + D$	$P_1 \times P_a - D$	P_1
2	$P_2 \times P_A + D$	$P_2 \times P_a - D$	P_2
合计	P_A	P_a	

在两个位点连锁不平衡时,$P_{1A} = P_1 \times P_A + D$。

D 又称为 Lewontin 连锁不平衡系数,其表达式为:

$$D = P_{1A} - P_1 \times P_A = P_{1A} - (P_{1A} + P_{1a})(P_{1A} + P_{2A})$$
$$= P_{1A} - P_{1A}(P_{1A} + P_{2A} + P_{1a}) - P_{1a} \times P_{2A}$$
$$= P_{1A}(1 - P_{1A} - P_{2A} - P_{1a}) - P_{1a} \times P_{2A}$$
$$= P_{1A} \times P_{2a} - P_{1a} \times P_{2A}$$

D 也可以看作是观察到的和预期单倍型包含等位基因 1 和 A(假设两个位点相互独立)频率差的指标($P_{1A} - P_1 \times P_A$),或者是配子 1A 和 2a 与 1a 和 2A 频率差的指标($P_{1A} \times P_{2a} - P_{1a} \times P_{2A}$)。 因为所有等位基因和单倍型频率必须为 0～1,所以 D 的取值只限于一个很小的范围内。

D_{min}:$D_{min} = -P_1 \times P_A$,如果 $P_{1A} = 0$。

D_{max}:当 $P_{1A} = P_1(P_1 < P_A)$,$D_{max} = P_1 \times (1 - P_A) - P_1 \times P_a$。

或当 $P_{1A} = P_A(P_A < P_1)$,$D_{max} = P_A \times (1 - P_1) = P_2 \times P_A$。

换句话说:$D_{max} = \min(P_1 \times P_a, P_2 \times P_A)$,如果 $D > 0$。

$D_{max} = \min(P_1 \times P_A, P_2 \times P_a)$,如果 $D < 0$。

很显然，D 的取值范围基于等位基因频率。无论等位基因频率如何，比较不同等位基因频率的位点范围一致是非常必要的。为了解决这个问题，D 可以标化为：

$D' = D/D_{max}$。

$D' = D/\min(P_1 \times P_a, P_2 \times P_A)$，如果 $D > 0$。

$D' = D/\min(P_1 \times P_A, P_2 \times P_a)$，如果 $D < 0$。

标化 D 称为 lewontion D'，D' 的取值范围为 $(-1, 1)$。如果 $D' = 1$（或者 -1），那么两个位点完全 LD，疾病位点和标志物位点之间没有发生重组，4 个单倍型中至少缺失一个。

三、基因组单倍型连锁区

基因组 LD 模式的研究提示 LD 水平在不同的人群和不同基因组区域之间变化。为了确定 LD 和单倍型在全基因组中的一般结构，加布里埃尔（Gabriel）等使用了 4 532 个 SNP 在非洲、欧洲和亚洲样本人群中研究了 51 个常染色体区域单倍型（涉及人类基因组 1 300 万个碱基），发现人类基因可以分成诸多单倍型连锁区，这些成规模的区域很难观察到历史性重组。根据研究，单倍型连锁区可以定义为一个区域，该区域所有（或者几乎所有）标志物对都处于强 LD 状态，与非历史性重组一致。如果 D' 单侧 95％可信限上限 > 0.9，下限 > 0.7，标志物对可以定义为强 LD。换句话来说，如果 D' 的上限比 0.9 小，可以认定为历史性重组的强有力证据。人类基因组可以由重组热点分为单倍型连锁区。据估计欧洲人和亚洲人的连锁区规模（大约 44 kb 或更大）比非洲人和美洲—非洲人大（大约 22 kb 或更大），这与标志物密度有关。

连锁区单倍型多样性研究可以发现只有有限数量的单倍型。一般每个连锁区即使包括 17 个标志物也只能观察到 6～8 个单倍型。因此，观察到的单倍型数（6～8 个）远小于在随机重组情况下的预期值 2^n。各个连锁区中，3～5 个常用的单倍型通常占到所有单倍型的 90％。每个区域内单倍型结构和有限的单倍型多样性提示获得主要的连锁区信息只需要检测小部分的 SNP（标记 SNP）。这种标记 SNP 的方式叫作单倍型-标记 SNP（htSNP）。我们将描述用于选择最佳信息 htSNP 常用方法，也称为基于单倍型连锁区方法。基于单倍型连锁区方法基本思想是推断每个区域的单倍型，在估计了每个区域标志物的相后，根据预先定义好的一定法则选择 htSNP。通常使用两种主要的法则来选择 htSNP，一种是最优化预测全 SNP 系列单倍型（R_h^2 法则），另一种是最优化预测其他单倍型-标记 SNP（Rs^2 法则）。两种法则选择标记 SNPs 时，大部分情况下都可获得确定结果。

四、群体关联研究

以人群为基础的病例对照研究是最简单也是最直接检验关联的方法。通常比较病例组和对照组的特定等位基因频率（或者基因型频率），对照通常与病例在种族和人口学特征,诸如年龄、性别、地理环境等方面匹配。如果结果提示病例组中特定基因型(或者等位基因)和对照人群相比有统计学差异,那提示遗传标志物和疾病之间有关联,或者是和该疾病致病位点存在连锁不平衡。一般需要假设特定的遗传模式(显性、隐性或者相加)来计算遗传研究的 OR。年龄、性别等协变量需要调整时可以使用 Logistic 回归来进行估计。一般流行病学研究设计的原则和方法大多数适用于此方法。在一般人群中开展的群体关联研究需要特别关注可能的群体分层偏倚,此外需要对研究对象相关基因分布进行 H－W 平衡检验,特别是对照组。

五、家系关联研究

(一) 基于家系的病例对照研究

为了避免群体分层偏倚,研究人员进一步提出以家系为基础的病例对照研究(即病例和相应的对照来自于同一个家系)。大部分基于家系的关联研究是基于传递不平衡检验(transmission disequilibrium test,TDT)。最早的 TDT 检验要求 3 个家系成员的核心家系,即两个亲代和一个受累子代,其中至少一个亲代携带杂合基因。这个检验的假设,如果等位基因和疾病危险度有关,那么它由亲代传给子代的概率比预先理论上的随机概率(50%)要高。

　　TDT 结果可以从公式计算获得:$(c-b)^2/(c+b)$,在杂合子亲代的两个等位基因独立传递的无效假设下,近似符合自由度为 1 的卡方分布。例如某学者调查了 150 个肝癌的核心家系,考察基因位点 A 的 S 等位基因(其余等位基因标记 T),家系中父母基因型和患病子女基因型以及推断的未传递子女基因型如表 15－6,进一步可以整理为传递与未传递 S 等位基因分布的表 15－7,计算如下:$\mathrm{TDT} = \dfrac{(120-80)^2}{120+80} = 8$。 相当于配对 $\chi^2 = 8$,$\mathrm{d}f = 1$,$P < 0.05$,提示 S 等位基因与肝癌致病位点存在传递连锁不平衡。

表 15－6　核心家系中父母基因型和患病子女基因型分布

父亲基因型	母亲基因型	患病子女基因型	未传递等位基因型	家系数
S/S	S/T	S/S	S/T	20
S/S	S/T	S/T	S/S	10
S/T	S/T	S/S	T/T	30
S/T	S/T	S/T	T/T	10
S/T	S/T	T/T	S/S	20
T/T	S/T	S/T	T/T	20
S/T	T/T	S/T	T/T	10
S/T	T/T	T/T	S/T	20
S/S	T/T	S/T	S/T	10

表 15-7　父母基因型中传递/未传递等位基因分布

传递等位基因	未传递等位基因		合计
	S	T	
S	40	120	160
T	80	60	140
合计	120	180	300

此后,斯皮尔曼(Spielman)提出了同胞 TDT(sib-TDT,s-TDT)的方法,使用家系中所有的患病与未患病的同胞而不考虑双亲来进行分析。后来,考虑到绝大多数复杂疾病的发病年龄较晚,父母的基因型获得困难,又发展了单父母家系的分析方法——1-TDT。S-TDT 和 1-TDT 的相关计算较复杂,可以在 TDT 软件中实现。同样,随后 TDT 被扩展可以分析多遗传标志物。马丁(Martin)等发展了家系不平衡检验,将这个方法扩展到用来分析整个家系数据,而拉比诺维茨(Rabinowitz)和莱尔德(Laird)进一步扩展了 TDT 检验使之成为以家系为基础的关联检验(family-based association test,FBAT),可以使用 FBAT 程序进行。

（二）基于家系的队列研究

除以家系为基础的病例对照研究设计外,还可进行家系队列研究,综合队列研究和家系研究的特点,不仅保持疾病因果推断符合因果时序的特点,可以更加有效地探索疾病的遗传易感性和遗传、环境交互作用,但是对研究的设计、实施和分析也提出了更高的要求。

家系队列研究主要有以下几个优点:①家系队列研究基于前瞻性的研究设计不仅可以获得疾病详细家族史资料,进而更好地研究疾病的家族聚集性,而且可以更好地收集和评价环境暴露因素及可能的混杂因素;②家系队列研究可以对疾病表型进行遗传度的计算,为后续的基因定位等高成本的研究提供重要线索;③家系成员为疾病病因研究提供了均一的遗传背景和更为丰富的遗传信息,可以探索常见、罕见遗传变异和新发突变的作用,并能同时检验关联和连锁,更加准确地定位致病基因并估计其对疾病表型的影响;④有利于开展交互作用分析,可基于家系设计,开展基因-基因、基因-环境交互作用;⑤基于家系成员的随访资料,可以更加精确地预测疾病的发生风险。

以一个挪威家系队列研究为例,该研究根据 1967—2005 年挪威医疗出生登记系统的信息招募研究对象,并通过挪威医疗出生登记系统、死因登记系统和医院疾病登记系统进行随访。此家系包含 493 名研究对象(138 个家系),其中包括 102 先兆子痫女性对(30 对母女和 72 对姐妹),目的是研究孕期先兆子痫的危险因素。表 15-8 是先兆子痫和相关疾病的遗传度,其中先兆子痫遗传度为 0.600($P=0.033$)。遗传性状间表型关联分析结果显示(表 15-9),孕妇先兆子痫与女性分娩次数、分娩早产儿呈正相关;身体质量指数(body mass index,BMI)与 2 型糖尿病、高血压、严重脑血管疾病(cerebrovascular disease,CVD)、肺部疾病和腰围正相关;肺部疾病与严重 CVD 正相关,与分娩早产儿负相关。

表 15-8　先兆子痫和相关疾病表型遗传度

表型	遗传度 h^2	P 值	标准误
先兆子痫	0.600	0.033	0.309
分娩次数	0.195	0.029	0.112
分娩早产儿	0.404	0.012	0.290
2 型糖尿病	0.568	0.030	0.309
先兆子痫的严重程度	0.151	0.034	0.088
高血压	0.569	0.006	0.235
严重 CVD	0.314	0.005	0.126
出生于先兆子痫	0.252	0.011	0.117
肺部疾病	0.909	<0.001	0.232

表 15-9　遗传性状间的表型关联(P)

表型	先兆子痫	分娩早产儿	2 型糖尿病	高血压	严重 CVD	肺部疾病	腰围	BMI
分娩早产儿	0.262 (0.03)*							
2 型糖尿病	0.250 (0.23)							
高血压	0.199 (0.14)	0.001 (0.99)	0.345 (4.7e-3)*					
严重 CVD	.051 (0.56)	-0.019 (0.78)	0.375 (1.3e-5)*					
肺部疾病	-0.074 (0.60)	-0.254 (0.02)*	0.249 (0.08)	0.130 (0.21)	0.188 (9.1e-3)*			
腰围	0.172 (0.12)	0.038 (0.60)	0.093 (0.36)	0.251 (1.2e-4)*	0.207 (1.3e-5)*	0.110 (0.14)		
BMI	0.157 (0.06)	0.015 (0.82)	0.273 (9.7e-3)*	0.269 (1.6e-5)*	0.205 (1.1e-5)*	0.172 (0.02)*	0.575 (2.6e-37)*	
分娩次数	0.195 (8.4e-3)*	0.295 (0.09)	-0.025 (0.79)	-0.034 (0.60)	-0.033 (0.49)	0.007 (0.92)	0.055 (0.24)	-0.068 (0.1)

注:括号内为 P 值,* $P<0.05$。

六、全基因关联研究

虽然对常见疾病的生物医学研究已经进行了几十年,但这些疾病的病因依然不清。这些常见疾病往往病因复杂,我们对他们的可能候选基因或者机制的认知有限。全基因关联研究(genome-wide association study,GWAS)假定如果遗传因素确实会增加患病的危险性,那么可遗传的变量必然存在于这个基因组内,不再局限于特定的候选基因。通过评价整个基因组的大量常见和相对罕见遗传变异,全基因关联方法提供了一个快速定位疾病基因的方法。这一方法由于在不同人群中密集的 SNP 图谱如 HapMap 的完成和高通量基因分型技术的存在而具有较好的可行性。

2002 年,第一个全基因关联研究由尾崎(Ozaki)等报道。此后,随着单倍型图谱的完成和相关基因分型平台(最大 500 K)的建立,以及高通量基因分型和全基因组测序等技术的飞速发展,GWAS 研究发现了更多糖尿病、心脑血管疾病、肿瘤等重大疾病的新易感基因或新机制。在发现大量的易感基因之后,以易感基因作为工具变量如孟德尔随机化等方法,成为今后遗传流行病学的重要发展方向之一。但是,该方法面临的假阳性、可重复性差、源人群不确定等挑战依然不容忽视,新技术不能代替合理的设计和科学的解释。

七、关联研究的潜在问题

虽然使用关联研究设计确定易感基因的成功例子越来越多,但关联研究自身潜在的问题必须引起注意。虽然显著的统计学意义可以提示检验的变异确实与疾病有联系,但是这样的结果也可能是由于 I 类错误造成的,或者是由于混杂因素造成的。

（一）多重比较

假阳性是关联研究的一个重要问题,这个问题在全基因关联研究中尤为突出,因为全基因关联研究在同一时间检验大量假设。一个简单并常用的控制假阳性的方法就是应用 Bonferrini 校正,根据检验的数量把原始的 P 值进行处理获得调整后的 P 值。Bonferroni 校正方法可在全基因关联方法中使用。在这样的研究中,只有当 $P < 0.05/103,611 = 4.8 \times 10^{-7}$ 时,SNPs 才可以认为和结局的关联有统计学意义。虽然 Boferroni 校正是个直接且容易操作的方法,但由于并不是所有的检验对象都是独立的,一般认为这个方法太保守。假发现率(FDR)是另一个用来校正多重比较的方法。Boferroni 方法控制的是任意假阳性出现的概率,FDR 方法控制的是假阳性的预期比例。FDR 的界值是基于研究数据观察到 P 值的分布。另一个替代的方法是 Bayesian 方法,这个方法是最近由瓦奇尔德(Wacholder)等提出的,通过整合检验变量的先验信息来评价假阳性报告的可能性。但是,在大多数的情况下很难估计先验信息。多阶段研究设计(探索和验证)也可以减少关联研究的假阳性数量。

（二）人群分层

人群分层是关联研究得到阳性结果时需要考虑的另一个重要问题。人群分层是一种现象,检测到的病例和对照等位基因频率的不同可能是因为亚人群的等位基因分布不同或患病率不同。例如,如果一个遗传标志物在不同人群中的频率不同,病例和对照的亚人群构成不同时,该标志物将表现出和疾病有联系。理论上,当病例和对照是从同一遗传人群中获得时,那么由于人群分层造成的混杂可以最小化。但是,仅仅通过个人的报告把个体划分成不同的种族是不够的。当研究异质性较强的人群比如非洲美国人时,这个情况非常复杂,这是因为非洲人的祖先有很多种,并在此之后和欧洲美国人通婚。

基特尔斯(Kittles)等在非裔美国人、尼日利亚人和欧洲裔美国人中论证了由于人群分层造成的可能混杂。首先通过一个病例对照研究发现 SNP(CYP3A4 - V)在非洲美国人中与前列腺癌有关,这个病例对照研究包括了 84 个病例和 136 例对照($P = 0.007$)。但是,当调整了病例组和对照组中的人群分组后,这个 SNPs 和疾病的关联不再有统计学意义($P = 0.25$)。一系列的其他报道提示了人群分层是混杂的一个原因并可能导致假阳性。这些报道包括多种人群的多种疾病,如匹马印第安人(Pima Indians)、加勒比黑人和非洲美国人群的糖尿病、系统性红斑狼疮和空腹血糖。这些例子都说明人群分层或者新近的混合可以影响病例对照研究的结果。

一种处理人群分层的方法是基因组对照方法。德夫林(Devlin)等第一个提出基因组对照方法,这个方法的依据是人群分层增大了方差并由此增加了关联研究的假阳性率。该方法对 N 个基因组内随机选择的标志物分型,以估计关联研究统计量的方差,并在此基础上校正关联分析结果。另一个控制人群分层的方法是使用遗传信息标志物(AIMs),它们在亲代人群,比如非洲、欧洲、美洲土著或者亚裔人群中的等位基因频率有很大的差别。最大似然度方法和 Bayesian Markov Chain-Monte Carlo(MCMC)的方法可以通过 AIMS 数据来推断人群结构和估计个人祖先比例。

虽然多重比较和人群分层可以减少 I 类错误,这些校正方法也同时减少了发现关联的统计效能。因此,校正方法的范围应根据特定研究的混杂因素来确定可能存在的问题。

(三)假阴性

除了假阳性(I 类错误)外,假阴性的概率(II 类错误)在关联研究中也应该尽量避免。决定关联研究中统计效能的主要因素是样本量、联系的强度和间接研究时使用的标志物和疾病位点的 LD 程度。一些初期关联研究结果无法重复的一个原因就是一些重复研究的样本量较小,导致发现真实关联的效能较低。另外,可能影响效能的因素包括标志物的最小等位基因频率(MAF)、假定遗传模式和疾病患病率等。

第六节 | 未来研究机遇与挑战

一、样本量估计

众所周知,样本量估计是流行病学研究设计中的重要内容,但是到目前为止,遗传流行病学,特别是家系相关设计中尚无有效的样本量估计办法,更多的靠研究者经验估计(群体关联研究和交互作用评价样本量估计可以参考 QUANTO 软件、TDT 的样本量估计可以参考 TDT - PC 软件)。这可能主要与家系并非单一个体,不同的家系规模、类型、受累家系成员数等所能提供的研究效力不同有关,一般规模大、受累成员多的家系可以提供更多的信息,比如 100 人的家系的信息远远多于 10 个 10 人的家系所能提供的信息。此外,研究的遗传标记物及其数量、遗传模式、可能的交互作用、分析方法等也影响着研究所需要的样本量,使得遗传流行病学的样本量估计较传统的流行病学设计更加复杂。目前看来,相当数量的遗传流行病学研究可能样本量不足,但是否如某些专家提出的5 000人的下限样本量也值得商榷。

二、复杂疾病

在方法学的介绍中也间断提及了复杂疾病对遗传流行病学的影响。复杂疾病本身的明确诊断,可能是遗传流行病学的巨大挑战。疾病或性状的复杂,使得很多研究的表型确定,即存在错误或不一致。随着社会的进步与发展,与人口老龄化相关的疾病会更多地进入遗传流行病学的研究视野,无论是以往关注的已知疾病还是可能新发现的未知疾病,表型异质性都是影响遗传流行病学研究结果有效性的重要问题。随着基因分型技术的进步,检测成本大大降低,对复杂疾病的研究将进入更加深入的领域,可能遗传流行病学的关注点会重新回到经典的遗传流行病学方法上,因为以家系为基础的遗传流行病学方法在复杂疾病的复杂病因认识以及相对罕见遗传变异研究等方面有着全基因组关联研究等现代方法无法比拟的优势。在复杂疾病的个体化诊断、治疗和预防上,遗传流行病学应该发挥更大的作用。

三、社会变迁

社会的变迁带来人类疾病谱的改变和人口特征的变化。高血压、糖尿病、阿尔海默茨病、肿瘤等慢性退行性疾病随着人口老龄化日趋严重,这些成因复杂、表型复杂的疾病对遗传流行病学提出了更大的挑战。同时,人口学的变化也在无时无刻不影响着遗传流行病学研究,除了老龄化外,最明显的是家庭规模的缩小,使得获得的家系通常规模不大,而且随着人口流动的加速,获得完整家系的难度也越来越高。同时,人们对隐私的担忧,也使得很多人拒绝参加相关的研究,研究的代表性受到很大挑战。当然,社会的变迁也给遗传流行病学提供了机遇,人类基因组计划等相关遗传信息公共数据库的完成,加之电子健康信息系统和人群生物样本库的不断发展和完善,特别是相关样本和数据的开放,使得遗传流行病学迎来新的发展契机。

四、基因及表观遗传标记检测

遗传流行病学的相关研究成果,带来了个体化预防、诊断和治疗的可能。基因及表观遗传标记的检测,带来了评估疾病风险便利的同时也带来了安全性的隐忧,特别是在中国的文化背景下,遗传相关信息不仅与个人有关,也与家族特别是后代的生活息息相关。

总之,遗传流行病学是流行病学的分支学科,在任何时候都应该在关注遗传病因的同时不忽略非遗传因素的影响,而遗传流行病学的飞速发展更加需要强化研究设计、抽样方法、分析策略和偏倚控制等传统流行病学手段。

（付朝伟）

参考文献

1. 谭红. 现代流行病学[M]. 北京：人民卫生出版社，2018.
2. 徐飚. 流行病学原理[M]. 上海：复旦大学出版社，2007.
3. KHOURY M J，BEATY T H，COHEN B H. Fundamentals of genetic epidemiology [M]. New York：Oxford University Press，1993.
4. KITTLES R A，CHEN W，PANGULURI R K，et al. CYP3A4 - V and prostate cancer in African Americans：causal or confounding association because of population stratification? [J]. Hum Genet，2002，110(6)：553 - 560.
5. PUIGDEVALL P，PICCARI L，BLANCO I，et al. Genetic linkage analysis of a large family identifies FIGN as a candidate modulator of reduced penetrance in heritable pulmonary arterial hypertension [J]. J Med Genet，2019，56（7）：481 - 490.
6. ROTHMAN K J，GREENLAND S，LASH T L. Modern epidemiology [M]. Philadelphia：Lippincott Williams & Wilkins，2008.

第十六章 空间流行病学

第一节 概 述

流行病学是研究健康相关事件在人群、时间和空间上的分布及其影响因素,并研究防治疾病、促进健康的策略和措施的科学。传统流行病学对于健康事件在人群中和时间上的分布以及相关影响因素的研究技术已经非常成熟。对于健康事件在空间上的分布及影响因素的研究技术仅仅停留在健康事件分布信息的空间图形化的展现上,未能充分利用和挖掘"空间"这一特殊地理信息所蕴含的对流行病学研究有用的新内容,而该方向研究的不足恰恰为流行病学带来了新的发展机遇。

众所周知,约80%的流行病学资料具有"空间"属性,而多年来忽视该属性的最主要原因是理论发展迟缓,以及针对"空间"属性进行操作的应用软件缺乏。近年来,地理信息系统、遥感和全球导航卫星系统等现代地理空间信息技术的快速发展,特别是菜单式操作软件的出现,使得地理空间数据的采集、存储、处理以及管理等工作变得非常简单,让公共健康的研究者,特别是流行病学家,看到了"春天",为真正从地理空间角度深入思考疾病的空间流行病学研究提供了契机。"空间流行病学"这一分支学科随之快速地形成与发展。

空间流行病学还有很多其他的类似叫法,如地理流行病学、生态流行病学、环境流行病学、景观流行病学、医学地理学、健康地理学等。研究者的专业不同,看待这一研究领域的角度就有所差异,因此结合各自的专业特点给出了符合专业特色的术语和定义。但它们的基本内涵是一致的,只是研究的侧重点不同,我们将从公共健康的流行病学角度对空间流行病学的定义进行阐述。

通过编者结合多年的研究经验以及对该领域的理解,认为空间流行病学可定义为"以经典流行病学的研究设计与学科思想为核心,融入地理学的现代空间信息技术与思维方式,基于空间统计学的方法消除或利用数据的空间自相关性,从地理学的空间角度研究人群中公共健康事件发生风险的空间分布变异与变化规律(如描述公共健康事件风险的分布模式、识别公共健康事件的聚集区域)、分析主导公共健康事件空间异质性分布的影响因素、预测公共健康事件的发生风险,最终从空间角度提出防治疾病、优化卫生服务、促进健康的策略和措施的一门流行病学分支学科"。

第二节 | 空间信息技术

空间流行病学是一门多学科相互融合、渗透的交叉学科。空间分析新理论、新方法和新手段的融入能够从更多的角度和更深的层面去揭示疾病流行过程中隐含的空间信息,用更精准和更便捷的手段去描述疾病空间分布规律,从而准确把握疾病发展态势,达到控制疾病、促进健康的目的。一个优秀的空间流行病学研究,通常需要用到不同学科的工具才能完成,其中与空间属性的获取、编辑、存储、管理与处理、结果呈现等密切相关的内容对于经典流行病学而言较为陌生,本章重点介绍其核心的 3S 技术:遥感(remote sensing,RS)、地理信息系统(geographical information system,GIS)和全球导航卫星系统(global navigation satellite system,GNSS)。

3S 技术也称 3S 技术集成,能方便快捷地实现对空间数据有效输入、存储、更新、加工、查询、检索、运算、分析和输出等功能(图 16-1)。在 RS、GIS、GNSS 基础上,将三者独立技术领域中的有关部分,与其他高新技术领域的有关部分有机结合起来,构成一个整体从而形成一项新的综合技术领域,其通畅的信息流贯穿于信息获取、信息处理和信息应用的全过程。"3S"集成技术注重研究时空特征的兼容性、技术方法的互补性、应用目标的一致性、软件集成的可行性、数据结构的兼容性以及数据库技术的支撑性等方面,拥有快速、实时的空间信息获取与分析能力,在全球气候变化研究、资源与环境动态监测、灾害监测与防治等国际关注的热点问题研究中越来越受到重视。

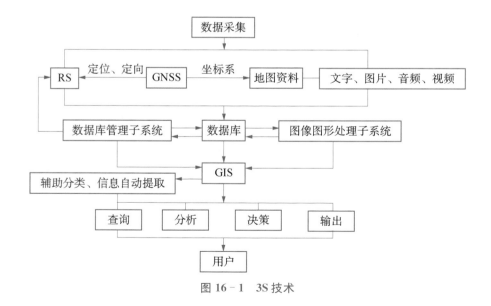

图 16-1　3S 技术

一、地理信息系统

（一）概念

地理信息系统（GIS）是在计算机软、硬件系统支持下，以地理空间数据库为基础，以空间位置信息为主线，对地理空间数据进行采集、输入、编辑、存储、管理、运算、模拟、分析、显示和描述，生成并输出各种空间（包括动态的）地理信息，从而为地理研究和地理决策服务的技术系统。

GIS 处理与管理的对象是多种地理实体、地理现象数据及其空间关系数据，包括空间定位数据、图形数据、遥感图像数据和属性数据等，用于分析和处理在一定地理区域内分布的地理实体、现象及过程，解决复杂的规划、决策和管理问题。

（二）GIS 的组成

GIS 包括计算机系统（软、硬件）、地理空间数据和管理与应用人员 3 个基本部分，其核心是计算机系统，地理空间数据反映了 GIS 的地理内容，而管理与应用人员则决定系统的工作方式和信息表示方式。

（三）GIS 的功能

作为地理数据的处理与分析系统，GIS 的目的是获取有用的地理信息和知识，并回答以下几个问题。

1. 位置问题　一般可通过对地理对象的位置（坐标、街道编码等）进行定位，利用查询获取其属性信息，如公园的名称、地点、绿化面积等。

2. 条件问题　即"符合某些条件的地理对象在哪里"的问题，可通过地理对象的属性信息列出条件表达式，进而找到满足条件的地理对象的空间分布位置。

3. 趋势问题　即某个地方发生的某个事件及其随时间的变化过程，它要求 GIS 根据已有的数据（现况数据和历史数据等），能够对现象的变化过程作出分析判断，并能对未来作出预测，如在疾病疫情研究中，可以利用当前和历史的疫情数据，对未来疾病的疫情作出分析预测。

4. 模式问题　即"地理对象实体和现象的分布之间的空间关系"问题，如城市中不同功能区的分布与居住人口分布的关系模式、地面气温随海拔升高而降低导致山地自然景观呈现垂直地带分异的模式等。

5. 模拟问题　即"某个地方如果具备某种条件会发生什么"的问题，是在模式分析和趋势分析的基础上，建立现象和因素之间的量化模型关系，从而发现具有普遍意义的规律。

为了回答上面的问题，GIS 首先要重建真实地理环境，而地理环境的重建需要获取各类空间数据（数据采集与获取）。这些数据必须准确可靠（数据编辑与处理），并按照一定的结构进行存储、组织和管理（空间数据库），能够进行各种问题的求解（空间分析），以及对分析结果的表达（数据输出）。

(四) 应用领域

许多与空间信息相关的部门都在应用 GIS 管理空间数据,不同领域、不同部门与 GIS 的结合程度也不同,应用 GIS 的方式也不一样,如城市规划和环境领域应用 GIS 比较多。

1. 城市规划、建设管理　城市的很多方面都可以用 GIS 来管理,如城市的土地、人口、管网等,在一些专门领域也形成了专门的系统,如土地信息系统,它主要用来管理土地的位置、面积等自然属性和土地的权属以及权属的变更等人文属性。

2. 农业气候区划　在农业发展的过程中,保护和开发气候资源起到的作用越来越重要,也对气象部门提出了更高的要求,需要气象部门提高技术满足当前的需要,GIS 与网络技术在气候预测和保护方面有很大的潜力,如气象部门可建立一个气候资源区划信息系统,这对于提升气象服务质量有很大的帮助。

3. 大气污染监测管理　GIS 不仅可以管理点源或者线源污染的空间分布以及属性,也可以把污染扩散的影响因子的空间分布作为 GIS 的空间数据组成部分进行管理,因此,在 GIS 中能够建立大气污染扩散模型,进而可以丰富地表现出污染物强度的空间分布,方便查询强度分布情况,也能够结合其他的社会经济数据,获得更多的信息并进行更加详细的分析。

4. 道路交通管理　为了满足交通运输的管理要求,专业人员建立了专门的交通地理信息 GIS‐T。

5. 地震灾害和损失估计　GIS 无论是在紧急救援、资源分配,还是降低地震造成的风险以及地震造成的损失评估等方面都会起到重要的作用。通过搜集地质构造信息来构造场景,然后利用 GIS 预测发生地震后造成的损失,以及分析和显示地震灾害严重程度的空间分布,给政府部门提供决策支持。

6. 地貌　地貌学理论的发展离不开计量地貌学的研究。由于地貌现象具有复杂性、数据量大等特征,将 GIS 应用到计量地貌学中是一个有效的途径,如:分析地貌数据信息特点,建立专门的地貌信息分析系统;建立能够实现地貌制图自动化以及输出平面或者立体图件的地貌制图系统;在已经建立的地貌分析系统基础上对地貌现象数据进行分析综合,建立地貌定量分析模型;通过大量的数据得到地貌的形成规律、空间分布、物质特征和对人类生活的影响。

7. 公共卫生领域　GIS 在公共卫生的多个领域有着广泛的应用,如:流行病学领域通过 GIS 显示各种疾病(如血吸虫、疟疾、流感、结核病和肿瘤等)的发病率或患病率的可视化地图、空间自相关的分析以及热点分析等;环境卫生学领域利用 GIS 分析 PM2.5 的空间分布与动态变化情况;医疗卫生资源的优化配置及最佳选址分析、医疗设施的可达性分析以及医疗设施配置的辅助规划等。

此外,GIS 在环境保护、电子商务、电子政务、人口管理、国防、军事公安、急救等领域也有着广泛的应用。

二、遥感

(一)概念

遥感一词来源于英语 remote sensing(RS),字面翻译过来就是"遥远的感知",指从远距离而非直接接触被探测目标获得其特征信息,通过传感器"遥远"地采集目标对象的数据,并通过对数据的分析来获取有关地物目标、地区和现象特征信息的一门科学和技术,可用于科学试验、资源普查、农作物估产、防灾减灾、疾病防控和军事用途等用途,有广义和狭义两种理解。

1. 广义遥感 从广义上理解 RS 可以泛指一切无接触的远距离探测,包括利用地面、航空、航天和航宇等各种平台,既包括对地物、地貌等可见目标,又包括对电磁场、力场、机械波(声波、地震波)等隐形对象的探测。但在实际工作中,只有电磁波探测属于 RS 的范畴。

2. 狭义遥感 狭义上的 RS 是指利用飞机、卫星等空间平台上的传感器,不与探测目标相接触,借助电磁波从远距离对地面进行观测,根据目标反射或辐射的电磁波特性,经过校正、变换、图像增强和识别分类等处理方法,快速地获取大范围地物特征和周边环境信息的一种先进的综合性空间探测技术。

(二)遥感系统

从 RS 的定义可以看出,完整的 RS 系统应该包括信息源、信息获取、信息记录与传输、信息处理、信息应用 5 个方面(图 16-2)。

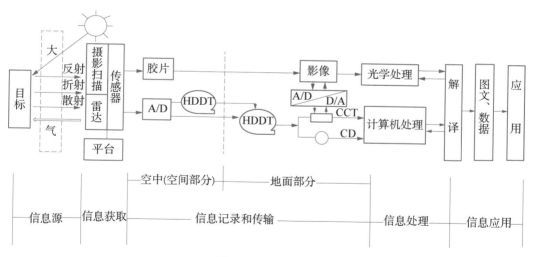

图 16-2 RS 系统

注:A/D 或 D/A,A(模拟信号)到 D(数字信号)转换,即 analog to digital converter;HDDT(high density digital tape),一般指高密度数字磁带,是一种数字信号存储与转录设备;CCT(computer compatible tape),计算机兼容磁带,是一种存储设备,在这种格式的介质中,每一个文件记载的是某一个波段的图像数据;CD 光盘(compact disk),小型镭射盘,是一个可以用于所有 CD 媒体格式的存储设备。

（三）遥感应用领域

1. 传统领域　在 RS 应用方面,我国自 20 世纪 70 年代中后期开始,在 RS 应用领域进行了广泛探索和应用试验研究,并取得了一批具有世界先进水平且有自己特色的应用成果。这些试验研究都紧密地结合 RS 技术的发展和应用,为大规模、多领域的应用打下基础,并起到了示范作用。RS 应用研究涉及的领域广、类型多,既有专题性的,又有综合性的,不同领域对 RS 应用提出不同要求,因而推动了我国 RS 应用的全面发展。

2. 公共卫生领域

（1）流行病学：在媒介传播疾病的流行病学研究中,一旦明确与疾病传播和媒介生物有关的环境因素,通过 RS 手段获取这些环境因素的空间分布和动态变化规律,进一步揭示传播风险、暴发规模和阻断途径,为高危区识别、风险管控提供数据支持,是疾病监测和控制的有力工具。如:乌里尔·基特隆(Uriel Kitron)和詹姆斯·卡兹米尔扎克(James J. Kazmierczak)利用关联植被覆盖 RS 数据分析威斯康星州莱姆病空间分布情况,为确定疾病高危区及疾病防控提供科学依据;奥姆博(Omumbo)等利用高分辨力扫描辐射计获得的 RS 资料,成功预测肯尼亚州疟疾集中暴发和传播的季节,为制定全国性疾病干预措施提供了依据。此外 RS 技术还被广泛应用于血吸虫病、登革热、锥虫病、虫媒病毒性脑炎以及一些呼吸系统疾病和外伤的流行病研究,如:王增亮等应用 RS 和 GIS 技术,结合陆地卫星(Landsat TM)遥感影像和高分辨率中巴资源卫星(CBERS)影像探测血吸虫病流行区潜在的钉螺孳生地,提取调查结果的灵敏度和特异度,了解其流行病学特征,并在实践中发挥了重要的作用;张志杰等综合分析了 RS 技术在多种细菌性、病毒性流行病防控中的应用,认为 RS 技术及与其他信息技术的结合可以有效预测流行病的传播时间和范围,为控制疾病传播提供了有力支持,具有广阔前景。

（2）环境卫生与职业卫生：人的生存离不开周边环境,人类疾病也与其所处的生活环境有密切关系。RS 技术可以对地表环境进行大范围的同步动态监测,突破以往常规研究的局限,对于揭示环境条件变化、环境污染性质与特征和污染物扩散规律等有显著优势,如 $PM_{2.5}$ 监测、城市热岛效应监测、水体污染监测等。波兰研究学者利用 RS 资料监测 Cracow 地区的空气污染,为研究城市工业区大气污染物播散途径和方式提供了有效手段。芬兰学者则应用 RS 摄影测量芬兰居民住宅与高压电线之间的距离,研究居民暴露在超高压电线下产生的磁场与罹患癌症之间的相关性,以更好地认识环境危害因素带来的潜在健康威胁。

（3）营养卫生：RS 技术在营养卫生研究中也得到充分利用。与传统的通过测量人体指标来确定营养状况相比,通过 RS 观测资料分析可以更为快捷、简便地获取参考数据。如库苏马亚蒂(Kusumayati)和克劳斯(Cross)利用 RS 资料研究苏门答腊西部社区人群营养状况与社区生态学特征之间的联系,发现从 RS 影像上解译的 4 个地理与生态指标(与最近的市场之间的距离、主要土地类型、稻田面积和常年耕作面积)可以较准确地反映社区的贫困程度和居民的营养状况。

（4）医疗卫生管理：医疗卫生服务的供给具有一定的空间分布特征。人口分散于各地且分布不均,不同地区对卫生资源及卫生需求也不一样。根据卫生需求的紧迫程度及产出效益按优先次序分配有限的卫生资源,实现资源的有效配置,是摆在决策者面前的一个重大问题。利用 RS 资料分析人群数量、密度、健康状况和疾病分布区,为最大限度利用有限资源提供科学依据。布伦(Bullen)等应用 RS 在英国西苏黎世地区参与卫生医疗机构选址和分布决策,并建立医疗卫生信息系统,为合理利用医疗卫生资源提供了一种有效模式。

(5) 突发公共卫生事件:严重急性呼吸系统综合征(SARS)是一种新发传染病,其潜伏期短,人群普遍易感,传播迅速且致死率高,对人群健康和社会稳定造成严重威胁。2002 年 11 月自广东省发现首例 SARS 病例以来,短短数周我国 26 个省、区都报告了 SARS 病例。中山市医务工作人员利用 RS 影像分析等技术确定疫区分布和人群数量,划定隔离区和缓冲带,对确诊患者、疑似患者和密切接触者按照空间位置的不同进行分类汇总和统计分析,根据情况采取不同的干预措施(如隔离、消毒和检疫等)或启动相应预警方案,有针对性地防止疫情进一步扩散,为阻断疫情扩散和有效干预提供了有力支持。

三、全球定位系统

(一) 概念

自 1957 年苏联发射第一颗人造地球卫星上天后,人类开启了星基导航时代。随后美国提出"反向观测"设想并付诸实践,为现代全球卫星定位奠定了基础。1973 年美国国防部牵头开始着手研发能够满足陆海空三军需要的"导航卫星定时和测距全球定位系统"(navigation satellite timing and ranging global positioning system),简称全球定位系统(global positioning system,GPS),它是能在海、陆、空进行全方位、高准确度地授时、实时定位、导航和测速的综合性卫星导航定位系统,而且具有良好的抗干扰性和保密性,是人类历史上第一个真正意义上的全球导航卫星系统(GNSS)。GNSS 的主要功能集中在 3 个方面——授时、定位和导航,其中授时是基础,定位是前提,导航是核心。但凡能在广大范围内实现精确定位和科学导航功能的设备和技术系统,都应该纳入 GNSS 的范畴,但实际应用中考虑到覆盖范围,往往指的是星基定位导航系统,其内涵远超早期单一的定位系统 GPS,因此对于 3S 中的"GPS"也慢慢地被"GNSS"代替,本节将对 GNSS 进行概述。

(二) 系统组成

一个完整的全球导航卫星系统由地面支撑系统、空间系统和用户设备三个部分组成。

1. 地面支撑系统　包括主控制站和监测站,用于跟踪、测量、计算及预报卫星轨道并对星上设备及整个系统的工作进行控制、监测、管理和维护。

2. 空间系统　指发射到太空中的运行卫星和备用卫星,由多颗卫星构成空间导航网。

3. 用户设备　GNSS 的用户虽然有民用客户和军用客户之分,但用户设备通常是由接收机、定时器、数据预处理机、计算机和显示器等组成。它接收卫星发来的微弱信号,从中解译出卫星轨道参数和定时信息等,同时测出导航参数,再由计算机算出用户的位置坐标和速度矢量分量以实现实时导航和定位。用户定位设备分为单人(如手持式GPS 接收机)、车载、舰载、机载、弹载和星载等多种类型,空间流行病学研究者主要是使用手持式设备进行定位采集空间位置信息。

(三) GNSS 的功能

作为一种实时、动态、高精度的对地观测技术,GNSS 主要实现以下功能。

1. 准确授时　利用 GNSS 卫星上携带的原子钟传送和播报精确的时间与频率信息,服务于整个生产和生活过程。

2. 实时定位　主要是为船舶、汽车、飞机等运动物体进行定位导航,为跟踪锁定目标、提前规划选线、信息查询、远程指挥、精细操作、应急救援和智慧城市等方面提供服务,在空间流行病学中往往用于定位、疫区范围划定、传播路线等与空间相关的问题。

3. 精确制导　主要应用在导弹、无人机和卫星等军事领域。

4. 动态监测　大地测量、控制测量、道路和各种线路放样等,特别是水下、地下地形测量及变形监测。

(四) 应用领域

1. 传统领域　全球定位导航技术从一开始便打上深深的军事烙印,各国研制建造庞大的 GNSS 系统的根本目的是满足各军种的军事需要,掌握能在世界范围内实施精确、快速定位和导航的高端技术,进而掌握制空权。GNSS 技术被广泛应用于飞机导航、导弹制导、导弹拦截及目标精准打击、作战指挥、发射阵地快速定位和外弹道测量等军事领域。随着部分军事功能的解禁和军转民用的推广,GNSS 技术也在个人位置服务、气象应用、道路交通管理、应急救援、地球物理、大地测量、水土保持、地质灾害监测、工程建设、资源勘探、海洋渔业和交通运输等领域得到广泛应用,并正在引发一场新的技术革命。

2. 公共卫生领域　GNSS 在公共卫生领域的应用多是获取疾病或其他事件的位置坐标,因此较少单独使用该技术,多是与 GIS 和 RS 等技术一起使用。

(1)流行病学:田文强等利用 GNSS 技术采集疟疾传播地理空间数据,根据气候因素与疟疾传播的相关分析,建立气候因素多元回归方程模型预测疟疾发病率,实现定量预测全球气候变暖对当地疟疾传播的影响。闫东等将 GNSS 引入到河北省鼠疫防治工作中,利用 GNSS 采集鼠疫监测和疫区处理过程中的各种数据,更加准确地确定所抽样方的具体位置,卫星导航功能可以快速地找到布夹位置、曾调查过的样方和历史疫点,以提高鼠疫监测数据的准确性、科学性和可靠性。

(2)环境卫生与职业卫生:毛亚青等设计了一种基于车载 GNSS 终端的城市环境健康监测平台,准确地监测环境质量状况,弥补了当前宏观环境监测的不足,为有效控制环境污染及解决职业病问题提供了有力参考。

(3)医疗卫生管理:唐继海等将 GNSS 测定的经纬度坐标值录入对应的各预防接种门诊数据库中,建立预防接种门诊基础数据库。将各预防接种门诊的地点、覆盖范围及其利用情况与地图信息相整合,从而建立预防接种门诊空间信息管理数据库,实现对预防接种门诊的管理和合理配置。

(4) 突发公共卫生事件:徐敏等对深圳市 2009 年的甲型 H1N1 流感疫情开展基于 3S 的时空聚集性分析,结果显示深圳市的甲流疫情的时空聚集性重点表现在 9 月上旬与中国香港特别行政区接壤的南部地区,为及时采取防控措施提供有力支持。

第三节 | 研究的基本步骤

一、提出研究假设

根据已知的科学事实和科学理论,对准备开展的研究提出一种假定的解释。凡是以客观的事实和科学理论为基础,能够揭示问题内在特征和规律的奥秘,就是科学的假说。实际工作中,研究者根据专业知识和经验,以及从大量文献中得到启示,对领域内某问题提出理论假设。通常,通过描述性分析,阐明某疾病的时间、空间、人群间的流行现状,从地理学的角度,发现某疾病的高风险区域,推测导致疾病高风险的空间地理因素,产生有关病因的假设和假说,进而提出拟解决的科学问题。

二、确定研究目标

这是研究设计的重要步骤之一,根据研究所期望解决的问题,明确研究目的和研究目标。研究目标需要具体明确,既要考虑研究本身的要求,又要考虑实际的工作条件与水平,明确研究工作的具体方向和研究重点。

三、抽样与数据收集

在传统流行病学中,考虑到人力物力资源有限,通常采用不同抽样方法从总体抽取一定数量的具有代表性的样本作为研究对象。空间抽样方法不同于传统的抽样方法,不仅涉及到样本含量,还涉及到样本空间位置的信息。目前常用的空间抽样方法包括了空间简单随机抽样、空间系统性抽样以及空间分层抽样等,对抽样感兴趣的读者可参见《空间抽样与统计推断》,这里仅介绍抽样方法确定后有关数据收集的内容。

1. 空间数据来源 公共卫生空间数据库中的数据内容包括基础地理数据(如电子化地图、基础地形图、交通道路)、自然环境数据(如地形、地貌和水系等)、社会经济数据(如人口结构数据、人口密集区、人均生产总值、地区产业结构和交通情况)、公共卫生行业信息数据(如公共卫生基础数据、公共危险因素数据和疾病监测数据等)等各种空间特征和属性特征的数据。

根据记录形式不同,主要分为图形图像记录的数据和文字记录的数据两大类。前者属于空间特征数据,主要有地图、照片、航空和遥感影像、规划图及工程图等;后者属于属性特征数据,主要包括各类调查报告、法律文件、社会统计数据、疾病监测数据和现场调查的原始记录等,是经典流行病学的常用数据。

2. 空间数据的获取　根据空间数据在计算机中存储的逻辑结构不同,将空间数据的获取方式分为基于栅格结构的数据获取、基于矢量结构的数据获取和属性特征数据的获取。

(1) 基于栅格结构的数据获取:栅格结构的数据通过位置来表述空间实体,来源非常广泛,主要通过 RS 数据、扫描仪、摄像机等设备,矢量数据转换,规则点采样,不规则点采样和插值等途径获得。

(2) 基于矢量结构的数据获取:矢量数据的获取与输入对构建公共卫生空间数据库是非常重要的。一般而言,矢量结构的空间数据的获取和输入的主要途径包括人机交互输入、栅格-矢量转换、测量仪器获取(如 GPS)、直接采用现成数据(软件商和数据提供商提供)及地图跟踪数字化(数字化仪)等。

(3) 属性特征数据的获取:属性特征数据主要来源于两种渠道:

1) 直接的调查和科学试验:属性特征数据的直接来源,也称之为第一手或直接的属性数据,如流行病学的现场调查所获取的疾病数据资料。

2) 别人调查或试验的数据:属性特征数据的间接来源,也称之为第二手或间接的属性数据,主要是调查人员通过搜集多种文献资料,摘取现成数据通过整理、融合、调整和归纳形成的。

四、数据整理与空间数据库构建

(一) 空间数据处理

1. 属性特征数据编码　编码就是将各种属性特征数据变为计算机可以接受的数字或字符形式,便于空间数据的存储管理。

针对目前广泛采用的编码方法,可以将属性特征数据的编码方法概括如下:

(1) 列出全部绘图对象清单。

(2) 制订对象分类、分级原则和指标:将绘图对象进行分类、分级。

(3) 拟定分类代码系统:一个完善而有效的编码系统对属性特征数据的编码至关重要,因此可以在采取标准化措施的前提下制订一个分类代码系统。

(4) 设定代码及其格式:在采取的分类代码系统下,设定代码使用的字符和数字、码位长度、码位分配等。

(5) 建立代码和编码对象的对照表:这是编码最终成果档案,是数据输入计算机进行编码的依据。

2. 空间特征数据与属性特征数据的连接　当空间特征数据与属性特征数据分别存储时,需要将两者信息进行连接。需要处理的数据量较大时,一般要求空间特征数据与属性特征数据带有唯一的标识码,通过专门程序将两者自动连接起来。在空间数据库中,标识符要求具有唯一性。

3. 拓扑处理　各种地图及影像图数字化以后,还需要建立相应的拓扑关系来反映地物间的空间特定关系,尤其是矢量数据,其拓扑关系对空间分析和查询能力有很大影响。如何准确建立矢量数据中的点、线、多边形的拓扑关系,是空间数据处理中的重要问题之一。

建立拓扑关系有手工建立和自动建立两种方式:

(1) 手工建立:采用人机交互操作的方式,通过操作输入设备(如鼠标或键盘等),定义一个区域中各个节点、弧段、多边形与另外哪几个区域中地物要素的关联关系。

(2) 自动建立:利用系统提供的拓扑关系,由计算机对获取的矢量数据进行分析判断,自动生成节点、弧段、多边形之间的拓扑关系,但有时自动建立的拓扑关系需要手工修改。

4. 数据编辑　通过数字化所获取的空间数据及属性特征数据都不可避免地存在错误与误差。在将这些数据导入空间数据库之前,需要经过核对和编辑,修正这些数据。

空间数据的编辑是一种耗时耗力的交互处理工作,除逐一修改图形与属性输入的误差和错误外,图形的分割与合并以及数据更新等许多工作也是在数据编辑模块中完成的,编辑工作是把数据显示在屏幕上,通过 GIS 软件的编辑菜单来实现数据编辑的各种操作。

5. 数据格式转换　空间数据的格式转换包括不同数据介质之间的转换和数据结构之间的转换两大类。第一类主要是将各种不同的源数据(如地图、各种文字或表格)转换为计算机能够识别与处理的格式;第二类是指同一数据结构不同组织形式之间的转换和不同数据结构之间的转换。

6. 数据更新　空间数据并不是一成不变的,会随着时间的变化而发生变化,如行政区界的改变和医院地点搬迁等造成的空间数据坐标变化。为保证空间数据的时效性,应定期对空间数据进行更新,用新数据代替或补充陈旧数据。

(二) 空间数据库的建立

空间数据库是空间数据库系统的简称,包括 3 个部分:空间数据库、空间数据库管理系统和空间数据库应用系统。对于空间数据库的建立,广义地讲是构建空间数据库及其应用系统,狭义地讲是构建空间数据库本身。本节主要从狭义方面介绍如何建立空间数据库。

1. 空间数据库的概念　数据库是为了一定的目的,在计算机系统中把相关联的数据集合以特定结构方式进行组织和存储的仓库,方便用户能有效地管理数据。数据库技术经历了第一代的网状和层次数据库系统,第二代的关系型数据库系统,及现在的以面向对象为主要特征的第三代数据库系统。在管理空间信息数据上,传统数据库系统(主要指第一代和第二代数据库)存在以下几个方面的局限性。

（1）传统数据库系统管理的是不连续的，相关性较小的数字和字符，而空间信息数据是连续的，并且具有很强的空间相关性。

（2）传统数据库系统管理的实体类型较少，并且实体类型之间通常只有简单的空间关系，而空间特征数据实体类型繁多，实体之间存在复杂的空间关系，并且还能产生新的关系（如拓扑关系）。

（3）传统数据库系统存储的数据通常为等长记录的数据，而空间特征数据通常根据空间目标的不同，坐标串长度存在差异，具有变长记录，并且数据项也可能很大、很复杂。

（4）传统数据库系统只操作和查询文字、数字信息，而空间数据库中需要有大量的空间特征数据操作和查询，比如相邻、连通和包含等。

因此，为了使用户能够方便灵活地查询所需的空间特征数据，同时能够进行有关地理空间特征数据的插入、删除和更新等操作。空间数据库作为一种新的应用技术诞生并发展起来，它把被管理的数据从一维推向了二维、三维甚至更高维。空间数据库一方面可以视为传统数据库技术的扩充；另一方面，它突破了传统数据库理念，实质上是一种理念上的创新。

2. 空间数据库的设计步骤　以数据库为基础的信息系统通常称为数据库应用系统，它一般具有信息的采集、组织加工和传播等功能。按照软件生存期的定义，一般将数据库系统生存期划分为 7 个阶段：规划、需求分析、概念设计、逻辑设计、物理设计、实现和运行维护。其中前 5 个阶段称为"分析和设计阶段"，后 2 个阶段称为"实现和运行阶段"。

第一步，规划设计：首先进行建立数据库的必要性和可行性分析，确定数据库系统在组织和管理信息中的地位，以及各个数据库之间的关系。在这个阶段要分析基于数据库系统的基本功能，在确定数据库的支持范围时，最好实现建立若干个范围不同的公用或专用数据库，然后逐步完成整个大型信息系统的建设。另外，还要对数据库与模型库、方法库或信息系统中其他成分的关系进行明确的规定。在数据库规划工作完成后，应编制详尽的可行性分析报告及数据库规划纲要。

第二步，需求分析：这是整个数据库设计过程中比较费时、复杂，同时也是很重要的一步。主要收集数据库所有用户的信息内容和处理要求，并加以规范化和分析。在分析用户需求时，要确保用户目标的一致性。需求分析的整理一般采用数据流分析法，分析结果以数据流图（data flow diagram，DFD）表示。该步骤起到"地基"作用，如果该步骤做得不好，整个数据库需返工重做。

第三步，概念设计：概念设计的目标是在对需求进行综合、归纳与抽象后，产生反映地理信息需求的数据库概念结构，即概念模式。概念模式独立于计算机系统和具体数据库管理系统（database management system，DBMS）。概念设计的主要内容包括数据抽象（局部概念模式设计）和全局概念模式设计。概念设计时常用的数据抽象方法是"聚集"和"概括"。

第四步，逻辑设计：逻辑设计又称为"实现设计"，逻辑设计的目的是从概念结构中导出特定 DBMS 可处理的数据库的逻辑结构，包括数据库的全局逻辑结构和每个用户的局部逻辑结构。这些模式在功能、性能、完整性和一致性约束以及数据库的可扩充性等方面均应满足用户的各种要求。

第五步，物理设计：物理设计是为逻辑数据模型设计一个合适应用环境的物理结构，主要包括：基于关系模式选择存取方法，并建立存取路径、确定数据库存储结构、确定系统配置。

第六步，数据库实施：设计人员根据 DBMS 提供的数据库语言（最常用的是结构化查询语言（structured query language，SQL））及宿主语言，根据逻辑设计和物理设计构建数据库，组织空间特征数据入库，编制并调试相应程序。

第七步，数据库运行与维护：空间数据库经过试运行后即可投入正式使用。在数据库运行过程中需要不断对其进行评价、调整和修改。

五、统计分析与建模

疾病的发生除了与其自身的生物学因素有关外，还受到自然、社会、经济、物理和化学等多种因素的影响。不同因素对疾病发生的作用大小不同，哪些因素的作用较强，哪些因素的作用较弱，哪些因素对于疾病的发生具有统计学意义，哪些因素没有统计学意义等这一类问题需要通过空间统计建模的技术来回答。本节从点数据、面数据和地统计数据三个角度分别介绍相应的建模方法。

（一）点模式数据建模

经典统计学中大家都知道泊松（Poisson）分布主要用于描述某观察单位中某种事件的发生数，例如，放射性物质在单位时间内的放射次数、单位容积充分摇匀的水中的细菌数和野外单位空间中的某种昆虫数等。这里的观察单位既可以是时间，也可以是空间，后者则与空间点模式分析密切相关。

对于空间点模式数据的建模，我们必须清楚点模式（point pattern）和点过程（point process）两个概念，前者是静态的空间点数据的一个实现，类似于样本的概念；后者则是动态的空间点数据产生的机制，类似于总体的概念。因此对于空间点模式数据的建模，实际上是对点过程进行推断，即通过对点模式样本建模推断其背后的点过程机制，该分析方法称为空间点模式分析。其理论基础是空间点过程，最基本的就是对应于泊松分布的泊松过程，常用的方法包括了均质泊松过程（homogeneous Poisson process）和非匀质泊松过程（inhomogeneous/heterogeneous Poisson process），它们通过作为零模型参照来定量分析实测点模式数据的特征，进而探讨点模式的形成过程。

（二）面数据建模

普通线性回归模型的残差项是相互独立的或称其没有自相关性，如果此条件不满足，则点估计将不再具有最优线性无偏估计（best linear unbiased estimation，BLUE）的性质。在现实中，尤其对于空间地理数据来说，该条件很难满足。空间数据通常存在着空间依赖性或空间自相关性，因此能够处理空间自相关性的空间线性回归模型的发展成为必然。空间自回归模型是空间线性回归模型的一类模型，包括联立自回归模型、条件自回归模型、空间滞后模型等。

1. 联立自回归模型　为解决变量的空间自相关问题,提出了著名的联立自回归模型(simultaneous autoregressive model,SAR 模型),在一般模型基础上,纳入空间权重矩阵以及空间回归系数,对空间模型的发展作出了开创性工作。

2. 条件自回归模型　在 SAR 模型基础上,为获得提出的 SAR 模型的非线性估计的一种替代步骤,提出了条件自回归模型(conditional autoregressive model,CAR 模型)。CAR 模型通常用于拟合一阶相邻的空间关系,而 SAR 模型用于拟合二阶(即邻近的邻近)或二阶以上的空间关系。有研究表明两者的拟合结果没有显著差异。

3. 空间滞后模型　由于空间自相关可通过空间滞后向量组来体现,因此提出了空间滞后模型,它将普通线性回归模型与 SAR 模型相结合,也称为混合空间自回归模型。此后,研究中陆续提出了空间误差模型、移动平均模型、广义空间过程模型、空间误差成分模型、空间联立方程模型以及联立空间交叉回归模型,感兴趣的读者可以参考相关文献学习。

4. 地理加权回归模型　地理加权回归(geographically weighted regression,GWR 模型),由英国地理学家斯图尔特·福瑟林汉姆(Stewart Fotheringham)于 2002 年提出,是一种处理空间异质性的局部空间回归模型,在考虑变量空间自相关性的前提下,分析自变量与因变量间空间依赖性的空间变化关系,展示自变量与因变量之间的空间依赖性在空间范围内的变化趋势及其空间分布模式。

(三) 地统计数据建模

广义线性地统计模型是广义线性混合效应模型在地统计学领域应用的特例,常用于地统计数据。其中,高斯随机过程在地统计数据分析中被广泛使用,可通过指定不同的相关函数很好地描述出事物的空间特征,并适宜处理具有空间相关性的数据。

六、模型验证

将研究内容运用到实践中,在实践中检验研究内容是否有效,检验其实用价值。根据模型分析,获得病因假设的结论,确定并采取相应的控制与预防措施,对早期的防控措施进行调整,观察和评估措施实施的质量与效果,进一步验证病因假设。

七、结果应用

通过统计建模,可以查明病因,为实际防控措施的制定提供依据与方向,控制疾病的进一步发展,终止疾病的暴发或流行;可以预测疾病暴发或流行的发展趋势;可以评价预防控制措施的效果;还可以为进一步加强已有监测系统或为建立新的监测系统提供依据。

第四节 典型应用案例

一、疾病制图

疾病分布图常被用来描述疾病发生情况的地理分布模式,它是反映疾病地理分布状况的一种专题地图。疾病制图属于描述性研究,可用来呈现疾病风险的空间和时空变异,帮助人们初步了解疾病的时空分布规律,为进一步研究提供人群的健康相关信息等背景知识。通过比较估计的风险地图与暴露地图,据此提供一些关于疾病病因的研究假设以供进一步的深入研究。以2004—2011年湖北省各县本地疟疾流行情况为例,分类汇总各县每年本地疟疾发病率,通过地理分布图可视化呈现湖北省各县疟疾的发病率,反映湖北省疟疾流行的空间分布情况(图16-3)。

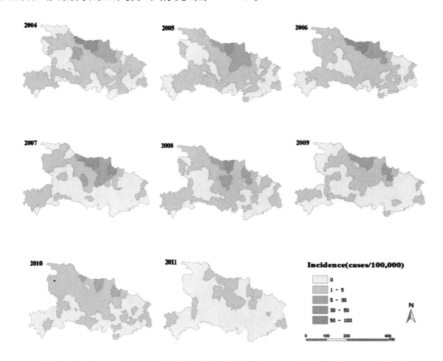

图16-3 2004—2011年湖北省各县(市、区)疟疾发病率的空间分布图

引自:XIA J, CAI S X, ZHANG H X, et al. Spatial, temporal, and spatiotemporal analysis of malaria in Hubei Province, China from 2004 - 2011[J]. Malaria Journal,2015,14(1):145.

二、疑源风险评价

如果要评估在某特定位置(如污染源)周围的疾病风险变化,即回答该污染源是否引起了某疾病发病风险的增高问题,这与空间全局聚集性检验和局部聚集簇探测不同,需要使用特定的分析方法,即焦点聚集性检验(疑源风险评价),该方法用于检验在一个事先确定的点、线或其他可疑源附近是否有局部聚集簇的存在以及其周围风险的变化模式。以美国北卡罗来纳州 1974—1978 年婴儿猝死综合征(sudden infant death syndrome,SIDS)数据为例,以其中一个县——安森县作为点源,采用 Stone 检验,分析在安森县周围的 SIDS 风险变化特征,发现安森县附近存在局部聚集簇。

三、聚集性分析与聚集簇探测

研究相对于对照的分布而言,从全局看疾病的分布是否是聚集的? 从局部看疾病的聚集簇(聚集区域)在哪里? 这通常是推断性研究的第一步,然而很多情况下,该类研究都是在没有相关研究假设的基础上开展的,研究中并没有收集可能的导致疾病聚集的潜在危险因素,因此难以全面解释疾病聚集的原因,但它至少可以提供一些关于病因方面的研究假设,为后续的深入研究提供线索。在实践工作中,如果跟疾病监测数据进行有效结合,那么即使没有特定的病因假设,也可以做到早期发现疾病风险升高的信号,从而达到预测预警的目的。以 2004—2011 年湖北省各县本地疟疾流行情况为例,通过时空动态窗口扫描统计量,探索湖北省疟疾的时空聚集性,识别高危险区域和高危险时段。分析发现 2 个聚集区域,表明疟疾在时空分布上并不随机,存在聚集性,提示要加强对高危地区的疟疾监测,避免疟疾病例的复现(图 16-4)。

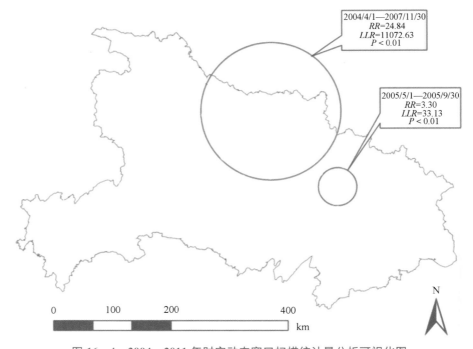

图 16-4 2004—2011 年时空动态窗口扫描统计量分析可视化图

引自:XIA J,CAI S X,ZHANG H X,et al. Spatial,temporal,and spatiotemporal analysis of malaria in Hubei Province,China from 2004－2011[J]. Malaria Journal,2015,14(1):145.

四、地理相关分析

地理相关分析属于分析性研究,探讨在生态尺度上测量的公共健康事件与暴露因素(如大气、水和土壤等环境因素,吸烟和饮食等生活方式以及国内生产总值等社会经济学因素)的地理变异间的宏观关系,相关的方法可能与疾病制图类似。区别在于,疾病制图的分析中不考虑协变量的问题,是简单的描述,而地理相关分析则考虑了协变量的作用,其重点在分析公共健康事件与影响因素之间的关系,致力于病因探索。以野鸟中高致病性禽流感 H5N1 暴发为例,通过空间 Logistic 自回归模型分析了社会-环境-经济因素对全球高致病性禽流感(highly pathogenic avian influenza virus,HPAIV)H5N1 暴发的影响,发现距候鸟迁徙路线最短距离、海拔、距公路和铁路最短距离以及归一化植被指数等是全球 HPAIV H5N1 发生的危险因素,并对相关的发病风险进行了全球预测。

五、医疗资源的优化配置

医疗资源空间分布的差异性是造成不同地区人们健康水平有别的重要原因之一。在现实中,因人们居住地的区位条件等空间因素,或其种族、年龄和收入水平等社会经济因素,居民就医的方便程度存在着差异,基于就医可达性评估,科学精准识别医疗资源稀缺地区,对指导政策制定、医疗资源合理配置具有重要的现实意义。以新冠疫情下上海市三级医院的服务区空间分布为例,通过采用 Huff 模型划分上海市三级医院的服务区范围,设置候选位置,以最大化覆盖率为目标,采用位置分配模型预测医院选址的优化布局(图 16-5)。

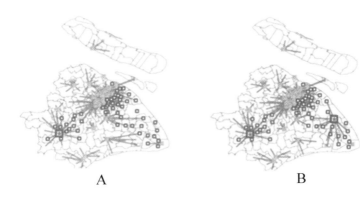

A　　　　　　　B

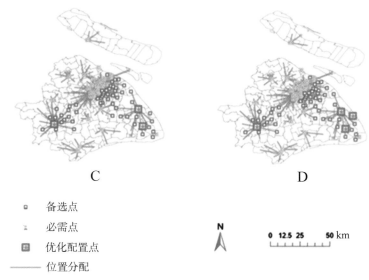

C   D

□ 备选点

ᵢ 必需点

⊞ 优化配置点

—— 位置分配

N

0 12.5 25   50 km

图 16 - 5   上海市三级医院的优化配置新增点的位置

注:A. 新增 1 个配置点;B. 新增 2 个配置点;C. 新增 3 个配置点;D. 新增 4 个配置点。

引自:黄家祺,肖霜,张俊,等. COVID - 19 疫情下医院服务区分布与隔离点设置方法的初步探讨[J]. 山东大学学报(医学版),2020,58(10):105 - 111.

第五节 挑 战 和 展 望

一、困难与挑战

(1)地理信息系统作为空间流行病学的重要技术之一,其功能被过分夸大,导致很多空间流行病学的宣传、培训与教材仅仅是地理信息系统相关的内容,误导了研究者的思维,无法全面地正确认识空间流行病学这一学科。主要原因是其交叉学科的特点使得很多研究者只能精通其一个方面的内容,无法融会贯通不同学科的理论与知识。如何能整合交叉学科的技术与方法,融入跨学科研究的思维方式,建立正确的空间流行病学理论是一大挑战。

(2)研究者缺乏空间意识与空间思维,导致流行病学的资料缺乏可匹配的空间信息,加上行政区划的经常变动,导致了开展空间流行病学研究所必需的基础资料的不足。如何有效地改善这一状况是一大难题。

二、发展趋势与未来展望

(一)应用层面

空间流行病学的应用应从传染病向慢性病、环境科学以及卫生管理与卫生政策等多病种、多领域和多尺度的方向拓展,建立针对不同空间数据类型和不同资料类型的规范化空间流行病学经典应用案例,进而让更多的公共卫生人员能够将空间流行病学研究的思维应用到日常工作中,从而推动空间流行病学的发展。

(二)技术层面

空间流行病学研究中存在数据来源渠道不权威、数据采集方式不透明、数据处理技术不规范、数据整合手段不清楚以及数据空间分析模型较复杂等问题,急需从技术层面建立一整套权威、透明、规范和标准化的覆盖空间流行病学研究整个流程的指南文档,以及开发一套简单易用的空间流行病学分析的软件工具。

(三)理论层面

空间流行病学的理论还不成熟,如何以经典流行病学的研究设计等思维方式主导未来交叉学科的空间流行病学研究,真正地从流行病学的角度建立空间流行病学这一分支学科的理论是今后的重要研究工作。

（张志杰）

参考文献

1. 黄家祺,肖霜,张俊,等. COVID-19 疫情下医院服务区分布与隔离点设置方法的初步探讨[J]. 山东大学学报(医学版),2020,58(10):105-111.
2. 李立明. 流行病学[M]. 6 版. 北京:人民卫生出版社,2007.
3. 潘玉君. 地理学基础[M]. 北京:科学出版社,2001.
4. 王劲峰,姜成晟,李连发,等. 空间抽样与统计推断[M]. 北京:科学出版社,2009.
5. 张志杰,姜庆五. 空间流行病学[M]. 北京:高等教育出版社,2020.
6. BERGQUIST R. New tools for epidemiology:a space odyssey [J]. Memorias Do Instituto Oswaldo Cruz, 2011,106(7):892-900.
7. BESAG J, YORK J, MOLLIED A. Bayesian image restoration with two applications in spatial statistics [J]. Ann Inst Stat Math,1991,43:1-20.
8. CUZICK J, EDWARDS R. Spatial clustering for inhomogeneous populations [J]. J Royal Statist Soc Series B-Methodological,1990,52(1):73-104.
9. GETIS A, ORD J K. The analysis of spatial association by use of distance statistics [J]. Geogr Anal, 1992,24(3):189-206.
10. HU Y, ZHANG Z J, CHEN Y, et al. Spatial pattern of schistosomiasis in Xingzi, Jiangxi Province, China:the effects of environmental factors [J]. Parasit Vectors, 2013,6:214.
11. KULLDORFF M, RAND K, GHERMAN G, et al. SaTScan:software for the spatial and space-time scan statistics [M]. Bethesda:National Cancer Institute,1998.
12. SUN L Q, WARD M P, LI R, et al. Global spatial risk pattern of highly

pathogenic avian influenza H5N1 virus in wild birds: a knowledge-fusion based approach [J]. Prev Vet Med, 2018,152(1):32 - 39.

13. TANGO T. An index for cancer clustering [J]. Environ Health Perspect, 1990, 87:157 - 162.

14. XIA J, CAI S X, ZHANG H X, et al. Spatial, temporal, and spatiotemporal analysis of malaria in Hubei Province, China from 2004 - 2011 [J]. Malar J, 2015, 14:145.

15. ZHANG Z J, MANJOURIDES J, COHEN T, et al. Spatial measurement errors in the field of spatial epidemiology [J]. Int J Health Geogr, 2016,15(1):21.

16. ZHANG Z J, ZHU R, WARD M P, et al. Long-term impact of the World Bank Loan Project for schistosomiasis control: a comparison of the spatial distribution of schistosomiasis risk in China [J]. PLoS Negl Trop Dis, 2012,6(4):e1620.

第 十 七 章　理论流行病学

　　流行病学研究按方法学可分为观察法、实验法和数理法。由此可见,理论流行病学是流行病学中不可缺少的重要组成部分,是流行病学工作者对疾病与健康研究的真实世界的数学凝练。当疾病在人群的现象被人们认识得很清晰时,流行病学家会考虑应用数学模型去概括疾病在人群的现象。理论流行病学依托丰富的流行病学实践,应用数学模型去描述疾病在人群的表现,并进行推理、演绎和证明疾病在人群中的自然与社会现象,把实践认知提高到理论水平,是更深层次的研究,是流行病学家对疾病认识的一个深刻阶段。数学模型具有逐级抽象的特点,流行病学工作者在流行病学的调查过程中便完成了初级抽象,即用各种疾病分布的指标来描述疾病在人群中的现象,此阶段我们称为分析流行病学。流行病数学模型是将疾病在人群中的复杂现象用数学符号、数学公式、程序、图形等进行抽象而又简洁的刻画,是离开具体事物的疾病数量关系和空间形式的流行病学模型,是数学的高级抽象。流行病学模型的研究对象是一种形式化的思想材料,是流行病学工作者经过加工了的思想,是对疾病现象的高度概括与深刻的认识。流行病学的数学模型能帮助我们理解与回答疾病在人群中流行与传播的复杂流行病学问题,此阶段我们称为理论流行病学(theoretical epidemiology)。

　　理论流行病学可以帮助我们理解疾病传播与扩散深层次的机制,有利于明确影响疾病传播过程的关键因素,估计疾病流行的严重程度和潜在规模,定量分析干预措施的效果,进一步地揭示和阐明疾病的发生、发展、预防和控制的规律,从而更有效地制定预防措施和策略,实现对疾病流行的控制,到达促进人群健康的根本目的。随着计算机技术和数学建模的迅速发展,为理论流行病学研究插上了翅膀,极大地提高了我们解决问题和控制疾病流行的能力,促使我们向医学研究的更高层次攀登。

第一节 ｜概　　述

一、发展简史

　　理论流行病学的发展有比较长的历史,最早可追溯到 1760 年丹尼尔·伯努利

(Daniel Bernoulli)(一个受过医师培训的著名数学世家的成员)建立的天花模型,用其评估在健康人群种痘的效果。这是历史上有记录的第一次把数学模型应用于流行病学的研究。理论流行病学早期的发展主要归功于公共卫生医师,如威廉·希顿·哈默(William Heaton Hamer)、罗纳德·罗斯(Ronald Ross)、安德森·格雷·麦肯德里克(Anderson Gray McKendrick)和威廉·奥吉尔维·克马克(William Ogilvy Kermack)等。理论流行病学许多的基础理论是在 1900—1935 年之间发展起来的,这段时间的特点是以确定性模型研究为主,采用的数学模型比较简单,以后,理论流行病学取得了长足的发展。1906 年威廉·希顿·哈默提出决定感染性疾病传播过程动态规律的两个因素,即易感者和易感者与传染者之间的接触率,并将之引入所建立的数学模型。1908 年罗纳德·罗斯(因证明疟疾在蚊虫和人类之间传播而获得第二届诺贝尔医学和生理学奖)建立了一个比较简单的确定性模型用于研究疟疾传播规律,以后对该模型进一步地改善,并在 1911 年提出了一个模型结构较为复杂的疟疾传播数学模型,用于研究疟疾传播过程中的各种影响因素,由此他被认为是现代理论流行病学之父。1926 年,安德森·格雷·麦肯德里克开始采用随机处理方法描述传染病的流行过程,提出了一名感染者在家庭引起新发病例的频率分布。1928 年,洛厄尔·雅各布·里德(Lowell Jacob Reed)和韦德·汉普顿·弗罗斯特(Wade Hampton Frost)提出了 Reed-Frost 模型,它是最基本的急性传染病流行模型,其基本公式是确定性的。该模型也叫 SIR 模型,SIR 是 susceptible、infective 和 removed 的缩写,指的是每个个体在疾病的传播过程中可能存在三种状态:易感、感染和被移除的状态。洛厄尔·雅各布·里德和韦德·汉普顿·弗罗斯特认为某些急性传染病的传染期较短,潜伏期接近于恒定,由此,如果在一个封闭的易感人群中发生了一例病例,该人群中将连续按代出现新发病例,新病例数多少取决于上一代易感者及感染者的人数,且新病例出现的概率符合二项分布规律。Reed-Frost 模型因其简洁和直观,国内外多年来一直被作为理论流行病学的经典教学范例。1929 年,赫伯特·爱德华·索珀(Herbert Edward Soper)根据化学中的质量反应定律,用差分方程构建了一种描述麻疹流行的确定性模型。1940 年,安德森·格雷·麦肯德里克和威廉·奥吉尔维·克马克共同提出了"阈理论",即流行病学的阈模型(epidemiological threshold model),认为只有当人群中易感者的比例累积到某个阈值时,有传染源进入就有可能导致疾病流行;当易感者的比例低于此阈值,则疾病的流行就会停止。1950 年,乔治·麦克唐纳(George MacDonald)等改进了罗纳德·罗斯的疟疾模型,引入了随机过程,建立了疟疾的 Ross-MacDonald 模型,提出了"基本繁殖率"(basic reproduction rate,R_0)的新概念,为多种疾病所沿用至今。1957 年,莫里斯·史蒂文森·巴特利特(Maurice Stevenson Bartlett)等建立了能模拟周期性流行疾病的随机模型。从此,流行病学数学模型开始划分为确定性模型和随机性模型两大类。

进入 20 世纪下半叶,随着数理论与计算机技术的发展,理论流行病学步入快速发展的轨道,在疾病流行的预测、防治措施效果的评价、防治策略以及卫生政策的制定等方面,发挥了越来越大的作用。1957 年,彼得·阿米蒂奇(Peter Armitage)和理查德·多尔(Richard Doll)提出了与人类癌症的年龄分布有关的肿瘤形成的二阶段学说,并建立了肿瘤形成的随机模型,用年龄组别发病率来分析估计肿瘤发生的原因,这是首次将流行病学数学模型拓展到非传染病上。1959 年,流行病学家雨果·明奇(Hugo Muench)将催化模型引入流行病学的研究中,并分为简单、可逆、两级 3 个基本型,因催化反应同人类传染病的发生与免疫的关系很相似,它对于许多传染病的拟合效果较好。该模型已广泛应用于各种传染病,定量估计这些传染病在人群的传播速度、传染病的感染力并考核防治措施的效果。1962 年汉斯·托马斯·瓦勒(Hans Thomas Waller)首先提出了结核病流行病学模型的理论。1975 年东义国(Yoshikuni Azuma)对结核病流行病学指标与防治措施之间的相互关系进行了更深入的研究,提出了一套完整的数学计算公式。1965 年,乔治·麦克唐纳创建了第一个血吸虫病传播数学模型,随后流行病学家和应用数学家就探索创建了多个血吸虫病传播动力学数学模型,用于指导血吸虫病的防治。在1984 年,琼·阿伦(Joan Aron)和艾拉·施瓦茨(Ira Schwartz)在 SIR 模型的基础上,提出了 SEIR 模型,即在人群状态分类上增加了潜伏期人群(exposed, E),与传染病的流行规律更为符合。1987 年布兰克·奇耶塔诺维奇(Branko Cvjetanovic)根据乙肝的自然史建立了年龄结构的多状态乙肝流行病学模型,揭示乙肝流行的动力学特征,并用于评价干预措施的效果和费用效益分析。1989 年,艾拉·隆吉尼(Ira Longini)等使用阶段Markov 模型(staged Markov model)估计去 AIDS 的潜伏期分布和病程变化,较完整地描述了 HIV 感染的自然史。

进入 21 世纪,随着一些新的疾病的不断出现,如 SARS、COVID-19 等,疾病数学建模显得越来越重要,大量的模型被创建并使用去研究疾病的传播与扩散,也极大地促进了数学和公共卫生事业的发展。此外,近年来非线性理论的发展促进了混沌论、协同论、奇异点理论、灰色模型等方法在理论流行病学研究中的应用。随着计算机和地理信息系统的广泛应用和新的数理方法的不断引入,也相继涌现了多等级(多状态)模型、时间序列模型、时空聚集模型等在疾病防控的应用。疾病数学建模及其模拟在流行病学研究中已经成为不可缺少的手段和工具,理论流行病学在阐释疾病分布、预测疾病的流行态势、制定疾病防治策略和措施并评价其效果等方面正发挥着愈来愈重要的作用。

二、概念

理论流行病学又称数学流行病学(mathematical epidemiology)或流行病学数学模型(mathematical model of epidemiology),是用数学模型来描述疾病的流行规律、人群健康状态或某些特征的分布,预测疾病的流行趋势,从理论上探讨不同防治措施及其效果的一种研究方法。

流行病学模型主要关注某个或某些"特征"(trait)在个体间、人群间、社区间、地区间或国家间的传播动力学。"特征"可以是:①一种疾病,比如麻疹、血吸虫病、结核、疟疾和 HIV 等;②一种遗传特性,如性别和种族等;③一种文化特征,如语言和宗教等;

④一种上瘾的行为,如吸烟、喝酒和吸毒等;⑤通过流言蜚语、谣言传播的信息的得失等。

数学模型(mathematical model)对自然科学具有重要意义,包括生物学和流行病学。它能帮助我们对一个系统、组织有新的理解,帮助我们理解生物数据,获得系统的响应行为,寻求最优的干预措施与策略,并对系统进行预测。数学模型一般不是现实世界的直接翻版,但是研究系统运动规律的有力工具,它是分析、设计、预报或预测和控制实际系统的基础。流行病学数学模型是指对于现实世界的某一"特征"或现象,为了某个特定目的,依据该"特征"在人群中特有的规律,进行逐级抽象,以各种数学符号代表各种因素,将"特征"的规律用数学式表达出来。它能描述"特征"在人群中的现实表现,能预测"特征"的未来变化趋势,能评价及提供处理"特征"的最优决策或控制措施,也能对疾病暴发进行实时模拟与处理。从本质上说,数学模型是关于现实世界的一部分或几部分抽象的"映像"。数学模型的建立既需要我们对现实问题进行深入详细的调查、观察和分析,又需要我们灵活巧妙地利用各种数学知识,对现实问题进行抽象,进而提炼出数学模型,这个过程就称为数学建模(mathematical modeling)。理论流行病学以数学模型为主要研究手段,也必须扎根于流行病学调查研究的土壤,在掌握"特征"的分布规律、流行过程、影响因素以及因素间相互制约关系的基础上,筛选出主要的影响因素,摒弃次要因素,进行信息条理化、数学提炼和理论概括,然后用建立的数学模型定量地阐述"特征"流行过程的本质规律,详细地模拟流行过程,并用实际的流行过程来验证与修正,从而促进流行过程机制理论的发展。以能准确反映现实世界"特征"流行过程的数学模型预测各种可能发生的流行趋势,筛选并提出有效的防治措施,从而推进流行病学防治理论的发展。显然,要建立一个符合实际的流行病学数学模型,往往需要团队合作来完成,团队既需要流行病学专业人员,又需要数学和计算机科学方面的专业人员,但流行病学专业人员始终处于研究的主导地位。

流行病学数学模型与一般的统计学模型不同,流行病学数学模型是以流行过程的理论为基础的,根据"特征"特有的内在规律,作出必要的简化与假设,采用数学语言,概括地或近似地表述出的一种系统的数学结构,然后依据实际的流行过程对数学结构中的参数和变量进行设定、估计和拟合。数学模型所表达的内容可以是定量的,也可以是定性的,但必须以定量的方式表现出来。而统计学模型是在一系列数理统计假设条件下,对某"特征"既往观察值进行回顾性相关分析或回归分析,运用的回归曲线类型是若干种经验曲线。例如在统计模型中有一条最重要的假设条件是要求变量是独立的,但在绝大多数的流行过程中都不成立,而流行病学数学模型可以不受此限制。因而,一般的统计模型不能作为数学模型用于理论流行病学的研究。但近年来有一些统计模型具备了流行病学数学模型的特点和作用,例如建立在 Cox 模型基础上的多状态生存分析模型,就初步具备了数学模型的结构,设计了疾病转归的多种可能结局或状态,然后确定各状态间的关系、转移方向、转移比例和速率等。

三、研究现状与展望

理论流行病学研究中所建立的数学模型，既要能准确反映"特征"流行过程的本质规律，又要易于用数学方法和计算机技术来处理与可视化，使我们可以直观清晰地了解"特征"的基本流行过程及其影响因素。但现实世界很复杂，特别是疾病数学模型的建立更为复杂，建模时不仅要考虑宿主的生物学和生态学特性，而且要考虑宿主的社会学特性及其与环境的复杂关系，这为疾病流行过程的建模带来了很大的困难，因此，几乎目前所有的疾病的流行病学模型都具有其局限性，这也反映出我们在创建能准确复制现实模型的困难性。因此，理论流行病学数学模型一般只能模拟疾病流行过程的主流趋势和主要影响因素的效应，而不是展现现实流行过程中全部因素及其效应的"镜像"翻版，这就是流行病学数学模型与疾病现实流行过程之间的误差。一个合理的疾病数学模型的估计值与疾病流行过程中的观测值之间的误差要在容许的范围之内。但随着对疾病的认识-数学模型-再认识的反复循环，疾病数学模型将越来越接近现实。

近年来随着一些传染病在全球的出现和大流行，如艾滋病、流感、SARS、COVID-19等，极大地激起许多的流行病学家与数学家协作开展理论流行病学研究，创建了各种各样的数学模型去预测这些传染病的流行过程与流行趋势，并对不同控制策略的控制效果进行比较，获得了不少成果，也开辟了许多新思路。涌现出了一些很受大家关注的广义线性思想和随机过程理论相结合的多状态模型、时间序列模型、时空聚集模型等，也发展了一些非线性理论下的新方法，如混沌论、协同论、奇异点理论、灰色模型等，这些都展示了理论流行病学研究领域的宽广与多彩。虽然迄今为止尚未真正见到一个流行病学数学模型在疾病的预防与控制中起到决定性的作用，但已经看到它正在发挥愈来愈重要的作用，以弥补其他流行病学方法不足的作用。例如有些干预实验研究没法在人群开展或不符合伦理，或者为了观察疾病的自然流行过程而不加以干预等，这些都可以用流行病学数学模型来研究。

随着人们认识疾病流行过程的不断深化、流行病学理论的不断完善、新的数理方法的不断发展与引入以及计算机技术的不断发展，理论流行病学研究会更加普及和更加直观地指导流行病学实践。简而言之，流行病学数学模型正成为公共卫生研究与决策的工具箱以及流行病学理论教学中的重要手段。

第二节　流行病学数学模型的建立

流行病学数学建模是构建能忠实地反映客观世界"特征"的数学模型，并用以分析、研究和解决实际生物学问题的一种科学方法。它是在已知流行过程各因素之间相互关系的基础上，用数学表达式及其运算来重现和模拟流行过程，并以实际的流行过程来验证和修正模型。因此，建模者必须从实际问题出发，围绕建模的目的，从实际流行过程中收集准确的数据,也包括实验数据,并对该问题进行深入细致的观察和分析,运用数学语言、程序和图形等对实际问题本质属性进行抽象、简化、反复拟合和逐步完善,直至所构建的数学模型计算的理论值能够符合实际的流行过程,这时数学建模才完成。现以Reed-Frost 建立的 SIR 模型为例展示流行病学数学模型的建立过程,其建立过程通常需要经过以下几个步骤(图 17-1)。

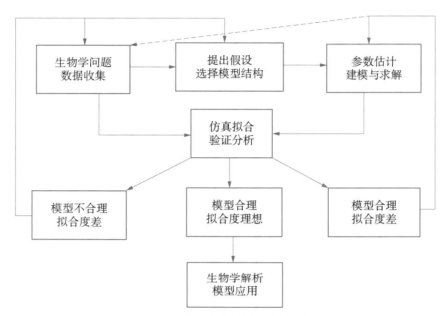

图 17-1　流行病学数学建模过程概图

引自:蔡琳,姜庆五. 流行病学[M]. 上海:科学出版社,2003.

一、明确建模目的,做好建模准备

建立流行病学数学模型首先要根据所要解决的客观实际生物学问题,明确建模目的,这直接影响到模型类型和结构的选择。比如 2019 年末发生的新型冠状病毒病(COVID-19),已在全球大流行,为了控制其流行,迫切需要建模快速了解 COVID-19的流行趋势与规模,探讨和筛选有效的防治措施并对其成本效果进行评价。这激发了数学和流行病学专业者研究的兴趣,并建立了各种数学模型来预测 COVID-19 的流行和评价干预措施的效果。

在建模前,要做好建模的准备工作,掌握所研究疾病流行过程的理论,如疾病的性质、种类和传播方式等。通过流行病学调查或实验,从该病的实际流行过程中收集相关的流行数据,获取准确的第一手资料,如人群总数、发病人数、症状出现的时间、密切接触的人数、易感人数、免疫人数、宿主数量以及可能的影响因素等。模型参数的估计或确定、模型的拟合与修正都需要丰富的而准确的流行数据作为支撑。

二、提出模型假设

由于现实世界的复杂性,抽象的数学模型不可能是客观实际的"原形",故在建模时需要设定模型的应用条件,根据实际对象的特征和建模的目的,作出必要的假设,把那些能反映疾病流行本质属性的因素及其相互关系抽象出来,简化掉那些非本质的因素,使之摆脱实际流行过程的具体复杂形态,形成对建模有用的信息和前提条件。即把那些能反映疾病流行特征的重要因素纳入模型,并确定不同因素之间的转换关系。假设是进一步建模的基础,其是否合理与所建模型的适用性、合理性和有效性密切相关。例如在Reed-Frost 模型(SIR 模型)中,洛厄尔·雅各布·里德和韦德·汉普顿·弗罗斯特认为某些经空气传播的急性传染病(如水痘、麻疹等)的传播是由感染者同易感者接触引起的。最初他们使用 SIR 模型描述在一个封闭的易感人群中引入一名感染者,导致该病在该人群中流行的过程。该模型的假设条件有以下几个。

(1) 模型所描述的疾病是直接由人传人的传染病,只通过人与人间的有效接触进行传播的,不通过其他媒介参与传播,即感染是通过有效接触直接由感染者传给易感者。

(2) 所研究的人群与外界完全隔离,不考虑自然出生与死亡以及迁入和迁出。

(3) 该人群中的任何一个易感者在单位时间内同感染者发生有效接触后获得感染,在下一单位时间内成为病例,并能将病原体传播给其他易感者。该病的潜伏期占一个时间单元(或称"代"),传染期占下一个时间单元,再到下一个时间单元时该人成为一个免疫者。

(4) 该人群中每个个体在单位时间内都有一个固定的接触概率同人群中任何其他个体发生有效接触,并且这个固定的有效接触概率对人群中任何个体都是一样的并保持不变。

(5) 上述 4 个条件在整个流行过程中保持不变。

三、选择适当模型类型,构建模型结构

根据建模目的和对疾病流行规律的了解,选择合适的模型类型,按照上一步所作的模型假设,选取关键的因素作为模型中的元素,并确定各元素间的转换关系,从而构建出模型的结构。图 17 - 2 是 Reed-Frost 模型的流行病学状态及状态间转移的流程图。

在图 17 - 2 中,$S(t)$ 是在 t 代的易感者;$S(t+1)$ 是下一代的易感者。$I(t)$ 是在 t 代感染者;$I(t+1)$ 是下一代的感染者。$R(t)$ 是在 t 代的免疫者;$R(t+1)$ 是下一代的免疫者。$S(t)$ 易感者在有效接触感染者后,到下一代($t+1$)成为感染者,而 $I(t)$ 在下一代($t+1$)成为无传染性的免疫者,以此类推。

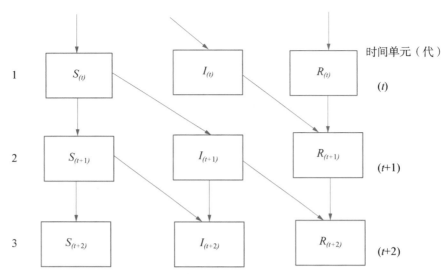

图 17 - 2　Reed-Frost 模型的流行病学状态及状态间转移的流程图

引自:沈福民. 流行病学原理与方法[M]. 上海:复旦大学出版社,2001.

四、确定模型参数

参数是数学模型的重要组成部分,也是模型中最敏感的组分。它们是从实际观察或实验的大量数据中概括、估计或拟合之后得出的数值。在不同的数学模型中,参数的种类和个数是不同的。在 Reed-Frost 模型中,一个重要的参数是有效接触率,实际上,它也是其他传染病数学模型中最主要的参数,受一系列自然和社会因素的制约,如气候因素、居住条件、人口密度、卫生条件、交往频度、易感者的抵抗力、接触的方式、接触时间的长短、接触时感染者所处的病期、排毒频度和排毒量等。它的数值因不同病种、不同人群、不同时期以及上述各不同因素的综合作用而不同,但它一经估计确定,就假定在整个流行过程中不变。

有效接触率是指因接触而感染的概率,即人群中任何两个个体在单位时间内接触程度达到可能发生有效感染的接触概率。但当两个个体在单位时间内发生有效接触时,可能发生感染成为病例,也可能不发生感染。例如,易感者同易感者、免疫者同免疫者或免疫者同易感者等发生接触,尽管其接触程度达到有效感染的程度,但不会有新病例发生。但当易感者同有传染性的感染者发生有效接触时,将会有新病例发生。故有效接触率是个总括性的概念,它总括了该人群社会学及生物学在接触程度上的特征。因此它因人群不同、病种不同、季节不同而异,但在整个流行过程中保持不变。

设有效接触概率为 P,如果单位时间内一个个体同平均 K 个人数发生有效接触,则:

$$P = \frac{K}{N-1} \qquad \text{(公式 17 - 1)}$$

式中 N 是人群中人口总数,分母 $N-1$ 表示总人口数减去同其他人相接触的本人。

各代发生病例数是易感者数与病例数的函数,$t+1$ 代可能发生的病例数可表示为:

$$I_{(t+1)} = P \times I_{(t)} \times S_{(t)} \qquad \text{(公式 17 - 2)}$$

式中的 $P \times I_{(t)}$ 为传染率。

实际上,人群疾病动力学所反映的有效接触率(P)与病例数 $I(t)$ 不是简单的相乘关系,而是呈一种指数关系。根据概率论和二项分布理论的推导,这种指数关系为病例数与非有效接触率之间的关系,是最终决定易感者转为病例的速率或比例,即传染率。传染率可表示为 $1-(1-P)^{I(t)}$ 或 $1-q^{I(t)}$,其中 $q=1-P$,为非有效接触率,$I(t)$ 为在 t 时的病例数。由于 P 和 q 在 $0\sim1$ 之间,故传染率不会超过 1,也就是人群中的易感染者同病例发生有效接触后产生的新发病例数不会超过接触当时的易感者总数。当人群中只有 1 例病例时,有效接触率就是传染率。

五、模型的数学表达

在确定模型假设、模型结构和模型参数等的基础上,用数学关系式描述模型中各元素之间的转换关系,建立流行病学数学模型。Reed-Frost 模型的数学表达式如下:

$$I_{(t+1)} = S_{(t)}(1 - q^{I_{(t)}}) \qquad \text{(公式 17 - 3)}$$

$$S_{(t+1)} = S_{(t)} - I_{(t+1)} \qquad \text{(公式 17 - 4)}$$

$$R_{(t+1)} = R_{(t)} + I_{(t)} \qquad \text{(公式 17 - 5)}$$

六、估计模型参数

模型参数估计方法很多,一般是用模型计算的理论值去拟合实际流行过程的数据。对模型中的参数值进行估计,可以根据经验与实际资料设定若干几个参数值,分别代入模型中进行计算,得到模拟的流行曲线,然后比较分析各参数设定值所得到的理论曲线与实际流行曲线的拟合度,取拟合优度最佳者为模型参数的估计值。拟合优度评价方法有最小 χ^2 值法、列线图法和最大似然法等。现以某全托托儿所水痘流行的实例来演示参数的估计。

1950 年,上海市某全托托儿所发生水痘流行,通过深入调查,获取了详细的资料:在水痘流行期间,该托儿所共有儿童人数 196 人,既往患过水痘而本次未感染者 40 人,查不出水痘患病史而本次流行期间感染水痘者 96 人,既往无明确水痘史,本次又未感染的 60 人,整个流行期为 79 天,病例成代出现,每代相隔 15 天左右(表 17 - 1)。

表 17 - 1   1950 年上海市某全托托儿所水痘流行过程

代数(t)	高峰日期	高峰间隔时间(天)	每代病例数	累积病例数
1	10 月 9 号		1	1
2	10 月 24 号	15	2	3
3	11 月 8 号	15	14	17
4	11 月 25 号	17	38	55
5	12 月 8 号	14	34	89
	其后尚有零星 出现的病例数	—	7	96

引自:苏德隆,何尚浦. 流行病学[M].北京:人民卫生出版社,1981

水痘是人与人接触即能发生感染而传播的急性传染病,水痘患者是唯一的传染源,潜伏期比较短而稳定,病例数高峰呈代或簇状出现;该托儿所是一个封闭性的儿童机构,人群中既有易感者,又有免疫者。故此次托儿所水痘的流行基本上符合 Reed-Frost 模型所要求的条件,可使用该模型来模拟该托儿所水痘的流行过程和参数的估计。先根据该托儿所水痘流行的实际数据,设定参数有效接触率(P)为 0.01、0.02、0.023、0.023 1、0.024、0.025 和 0.03 等数值,分别代入模型中进行计算。表 17 - 2 为有效接触率 $P=0.023$ 的模型拟合结果。

表 17 - 2   有效接触率 $P=0.023$ 时的模型拟合结果

代数 (t)	观测值		理论值		各代新病例数
	易感者 (S)	病例数 (I)	易感者 (S)	病例数 (I)	$I_{(t+1)} = S_{(t)}(1-q^{I_{(t)}})$
1	155	1	155	1	$I_{(1)} = 1$
2	153	2	151.4	3.6	$I_{(2)} = 155(1-0.977^1) = 3.6$
3	139	14	139.2	12.2	$I_{(3)} = 151.4(1-0.977^{3.6}) = 12.2$
4	101	38	104.8	34.4	$I_{(4)} = 139.2(1-0.977^{12.2}) = 34.4$
5	67	34	47.1	57.7	$I_{(5)} = 104.8(1-0.977^{34.4}) = 57.7$
6		有零星出现	12.3	34.8	$I_{(6)} = 47.1(1-0.977^{57.7}) = 34.8$
7		的病例数	5.5	6.8	$I_{(7)} = 12.3(1-0.977^{34.8}) = 6.8$
8		7 例	4.7	0.8	$I_{(8)} = 5.5(1-0.977^{6.8}) = 0.8$
9			4.6	0.1	$I_{(9)} = 4.7(1-0.977^{0.8}) = 0.1$

注:$q=1-0.023=0.977$。

采用最小卡方值法,对计算出的理论值与实际观察值进行统计学检验,衡量其拟合度。如果理论值与观察值的差别无统计学意义,则认为该模型可适用,反之,认为拟合度不佳,需要对模型进行修正。表 17 - 3 显示,在设定的 7 个有效接触率(P)值中,以 $P=0.023$ 的拟合结果的 χ^2 值(11.09)最小,但仍 $P<0.05$,说明该模型拟合不理想,提示该模型结构可能存在问题,需作修改。

表 17 - 3　不同有效接触率的拟合值与实际观测值的比较结果

| 代数(t) | 各代新病例数 | | | | | $\chi^2_{(3)}$ | P 值 |
	1	2	3	4			
实际观察值	1	2	14	38	34		
理论值 $P = 0.02$	1	3.1	9.2	24.2	45.8	13.80	<0.005
$P = 0.023$	1	3.6	12.2	34.4	57.7	11.09	0.01<P<0.025
$P = 0.0231$	1	3.6	12.2	34.5	58.0	11.26	0.01<P<0.025
$P = 0.024$	1	3.7	13.0	37.5	60.3	12.34	0.005<P<0.01
$P = 0.025$	1	3.9	14.2	41.3	62.0	13.84	<0.005
$P = 0.03$	1	4.7	20.0	59.4	59.3	21.85	<0.005

注:χ^2 值只计算第 2 代到第 5 代。

七、模型拟合与修正

参数的估计过程实际上也是模型的拟合过程,但这只着眼于参数的估计。如果参数估计的拟合度较好,则可初步认为模型合理,但还需要用现场资料对模型的准确性、合理性和适用性进行验证,以及进一步地修正,直至模型与实际较好地吻合。此时可以对计算结果给出其实际含义,并进行解释;如果参数估计的拟合度不佳,则需要审视模型的假设和结构是否合理,分析模型中所选择的因子是否恰当,以及各因子之间的关系是否合理,再次重复建模过程。

水痘流行的实例基本符合 Reed-Frost 模型的条件,但拟合度仍不理想,提示模型结构可能存在的问题,需要对模型结构作适当修正。在 Reed-Frost 模型中,R 代表免疫者,其既不会被感染,也不传染他人,但随着水痘的不断流行,免疫者不断在人群中累积,起着免疫屏障作用,进而影响到水痘的传染率。这是为什么 Reed-Frost 基本模型拟合水痘实际资料时 χ^2 值很大的原因。一些学者从不同角度对 Reed-Frost 模型进行了修改。如果模拟的疾病其潜隐期特别长,模型中还需要在 S 及 R 间加上 L(latent period)。有些传染病除考虑有临床症状的病例外,尚需考虑亚临床型的携带者也有传染性。除了要考虑感染后成免疫者外,还要考虑人工接种所获免疫者的比例等。如只考虑免疫者的屏障作用,可对 Reed-Frost 模型中的 $I_{(t+1)}$ 作如下修改,其他不变:

$$I_{(t+1)} = \left(S_{(t)} - \frac{\sum_0^t R}{n} \right)(1 - q^{I_{(t)}}) \qquad (公式 17 - 6)$$

式中 $\sum_0^t R$ 为上一代累积的免疫者数,他们在易感人群中起着屏障作用,n 为 1 个免疫者平均保护 $\frac{1}{n}$ 个易感者。

假设 1 名免疫者可保护 1 名易感者,即 $S_{(t)} - \dfrac{\sum_0^t R}{1} = S_{(t)} - \sum_0^t R$。当人群中的免

疫者到达人群总数的 50% 时,即 $S = \sum R$,就是 $S - \sum R = 0$,流行就会停止,不会出现新的感染者。但这与水痘流行实例明显不符,在水痘流行结束时还有 60 人未感染水痘,其在人群中所占比例为 30.6%(60/196),远低于 50%。

假设 2 名免疫者可保护 1 名易感者,可以从数学上推算出,当人群中免疫者与易感者的比例为 2∶1 时,也就是当免疫者数量占人群的 66.7%,易感者占 33.3% 时,流行就停止。这比较接近水痘流行中止时易感者在人群中占 30.6% 的比例,基本符合水痘流行的实际,那么 Reed-Frost 模型中的 $I_{(t+1)}$ 可修改为:

$$I_{(t+1)} = \left(S_{(t)} - \frac{\sum_0^t R}{2} \right)(1 - q^{I_{(t)}}) \qquad (\text{公式 } 17-7)$$

经再次对水痘流行的实际资料进行拟合,当参数 $P = 0.0275$ 时,每代拟合病例数为 1、4、14、35、34、2、0,十分逼近实际的流行过程(1、2、14、38、34、7),经统计学检验($\chi^2 = 1.26$,$P > 0.5$),拟合效果甚佳。

疾病的流行过程会受众多因素的影响,但如果将一切影响因素都纳入模型,将会使模型的数学处理达到几乎难以驾驭的程度。事实上,即使再庞大复杂的模型同实际的疾病流行过程仍有差距。故在模型模拟与修正中,必须提取出关键的因素,摒弃次要因素,对疾病流行过程最本质的要素进行抽象和简化数学结构。一般来说,在能达到预期目的的前提下,所建的数学模型越简单越好。流行病学数学模型真正的魅力不在于其复杂,而在于简单扼要、符合实际和易于应用。

第三节 流行病学数学模型的种类

流行病学数学模型的种类有不同的分类方法。根据结局是否确定可将流行病学数学模型划分为确定性模型和随机性模型。根据流行状态转移是否随时间变化而发生连续变化,可将流行病学数学模型划分为离散时间模型和连续时间模型,此外还可以依据用途不同来划分。

一、确定性模型和随机性模型

几乎所有的流行病学数学模型都有确定性和随机性两种类型,有时同一个模型中既有确定性成分又有随机性成分。确定性模型是指模型的初值一经给定,整个流行过程的发展及结局就被确定。其特点是在疾病流行过程中的每一时刻发生的新病例数均为确定的数值。比如前面介绍的 Reed-Frost 模型(SIR 模型)就是一种最简单的确定性模型。在此模型中,人群被分为易感染人群(S,未被疾病感染又没有免疫接种的人群)、感染人群(I,已被疾病感染的人群)和移除类(R,患病死亡、痊愈或隔离的人群)三个类别。在上面的水痘流行实例中,移除类为具有免疫力的人群,因为在流行期间没有患病死亡和隔离的人。在疾病传播过程中,处于易感染类的人可以因感染转变为感染类,感染类的人可以因痊愈产生免疫力转入免疫类。这三类人群在确定的时刻是不交叉的,即每个成员都归属于某一个确定的类别,不能同时属于两类或更多的类别。SIR 模型的初始状态一经确定,可以确定地推断出以后各时刻的状态,故称之为确定性模型。确定性模型所反映的各流行因素之间的关系较为直观,可包括因素的个数也比较多,尽管模型的构建过程比较复杂,但模型的数学公式一经确定,后续的计算和分析较为简捷。确定性模型主要使用数学工具是代数方程、微分方程、积分方程以及差分方程等,其中尤以微分方程和差分方程应用最广。

确定性模型一般用在模型发展的早期,它适用于比较大的人群,当传染者在传染期接触的人数很多时,确定性模型可以看成是随机性模型的近似估计,它对于新一代可能出现的病例数作出点估计。确定性模型的缺陷是其结果往往与实际有一定程度的差距,这是因为确定性模型中假设传染率是不变的,然而,事实上传染率这个流行过程中最敏感的参数是许多因素的综合,其中很多是受机会影响的,并非稳定不变的。比如人群中任何两个个体在某单位时间内的接触纯粹是个机会性问题,因此每一代新出现患者人数的多少也是受机会影响的,有其不可预测的一面。故即使两次流行初值完全相同,它们各自流行过程的规模和流行延续的代数也可以完全不同,这种不一致性或多样性才是真正的实际情况。

随机性模型是流行病学数学模型发展的新趋势,它是把偶然性(变异)加入到疾病的流行过程中,模型没有给出确定的结果,而是呈现出一系列可能的结果。当然这种偶然性的背后有概率这个规律在支配。如在 Reed-Frost 模型中考虑偶然性时,Reed-Frost 模型可以转换成随机性模型,这个概率规律对 Reed-frost 模型来说就是二项分布。二项分布考虑每个个体发生疾病或不发生疾病的可能性,也考虑出现 1 例病例、2 例病例、3 例病例等不同病例数的概率,因此,可以按每代二项分布计算出每代发生 0、1、2、…等 n 例病例的概率,此即链二项式随机模型(chain binomial stochastic model)。随机型 Reed-Frost 模型的数学表达式如下:

$$\frac{S_{(t)}!}{k!(S_{(t)}-k)!}(1-q^{I_{(t)}})^k(q^{I_{(t)}})^{(S_{(t)}-k)} \qquad (公式 17-8)$$

式中 k 是 $S_{(t)}$ 到 0 之间的任意整数值。该数学表达式是表示易感者从全部 $S_{(t)}$ 未受感染到全部受到感染的各种情况的概率,即从 0 个病例到 $S_{(t)}$ 例病例出现的概率。每种情况发生的概率可能会不同,但各种情况的概率之和为 1。

例如,在有 6 个易感者的人群中发生了 1 例病例,假定有效接触率 $P=0.2$,那么,下一代发生的病例数为 0、1、2、3、4 和 5 的概率分别是:

0 例:$\dfrac{5!}{0!(5-0)!}(1-0.8^1)^0(0.8^1)^{(5-0)}=1\times0.8^5=0.3277$

1 例:$\dfrac{5!}{1!(5-1)!}(1-0.8^1)^1(0.8^1)^{(5-1)}=5\times0.2\times0.8^4=0.4096$

2 例：$\dfrac{5!}{2!\,(5-2)!}(1-0.8^1)^2(0.8^1)^{(5-2)}=10\times0.2^2\times0.8^3=0.204\,8$

3 例：$\dfrac{5!}{3!\,(5-3)!}(1-0.8^1)^3(0.8^1)^{(5-3)}=10\times0.2^3\times0.8^2=0.051\,2$

4 例：$\dfrac{5!}{4!\,(5-4)!}(1-0.8^1)^4(0.8^1)^{(5-4)}=5\times0.2^4\times0.8^1=0.006\,4$

5 例：$\dfrac{5!}{5!\,(5-5)!}(1-0.8^1)^5(0.8^1)^{(5-5)}=1\times0.2^5\times0.8^0=0.000\,3$

以上是 $I_{(t+1)}$ 的各种可能发生情况的概率,其和为 1。由此可类推上述各种情况下再发生 $I_{(t+2)}$、$I_{(t+3)}$ ……的各种概率,再按照概率运算法则相连直至易感者耗尽或新病例数为 0 一代结束,这就是马尔可夫过程的特性,以此探求流行规模和发展趋势。反过来,可以根据人群中的第 2 代病例数,估计有效接触率 P 的近似值。

随机性模型主要的数学工具是随机方程,在变异较大、同质性较差时使用。但其往往是在确定性模型对重要的流行因素参数准确估计的基础上,正确抉择随机过程的算式而构建。随机性模型中能包括的研究因素数相对较少,然而在后续的计算与分析中可根据个别重要因素的动态变化作相应的选择,模型对实际资料的拟合过程较为灵活,拟合效果也较好。例如我们根据所研究疾病的流行特征和 Reed-Frost 模型要求,选择链二项式随机模型,先按给定的初值计算出 $t+1$ 代不同病例数的概率,再选择概率较大事件作为新的初值(不止一个),然后计算新一代的不同病例数的概率,即参数变动,以可变的参数计算新一代病例数的概率区间,故称为随机性模型。随机性模型的统计特点是：①各代发生不同数量患者的概率是变化的,表明了疾病传播的变异性；②各代患者人数是在一定范围内变动,可按二项分布计算出每一代发生不同病例数的概率。

在现实中,两种模型类型有时很难截然分开。例如,在一些大型的确定性模型中往往也有随机的成分,几乎所有的随机模型都包含有确定的成分。

二、离散时间模型和连续时间模型

离散时间模型是指模型中处于各不同流行状态的人的状态变化不是随时间而连续变化的,只是在由某一状态向另一状态转移的瞬间发生变化。SIR 模型就是一种离散时间模型,它的流行过程的发展是分代的,即模型中的个体在某一代时为易感者,到下一代时可能是患者,再到下一代可能成为免疫者。

连续时间模型是指时间是个连续变量,模型中的个体从某一状态向另一状态的转移是连续变化的。例如,流行病学阈模型是根据克马克和麦肯德里克的阈定理建立起来的一种连续时间模型,曾用于拟合 20 世纪初在印度孟买发生的一次传染病流行,得到了很好的拟合效果。

离散时间模型和连续时间模型是根据流行状态转移是否随时间变化而发生连续变化来进行划分的。一般认为,两种模型都可以进一步再划分为确定性模型和随机性模型。

三、其他模型

(一) 时间序列模型

时间序列,又称动态数列,是指将同一变量的数值按其发生的时间先后顺序排列而成的数列。它通常是在相等的时间间隔内对某种潜在过程进行观测的结果。时间序列数据在本质上反映的是某个或某些随机变量随时间不断变化的趋势,时间序列分析的核心就是从数据中挖掘出这种规律,并利用其对将来的发展趋势作估计。目前时间序列分析已广泛地应用于气象预报、水文预报、地震前兆预报、农作物病虫灾害预报、环境污染控制以及国民经济宏观控制等领域,近年来在疾病的预防控制中也得到了越来越多的应用。

对时间序列数据进行分析和预测比较完善且精确的算法是博克思-詹金斯(Box-Jenkins)方法,其常用的时间序列模型有 4 种:自回归模型[autoregression model,AR(p)]、移动平均模型[moving average model,MA(q)]、自回归移动平均模型[autoregression moving average model,ARMA(p,q)]、自回归差分移动平均模型[autoregressive integrated moving average model,ARIMA(p,d,q)]。前 3 种都是 ARIMA(p,d,q)模型的特殊形式。p 和 q 分别代表自回归模型和移动平均模型的阶数,而 d 代表了异质性的阶数。

1. 自回归模,AR(p)　如果时间序列 Y_t 满足:

$$Y_t = \beta_1 Y_{t-1} + \beta_2 Y_{t-2} + \cdots + \beta_p Y_{t-p} + \varepsilon_t \qquad (公式 17-9)$$

其中 ε_t 是独立同分布的随机变量序列,且满足 $\sum(\varepsilon_t) = 0$,则时间序列 Y_t 为服从 p 阶的自回归模。

自回归模型的平稳条件:

滞后算子多项式

$$\phi(B) = 1 - \beta_1 B - \beta_2 B^2 - \cdots - \beta_p B^p \qquad (公式 17-10)$$

的根均在单位圆外,即 $\phi(B) = 0$ 的根大于 1。

2. 移动平均模型,MA(q)　如果时间序列 Y_t 满足:

$$Y_t = \varepsilon_t + \alpha_1 \varepsilon_{t-1} + \alpha_2 \varepsilon_{t-2} + \cdots + \alpha_q \varepsilon_{t-q} \qquad (公式 17-11)$$

则称时间序列 Y_t 为服从 q 阶移动平均模型。移动平均模型平稳条件是任何条件下都平稳。

3. 自回归滑动平均模型,ARMA(p,q)　如果时间序列 Y_t 满足:

$$Y_t = \beta_0 + \beta_1 Y_{t-1} + \beta_2 Y_{t-2} + \cdots + \beta_p Y_{t-p} + \varepsilon_t + \alpha_1 \varepsilon_{t-1} + \alpha_2 \varepsilon_{t-2} + \cdots + \alpha_q \varepsilon_{t-q}$$

$$(公式 17-12)$$

则称时间序列 Y_t 为服从 (p,q) 阶自回归移动平均模型。

4. 自回归差分移动平均模型,ARIMA(p,d,q)模型   ARIMA(p,d,q)模型,是 ARMA(p,q)模型的扩展。ARIMA(p,d,q)模型可以表示为:

$$(1-\sum_{i=1}^{p}\phi_i L^i)(1-L)^d X_t = (1+\sum_{i=1}^{q}\theta_i L^i)\varepsilon_t \qquad \text{(公式 17-13)}$$

其中 L 是滞后算子(lag operator),$d \in Z$,$d > 0$。

ARIMA 模型适用于稳定的时间序列数据。非稳定的时间序列数据需要通过转换成为稳定数据。ARIMA 模型主要由 3 个迭代步骤组成:选择备选模型,拟合出模型,最后进行模型诊断和预测。

在拟合 ARIMA 模型之前,备选模型需要通过自相关函数和偏自相关函数判断数据的随机性、稳定性和季节性。如果数据不满足这些要求,数据需要进行转换。自回归系数是一种检测序列数据中邻近值之间是否有相关性的统计工具。偏回归系数则捕捉一个变量和这个变量的滞后值之间的相关性。在 ARIMA 模型中的参数都是通过条件最小二乘法拟合出来的。由于一个 ARIMA 模型中具有 3 个参数,所以不同的参数组合会有不同的结果。ARIMA 模型的拟合模型是基于贝叶斯信息准则(Bayesian information criterion,BIC)值来选择最优模型的,BIC 值越小模型可靠性越好。

(二) 空间模型

疾病与健康除了与时间有关之外,还与空间有关,大部分的公共卫生数据都具有空间属性,且往往具有空间自相关性质,因此在建立数学模型时需要考虑疾病与健康的空间效应。但目前以空间回归模型居多,1988 年卢克·安塞林(Luc Anselin)在 *Spatial Econometrics: Methods and Models* 书中提出将空间效应融合到普通线性回归模型中,形成了空间回归模型,并对空间回归的一般模型、参数估计和假设检验进行了拓展研究。其基本原理是空间中邻近的资料通常比相离较远的资料具有较高的相似性,空间回归分析通过位置建立资料间的统计关系。在空间回归模型中,空间统计数据的空间多维特征和时空相关的基础假设这两点是区别传统统计的最大特征,依据空间数据能了解研究对象的各种方位的详细特性,以此不仅使很多疾病的研究有更好的模型,而且更能揭示疾病的影响因素以及时空的分布。空间回归模型一般包括空间滞后模型(spatial lag model,SLM)、空间误差模型(spatial error model,SEM)以及地理加权回归模型(GWR)等。

(三) 宿主-媒介传染病模型

自然界存在许多需要中间宿主或媒介才能传播的疾病,比如疟疾、鼠疫、流行性乙型脑炎、登革热、斑疹伤寒、血吸虫病等。建立这些疾病的数学模型,除了需要考虑人的因素之外,还须考虑媒介的因素,如虫群(蚊群、蚤群、虱群)、螺群、其他脊椎动物群(鼠群、家畜)等的动力学。这类数学模型也有确定性和随机性之分。例如在周艺彪等建立的多宿主传播动力学模型中就包含了钉螺密度、每平方米的人数、每平方米的牛数和钉螺的日死亡率等。

此外还有其他的流行病学数学模型,如遗传流行病学数学模型和肿瘤模型等,肿瘤模型用于描述非传染病的模型,它是利用年龄别发病率的分析来探索肿瘤发生的原因。近年来,一些模型如基于智能体模型(agent-based model,ABM)和机器学习模型(machine learning model)等也在疾病防控中得到了快速发展与应用。这些模型能够更好地考虑传播网络和随机因素,能对传染病流行过程进行更细致的模拟。基于智能体模型,即代理人基模型,又称多元代理人系统(multi-agent system,MAS),若代理人具有异质性,则称为异质代理人模型(heterogeneous agent model,HAM),是一种用来模拟具有自主意识的智能体(独立个体或共同群体,例如组织、团队)的行动和相互作用的计算模型,通过图像展示评估智能体在系统整体中的作用。该模型对疾病流行过程的模拟通常采取随机性模型而非在仓室层面建模的方法,模拟个体按照一定数学分布发生感染、传播、恢复等过程,能够得到不同情形下从一定数量的感染病例开始的流行动态。基于智能体模型对参数的选取要求较高,但能更好地体现疾病流行过程的随机性和异质性。机器学习是一门多学科交叉专业,涵盖概率论知识、统计学知识、近似理论知识和复杂算法知识,使用计算机作为工具并致力于真实实时的模拟人类学习方式,并将现有内容进行知识结构划分来有效提高学习效率。机器学习模型是一种相对新颖的建模手段,其结合了理论流行病学和人工智能。这类模型在一定程度上可以弥补传统模型参数的不准确、难以考虑流行动态的时间变化等问题。机器学习有一些重要算法,如随机森林、人工神经网络、决策树、贝叶斯学习等。随机森林是一种利用多个树分类器进行分类和预测的方法。人工神经网络(artificial neural networks,ANN)是一种具有非线性适应性信息处理能力的算法,可克服传统人工智能方法对于直觉(如模式、语音识别、非结构化信息)处理方面的缺陷,使之在神经专家系统、模式识别、智能控制、组合优化、预测等领域得到成功应用。

第四节 流行病学数学模型实例简介

一、催化模型

催化模型是化学家描述催化剂在化学反应中的作用以及化学反应速度和方向的数学模型。在化学反应中,底物在催化剂的催化作用下可以转变为化学产物,催化剂在整个化学反应过程中不发生变化,但可能会损耗。由于反应条件不同,尤其是底物与产物的性质不同,化学反应过程可以是单向的(不可逆性),也可以是双向的(可逆性)。这类似于传染病在人群中的流行过程,即易感者与传染源发生有效接触后,转变为感染者,此后再发展为免疫者。易感者转变为感染者的速度跟有效接触率的大小以及易感者在总人群中所占的比例密切有关。免疫者是否可以再成为易感者与免疫力能否持久有关,当免疫力消失时,免疫者就成为了易感者,因此传染病的流行过程也可以是双向的,但两种情况的流行过程相差很大。催化理论描述的是底物、产物以及催化剂三大类分子在特定的容器中相互碰撞时底物与产物的相互关系。同传染病的流行过程理论所关注的某特定人群中易感者、传染者以及免疫者三大类个体相互关系有着极为类似之处。因此,流行病学家借鉴催化理论的多种数学模型来研究一些疾病的流行过程。催化模型属于确定性模型,是流行病学数学模型中比较常见的一类模型,对理论流行病学的发展有着重要的意义。

催化模型的假设条件为:①所研究的人群为一个封闭人群,不考虑迁移、死亡和出生的问题;②全部个体在初始阶段都是易感者;③在相当长时间内,作用于人群的感染力都是恒定的,可以用单位时间内有效接触率表示;④有明确的、可测量的感染指征,如感染率、抗体阳性率等。

大多数的传染病感染后都会获得免疫力,但不同的传染病的免疫持续时间不同。对于免疫持久的疾病,易感者转向免疫者是单向的,而免疫持续时间较短的疾病易感者转变成感染者或免疫者后,过一段时间后可能又恢复为易感者,这种转变就称为可逆的。

催化模型主要有三大类型:

(1)单向催化模型又称简单催化模型,适用于描述能产生持久免疫力的疾病的流行过程。假设某人群中易感者人数为 I,在任何时间 t 以有效接触率 r 使部分易感者变成感染者 Y,则剩下的易感者为 $I-Y$。该模型通式为:

$$Y = k(1 - e^{-rt}) \qquad \text{(公式 17 - 14)}$$

式中 e 为自然对数底,k 为显性感染率,取值在 $0\sim1$ 之间。

(2)双向催化模型又称可逆催化模型,适用于描述仅能产生短暂免疫力的疾病的流行过程。假设人群中易感者在任何时间 t,以有效接触率 a 变为感染者 Y,同时,原来的免疫者又以速率 b 逆转为易感者。该模型通式为:

$$Y = \frac{a}{a+b} + Ce^{-(a+b)t} \qquad \text{(公式 17 - 15)}$$

式中 C 为一常数。

(3)两极催化模型,假设人群中易感者在任何时间 t,以有效接触率 a 变为感染者 X,其感染指征为阳性,同时,原来的被感染者又以速率 b 失去感染指征,这部分人定为 Z,他们虽然失去感染指征,但因已获得免疫力而不再受感染,故经常维持显性感染者 $Y = X - Z$。 该模型通式为:

$$Y = \left(\frac{a}{b-a}\right)e^{-at} + Ce^{-bt} \qquad \text{(公式 17 - 16)}$$

催化模型大多数情况下假定传染力是恒定的,用于描述感染率(患病率)与年龄的函数关系。例如,对沙眼、麻疹、腮腺炎等疾病年龄分布特征进行研究。近来也发展了一些允许传染力变动的催化模型。例如,迪特尔·申茨勒(Dieter Schenzle)发展了一种传染力依赖于时间的催化模型,用于解释在不同地区观察到的甲型肝炎抗体阳性率年龄分布的差异。

二、流行病学阈值模型

流行病学阈值模型（epidemiological threshold model）是根据 Kermack-Mckendrick 的阈定理建立起来的模型，故又被称为 Kermack-Mckendrick 模型（K‐M 模型）。其假设条件为：①所研究的疾病在人群中是以易感者（S）→感染者（I）→免疫者（R）的形式传播；②被研究的人群是一个封闭人群，总人群数 $N = S_{(t)} + I_{(t)} + R_{(t)}$。疾病流行初始时人群中有 $S_{(0)}$ 个易感者，$I_{(0)}$ 个感染者，免疫者为 0；③单位时间一个传染源能够感染易感者的人数占易感者总人数的比例为 β，称为感染的有效接触率；④易感人数的变化率与当时的易感人数和感染人数的乘积成正比；⑤单位时间内病后免疫者人数与当时的感染者人数成正比，比例系数为 γ，称为恢复率，则每一病例处于传染期的概率为 $1/\gamma$ 的。

以上假设条件的数学表达式：

$$\frac{\mathrm{d}S}{\mathrm{d}t} = -\beta SI \qquad\qquad （公式 17‐17）$$

$$\frac{\mathrm{d}I}{\mathrm{d}t} = \beta SI - \gamma I \qquad\qquad （公式 17‐18）$$

$$\frac{\mathrm{d}R}{\mathrm{d}t} = \gamma I \qquad\qquad （公式 17‐19）$$

$$N = S_{(t)} + I_{(t)} + R_{(t)} \qquad\qquad （公式 17‐20）$$

通过对上述方程组求解可得：①如果 $S_{(0)} > \gamma/\beta$ 时，疾病的流行才能开始或继续，当 $S_{(t)} = \gamma/\beta$ 时，$I_{(t)}$ 达到最大；②初始时 $I_{(0)}$ 一般较小，$S_{(0)}$ 固定为 N，若此时提高恢复率 γ（如早期发现、早期诊断、早期治疗等措施），同时降低有效接触率 β（如早期隔离、疫点消毒、药物预防、应急接种、保持社交距离等措施），则可控制流行。因为 $S_{(0)} < \gamma/\beta$，$\frac{\mathrm{d}I}{\mathrm{d}t} < 0$，即流行开始时感染者人数便趋于减少，之后，$S_{(t)} \leqslant S_{(0)}$，因此 $\frac{\mathrm{d}I}{\mathrm{d}t}$ 总是小于 0，流行就不会发生。很明显 γ/β 是决定疾病流行发展方向的关键，即是疾病流行发生或被控制的阈值，故称该模型为阈值模型。

克马克和麦肯德里克曾以此模型拟合 20 世纪初在印度孟买发生的一次瘟疫流行中死亡人数的资料，验证了该阈值模型基本符合实际。

三、多宿主传播动力学模型

一些疾病需要中间宿主或媒介才能传播，并且有的在自然界还存在多种动物宿主，建立这类疾病的数学模型，除了需考虑人的因素之外，还须考虑媒介和动物宿主的因素。

下面以复杂的日本血吸虫病为例介绍一种多宿主传播动力学模型。日本血吸虫病不仅是一种人畜共患性疾病,而且是一种自然疫源性疾病,其传播与流行必须要有中间宿主钉螺存在,否则就不会传播流行。除了人能感染血吸虫成为传染源之外,还有 40 多种哺乳类动物也能感染血吸虫成为传染源,但人和牛是主要的传染源。日本血吸虫病在中间宿主钉螺与终宿主人、牛以及其他动物之间传播的各个环节,以及针对这些环节所采取的干预措施,可如图 17 - 3 所示。

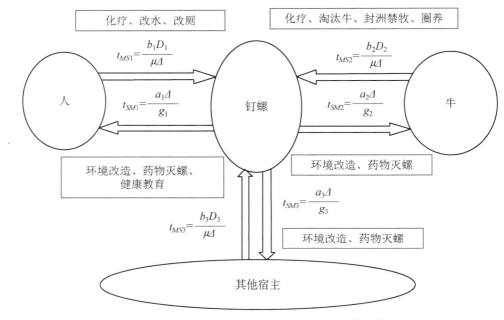

图 17 - 3　日本血吸虫传播示意图及相关参数和防治措施

引自:ZHOU Y B, CHEN Y, LIANG S, et al. Multi-host model and threshold of intermediate host *Oncomelania* snail density for eliminating schistosomiasis transmission in China [J]. Sci Rep, 2016, 6:31089.

根据图 17 - 3 所示的日本血吸虫病传播的各个环节的相互关系,建立血吸虫病的多宿主传播动力学模型,其数学表达式如下:

$$\frac{\mathrm{d}P_1}{\mathrm{d}t} = g_1(t_{SM1}y(1-P_1)-P_1) \qquad (公式\ 17-21)$$

$$\frac{\mathrm{d}P_2}{\mathrm{d}t} = g_2(t_{SM2}y(1-P_2)-P_2) \qquad (公式\ 17-22)$$

$$\frac{\mathrm{d}P_3}{\mathrm{d}t} = g_3(t_{SM3}y(1-P_3)-P_3) \qquad (公式\ 17-23)$$

$$\frac{\mathrm{d}y}{\mathrm{d}t} = \mu((\sum t_{MS_i}P_i)(1-y)-y) \qquad (公式\ 17-24)$$

$$= \mu((t_{MS_1}P_1 + t_{MS_2}P_2 + t_{MS_3}P_3)(1-y)-y)$$

在上式中,P_1、P_2 和 P_3 分别是人、牛和其他宿主的血吸虫病感染率,y 为钉螺的感染率。t_{SM1} 表示钉螺对人的传播力、t_{SM2} 表示钉螺对牛的传播力、t_{SM3} 表示钉螺对其他宿主的传播力；t_{MS1} 表示人对钉螺的传播力、t_{MS2} 表示牛对钉螺的传播力和 t_{MS3} 表示其他宿主对钉螺的传播力。D_1 为每平方米的人数、D_2 为每平方米牛数和 D_3 为每平方米其他宿主数。g_1 为人感染的恢复率、g_2 为牛感染的恢复率和 g_3 为其他宿主感染的恢复率。μ 为钉螺的日死亡率、Δ 为某一地区钉螺密度。

从上述模型中可推导出由平衡感染率（即地方性流行的稳定状态）来估算各种传播力因子（t_{SM}、t_{MS}、α、b）和基本繁殖率（R_0），g 为血吸虫在宿主体内的平均寿命的倒数来估计，其他参数 D、μ 和 Δ 可以通过现场调查获得。

$$t_{SM} = \frac{\overline{P}}{\overline{y}(1-\overline{P})} \qquad \text{（公式 17 - 25）}$$

$$t_{MS} = \frac{\overline{y}}{\overline{P}(1-\overline{y})} \qquad \text{（公式 17 - 26）}$$

$$t_{SM} = \frac{a\Delta}{g} \qquad \text{（公式 17 - 27）}$$

$$t_{MS} = \frac{bD}{\mu\Delta} \qquad \text{（公式 17 - 28）}$$

式中：$\overline{y}$ 为中间宿主钉螺的血吸虫病平衡感染率；$\overline{P}$ 为终末宿主（人为 $\overline{P_1}$、牛为 $\overline{P_2}$ 或其他宿主为 $\overline{P_3}$）的血吸虫病平衡感染率；α 为阳性钉螺对终末宿主的传播力；b 为终末宿主对钉螺的传播力；其他参数同上。

笔者在安徽省池州市贵池区的一个研究现场进行了为期 10 年的日本血吸虫病传播与防治的纵向观察研究，2006 年 2 月该现场的牛全部被淘汰，从 2010 年起，大多数的有螺洲滩被开垦种植农作物。我们使用多宿主传播动力学模型对研究现场先后实施的两种综合控制策略的防治效果进行模拟与预测。模型中的参数用该研究现场的纵向观察数据进行估计，模型中的人群感染率用灵敏度 65% 和特异度 100% 进行调整。策略 A：防治措施包括人群化疗、改水改厕、淘汰牛、健康教育和环境改造。策略 B：在策略 A 的基础上，自 2010 年起，对大多数的有螺洲滩进行开垦种植农作物来控制和消灭钉螺。图 17 - 4 显示在这两种综合控制策略下，研究现场人群感染率和活螺密度在 10 年间的变化情况以及模型模拟的结果。结果显示模型估计的人群感染率与调整的人群感染率有很好的吻合性，策略 B 的防治效果明显优于策略 A。模型模拟结果也显示，如果只实施策略 A 的干预措施，只能将研究现场的人群感染率控制在 5% 左右，而不能消除血吸虫病的危害。2010 年实施策略 B 后，人群感染率在 2010 至 2011 年又开始明显下降，此后呈缓慢下降的趋势，模型的模拟结果也显示策略 B 能持续降低人群的感染率，直至实现血吸虫病消除的目标。

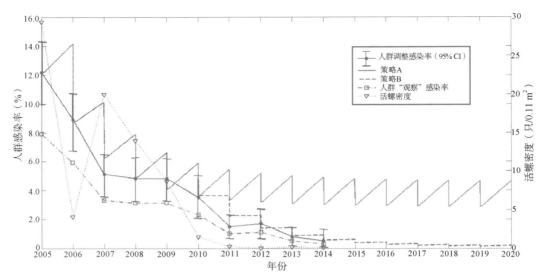

图 17‑4 两种综合控制策略对人群感染率和活螺密度的效果及模型模拟

引自:ZHOU Y B, CHEN Y, LIANG S, et al. Multi-host model and threshold of intermediate host *Oncomelania* snail density for eliminating schistosomiasis transmission in China [J]. Sci Rep, 2016, 6:31089.

第五节 | 理论流行病学的主要用途

一、定量分析流行过程中各种因素的作用

当我们有了能够客观地概括疾病流行过程规律的数学模型,就可以在实验室里模拟疾病在人群中的流行,进行深层次的抽象研究。例如,可以自由地变动模型中的一个或多个参数的值,分析不同情况下疾病的可能流行情况,从而定量地研究各因素对疾病流行过程的影响。这些在现实的疾病流行过程中是无法做到的。

利用数学模型,我们还可以分析各因素间的相互关系,对它们的综合作用进行定量分析。例如,在前面水痘流行的 Reed-Frost 模型中,我们可以改变模型中各参数的值,如改变有效接触率的大小、易感者比例以及免疫者保护易感者的比例等,进行量化分析,从而更全面、更深刻地了解这些因素对疾病整个流行过程的影响。模型定量研究的好处是可以在实验室里模拟疾病在人群中流行的各种可能发生的情况,而且可以反复展现,重复试验,深入探讨,最后作出符合实际的判断,这正是流行病学数学模型的重要用途。

二、预测和判断流行趋势

一个成功的流行病学数学模型能够较好地概括和反映疾病流行的内在规律。在掌

握疾病流行现状以及相关影响因素的基础上,利用数学模型可以很方便地预测出未来某个时点疾病流行水平,甚至可以模拟出未来整个流行过程。通过这种虚拟的流行试验,可以帮助我们更深入地了解该疾病的传播机制和流行规律,及时、恰当地采取防治对策,有效地控制疾病流行,从而更好地服务于疾病的防治实践。

在流行趋势预测中,基本繁殖率(R_0)是经常用到的一个综合预测指标。R_0是指一个病例在其整个病程中预期直接传播的新病例数。当基本繁殖率大于 1 时,疾病会继续流行,呈扩大蔓延之势;反之,当基本繁殖率小于 1 时,意味着疫情逐渐得到控制,呈下降趋势。很多流行模型都可以很方便地计算出流行过程中任意一个时点的基本繁殖率,从而预测出疾病发展的趋势。

三、评价疾病预防控制措施的效果

根据传播动力学,疾病控制是可以通过降低传播潜能(即基本繁殖率)或传播速率(即传播能量)来达到控制疾病传播并最终阻断传播的。因此,我们可以根据构成传播潜能和传播速率的各个因素来制订预防控制措施,进而设计疾病预防控制的方案。这些措施通过相应的作用点,如预防接种降低易感者比例、治疗患者提高感染者的恢复率 g,灭螺提高钉螺的日死亡率 μ,达到降低传播速率或传播潜能至临界值以下,最终达到阻断传播,这就为综合性措施的合理性和科学性提供了理论依据。

我们可以在模型构建时引入与控制措施相关的参数或系数,通过变动其中一个或一组参数的赋值,就可以自由地分析探讨各种干预措施组合控制疾病流行的效果。通过流行模拟试验,在流行开始或流行过程中可以为优选控制疾病的策略与方案提供科学依据。在流行结束后可以评价各项干预措施的效果,以及定量估计各项干预措施在疾病控制中的贡献大小。例如在上述血吸虫病的防控中,流行病学数学模型可以对不同防治策略的效果进行比较评价。策略 B 的防治效果明显优于策略 A,策略 A 只能将人群感染率控制在 5% 左右,而不能消除血吸虫病,而实施策略 B 能持续降低人群的感染率,直至实现血吸虫病的消除。

此外流行病学数学模型还可以用于分析干预措施的成本效果或成本效益,通过比较实施干预措施的费用、发病率或感染率等疾病指标的变化以及疾病造成的直接与间接的经济损失,分析评价干预措施或预防控制方案的卫生经济学效益,为优选疾病的控制策略与方案提供科学依据。总之,流行病学数学模型在设计和评价疾病控制方案中起着不可替代的作用,有广泛的应用前景。

四、应用于教学和培训

在课堂上,教师可以利用流行病学数学模型在荧屏上动态地再现各种疾病在人群中的流行过程,生动形象地演示一些重要因素在疾病流行及传播机制中的作用,并通过改变重要的参数值来了解这些因素在疾病流行过程中的效应。学生也可以在课堂里通过改变模型中的参数值,观察各因素在疾病流行过程中的作用,定量而正确地评价各种预防措施的效果,用实际资料验证病因假设等。学生还可以利用数学模型进行多次反复模拟演练、重复流行试验,进行深入探讨与思考判断,不断提高对疾病规律的认识。由此可见,应用流行病学数学模型和计算机仿真技术(computer simulation technology)可使疾病复杂的流行过程动态地、直观形象地展现在学生面前,将很抽象的课堂教学内容实体化,使学生更能深入地理解疾病复杂的流行过程,可获得传统的流行病学课堂教学无法体现的教学效果。

随着流行病学资料的日益丰富、数学模型的不断完善和计算机仿真技术的不断发展,一定会有更多的疾病防控的实际经验上升到理论,并使之模型化,再应用于教学培训和指导疾病的防控实践。因此,在流行病学研究与教学中,数学模型已经成为不可缺少的手段和工具。

(周艺彪)

参考文献

1. 姜庆五,陈启明,周艺彪. 流行病学模型[M]. 上海:复旦大学出版社,2012.

2. 沈福民. 流行病学原理与方法[M]. 上海:复旦大学出版社,2001.

3. 苏德隆,何尚浦. 流行病学[M]. 北京:人民卫生出版社,1981.

4. 谭红专. 现代流行病学[M]. 北京:人民卫生出版社,2009.

5. BRAUER F. Mathematical epidemiology: past, present, and future [J]. Infect Dis Model, 2017, 2(2):113 - 127.

6. FROST W H. Some conceptions of epidemics in general by Wade Hampton Frost [J]. Am J Epidemiol, 1976, 103(2):141 - 151.

7. HELLEWELL J, ABBOTT S, GIMMA A, et al. Feasibility of controlling COVID - 19 outbreaks by isolation of cases and contacts [J]. Lancet Glob Health, 2020, 8(4):e488 - e496.

8. KERMACK W O, MCKENDRICK A G. A contribution to themathematical theory of epidemics [J]. Proc R Soc Lond, 1927, 115(772):700 - 721.

9. SIETTOS C I, RUSSO L. Mathematical modeling of infectious disease dynamics [J]. Virulence, 2013, 4(4):295 - 306.

10. ZHOU Y B, CHEN Y, LIANG S, et al. Multi-host model and threshold of intermediate host *Oncomelania snail* density for eliminating schistosomiasis transmission in China [J]. Sci Rep, 2016, 6:31089.

第 十 八 章　肿瘤流行病学

第一节｜概　　述

一、肿瘤流行病学的定义

肿瘤流行病学(cancer epidemiology)是一门应用流行病学的方法,研究恶性肿瘤在人群中的分布特点,探索其病因和危险因素,从而制定预防和控制恶性肿瘤的策略措施,并评价其效果的学科。由于恶性肿瘤的发病率和死亡率逐年上升,严重影响人类的生存质量和期望寿命,不仅造成了巨大的社会资源损耗,而且给患者及其家庭带来不可估量的经济负担和精神损失。因此,恶性肿瘤的防治已成为公共卫生和医学领域亟待解决的重要课题之一。

二、主要研究内容与方法

(一) 肿瘤流行病学的研究内容

1. 描述肿瘤的分布特点　肿瘤流行病学最基本的任务是描述肿瘤在不同时间、不同地区和不同人群中的分布特点(即三间分布),以掌握其分布规律。比如,随着时间的推移,肿瘤是如何发生发展? 不同国家和地区的癌症谱有何差别? 哪些人群(不同性别、年龄、社会阶层、职业等)患癌风险更高? 这些观察性研究是肿瘤流行病学研究的起点。

2. 探索肿瘤发生发展的影响因素与病因　肿瘤流行病学的另一个研究内容是探明为什么一些人患肿瘤的风险比其他人高。流行病学家们通过分析暴露因素(包括保护因素和危险因素)与肿瘤的关系以寻求这一问题的答案。影响肿瘤发生发展的暴露因素包括环境因素(如大气颗粒物、石棉、噪声等)、生活方式因素(如饮食、吸烟、体力活动)、生理因素(如血型、遗传性状)等。在发现暴露因素与疾病相关之后,还需判断这种关联是真的因果关系还是虚假关联,并通过对肿瘤模型的进一步研究,阐明其发病病因。

3. 揭示影响肿瘤预后的因素　通过长时间随访肿瘤患者的结局发生情况及发生时

间,分析影响肿瘤预后的因素,以提高肿瘤患者的生存率和生存质量。

4. 评估肿瘤防治措施的效果　在探明肿瘤的发病病因及其影响因素后,针对肿瘤的危险因素,在高危人群中开展科学的干预试验并进行效果评价。干预试验不但可验证病因,而且有助于形成有效的防控策略和措施。

(二)肿瘤流行病学的研究方法

1. 描述流行病学研究　通过健康信息系统(HIS)描述恶性肿瘤流行趋势能全面反映当地恶性肿瘤发病和死亡水平,很多国家和地区都将恶性肿瘤发病和死亡登记报告列为其 HIS 的重要组成部分。

自丹麦和美国于 1924 年和 1934 年先后实行肿瘤登记报告以来,肿瘤的登记报告已遍及五大洲的 166 个人群和 135 个肿瘤登记处。国际癌症登记协会(International Cancer Registry Association,ICRA)和国际癌症研究中心(International Agency for Research on Cancer,IARC)定期出版的《五大洲癌症发病率》为研究世界肿瘤的分布情况提供了重要参考。2002 年,我国全国肿瘤登记中心(National Central Cancer Registry,NCCR)成立,主要负责收集、管理和分析全国的肿瘤登记数据。2008 年,中国国家肿瘤登记和随访项目启动,至 2019 年,肿瘤登记中心的数量从 43 个增加至 574 个,覆盖全国 4.38 亿人口,城乡人口占比为 48% 和 52%。

恶性肿瘤横断面专项研究,如江苏启东、海门地区的肝癌研究,江苏扬中地区的胃癌和食管癌研究等,为了解消化系统肿瘤在高发地区的三间分布、确立消化系统肿瘤的危险因素提供了可靠资料。而上海等大城市收集的肺癌、乳腺癌和肠癌等肿瘤的分布资料可用于恶性肿瘤流行趋势的预测,结合肿瘤登记工作开展的肿瘤危险因素监测、肿瘤筛检、肿瘤的生态学研究等,对探明肿瘤的发病机制,早期发现、诊断、治疗肿瘤患者具有重要意义。

2. 分析流行病学研究　在掌握肿瘤的分布规律后,下一步的工作是寻找影响肿瘤发病的因素。首先根据描述流行病学研究结果形成假设,然后用分析流行病学的方法进行检验,根据检验结果对原假设进行补充和调整,并再次对新的假设进行分析和验证。肿瘤分析流行病学研究主要包括病例对照研究和队列研究。

(1)病例对照研究:病例对照研究常用于发病率较低的肿瘤病因学研究,通过比较研究因素在肿瘤患者和非肿瘤患者中暴露情况的差异,判断该因素是否为该肿瘤可能的危险因素。病例对照研究可以人群为基础,也可以医院为基础;可在一个地区或人群中实施,也可以基于多个人群、在多中心开展。病例对照研究已经为肿瘤病因学研究提供了许多重要证据,如吸烟与肺癌、乙肝病毒感染与肝癌、高脂肪膳食与大肠癌等。值得注意的是,在解释结果时必须充分考虑到分析中可能存在的偏倚或混杂、不同因素间的交互作用和病例对照研究方法学上的局限性。

(2)队列研究:队列研究主要包括前瞻性和回顾性队列研究。基于肿瘤登记系统或特定职业人群的相关资料可开展回顾性队列研究。例如,国内外都曾采用回顾性队列研究方法发现职业人群中联苯胺暴露与膀胱癌发生风险的关联。上海南汇、江苏启东和海门地区对不同饮水类型与肝癌关系的回顾性队列研究发现饮用宅沟水可能与原发性肝癌发生有关。队列研究(尤其是回顾性队列研究)也会受到失访、错分偏倚和混杂因素的影响,在分析时要特别注意暴露和结局资料的可靠性。也可采用配对、分层等统计方法减少混杂因素的影响,并识别因素间可能的交互影响。

3. 实验流行病学研究 应用最广泛的肿瘤实验流行病学研究是随机双盲现场对照试验(简称为现场试验),此外还有社区干预试验和临床试验等。这些实验流行病学研究在探明肿瘤发生的病因、寻找预防措施、比较社区预防策略等方面发挥重要作用。近二三十年来,我国已开展了一些肿瘤病因学干预研究,如在肝癌高发地区大范围开展新生儿乙肝疫苗免疫接种,比较接种组和非接种组在成人后肝癌发病率的差异;中美合作在河南林县开展的"食管癌营养干预试验"等。

三、肿瘤流行病学的成就与挑战

(一)肿瘤流行病学的成就

肿瘤流行病学自 20 世纪至今取得了举世瞩目的成绩。最显著的成果是确定了某些职业暴露与肿瘤发生的因果关系,例如石棉暴露与间皮瘤、苯暴露与白血病、煤焦作业与肺癌等,通过采取有效的防控措施,显著降低了上述恶性肿瘤的发病率。肿瘤流行病学史上最具里程碑意义的成就是 20 世纪 50 年代理查德·多尔(Richard Doll)和奥斯汀·布莱德福·希尔(Austin Bradford Hill)关于吸烟与肺癌关联的研究,以无可辩驳的数据证实了吸烟与肺癌的关联。肿瘤流行病学取得的突出成就还包括 1971 年赫布斯特(Herbst)等正式提出的己烯雌酚与青年女性罕见阴道透明细胞腺癌之间的关系,1982年格赛尔(Geser)等基于 42 000 名乌干达儿童队列数据提出的 EB 病毒在淋巴瘤(Burkitt)中的作用,以及人乳头瘤病毒疫苗在宫颈癌预防中的应用等。

(二)肿瘤流行病学面临的挑战

肿瘤的发生是基因与多种环境因素共同作用的结果,受到危险因素的暴露剂量、暴露时长以及个体遗传易感性等诸多因素的影响。确定环境与遗传因素在肿瘤发生不同阶段的作用,明确因果关联,并最终形成有针对性的预防策略是肿瘤流行病学中一项长期而艰巨的任务。同时,肿瘤防控策略也因受到人口老龄化、人群多样化、通信和信息技术变革、分子生物学和遗传学进展、医疗保健系统变化等诸多因素的影响而难以落地。

1. 病因学研究样本量不足 相比其他慢性病,肿瘤的发病率较低,且病因复杂。开展流行病学研究特别是队列研究需要非常大的样本量,尤其是进行交互作用分析时往往需要数十万甚至上百万的样本量。对于发病率低的肿瘤或罕见的暴露因素,可以采用协作组(consortium)的形式将不同人群的数据整合后开展汇集研究(pooling studies),并评估不同人群的暴露情况与疾病易感性是否存在差异。

2. 偏倚与混杂控制难度大 流行病学观察性研究中暴露因素和混杂因素的测量准确性一直饱受争议。回顾性调查不可避免地存在信息偏倚;前瞻性研究往往只是较为完整地收集了基线暴露信息,而在随访过程中如果没有对暴露信息及时更新也会引入错分偏倚。越来越被广泛使用的可穿戴设备有望被用于暴露信息的收集,从而提高暴露测量的准确性。此外,在研究弱效应因子的影响时,一些强效应因子的混杂作用很难消除,这对研究设计、资料收集和数据分析都提出了更高的要求。

3. "强"效应和"弱"效应研究的权衡　肿瘤发生过程中许多因素的效应较强,如 *BRCA1* 和 *BRCA2* 某些位点的基因突变具有高外显性,具有这些突变的女性患乳腺癌和卵巢癌的风险非常高,但携带这种突变基因的人在人群中的比例很小。反之,大多数的危险因素在肿瘤发生中的效应很弱,但由于人群暴露比例高,在人群水平上的影响较大,更具有公共卫生学意义。因此,"强"效应和"弱"效应研究的权衡也是肿瘤流行病学研究中的挑战之一。

4. 研究的可重复性较差　在不同人群中开展肿瘤危险因素的观察性研究往往会得到不一致的结果。观察性研究与实验性研究的结论有时也会出现矛盾。例如,大量观察性研究发现膳食来源的 β 胡萝卜素可显著降低肺癌的发病风险。但是,干预试验发现,吸烟者服用 β 胡萝卜素补充剂后,其肺癌发病风险反而上升。未来仍需进一步的研究以阐明产生上述矛盾结论的原因,进而制定安全有效的肿瘤防控措施。

5. 许多肿瘤的病因尚不明确　目前,许多肿瘤的发病机制尚未阐明,为开展肿瘤防治带来巨大挑战。近年来,人们观察到免疫抑制人群患恶性肿瘤的风险上升,提示免疫系统在肿瘤发生中的重要作用。未来可以以免疫抑制人群(如 HIV 感染者)为研究对象,综合流行病学和分子生物学方法,探明恶性肿瘤的发生机制,确定高危人群,制定防控措施。

6. 行为危险因素干预难度较大　由于政治、经济、文化等因素的影响,某些会诱发恶性肿瘤的不良行为方式(如吸烟、久坐等)很难改变,而适度运动、合理饮食等已被研究证明对健康大有裨益的生活方式的推广也困难重重。因此,未来仍需聚焦于开发有针对性的肿瘤防控策略,让研究成果落地。

7. 肿瘤发病年轻化　近年来,全球肿瘤发病率不断增长,这既反映了人口老龄化的不断加剧,也反映了肿瘤危险因素的普遍存在。相对于老年人,恶性肿瘤在年轻群体中的发生情况往往被忽略。近年来的数据表明,恶性肿瘤正呈现年轻化趋势。据美国癌症中心报道,在 2007—2016 年的 10 年里,年轻人(15～39 岁)的恶性肿瘤发病率不断攀升,预计在 2020 年,15～39 岁的年轻人中将有大约 89 500 例新增恶性肿瘤病例和 9 270 例新增恶性肿瘤死亡病例。

四、当前研究热点和方向

随着人类基因组计划的完成和现代分子生物学技术的不断进步,人们对基因、环境及两者的交互作用与肿瘤发生发展的关系有了更进一步的了解。与此同时,基因组学、蛋白组学等新技术的不断涌现,为肿瘤病因学研究提供了新的发展空间。此外,现代高通量分子生物学技术的出现也为肿瘤流行病学的发展带来了新机遇。通过各种组学技术,将基因变异、基因表达、蛋白质功能等多方面的信息在不同层面上加以整合,并与流行病学前瞻性研究设计相结合,能更加全面地揭示暴露与结局之间关系,为肿瘤病因学研究提供新思路,催生了若干新的研究领域和热点。

（一）肿瘤危险因素研究

当前的肿瘤病因学研究除了进一步揭示肥胖、体力活动、饮食、激素、个体易感性、基因—环境交互作用等在肿瘤发生中的作用外，也正在探索免疫因子、炎症因子、肠道菌群等在肿瘤发生发展中的效应。此外，肿瘤是异质性很高的疾病，即使是同一部位的肿瘤，也可分为不同的亚型。以乳腺癌为例，可分为 luminal A 型、luminal B 型、*HER2* 过表达型、基底样型以及正常样型。这些不同分子亚型的乳腺癌在发病机制、临床表现、治疗方法和预后上均存在显著差异。基于肿瘤分子亚型探索肿瘤的病因是当前肿瘤病因学研究的热点之一。

（二）肿瘤筛查策略和技术研究

肿瘤筛查是早期发现肿瘤，以期获得更好预后的二级预防策略。开展肿瘤筛查需要权衡诸多因素，如过度诊断、射线暴露、假阳性导致的不必要检查、给被检者带来的焦虑和压力、成本效果比等。目前，对肿瘤筛查策略和技术的研究主要集中在提高筛查技术的灵敏度、特异度和成本效果比，以及无创技术的开发与应用等。对已明确适合筛查的癌种（如宫颈癌、乳腺癌、大肠癌等）而言，成本效果比更高的筛查策略也在不断开发中。在吸烟者中应用低剂量螺旋 CT 检查可使肺癌死亡率降低 20%，效果显著优于传统的胸片联合痰涂片检查。对甲状腺癌、前列腺癌等"惰性"肿瘤，通过特定生物标志物识别恶性程度高的亚型是目前的研究重点。

（三）应用转化研究

目前，虽然已发现多个肿瘤遗传易感基因，但目前尚无法实现通过易感基因预测肿瘤高危个体，并转化为个性化预防方案，这可能是因为肿瘤的发生是基因与环境交互作用的结果。因此，如何正确评估基因与环境的交互作用至关重要。越来越多的研究基于环境暴露因素和遗传易感基因建立风险评分，对个体的肿瘤发病风险具有较好的预测效果。此外，分子生物学的迅猛发展为风险预测生物标志物的发现和靶向治疗提供了新的可能。

（四）多组学研究与大数据挖掘

生物技术的发展为人群研究提供了大量组学数据。可通过综合流行病学和系统生物信息学的理论和方法，在海量组学数据中挖掘出与疾病相关的信息。此外，非结构化的大数据（如图形数据、实时监测数据、网络数据、电子健康档案、病史信息系统等）的积累对数据分析与处理提出了更高的要求，未来的流行病学家不仅要掌握医学、流行病学和统计学知识，还需要具备扎实的分子生物学、数学和计算机基础。

第二节　肿瘤流行病学特征

一、三间分布

（一）时间分布

据 IARC 统计，20 世纪 80 年代，每年全球约有 700 万人罹患恶性肿瘤，约有 500 万人因恶性肿瘤而死亡。2018 年,超过 1 800 万人罹患恶性肿瘤,死亡人数超过 950 万人。据预测,恶性肿瘤发病与死亡的变化率呈逐年增长趋势。到 2040 年,全球恶性肿瘤发病与死亡的人数将分别达到 3 000 万和 1 600 万人。恶性肿瘤在全球的危害日趋严重(表18-1)。

表 18-1　全球恶性肿瘤发病和死亡趋势预测

年份	发病率		死亡率	
	预测发病数	变化率	预测死亡数	变化率
2018 年	18 078 957	0	9 555 027	0
2020 年	18 989 634	5.0%	10 052 507	5.2%
2025 年	21 471 996	18.8%	11 467 968	20.0%
2030 年	24 112 118	33.4%	13 027 021	36.3%
2035 年	26 842 720	48.5%	14 700 704	53.9%
2040 年	29 532 994	63.4%	16 388 459	71.5%

数据来源:https://gco.iarc.fr/tomorrow/en/dataviz/tables.

2000—2014 年我国恶性肿瘤发病率呈上升趋势,调整人口年龄结构后,平均每年上升百分比为 1.2%。2000~2014 年我国人群恶性肿瘤发病平均年龄每年上升约 0.11 岁(表 18-2)。

表 18-2　2000—2014 年中国肿瘤登记地区不同特征人群癌症发病率年度变化百分比(%)

年龄(岁)	合计			城市			农村		
	男性	女性	合计	男性	女性	合计	男性	女性	合计
0~29	3.5	5.7	4.7	3.4	5.4	4.6	3.0	5.6	4.2
30~39	2.0	6.0	4.4	2.3	5.7	4.4	0.4	6.1	3.2
40~49	-0.3	3.4	1.8	-0.1	3.3	1.9	-1.2	4.1	1.2
50~59	0.9	2.9	1.8	1.5	3.0	2.2	-0.4	1.7	0.4
60~69	-0.2	0.9	0.3	-0.3	0.8	0.2	0.4	1.4	0.7
70~79	-0.3	0.9	0.2	-0.6	0.6	-0.1	1.1	2.2	1.8
80	-0.3	1.6	0.8	-0.9	1.0	0.2	3.3	4.4	4.1

引自:郑荣寿,顾秀瑛,李雪婷,等.2000—2014 年中国肿瘤登记地区癌症发病趋势及年龄变化分析.中华预防医学杂志,2018,52(6):593-600.

(二) 地区分布

据 IARC 统计,2018 年全球 48.4%的肿瘤发病病例和 57.3%的死亡病例都来自于亚洲。一方面是由于亚洲人口众多(占世界总人口的 59.5%),另一方面是由于各大洲癌谱不同,亚洲人群对生存率较差的肺癌、肝癌及上消化道癌症较为易感。尽管欧洲仅占全球人口的 9.7%,但恶性肿瘤病例数和死亡人数分别占全球总数的 23.4%和 20.3%;其次是美洲(人口占全球的 12.8%),占全球发病病例的 21.0%,死亡病例的

14.4%。从不同社会经济水平来看,非常高和高人类发展指数(human development index,HDI)地区的恶性肿瘤发病率是中、低 HDI 地区的 2～3 倍,但死亡率的差距相对较小,可能与中、低 HDI 地区某些癌种的死亡率较高有关。

（三）人群分布

2016 年全国全年龄组的恶性肿瘤发病率为 291.13/10 万,城市(311.52/10 万)高于农村(270.35/10 万)。2016 年中国全部癌症的年龄别发病率在 0～24 岁时处于较低水平,25～29 岁年龄组快速上升,在 80～84 岁年龄组发病率有所下降,城市和农村地区的癌症年龄别发病率变化模式基本相同(表 18-3)。

表 18-3 2016 年中国肿瘤登记地区癌症年龄别发病率(1/100 000)

年龄组(岁)	全国			城市地区			农村地区		
	合计	男性	女性	合计	男性	女性	合计	男性	女性
合计	291.13	318.76	262.67	311.52	336.71	286.03	270.35	300.77	238.42
0～	13.94	14.50	13.31	15.93	16.29	15.54	12.07	12.85	11.17
1～	11.64	12.54	10.61	13.03	14.18	11.74	10.41	11.12	9.58
5～	8.52	9.64	7.27	8.69	9.75	7.50	8.39	9.54	7.07
10～	9.02	9.58	8.36	9.27	9.57	8.92	8.81	9.59	7.89
15～	11.51	10.96	12.12	11.70	10.66	12.82	11.34	11.22	11.48
20～	16.72	13.21	20.39	17.51	13.40	21.77	15.94	13.03	19.03
25～	36.83	27.82	46.06	40.00	29.26	50.71	33.60	26.40	41.19
30～	61.60	44.89	78.58	68.55	48.84	88.10	53.30	40.28	66.89
35～	85.21	60.28	110.61	92.75	64.01	121.41	76.78	56.21	98.28
40～	149.20	111.82	187.48	158.41	114.61	202.46	139.85	109.03	171.98
45～	232.29	192.40	272.89	236.18	187.55	285.39	228.38	197.25	260.23
50～	391.25	371.35	411.81	407.46	376.53	439.55	374.26	365.90	382.86
55～	462.30	514.34	409.32	489.43	530.58	447.81	431.23	495.87	364.92
60～	717.52	858.60	575.89	736.11	870.03	603.60	697.22	846.30	545.16
65～	914.10	1 153.36	676.66	919.70	1 149.62	695.18	908.23	1 157.22	656.92
70～	1 110.91	1 430.58	803.58	1 110.93	1 417.90	822.95	1 110.89	1 443.56	782.73
75～	1 321.31	1 719.85	961.49	1 354.11	1 742.41	1 011.30	1 284.52	1 695.16	904.57
80～	1 446.57	1 888.69	1 081.06	1 541.69	1 996.35	1 162.85	1 331.97	1 757.75	983.28
85+	1 267.26	1 713.33	961.18	1 383.08	1 853.14	1 043.20	1 120.79	1 523.50	862.34

引自:赫捷,魏文强. 2019 中国肿瘤登记年报[M]. 北京:人民卫生出版社,2021.

1. 年龄 恶性肿瘤可发生在任何年龄,一般随着年龄增长,肿瘤发病率上升。但各年龄有其相应高发的恶性肿瘤。比如,儿童期白血病、脑瘤和恶性淋巴瘤发病和死亡率最高;青壮年时期最常见的是肝癌;老年时期则以胃癌、食管癌、肺癌等发病为多。乳腺癌则存在青春期及更年期两个发病高峰。

2. 性别 除女性特有的恶性肿瘤(宫颈癌和卵巢癌)外,其他多数恶性肿瘤的发病率均为男性高于女性。在儿童时期,男、女肿瘤发病率性别比值约为 1.2∶1,而后随着年龄增长而逐渐增高,60岁以后发病率男、女性别比值约为2:1。当然,不同地区不同人群的恶性肿瘤性别分布特征不同,而且不同部位的恶性肿瘤男、女发病率也存在差异。

3. 种族　不同种族人群的恶性肿瘤发病率和死亡率也有差别,例如鼻咽癌多见于中国人(说广东方言的人群最高);印度人口腔癌发病多;哈萨克人中食管癌较常见。此外,皮肤癌与不同人种皮肤色素沉着有关。肿瘤发病的种族分布差异提示不同种族的生活方式、遗传易感性和环境因素与恶性肿瘤发生有关。

4. 婚育状况　一些女性恶性肿瘤的分布与婚育状况有关,如宫颈癌在早婚多育及多性伴的妇女中高发,而在未婚者及犹太妇女中罕见,说明生殖健康与某些恶性肿瘤的发生有关。乳腺癌的发病率在有哺乳史的妇女中明显低于无哺乳史者,说明生育、哺乳等造成的生物学和内分泌变化可能与乳腺癌的发生风险有关。

5. 职业　肿瘤的职业分布与职业性致癌因素的分布一致,包括阴囊癌在内的皮肤癌是职业性肿瘤中发现最早,也是最常见的一类,多见于煤焦油和石油产品行业。IARC在1987年曾颁布了12种可能引起人类恶性肿瘤的职业暴露,如接触石棉、芥子气、砷、氡等的职业可引起肺癌,接触苯的石油化学工业和制鞋业工人白血病高发,大剂量X线照射可引起白血病,接触芳香胺类化合物可导致膀胱癌等。

6. 移民　移民流行病学研究通过比较同类人群生活在不同地区或不同人群生活在同一地区的恶性肿瘤发病率或死亡率的差异,探讨环境和遗传因素对恶性肿瘤发生的作用。全世界大约80%的鼻咽癌发生在中国,其中绝大部分病例集中在广东省。在美国的广东移民,鼻咽癌的发病率比当地居民高出20倍。美国白人鼻咽癌死亡率为0.57/10万,而在加利福尼亚的男性华侨鼻咽癌死亡率为15.4/10万。在美国出生的华侨后代,鼻咽癌发病率仍然高于美国白人,提示鼻咽癌的发生与遗传因素密切相关。

二、疾病负担

(一) 整体负担

2016年全球恶性肿瘤疾病负担显示,全球约有4298万恶性肿瘤患者,新发恶性肿瘤患者1722万人,健康寿命损失超过518万年,比2006年增加了30.5%。肺癌、结直肠癌、乳腺癌新发病例最多,分别为200万、171万和170万,造成的健康寿命损失分别为47万年、59万年和74万年,比2006年增加了30.2%、34.0%和26.9%(表18-4)。

我国因恶性肿瘤导致的健康寿命损失也十分严重。2017年我国因各种恶性肿瘤导致的伤残调整寿命年(disability adjusted life year,DALY)占全部伤残调整寿命年的15.3%,约为全球平均水平(7.8%)的两倍。由气管、支气管和肺癌导致的伤残调整寿命年占总伤残调整生命年的4.1%,仅次于脑卒中(11.9%)、缺血性心脏病(8.1%)和慢性阻塞性肺疾病(5.5%)。由肝癌、胃癌、食道癌、结直肠癌导致的伤残调整寿命年占比分别为3.0%、2.1%、1.2%和1.1%,在诸多致死与致伤原因中分别位于第7、12、24和27位。从变化趋势看,1990—2017年间,我国因恶性肿瘤导致的伤残调整寿命年显著增长,而且增速大多高于全球平均水平。具体来看,增速最快的依次是胰腺癌、卵巢癌、唇口癌、肺癌及前列腺癌。

表 18-4　2016 年全球癌症疾病负担

比较项	患病数（千）	发病数（千）	健康寿命损失年(YLD)(千)		
			2016 年	2006—2016 年变化百分比	2006—2016 年年龄标化率变化比
恶性肿瘤	42 986 (42 692～43 241)	17 228 (16 713～17 802)	5 180 (3 830～6 697)	30.5 (28.1～33.9)	1.2 (-0.6～3.8)
肝癌	1 027 (974～1 076)	1 008 (953～1 042)	228 (163～298)	42.9 (36.6～49.9)	11.4 (6.7～16.8)
肺癌	2 836 (2 750～2 920)	2 008 (1 958～2 055)	474 (345～598)	30.2 (26.1～33.9)	0.1 (-3.0～3.0)
胃癌	2 199 (2 144～2 255)	1 157 (1 134～1 180)	300 (218～384)	17.9 (14.6～21.5)	-9.1 (-11.7～-6.4)
结直肠癌	6 323 (6 112～6 632)	1 716 (1 658～1 795)	599 (442～780)	34.0 (28.4～41.1)	1.7 (-2.4～7.1)
乳腺癌	8 151 (7 808～8 610)	1 702 (1 629～1 801)	739 (535～982)	26.9 (20.6～34.5)	-1.4 (-6.2～4.1)
前列腺癌	5 697 (5 098～6 714)	1 436 (1 293～1 619)	533 (384～707)	39.0 (32.3～48.1)	4.4 (-0.7～11.4)
膀胱癌	1 767 (1 721～1 813)	437 (427～448)	165 (121～217)	31.1 (26.9～35.1)	-0.6 (-3.7～2.5)
肾癌	1 289 (1 226～1 329)	342 (331～350)	114 (83～150)	27.7 (23.5～31.1)	0.0 (-3.3～2.6)
非霍奇金淋巴瘤	1 670 (1 545～1 746)	461 (428～482)	147 (107～193)	45.2 (38.0～49.0)	13.8 (8.1～16.8)

引自:GBD 2016 Disease and Injury Incidence and Prevalance Collaborators. Global, regional, and national incidence, prevalence, and years lived with disability for 328 diseases and injuries for 195 countries, 1990-2016: a systematic analysis for the Global Burden of Disease Study 2016 [J]. Lancet, 2017,390(10100):1211-1259.

(二) 肺癌

20 世纪 70 年代以来,我国的肺癌发病率和死亡率呈显著上升趋势。根据中国肿瘤登记年报显示,2016 年中国肿瘤登记地区肺癌位居恶性肿瘤发病谱第一位。2018 年由肺癌导致的 DALY 达到了 1 654 万年,占所有疾病负担的 4.39%。2016 年肺癌死亡率为 48.42/10 万,0～74 岁累积死亡率为 3.27%。全部肺癌病例中有明确亚部位的病例占 26.43%。

肺癌年龄别发病率和死亡率在 40 岁之前均处于较低水平,自 40～44 岁组开始快速上升,在 80～84 岁组达到高峰,男性上升速度快于女性。40～44 岁组后,男性各年龄别发病率和死亡率均明显高于女性。城市肺癌的发病率和死亡率略高于农村。东部地区中国人口标化(简称中标)发病率和西部地区接近,略高于中部地区;中标死亡率以中部地区最高,其次是西部地区,东部地区最低。

(三) 肝癌

肝癌是中国第二大肿瘤致死病因。中国每年约有 38.3 万人死于肝癌,占全球肝癌死亡人数的 51%。2016 年,中国肿瘤登记地区肝癌发病位居恶性肿瘤发病谱第 5 位。新发病例数为 108 081 例,占全部癌症发病的 9.73%;其中男性 79 783 例,女性 28 298 例,城市地区 51 922 例,农村地区 56 159 例。肝癌发病率为 28.33/10 万,中标发病率为 18.07/10 万,世界人口标化(简称世标)发病率为 17.74/10 万;男性中标发病率为女性的 3.10 倍,农村中标发病率为城市的 1.19 倍。0~74 岁累积发病率为 2.07%。2016 年,中国肿瘤登记地区肝癌死亡位居恶性肿瘤死亡谱第二位。因肝癌死亡病例达到 94 213 例,占全部癌症死亡的 13.95%。2018 年由肝癌导致的伤残调整寿命年达到了 520 万年,占所有疾病负担的 1.38%。

肝癌年龄别发病率与死亡率呈现明显性别差异,男性、女性发病率自 30~34 岁和 40~44 岁组开始上升,至 80~84 岁组达高峰;男性、女性死亡率分别自 30~34 岁和 45~50 岁组开始上升,至 85 岁及以上年龄组达到高峰。农村地区肝癌发病率和死亡率均高于城市地区。中标发病率和中标死亡率均以西部地区最高,中部地区次之,东部地区最低。

(四) 胃癌

2016 年中国肿瘤登记地区胃癌位居恶性肿瘤发病谱第三位。新发病例数为 111 797 例,占全部癌症发病的 10.06%;其中男性 78 149 例,女性 33 648 例,城市地区 51 757 例,农村地区 60 040 例。胃癌发病率为 29.30/10 万,中标发病率为 17.73/10 万,世标发病率为 17.61/10 万;男性中标发病率为女性的 2.39 倍,农村地区中标发病率为城市的 1.27 倍。2016 年中国肿瘤登记地区胃癌位居恶性肿瘤死亡谱第三位,因胃癌死亡病例 82 483 例,占全部癌症死亡的 12.21%,死亡率为 21.62/10 万,中标死亡率 12.52/10 万,世标死亡率 12.38/10 万;男性中标死亡率为女性的 2.45 倍,农村地区中标死亡率为城市的 1.34 倍。2018 年由胃癌导致的伤残调整寿命年达到了 968 万年,占所有疾病负担的 2.57%。

胃癌年龄别发病率和死亡率在 40 岁之前处于较低水平,40 岁后快速上升,男女发病率均于 80~84 岁达到高峰,男性死亡率在 80~84 岁组达到高峰,女性死亡率在 85 岁之后达到高峰。男性各年龄别发病率和死亡率均高于女性。农村胃癌的发病率和死亡率均高于城市。中标发病率和死亡率均以中部地区最高,其次是东部地区,西部地区最低。全部胃癌病例中有明确的亚部位信息的病例占 40.50%。

第三节 | 肿瘤的主要危险因素

据估计,70%~80% 的人类肿瘤与环境致癌因素直接或间接相关,环境因素和遗传因素共同作用导致肿瘤的发生。环境因素可分为个体生活方式因素、环境污染物、职业暴露因素、药物、病原体感染、电离辐射和紫外线辐射等。

一、生活方式

(一) 吸烟

研究证明,香烟烟雾中含有亚硝胺、多环芳烃和芳香胺等 70 多种致癌物,吸烟与至少 20 种不同部位的恶性肿瘤密切相关。据估计,烟草制品的使用每年可导致全球 240 万人死于恶性肿瘤。约有 80% 的吸烟者生活在烟草相关疾病和死亡负担最沉重的低收入和中等收入国家。烟草控制政策是降低吸烟危害的有效手段之一。2007—2014 年间,88 个国家实施的不同类型的烟草控制政策减少了约 2 200 万人的死亡。

(二) 饮酒

酒精使用被国际癌症研究机构列为人类 1 类致癌物。2016 年,酒精导致约 37 万例恶性肿瘤死亡,占所有恶性肿瘤死亡的 4.2%。酒精增加恶性肿瘤发生风险可能与其致癌代谢产物乙醛有关。目前,普通大众对饮酒会导致恶性肿瘤的发生尚认识不足,可通过贴警示标签和初级保健医疗专业人员的健康宣教提高人们对酒精危害的认识。

(三) 体力活动

体力活动已被证明与 26 个人体部位的癌症相关。适度体力活动可以有效降低膀胱癌、乳腺癌、结肠癌、子宫内膜癌等恶性肿瘤的发生风险。体力活动可能通过影响性激素水平、胰岛素和胰岛素生长因子及炎性反应进而影响恶性肿瘤的发生。世界卫生组织建议每周应至少进行 150 分钟的中等强度有氧运动或 75 分钟的剧烈运动。

(四) 静坐行为

静坐行为是指坐着、斜卧或躺着时,任何能量消耗不超过 1.5 个代谢当量(METs)的清醒行为。证据表明,长时间久坐是独立于体力活动水平的恶性肿瘤发生风险因素。久坐可能会升高性激素和代谢激素的循环浓度、促进脂肪因子的释放和慢性炎症的发生进而增加恶性肿瘤发生风险。而通过站立或步行减少久坐时间可有效降低多种恶性肿瘤的发生风险。

(五) 超重或肥胖

研究发现,成年后超重或肥胖会增加绝经后乳腺癌、结直肠癌、子宫内膜癌、肝癌等恶性肿瘤的发生风险,这可能与超重或肥胖会影响内源性性激素、胰岛素和胰岛素样生长因子、循环脂肪因子的释放和促进全身慢性炎症有关。不同性别和种族由于体内脂肪分布不同,其发生肥胖相关恶性肿瘤的风险也存在差异。超重和肥胖的决定因素复杂,为了减少全球超重和肥胖的流行,要结合个人和社会层面的相关因素制定体重控制策略,改善食品环境,促进健康行为。

(六) 饮食与营养

不同的饮食模式可能会影响人类罹患恶性肿瘤的风险。富含全谷物、水果、蔬菜和坚果的饮食模式能够降低恶性肿瘤的发生风险;而大量摄入肉类、精制谷物、油炸土豆和添加糖的饮食模式会增加结直肠癌等恶性肿瘤的发生风险。饮食与恶性肿瘤的关联可能与影响细胞周期调节、生长因子、慢性炎症、免疫反应和血管生成有关。饮食模式是否还会影响微生物组成,进而影响恶性肿瘤的发生是目前的研究热点。此外,霉变食物中可能含有的黄曲霉毒素和伏马菌素,以及部分中草药中含有的马兜铃酸则是已被研究证实的致癌物。

二、空气、水、土壤等环境污染

环境致癌物的暴露极为广泛且危害严重。2017 年,仅空气污染就导致全球约 35 万人死于肺癌。饮用水或农业用水可能受到砷、氯化剂、全氟烷基化物质和金属等致癌污染物的污染。土壤中存在的致癌污染物可能通过释放到地下水和地表水、吸入(如石棉或其他矿物纤维)、意外摄入(特别是儿童与地面的直接接触)或通过食物链等方式进入人体。环境致癌物暴露是影响恶性肿瘤发生的明确的可预防因素,由于不同的环境保护标准和经济水平的影响,目前高收入国家接触环境致癌物的情况正在改善,而低收入和中等收入国家的情况则在恶化。

三、职业因素

迄今为止已发现 38 种职业性致癌物,如多环芳烃、芳香胺、冶炼相关工作中涉及的某些金属,以及石棉和结晶二氧化硅等。据估计,在高收入国家中,恶性肿瘤发病率中可归因于职业暴露的比例在 2%～8%之间。世界卫生组织发布的全球疾病负担研究报告表明,2017 年,全球约 33.4 万例恶性肿瘤死亡与职业暴露有关,主要是由于接触了石棉、二氧化硅或柴油发动机废气。职业性恶性肿瘤的预防依赖于对致癌环境的识别和处理。近几十年来,特别是在高收入国家,已有许多制度和方案成功消除或减少了工作场所接触的致癌物。

四、药物

卫生保健人员和患者都需要充分权衡药物的健康益处和潜在的不良后果,药物的致癌风险往往与治疗剂量和治疗持续时间有关。绝经期激素治疗已被证实会增加某些恶性肿瘤的发生风险。雌激素治疗与子宫内膜癌、卵巢癌和乳腺癌有关,而雌激素孕激素联合治疗与乳腺癌和子宫内膜癌相关。此外,不孕不育治疗中使用的枸橼酸氯米芬、促性腺激素、促性腺激素释放激素及人绒毛膜促性腺激素都存在潜在的致癌风险。

五、病原体感染

病原体感染是促进恶性肿瘤发生的重要原因。常见的会诱发恶性肿瘤发生的病原体包括幽门螺杆菌、人乳头瘤病毒、乙型肝炎病毒和丙型肝炎病毒。2018 年,全球病原体感染相关的恶性肿瘤有 1/3 以上发生在中国。其中,42%的幽门螺杆菌相关恶性肿瘤病例和 69%的人乳头瘤病毒相关恶性肿瘤病例发生在中国。未来亟需开发用于筛查特定致癌病原体的低价且有效的诊断实验、研发可预防病原体感染的疫苗、优化感染后的治疗策略,以降低病原体感染导致的恶性肿瘤的发生风险。

六、电离辐射

电离辐射包括高能电磁波辐射(X 射线和 γ 射线)和粒子辐射(中子、α 粒子和 β 粒子)。流行病学研究表明暴露于环境中的电离辐射(包括职业暴露和医疗诊断程序中存在的电离辐射照射等)会增加白血病和其他恶性肿瘤的发生风险,关联强度与辐射剂量正相关。电离辐射引起恶性肿瘤的发生存在几年至几十年不等的潜伏期。此外,年龄、性别等宿主因素也会影响电离辐射的危害程度。电离辐射的致癌机理包括引起基因突变和染色体结构的改变以及影响基因表达过程等。

七、紫外线辐射

过度暴露于太阳紫外线辐射会增加恶性黑色素瘤和皮肤癌的发生风险。紫外线辐射能够直接或间接诱发 DNA 损伤,导致基因突变,引发炎性反应和免疫抑制,从而促进肿瘤生长。恶性黑色素瘤和皮肤癌的发病率在世界范围内都呈现上升趋势,不同种族的人群和不同地理位置的发病率存在显著差异。流行病学研究表明,居住纬度与恶性黑色素瘤和皮肤癌的发病率和死亡率之间呈现负相关。IARC 已将紫外线放射日光浴设备列为 1 类致癌物。

| 第四节 | 肿瘤分子流行病学

一、基本概念

尽管传统肿瘤流行病学研究已经取得了丰硕的成果,但它有着不可避免的局限性。例如,不能鉴别离散分布的危险因素,不能分析环境因素和遗传作用之间复杂的交互作用,无法定量多个病因的作用大小,无法研究肿瘤在体内发生、发展的具体过程及机制等。近年来,分子和细胞生物学、免疫学、毒理学、分子遗传学等生命科学的飞速发展,极大拓展了生物标志物与传统肿瘤流行病学研究间的联结,进而形成了肿瘤分子流行病学,该学科关注的重点包括遗传和环境危险因素的准确测量、高危个体识别、早期诊断和分子水平的肿瘤分类等。

二、肿瘤的遗传易感性

20世纪70年代以来,随着肿瘤分子生物学、细胞遗传学和分子流行病学的发展,人们逐渐认识到恶性肿瘤是一种遗传性疾病。原癌基因的激活和抑癌基因的失活在癌变过程中起决定性作用。在遗传性肿瘤中,癌相关基因的种系突变决定了该家族的肿瘤遗传易感性。此外,癌相关基因的遗传多态性决定了个体对环境危险因素的易感性。

(一) 肿瘤易感基因的分类

肿瘤易感基因包括高危险易感基因和低危险易感基因。高危险易感基因具有高度的外显性,但此类基因在一般人群中的频率很低,环境暴露和此类基因产生交互作用的可能性较小,所以人群归因危险度较低。而低危险性易感基因一般都具有基因多态性,单个基因的致癌危险性较小,主要通过多个基因与环境危险因素的协同作用或交互作用促使肿瘤发生。尽管此类基因的外显率较低,但人群的基因多态性频率较高,因此人群归因危险性较高。

(二) 单核苷酸多态性

单核苷酸多态性(SNP)是研究恶性肿瘤遗传易感性的重要内容,SNP能够反映个体对环境致癌危险因素的易感程度,具有标记密度高、客观稳定和易于检测等优势。

美国环境卫生研究所开展的环境基因组计划旨在应用人类基因组计划的方法,发现和鉴定与环境相关疾病的易感基因多态性,有助于揭示环境与基因交互作用对肿瘤发生的影响。美国国家癌症研究所近期启动的癌症基因组计划将比较从同一病例身上取得的癌细胞和正常细胞染色体,从而直接鉴别大多数常见的致癌突变基因。此外,在受累亲属间和肿瘤患者与对照之间进行的大样本单核苷酸多态性对比,可以揭示基因多态性的联合作用。

(三) 全基因组关联研究

全基因组关联研究(GWAS)是指通过对大规模的群体DNA样本进行全基因组高密度遗传标记(如SNP等)分型,从而寻找与复杂疾病相关的遗传因素的研究方法。迄今为止,科研人员采用GWAS方法已经在30余种恶性肿瘤类型中发现了1 000多个独立基因位点。以淋巴瘤为例,目前已发现超过20个可能导致淋巴瘤的基因位点,如果个体的基因组存在上述基因位点,结合种族进行综合判断,该个体得淋巴瘤的可能性最高可达52%。GWAS为全面系统研究复杂疾病的遗传因素掀开了新的一页,为我们了解恶性肿瘤的发病机制提供了更多线索。目前,科学家已经在乳腺癌、肺癌、前列腺癌、胃癌、结直肠癌等进行了GWAS并找到疾病相关的易感基因。

三、肿瘤的基因-环境交互作用

基因-环境交互作用是指基因变异以不同的方式对环境变化作出反应。绝大多数恶性肿瘤的发生是基因-环境交互作用的结果。基因-环境交互作用具有两层含义:第一,环境暴露与恶性肿瘤发生风险在不同基因型的人群中关联强度不同;第二,某易感基因型在不同的环境暴露下效应存在差异。每个基因与疾病之间可能只存在弱关联,这种弱效应更容易受到外部环境的影响,如果忽略了基因与环境之间的交互作用,就无法真实、准确地描述遗传变异的效应。迄今为止,基因-环境交互作用在许多恶性肿瘤的发生中的作用尚未完全阐明,未来仍需开展有针对性的流行病学病因研究和临床研究。

四、多组学整合的肿瘤流行病学研究

生物技术的发展为人群提供了大量不同类型的组学数据(表 18-5)。目前,基于单组学数据的恶性肿瘤研究日臻成熟,而多组学数据的整合则是当下研究的热门方向。肿瘤是一类分子机制复杂的疾病,高通量的多组学数据可以很好地解读肿瘤分子图谱。通过在多层面采用多种组学策略的方式,我们可以了解肿瘤发生、进展和转移扩散的机制,开发新的肿瘤生物标志物,并发现新的治疗干预靶点。随着高通量测序、质谱法以及机器学习的发展,组学数据研究将更加高效。

表 18-5　不同的组学技术及其应用

组学	主要技术平台	应用
基因组	微阵列	拷贝数变异、单核苷酸多态性变异
	全外显子测序	外显子组突变分析
	全基因组测序	全基因组突变分析
	靶向基因/外显子测序(桑格测序)	靶向基因/外显子的突变分析
表观遗传	亚硫酸氢盐全基因测序	全基因组 DNA 甲基化模式分析
	染色质免疫共沉淀测序	全基因组表观遗传分析
转录组	RNA 测序技术	全基因差异基因表达分析
	微阵列	差异基因表达分析(同时量化多组定义的序列)
蛋白组	反向蛋白阵列	定量总蛋白质或翻译后修饰的蛋白质
	液相色谱—串联质谱	全基因组差异蛋白表达分析
	同位素亲和标签、同位素标记	标记的蛋白质定量
	核磁共振	鉴定蛋白质的 3D 结构
代谢组	质谱(气相色谱—质谱联用)	差异代谢物表达分析
	核磁共振	代谢标志物的鉴别

第五节 | 肿瘤的预防与控制

国内外恶性肿瘤防治研究的实践表明,尽管人们花费了大量人力、物力,使肿瘤的诊治水平有了明显提高,死亡率显著下降,但是仍不能阻止肿瘤发病率的逐年增高。为了控制与消除恶性肿瘤对人类的危害,必须贯彻预防为主的战略方针,实行防治结合的策略,才能有效地降低肿瘤的发病率和死亡率。

一、全球及我国人群预防策略

(一) 全球肿瘤预防策略

恶性肿瘤防控的目的是降低癌症的发病率和死亡率,这是一项全社会参与的、持久的、系统的工程。2002年,世界卫生组织提出全球抗击癌症的战略,并制定了《国家癌症控制项目——政策和管理指南》,为各国提供了全方位的肿瘤防控建议。2005年,世界卫生大会通过了预防和控制癌症的决议(WHA 58.22)。2008年,世界卫生组织确定了MPOWER措施。MPOWER包括6项高成本效益比的措施,有助于减少肿瘤的主要危险因素——烟草的使用。此外,世界卫生组织与部分成员国共同实施了"抗击癌症的全球行动计划(global action against cancer)",并提出以下防控肿瘤的总策略。

1. 病因预防为主　利用现有对肿瘤病因的科学认知积极开展肿瘤预防。

2. 治疗和关怀并重　支持和促进不同国家和地区开展肿瘤早期筛查、诊治、关怀和姑息治疗。目的是为不同国家提供与其经济水平和医疗服务水平相符的医疗技术,使患者能获得有效救治,尽可能延长患者的生存时间,减缓患者的痛苦,提高生命质量。

3. 政府主导、全社会参与　各国应根据重点防控需求和资源水平积极制定国家肿瘤控制项目(national cancer control programme),将肿瘤的预防、控制、治疗及效果评估纳入各国的卫生服务系统。政府主导体现在将防控措施融入政策和法律。此外,恶性肿瘤作为突出的公共卫生问题,只有政府和社会各界共同关注和广泛合作才能有效促进防控项目发挥作用,各级专业人员的能力和公众防癌意识的高低是决定项目成功与否的关键。

(二) 我国恶性肿瘤预防与控制总方针及总目标

基于我国的肿瘤特点、经济发展和卫生资源水平以及我国新时期卫生工作方针,我国的肿瘤防控策略包括以下内容:①坚持"预防为主";②癌症防治与其他重大疾病防治相结合,提高疾病防治的综合效益;③重视农村和部分城镇肿瘤高发区,因地制宜开展恶性肿瘤预防和早诊早治工作;④政府领导,全社会参与。根据全国第三次死因调查的结果,我国当前重点防控的恶性肿瘤包括肺癌、肝癌、胃癌、食管癌、结直肠癌、乳腺癌、宫颈癌和鼻咽癌。近年来,我国在肿瘤防控工作上取得了较大进展,已完善我国肿瘤登记体系,并在重点肿瘤的高发区开展了早诊早治示范基地建设工作。

二、三级预防策略措施

肿瘤的预防分为三级:一级预防主要针对危险因素进行干预;二级预防着重于早发现、早诊断和早治疗;三级预防主要是改善肿瘤病人的生命质量和预后。

(一) 一级预防

一级预防是病因学预防和主动预防,是最根本性的预防措施,积极开展一级预防可以有效地控制和消除肿瘤的主要危险因素,降低肿瘤的发病率。

1. 控烟　世界卫生组织的报告显示,在发达国家,吸烟导致的恶性肿瘤死亡风险占恶性肿瘤死因的 30%。2003 年,在瑞士日内瓦召开的 56 届世界卫生大会上,192 个成员国一致通过了全球首个公共卫生协作公约——《烟草控制框架公约》(简称《烟草公约》),其目标是提供一个由各缔约方在国家、区域和全球实施烟草控制措施的框架。《烟草公约》要求由政府主导控烟项目,社会力量共同参与,通过立法限制烟草销售(增加税收、限制烟草广告、增加烟草危害警示)和面向全人群开展健康教育的方式进行干预。我国政府于 2005 年正式向联合国递交了协约批准书,并承诺采用综合措施开展控烟项目。澳大利亚、芬兰、法国、冰岛、新西兰、挪威、葡萄牙、新加坡、瑞士和泰国等多个国家和地区已经成功开展全面的烟草控制项目。可以预期,随着烟草控制项目在这些国家的不断推进,烟草相关恶性肿瘤的总发病率和死亡率将得以控制。

2. 合理膳食、适度体力活动　如前所述,膳食结构不合理和某些食品制作或保存过程产生的致癌物,可增加大肠癌、乳腺癌、胃癌等多种恶性肿瘤的发病风险。2003 年,WHO 提出了膳食、体力活动和健康全球策略(global strategy on diet, physical activity and health),为各成员国提供了制定促进全民合理膳食和适度体力活动的行动指南。膳食方面的指导原则为:摄入能量平衡和保持健康体重;限制脂肪摄入,以不饱和脂肪酸为主;多摄入富含维生素和纤维素的果蔬和谷类;限制蔗糖和钠盐的摄入。体力活动方面,世界卫生组织按年龄段(5~17 岁青少年、18~64 岁成年人和健康的 65 岁及以上老人)分别制定了指导原则,内容包括活动强度、时间、方式等。推行合理膳食和适度体力活动的计划应该纳入国家的恶性肿瘤预防控制发展规划中,通过制定相应的规范和指南、开展全民健康教育等方法促进公众养成健康的生活习惯。

3. 消除和降低职业场所致癌物暴露　据估计,职业场所致癌物每年直接导致的恶性肿瘤死亡人数高达 15.2 万。降低职业场所的致癌风险,主要是通过制定职业卫生法和各类职业环境致癌物最大允许剂量标准,开展职业场所致癌风险评估,致癌物日常监测和管理,从业人员健康教育,加强防护和定期健康体检。此外,改进生产工艺或替换生产材料,也是消除和减少操作者直接暴露于致癌物质的有效方法。例如,禁止在建筑材料中添加石棉,可有效降低肺癌的发病率。职业场所致癌物发生泄漏时,还可能大大增加周围公众的患癌风险。例如,1993 年切尔诺贝利核电站爆炸产生的核污染使周边地区的居民癌症发病率显著增高。国家可通过立法禁止或限制使用致癌物质,并制定处理各类致癌物泄漏的应急处置方案。

4. 控制感染　感染因素与肿瘤的发生关系密切,如乙肝病毒感染与原发性肝癌、EB 病毒感染与鼻咽癌等。其中,乙肝的控制刻不容缓。2008 年,乙肝表面抗原携带率在我国高达 7% 以上,是造成慢性肝炎、肝硬化和肝癌的主要原因。乙肝的控制措施较为明确,包括新生儿接种乙肝疫苗、切断母婴传播和保证输血安全等。另外,人乳头瘤病毒感染与宫颈癌密切相关,应倡导安全性行为。

（二）二级预防

肿瘤的病因复杂,难以完全通过病因进行预防,并且多年来的临床实践已证实,恶性肿瘤的早诊断早治疗可以有效降低恶性肿瘤死亡率,延长恶性肿瘤患者生存期和提高生存质量。因此,恶性肿瘤的二级预防也是减轻恶性肿瘤对社会、家庭及个人疾病负担的重要措施。早诊断可通过自我识别和常规肿瘤筛查两种方式实现。

1. 症状识别   通过健康教育的方法,提高公众和各级医疗卫生服务人员识别癌前病变和早期症状的能力,提高患者的早诊断率,进而达到二级预防的目的。世界卫生组织提出应提高警惕的恶性肿瘤十大危险信号有:①身体任何部位的肿块,尤其是逐渐增大的肿块;②身体任何部位的非外伤性溃疡,特别是经久不愈;③不正常的出血或分泌物;④进食后胸骨后闷胀、灼痛、异物感和进行性吞咽困难;⑤长久不愈的干咳、声音嘶哑和痰中带血;⑥长期消化不良,进行性食欲减退、消瘦等原因不明者;⑦大便习惯改变或有便血;⑧鼻塞、鼻出血,单侧头痛或伴有复视者;⑨黑痣突然增大或有破溃出血者;⑩无痛性血尿。通过症状识别可提高早诊率的恶性肿瘤有:口腔癌、鼻咽癌、胃癌、大肠癌、皮肤癌、乳腺癌、宫颈癌、卵巢癌、膀胱癌和前列腺癌。

2. 肿瘤筛查   肿瘤筛查是一个全社会参与的系统工程,通过简便、有效的检查手段和诊断方法,从表面健康的无症状人群中发现癌前病变者或早期恶性肿瘤患者。筛查程序包括早期诊断、早期治疗和随访。

为合理配置卫生资源,肿瘤筛查通常采用高危人群筛查策略,即通过评价人群的疾病风险程度筛选出高风险人群进行筛查,从而获得较高的成本收益比。肿瘤筛查方案的效果要从筛查试验、卫生经济学和筛查项目的可持续性三个维度进行评价。筛查试验主要对筛查技术本身进行真实性和可靠性评价。卫生经济学评价包括成本-效果、成本-效用和成本-效益分析,只有经大样本验证具有低成本高收益(效果、效用和效益)的方案才具有推广的价值。筛查项目的可持续性评价涉及政策支持、经费保障、筛查人力资源配备、目标人群接受程度等因素。

世界卫生组织推荐可优先开展筛查的恶性肿瘤包括宫颈癌、乳腺癌、结直肠癌和前列腺癌等。各国应根据各类肿瘤在本国的疾病负担、筛查技术和后续诊治方法的成熟程度,以及本国的经济和卫生资源水平选择优先开展筛查的肿瘤类型。我国已经逐步开展结直肠癌、宫颈癌、乳腺癌、肝癌、胃癌、食管癌及鼻咽癌的筛查方案研究,并已经在这些恶性肿瘤高发区开展了早诊断早治疗示范基地建设工作。

（三）三级预防

肿瘤的三级预防涵盖了患者被诊断后的所有医疗干预内容,要求专业诊治机构、社区、家庭及患者共同参与,运用综合干预的方法提高患者的整体健康和生存质量。主要措施包括:①规范诊治和随访流程、开展个性化治疗、评估患者的复发风险;②运用医药、心理、营养和行为干预等方法帮助患者恢复躯体、心理和社会功能,提高患者生存质量;③对晚期患者实施止痛和姑息治疗。

世界卫生组织对经济发展水平不同的国家提出不同的发展重点,资源欠缺国家可着重发展常见、可治愈肿瘤的早诊和治疗服务;资源丰富的国家应致力于深入发展肿瘤治疗和姑息治疗的培训、建立相关研究中心。我国近期的发展目标是制定我国重点肿瘤临床专业设置准入标准及主要恶性肿瘤的临床诊治指南,根据肿瘤规范治疗的原则,积极开展主要恶性肿瘤治疗的多中心研究,规范姑息治疗方案,推广三阶梯止痛方案,提高晚期恶性肿瘤患者的生存质量。

（吴息凤　徐小林）

参考文献

1. 龙智平,王帆. 多组学整合分析的设计及统计方法在肿瘤流行病学研究中的应用[J]. 中华流行病学杂志,2020,41(5):788-793.
2. 徐飚. 流行病学原理[M]. 上海:复旦大学出版社,2007.
3. 徐望红. 肿瘤流行病学[M]. 上海:复旦大学出版社,2017.
4. 游伟程. 肿瘤流行病学研究面临的新机遇与挑战[J]. 中华预防医学杂志,2013,47(8):684-685.
5. 詹思延. 流行病学[M]. 7版. 北京:人民卫生出版社,2014.
6. 郑荣寿,孙可欣,赫捷,等. 2015年中国恶性肿瘤流行情况分析[J]. 中华肿瘤杂志,2019,41(1):19-28.
7. CHEN W, ZHENG R, BAADE P D, et al. Cancer statistics in China, 2015 [J]. CA Cancer J Clin, 2016,66:115-132.
8. GBD 2016 Disease and Injury Incidence and Prevalence Collaborators. Global, regional, and national incidence, prevalence, and years lived with disability for 328 diseases and injuries for 195 countries, 1990-2016: a systematic analysis for the Global Burden of Disease Study 2016 [J]. Lancet, 2017,390(10100):1211-1259.
9. SIEGEL R L, MILLER K D, JEMAL A. Cancer statistics, 2018 [J]. CA Cancer J Clin, 2018,68:7-30.
10. World Health Organization, International Agency for Research on Cancer. World cancer report: cancer research for cancer prevention [R]. Geneva: World Health Organization, 2020.

第 十 九 章　营养流行病学

| 第一节 | 概　述

一、基本概念

(一) 定义

营养流行病学(nutritional epidemiology)是应用流行病学的原理与方法研究人群营养与健康及疾病关系的科学,是近年发展起来的流行病学分支学科。但早在 200 多年前,研究者便开始将基本的流行病学方法应用在多种必需营养素和疾病关系的研究中。例如,18 世纪中叶,英国学者詹姆斯·林德(James Lind)设计了最早的临床对照试验,发现新鲜蔬菜与水果特别是柠檬和橘子可治疗坏血病,并最终揭示坏血病与缺乏维生素 C 有关。19 世纪后期,日本学者发现脚气病在以精白米为主食的水手中发病率较高,据此提出了脚气病与水手膳食中缺乏某种物质有关的假说。在水手饮食中增加富含硫胺素(维生素 B_1)的牛奶和蔬菜后,脚气病得到了有效控制,并最终证实脚气病与硫胺素的缺乏有关。美国学者同样运用流行病学方法确定了糙皮病是一种营养素缺乏性疾病,主要与美国南方地区以玉米为主食有关。20 世纪 70 年代,我国营养学家杨光圻等也运用流行病学方法揭示了克山病可能与硒缺乏有关。

20 世纪 80 年代涌现出大量营养流行病学研究文献,为这一学科研究的巩固和发展奠定了基础。主要贡献有:发现多数人群中个体间的膳食习惯存在显著差异;研制出大量的标准化膳食问卷并用于大规模流行病学研究,同时这些问卷对膳食的测量能力也得到了证实;膳食与疾病关系研究已经积累了大量的科学证据,研究方法也得到了更新。1989 年,哈佛大学沃尔特·C·威利特(Walter C. Willett)教授主编的第一版《营养流行病学》(*Nutritional epidemiology*)对这些方法学上的进展进行了归纳和总结。自此之后,营养流行病学得到了长足发展。

目前,营养流行病学研究主要聚焦于西式生活方式带来的慢性非传染性疾病,如心血管与代谢性疾病、恶性肿瘤等,这些疾病通常具有多重病因、潜伏期长但发病率相对较低、发病后不易被彻底治愈等特征,同时也关注传染病。这些疾病的发生都可能与宿主的营养状况有关。

（二）营养流行病学研究的 3 个维度

营养流行病学可从营养素、食物或食物组以及膳食模式 3 个维度来开展研究。

1. **单一营养素研究**　营养素是指食物中含有的某种化学物质，单一营养素研究需计算所有摄入食物中该营养素的含量并进行整合，其主要的优点是可以有效探究或验证饮食中的生物学有效成分。但单一营养素研究未考虑饮食中营养素之间以及营养素与食物之间复杂的交互作用，也很难检验某一种营养素的单独作用。

2. **食物或食物组研究**　食物或食物组研究可评估营养素间的相互作用，且当怀疑食物中某些成分可能与疾病发生有关，但又不能建立明确的假设时，若观察到该食物或食物组与疾病有关联，则可据此提出某种化学成分与疾病相关的假设。例如，格雷厄姆（Graham）等发现十字花科类蔬菜摄入量和结肠癌患病风险呈现负相关，支持了这类蔬菜中含有的吲哚类化合物具有防癌效果的假说。又例如，爱斯基摩人以及鱼类摄入量高的个体冠心病发病率低，对于这一发现产生了 ω-3 脂肪酸可通过抑制血栓素的生成来阻止冠状动脉血栓形成，从而降低冠心病发病风险的假说。但食物或食物组研究与单一营养素研究一样，均未考虑到食物与食物之间的联合作用。同时，由于单个食物组可能包括多个食物条目，食物中也包含多种营养素，对多种食物或食物中多种营养素进行分析时就涉及到多重比较（multiple comparisons）问题。如果是一项有明确假设的研究（hypothesis-driven study），多重比较的问题则不再是主要关注的问题。但在无明确假设的情况下，应考虑统计结果的假阳性问题。

3. **膳食模式研究**　膳食模式是指膳食中的食物种类及其在膳食中所占的比重，通常受环境、地域与文化等影响。膳食模式研究是对整体膳食状况进行评估，考虑到了营养素和食物之间的相互作用，更加贴近真实世界数据，可为疾病的防治以及膳食指南的修订提供依据。目前膳食模式的构建主要基于两种方法。

（1）先验法（priori approach），或以指数为基础（index-based）的膳食模式。指以事先制定好的标准如推荐的膳食建议、地域性膳食模式等，将个体的膳食情况与之对比后进行评分。常见的先验膳食模式有健康饮食指数（healthy eating index，HEI）、预防高血压饮食（dietary approaches to stop hypertension，DASH）和地中海式饮食（mediterranean diet，MED）等。由于这类膳食模式的构建是基于已有的关于饮食与健康结局的认知，因此先验法膳食模式研究不太适用于探索性研究。

（2）后验法（posteriori approach），或以数据为基础（data-driven）的膳食模式。指以膳食调查数据为基础，利用主成分分析、因子分析、聚类分析、降秩回归等构建的膳食模式。如通过主成分分析与因子分析构建的西式膳食模式（western dietary pattern），主要特征是较高的红肉与加工肉、添加糖以及精制谷类的摄入。它与多种不良健康结局包括肥胖、糖尿病及心血管疾病有关。与西式膳食模式相反的是"谨慎性"膳食模式（prudent dietary pattern），主要特征是较高的蔬菜与水果、鱼禽肉以及全谷类的摄入，可以降低肥胖、糖尿病与心血管疾病的发病风险。为研究饮食是否通过炎症来影响肝细胞癌的发生，我们可通过降秩回归（reduced rank regression，RRR）构建促炎膳食模式（empirical dietary inflammatory pattern，EDIP)并开展 EDIP 与肝癌发病风险的流行病学研究，从而在人群水平上探究饮食影响疾病进展的相关机制。这类膳食模式是基于特定研究人群的膳食数据而构建的，因此研究结果外推至其他人群可能受限。

二、营养流行病学研究方法

(一) 生态学研究

营养流行病学中，生态学研究主要分析群体的疾病发生频率与群体中某种膳食因子人均消耗量之间的关联。膳食因子的人均消耗量一般来源于官方的"消耗"数据，即食品生产和进口量减去食品出口、用于饲养牲畜等的食用量所得的官方数字。生态学研究可从群体水平提供疾病的膳食病因线索，还可评价营养干预措施在某个群体中的干预效果。其最主要的局限性是导致"生态学谬误"(ecological fallacy)，即生态学研究是收集群体的膳食暴露和疾病的发生资料，无法收集其他可能的混杂因素，且食物"消耗"数据有时并不准确，故得到的结论可能并不能反映个体的真实情况。

(二) 特殊暴露人群研究

特殊暴露人群指人群中具有特殊膳食特征的亚人群。特殊暴露人群研究有时可明确解释观察到的差异。如研究发现素食者结肠癌死亡率仅为预期值的一半，该结果支持肉类食品的摄入能增加结肠癌发生风险的假说。其最大的局限性是特殊暴露人群相比于对照人群，在其他膳食因素和非膳食因素上也可能存在差异，膳食和疾病的关联会受到潜在混杂因素的影响。

(三) 移民流行病学研究

移民流行病学研究通过观察疾病在移民人群、原居住地人群和移居地当地人群中的差异，探索环境因素和遗传因素与疾病的关系。例如，美国东北部地区的人群结肠癌死亡率较南部地区高，但从东北部地区移居到南部地区的成年移民结肠癌死亡率降低了。尽管遗传因素与结肠癌易感性有关，但上述地区死亡率的差异可能主要与南部地区某些食物的摄入增多有关。移民流行病学研究还可用于暴露潜伏期(从接触危险因素到发病的时间)的估计。

(四) 病例对照研究与队列研究

病例对照研究是从病例组和对照组中获得以往的膳食摄入情况，并进行比较；队列研究是从未患病人群中获得膳食摄入情况，随访一段时间后比较不同膳食摄入水平的疾病发病率。这类研究可克服生态学研究存在的很多缺陷。例如，若收集了其他因素的信息，可在研究设计阶段(匹配或限制)或者数据分析阶段(多因素分析)控制混杂。另外，这类研究采用个体的实际膳食摄入信息而不是总体人群的平均摄入量进行分析。

病例对照研究无须随访，研究效率高，但可能存在选择偏倚和回忆偏倚，使得目前膳食因素和疾病的研究难以得到一致的结果。而队列研究是在发病之前收集膳食信息，故疾病不会对膳食信息产生影响；同时队列研究通过重复收集膳食暴露以降低测量误差，而且可同步收集多种膳食暴露情况及随访多种健康结局。但队列研究需要较大的队列样本、长时间的随访以及大量的人力、物力,研究成本较高。

(五) 干预试验

干预试验是将研究对象随机分为试验组和对照组,试验组接受膳食干预措施,对照组接受安慰剂或者空白对照,经过一段时间的干预和随访后,比较两组疾病或健康结局的差异,以判断干预措施的效果。随机双盲实验是验证膳食和疾病或健康关系最有效的方法,其主要优势在于将潜在的混杂因素随机分配在两组中,因此可尽量降低混杂因素的影响。但干预实验需要考虑伦理学以及研究对象的依从性等问题,不太适用于一些具有潜在风险的饮食干预和长期健康效应的研究。

第二节　膳 食 测 量

一、膳食的变异

营养流行病学中,通常更加关注膳食的长期摄入水平,但个体的膳食存在逐日变异(day-to-day variation),如何准确可靠地收集研究对象长期的膳食习惯是营养流行病学面临的最大挑战。逐日变异主要来源于 3 部分:①星期效应(day of the week)。例如,许多家庭有周末吃大餐的习惯,若短期的膳食调查未包括周末或仅包括周末,则不能反映研究对象真实的长期摄入情况。②季节效应(seasonal effect)。如在一些欠发达地区,食物的供给如蔬菜和水果与季节有关。即使在发达地区,某些季节性蔬菜和水果的摄入变化也很大。③个体内的随机变异(random within-person variation)。例如,总能量的摄入随着月经周期而变化。此部分随机变异可能是食物摄入的实际变异,也可能是膳食测量误差导致的。不同营养素随机变异的程度不一样。例如,机体的生理机制可以很好地调节总能量摄入,因此总能量摄入的随机变异最小;宏量营养素与总能量摄入密切相关,所以变异程度相对中等;微量营养素仅在特定的食物中含量较高,选择不同食物时其摄入量可能非常高或非常低,故随机变异最大。需要注意,膳食的逐日变异是建立在个体长期膳食习惯相对稳定的基础上,而不完全是一个随机事件,这也是膳食测量的前提。

二、膳食测量方法

(一) 24 小时回顾法

24 小时回顾法(24-hour dietary recalls)要求每个调查对象回顾和描述过去 24 小时内摄入的所有食物(包括饮料)的种类和数量。24 小时回顾法具有很多优势:①记录的是食物实际摄入量,可估算能量和其他膳食成分的绝对摄入量;②该方法是开放式的,可记录食物的种类、来源、加工方法、制作过程、摄入量等详细信息,尤其适用于评估不同文化背景人群的膳食摄入量;③对调查对象的文化程度要求不高,可提高样本的代表性;④收集数据是在膳食行为发生之后,受膳食行为影响小。

24小时回顾法的局限性:①对食物种类和分量的估计均依赖于调查对象的记忆,且需要高度训练有素的膳食调查员;②人们往往存在乐观偏倚(optimistic bias),会低估食物的热量和分量,特别是那些可能被认为是不健康的食物;③个体的膳食存在变异,得到的数据不能反映通常的膳食模式。这种情况可通过增加调查天数解决,具体需要调查多少天和哪几天,取决于所研究食物或营养素的逐日变异情况。

(二)膳食记录法

膳食记录法(dietary records)要求调查对象详细记录特定期间内(一天或多天)所摄入的全部食物(包括饮料)的种类和数量。和24小时回顾法相同,膳食记录法也具有开放式结构、可评估绝对摄入量、适用于不同文化背景的人群等优势。另外,膳食记录法在使用得当的情况下不依赖于记忆,可直接记录膳食的摄入量。

膳食记录法存在一定的局限性:①对调查对象的文化程度有相应的要求,这样会降低样本的代表性;②需要调查对象坚持记录,负担较重,因此会降低应答率。而且在膳食记录过程中调查对象可能会为了减轻膳食记录负担或者倾向于选择那些社会接受度高的食物而改变膳食习惯;③获得的数据也不能代表调查对象通常的膳食模式。如果进行较多天数的膳食记录,则具体调查多少天和哪几天也要根据食物或营养素的逐日变异情况。

(三)食物频率表调查法

食物频率表调查法(food frequency questionnaire,FFQ)是测量个体长期(如过去半年、一年或更长时间)的膳食摄入水平。从营养流行病学的"暴露"角度来说,测量长期的膳食摄入更有意义。认知理论认为:相对于情景记忆(episodic memory),如回忆过去某一餐吃了什么食物,人们更容易回忆起平常某种食物的食用频率,后者属于一般记忆(generic memory)的范畴。一般记忆较情景记忆更容易实现是开展FFQ调查的理论基础。FFQ通常由两个部分组成:食物清单和每种食物的食用频率。

对于食物清单部分,应尽量选择信息量最大的食物,因为过长的问卷会影响调查对象的注意力,从而降低膳食数据的准确性。所谓信息量最大的食物,应具备以下3种特征:①相当多的人经常食用该食物;②含有丰富的目标营养素;③具有区别性,即个体间的摄入差异较大。选择好食物后,需整理成一份清晰明了的调查问卷,可按照以下规则:①相关的食物应该放在一起;②对于密切相关的食物,应将更具体的分类放在前面,例如"低热能沙拉酱"应放在"普通沙拉酱"之前;③不要将几种食物合并为一个项目,更倾向选择多个简单清晰的问题。

对于膳食频率部分,考虑到季节变异,大多数是询问过去一年的膳食情况。若根据所研究的结局以及所调查的膳食因素在体内的代谢情况等,也可以是调查生病前5年(如结直肠癌的病例对照研究)、妊娠的前2个月(如先天性畸形的研究)或者前1个月(如血浆高密度脂蛋白胆固醇研究)等。FFQ法还可同时收集每次的食物摄入量(portion size)。

以上3种膳食调查方法各有利弊,在实际膳食调查中,研究者应根据调查目的和实际情况选择其中一种或几种(表19-1)。

表19-1 24小时回顾法、膳食记录法和食物频率表调查法的比较

比较项	优 点	缺 点
24小时回顾法	◆ 可获得食物制作、用餐时间、用餐地点等详细信息 ◆ 对调查对象的认知能力要求不高	◆ 测量误差主要是随机误差 ◆ 一次24小时回顾调查的膳食摄入不能反映膳食的逐日变异情况 ◆ 一次调查耗时较长,参与者的负担重 ◆ 依赖于情景记忆
膳食记录法	◆ 可获得食物制作、用餐时间、用餐地点等详细信息 ◆ 不依赖于调查对象的记忆	◆ 测量误差主要是随机误差 ◆ 多日膳食记录调查的膳食摄入不能反映膳食的逐日变异情况 ◆ 一次调查耗时较长,参与者负担重 ◆ 对调查对象的认知能力要求较高 ◆ 数据编码、录入困难
食物频率表调查法	◆ 成本低、调查对象负担轻,在大型观察性研究中更加高效和可行 ◆ 可获得调查对象长期的("通常")膳食情况	◆ 测量误差主要是系统误差 ◆ 缺少膳食的制作方法、补充剂和饮料以及品牌名称等信息 ◆ 依赖于一般记忆

(四) 生物标志物

营养流行病学研究中,开展生物标志物研究最主要的目的是利用生化指标(即相关生物标志物)来反映膳食摄入量,并研究它与健康结局之间的关系。相对于膳食调查,生物标志物的测量相对"客观"。然而,它是否能反映长期的膳食暴露情况,以及在生物标志物与健康结局的研究过程中存在的各种偏倚值得人们去思考和关注。

1. 生物标志物种类

(1) 恢复性生物标志物(recovery biomarkers):即某一特定时间段内,其浓度和膳食摄入量相关,且受个体差异的影响较小,可直接反映膳食营养素的绝对摄入量。例如,以蛋白质形式摄入的氮约有80%会通过尿液"恢复"(排出),且个体间的差异很小,可通过收集24小时尿液来估计24小时内的蛋白质绝对摄入量,故尿液中的氮是机体蛋白质的一种恢复性生物标志物。除了尿氮,尿钾、尿钠和使用双标水法(doubly labeled water, DLW)估计的总能量摄入均是恢复性生物标志物。恢复性生物标志物在一些研究中可作为"金标准",但由于数量少、收集24小时尿液较困难且用于标记的重氧水费用高,难以应用于大规模的流行病学研究。

(2) 浓度性生物标志物(concentration biomarkers):浓度与膳食摄入量相关,但受个体差异(如营养素吸收和代谢等)的影响较大,评估绝对摄入量的能力较恢复性标志物的低。例如,脂肪组织中的反式脂肪、血浆中的亚油酸等。浓度性生物标志物种类最多,且由于恢复性生物标志物的限制,它也是应用最广泛的一类生物标志物。

(3) 预测性生物标志物(predictive biomarkers):反映膳食摄入量的能力介于恢复性

标志物与浓度性标志物之间。与恢复性标志物相比,只有一小部分在尿液中"恢复";而与浓度性生物标志物相比,与膳食摄入量相关性更高,可用来预测绝对摄入量。例如,24小时尿液中的蔗糖和果糖可用来预测蔗糖的总摄入量。

2. 有效生物标志物的特征

(1)对摄入量敏感:即生物标志物需反映食物或营养素的摄入情况。但机体的自我平衡等机制控制着组织与体液中大部分营养素的浓度,如转铁蛋白与血清铁饱和;摄入过多的维生素C可通过肾脏随尿液排出;机体可通过相关激素等复杂的钙调控网络来维持体内的钙平衡等。这意味着营养素的摄入量和在生物标本中的浓度之间的关系不一定是线性的。随着摄入量的增加,生物样本中的大部分营养素浓度的增加逐渐变缓,并趋向平衡,达到所谓的"饱和期"(图19-1)。所以如果一个生物标志物的"饱和期"很宽,意味着在膳食的正常摄入范围内,它的浓度可能几乎没有变化,那么此生物标志物就不能应用于膳食与健康结局的研究。

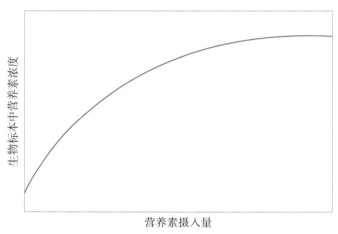

图 19-1 营养素摄入量与生物标本中营养素浓度的关系

(2)时间整合性(time integration):即营养流行病学中更多关注的是长期膳食摄入情况,希望生物标志物可以反映长期膳食的累积效应。这主要取决于生物标志物化合物的代谢动力学以及用来测量生物标志物的生物标本。例如,储存在脂肪组织中的营养素通常半衰期很长,故从脂肪组织中获得生物样本进行测量更能反映长期的膳食暴露;红细胞中的某些营养素浓度较血浆或血清中的更稳定;收集的24小时尿液较随机收集的尿液代表性更好;组织中营养素浓度(如肝视黄醇浓度)可能是衡量营养素长期摄入情况的最佳指标;另外头发和指甲是易获得的角质化组织,生长周期为数周或数月,有望用于反映某些营养素的长期摄入量。图19-2为膳食测量中,不同的问卷调查和生物标志物可以评估的时间范围。

(3)生物学有效性(bioavailability):受生物利用度影响,生物标志物最好能反映营养素被机体吸收利用后的水平即食物的内暴露。当我们关注的是经肠道吸收后营养素的生物学效应,即所谓的"内暴露"剂量,而不是"外暴露"剂量,此时生物标志物的测量优

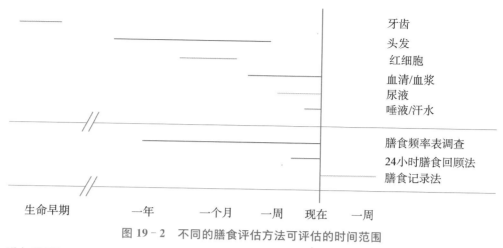

图 19 - 2　不同的膳食评估方法可评估的时间范围

引自：KUHNLE G G. Nutritional biomarkers for objective dietary assessment [J]. J Sci Food Agric, 2012, 92(6)：1145 - 1149.

于依据食物成分量表所估计的摄入量。例如，研究发现血清中游离性（生物可利用的）25 -羟维生素 D 较血清中总 25 -羟维生素 D 或膳食测量获得的维生素 D 更能够有效预测肝细胞癌与冠状动脉疾病的预后。

（4）特异性：由于某些生物标志物可由其他膳食成分的新陈代谢产生，这种非特异性生物标志物可以反映多种膳食成分的摄入。因此，这种膳食生物标志物和健康结局关系的研究可能会受其他的膳食因素影响。例如，肠内脂（enterolactone，ENL）是摄入全谷类食物后血浆的主要终产物。除了全谷类食物，ENL 还可来源于其他食物，且血浆 ENL 水平存在显著的性别差异。而血浆中的烷基间苯二酚（alkylresorcinols，AR）同系物 C17：0 与 C21：0 的比值可较好地反映全谷类特别是全麦与黑麦的摄入情况。因此，与血浆 AR 同系物相比，ENL 作为全谷类食物的特异性生物标志物有待商榷。

（5）生物标志物的非膳食影响因素：基因、环境以及生活方式等因素也会影响营养素浓度。若未考虑这些因素，会导致调查对象的营养素摄入出现错误分类。这些因素如果与研究的疾病无关，则会导致随机错误分类，并减弱生物标志物和疾病之间的真实关联；如果有关，则会导致混杂发生。如在早产儿研究中，由于维生素 E 需要脂蛋白转运，因此血浆维生素 E 浓度与胆固醇浓度呈正相关。只有控制了血清胆固醇（肝功能不全所致的血脂异常）才能观察到血清维生素 E 低与临床上维生素 E 缺乏症有关。

　　3. 生物标志物应用

（1）开展营养素生物标志物和健康结局之间的关联性研究。例如，在膳食和疾病发生的关系研究中，生物标志物可用来代替实际的膳食摄入量，一方面可为 FFQ、24 小时膳食回顾法和膳食记录法等提供有用的补充信息；另一方面，在某些情况下，如同一食物在不同样品中营养素浓度差异很大，或者没有食物成分表的营养素，生物标志物可能是估计膳食摄入量的唯一方法。

（2）用于评估调查问卷的效度。如前所述，FFQ 是大规模流行病学研究中最可行也是使用最多的膳食测量工具。一份新的 FFQ 以及已被使用过的 FFQ 均应在不同文化背景的人群中进行验证,主要从信度(reproducibility)与效度(validity)两个方面来评价。信度研究是利用同一问卷对研究对象进行重复测量,观察不同时间点上测量数据的一致性。不同研究的营养素摄入量信度相关系数在 0.5～0.7 之间,虽然这相对于有严格条件控制的实验室检测来说很低,但已足以和在自然人群中进行的多次生物学重复测量相媲美。效度研究是将 FFQ 估计的营养素摄入量与更准确的参考方法(即所谓的"金标准")得到的结果进行比较,观察两者之间的一致性。传统方法一般选择与多次膳食记录法或多次 3 天 24 小时回顾法进行比较。

里姆(Rimm)等对美国男性医务人员随访研究(health professionals follow-up study, HPFS)队列中的一份包含 131 项膳食条目的自填式半定量 FFQ 进行信度和效度评估,研究周期为一年。在 HPFS 队列中随机选取 323 人,其中 157 人知情并同意参与此次信效度研究。研究开始时,参与者第一次完成半定量 FFQ(即 FFQ1)。在接下来的一年内,参与者在营养师的指导下完成 2 次 7 天膳食记录。考虑到季节变异,2 次膳食记录调查间隔至少半年,最终收集到有效样本为 127 例(图 19-3)。信度结果显示:总脂肪和饱和脂肪的两次重复调查,经能量调整后的组内相关系数分别为 0.52 和 0.66;效度研究显示:对于总脂肪和饱和脂肪,第二次 FFQ 调查(即 FFQ2)与 2 次 7 天膳食记录的平均摄入水平之间的 Pearson 相关系数分别为 0.67 和 0.75(表 19-2)。

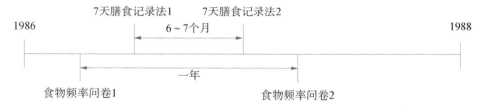

图 19-3　美国男性医务人员随访研究队列中食物频率问卷的信度与效度研究

表 19-2　美国男性医务人员随访研究队列食物频率问卷信效度研究(以总脂肪和饱和脂肪为例)

比较项	总脂肪	饱和脂肪
平均摄入量(g/d)		
7 天膳食记录法	79.8 ± 25.3	27.5 ± 10.7
食物频率问卷 1	70.7 ± 24.9	24.4 ± 10.1
食物频率问卷 2	67.9 ± 23.8	23.6 ± 9.6
组内相关系数		
食物频率问卷 1 和食物频率问卷 2	0.52	0.66
Pearson 相关系数		
食物频率问卷 2 和 7 天膳食记录法	0.67	0.75

但是 FFQ 与多次膳食记录法或多次 3 天 24 小时回顾法均为现场调查,可能具有共同的误差来源,会低估与参考方法之间的相关性(即问卷的真实性被低估)。此时,可利用恢复性生物标志物作为"金标准"来评估 FFQ 的效度。然而,除了利用双标水法

(DLW)评估总能量的摄入,以及通过测量 24 小时尿液中钠、钾、氮的浓度来反映钠、钾与蛋白质的摄入,绝大部分食物与营养素的效度评价缺乏所谓的"金标准"。考虑到上述不足,可通过三角定量法(triangulation analysis)来评价效度。三角定量法涉及到的"三角"分别是 FFQ 测量值(Q)、参考方法(如多次膳食记录法或多次 3 天 24 小时回顾法)测量值(R),并引入一个膳食摄入量的生物标志物测量值(M)。该方法基于合理的假设:即来源于 FFQ 与参考方法的随机误差独立于生化测量产生的随机误差。我们可以通过计算"三角"之间的两两相关系数来估算膳食测量得到的摄入量估计值与个体"真实"的长期摄入量(T)之间的"效度系数"(validity coefficient,VC)(图 19 - 4)。

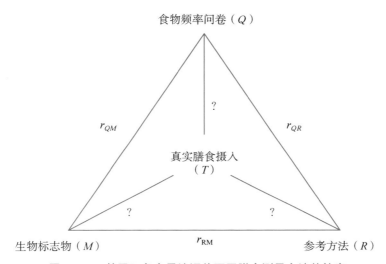

图 19 - 4 基于三角定量法评价不同膳食测量方法的效度

其中 3 种不同方法的估计值与"真实"值之间的效度系数(VC)分别为:

$$\mathrm{VC}_{QT} = \sqrt{((r_{QR} \times r_{QM})/r_{RM})} \qquad\text{(公式 19 - 1)}$$

$$\mathrm{VC}_{RT} = \sqrt{((r_{QR} \times r_{RM})/r_{QM})} \qquad\text{(公式 19 - 2)}$$

$$\mathrm{VC}_{MT} = \sqrt{((r_{QM} \times r_{RM})/r_{QR})} \qquad\text{(公式 19 - 3)}$$

其中 r 为校正个体内变异后的相关系数,T 为真实但未知的长期膳食摄入量。

三角定量分析中的生物标志物(M)并非必须是恢复性标志物(即所谓的"金标准"),也可以是"次"金标准(alloyed gold),即对膳食因素摄入敏感但不特异的生物标志物。如在许多研究中,酒精的摄入与血清高密度脂蛋白胆固醇水平呈正相关。在这种情况下,血清高密度脂蛋白胆固醇可作为酒精的生物标志物用于效度研究。

(3)用于校正测量误差。考虑到测量误差,除了用恢复性标志物(即所谓的"金标准")进行回归校准(regression calibration)外,还可利用上述的"次"金标准来对相对危险度进行校正。这种方法的前提是生物标志物和问卷评估方法的随机误差来源不相关,而且生物标志物需要重复测量 2 次或 2 次以上。详见本节测量误差的校正部分。

三、测量误差的校正

膳食测量过程中,无论采用问卷还是生物标志物,都不可避免地存在测量误差。测量误差一般分为两大类:①随机误差(random error),一般由偶然因素导致,无方向性,如个体内每天膳食情况的波动,可通过长期重复测量取均值使其接近真实值;②系统误差(systematic error),也称为偏倚(bias),由人为因素导致,有固定方向,如个体膳食问卷调查中的回忆偏倚等。营养流行病学中,更加关注长期膳食情况,随机与系统误差可反映在4个层面:个体内的随机误差(random within-person error)、个体内的系统误差(systematic within-person error)、个体间的随机误差(random between-person error)和个体间的系统误差(systematic between-person error)(图19-5)。

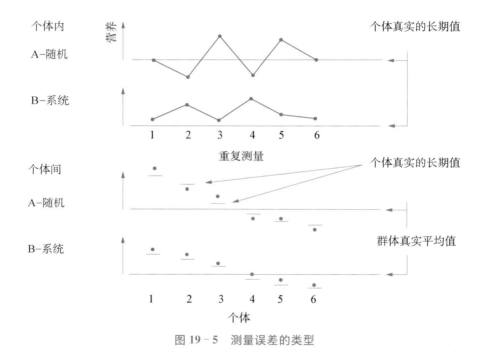

图 19-5   测量误差的类型

测量误差的主要来源有:食物成分表、食物编码错误、膳食报告或记录错误、膳食的逐日变异、估计的食物摄入频率不准确、膳食模式的改变、调查对象的回忆偏倚、食物分量大小估计不准确、应答者偏倚和调查者偏倚等。一般来说,膳食测量的个体内随机误差主要来源于逐日变异,会造成标准差的变大以及研究效应值的低估(即趋向于无效假设),可部分通过统计模型或重复测量加以校正。限于篇幅,本书只介绍常见效应值(包括相关系数、回归系数与相对危险度)的校正。而对于系统误差一般难以通过统计学校正来修正效应值。

(一) 相关系数的校正

如前所述,双变量或单个变量中个体内的随机误差会使变量间的相关系数趋向于0

（即无效假设）。当 x 和 y 两个变量都存在个体内的随机误差时，真实的相关系数（r_t）和观察到的相关系数（r_0）之间的关系可表达为：

$$r_t = r_0 \sqrt{(1 + \lambda_x/n_x)(1 + \lambda_y/n_y)} \qquad （公式 19-4）$$

其中 λ_x 和 λ_y 分别是 x 和 y 的个体内和个体间的方差比值；n_x 和 n_y 分别是每个个体 x 变量和 y 变量的重复测量次数。当只有一个变量存在个体内的随机误差时，公式 19-4 可简化为：

$$r_t = r_0 \sqrt{1 + \lambda_x/n_x} \qquad （公式 19-5）$$

λ_x 和 λ_y 有两种计算方式：①从方差分析模型中计算得到个体内和个体间的方差，方差的比值即为 λ_x 和 λ_y；②可从各自的组内相关系数（r_I）中得到（r_I 描述的是变量 x 或 y 的可重复性，可视为成对重复测量间的平均相关系数）：

$$\lambda = (1 - r_I)/r_I \qquad （公式 19-6）$$

需要注意，这种误差校正方法的前提是 x 和 y 的变异是独立的，即它们的逐日变异都是随机的（大多数情况下该假设基本成立）。如果 x 和 y 的个体内变异不是独立的，则还需要其他额外的条件。

例如：一项 FFQ 的效度评估，在 1 年的时间内通过多次膳食记录法收集每个调查对象共 28 天的数据，假设 28 天的平均水平能反映个体真实的长期摄入量。对于胆固醇摄入量，FFQ 和膳食记录之间观察到的相关系数为 0.51；从每个人的 28 天膳食记录中只选择 4 天，FFQ 和这 4 天的数据之间观察到的相关系数仅为 0.29。基于这 4 天每个调查对象的胆固醇摄入量，方差分析显示个体内方差（S_b^2）为 3.43，个体间方差（S_w^2）为 0.50。

从公式 19-5 中可得到 FFQ 调查和真实的长期胆固醇摄入之间的真实相关为：

$$r_t = 0.29 \sqrt{1 + (3.43/0.50)/4} = 0.48$$

可以看到，校正后的相关系数（0.48）大于校正前的（0.29），说明校正减少了个体内误差的影响，得到的结果接近于大量重复测量得到的相关系数（0.51）。使用 4 天而不是 28 天的数据造成的信息损失体现在校正的相关系数可信区间的扩大。通过案例发现当重复测量的次数较少时（方差分析要求至少 2 次），使用校正的相关系数可以对真实相关进行合理估计。目前，该方法已经扩展到每个个体重复测量次数不一致时的情况，以及等级相关系数（变量不服从正态分布）的校正。

一个标准化的膳食问卷中存在的个体内系统误差可能对每个个体的影响不尽相同，此时相关系数会被低估，但用于校正个体内随机误差的方法不适用于个体内系统误差的校正。若当所有个体被测量偏高或偏低的程度相同时，个体间的系统误差不会影响相关系数，故不需校正。

（二）回归系数的校正

当随机误差仅影响因变量（y）时，回归系数不会减小，也不需要校正，但精确性会降

低。当影响到自变量(x)时,可以采用比顿(Beaton)等提出的公式进行简单校正:

$$b_t = b_o(1 + \lambda_x / n_x) \qquad \text{(公式 19-7)}$$

其中 b_t 为真实的回归系数,b_o 为观察到的回归系数。这种校正方法的前提是变量呈正态分布且个体内变异是随机的。由于测量误差的存在,真实值的可信区间范围较观察值的更宽。

与相关系数的校正相似,存在个体内的系统误差时,公式 19-7 的校正方法就不适用了。此时应引入一种独立(随机误差的来源独立)且更准确的暴露测量方法开展一项单独的效度研究。采用两步法进行校正:①基于独立且更准确的"真实"暴露值(x)与暴露观察值(z)之间的回归得到一个回归系数(γ),可表达为:

$$x = \alpha' + \gamma z + \varepsilon \qquad \text{(公式 19-8)}$$

② 用 γ 校正观察到的回归系数(b_o),b_o 描述的是暴露观察值(z)与因变量(y)之间的关联($y = \alpha + b_o z + \varepsilon$)。真实的回归系数($b_t$)为:

$$b_t = b_o / \gamma \qquad \text{(公式 19-9)}$$

例如:在一个横断面研究中,通过膳食问卷调查得到的每日胆固醇摄入量(mg/1 000 kcal)和血清胆固醇(mg/dl)之间回归系数为 0.05。在另一项针对该膳食问卷的效度研究中,问卷调查中胆固醇摄入量每天改变 90 mg/1 000 kcal(观察值),对应于参考方法每天改变 45 mg/1 000 kcal("真实"暴露值),即 $\gamma = 0.5(45/90)$。因此,校正的回归系数为:$b_t = 0.05/0.5 = 0.1$。

(三) 相对危险度的校正

在没有校正混杂因素的单变量模型中,与疾病无关的个体内随机误差和个体内系统误差可使相对危险度的估计趋于无效假设,相关校正方法参照第三版《营养流行病学》。限于篇幅,本章只介绍调整相关协变量后 Logistic 模型相对危险度的校正。这种校正方法需要依赖独立的效度研究数据,同时考虑了个体内的随机误差和系统误差,并对潜在混杂变量进行了调整。疾病和暴露观察值(z)之间的 Logistic 回归模型可表达为:

$$\ln [p/(1-p)] = \alpha + \beta z \qquad \text{(公式 19-10)}$$

疾病和暴露之间的真实关系可表达为:

$$\ln [p/(1-p)] = \alpha^* + \beta^* x \qquad \text{(公式 19-11)}$$

使用从单独的效度研究得到的数据,暴露观察值(z)和真实暴露(x)之间的关联,如公式 19-8 所示为:

$$x = \alpha' + \gamma z + \varepsilon$$

将公式 19-8 代入公式 19-11 中,得到:

$$\beta^* = \beta / \gamma \qquad \text{(公式 19-12)}$$

则相对危险度(RR_t)为：

$$RR_t = \exp(\beta / \gamma) \tag{公式 19 - 13}$$

由于 Logistic 模型是非线性的,故公式 19 - 12 中 β^* 是近似值而不是精确值。因此校正是不完整的,会保留一些"残余偏倚"(使得估计值趋向于无效假设)。但是当相对危险度小于 5 且测量误差不大的情况下,"残余偏倚"的影响较小,可忽略不计。

β^* 的方差计算中,同时考虑了 β 和 γ 的误差,公式为：

$$\text{Var}(\beta^*) = (1/\gamma^2)\text{Var}(\beta) + (\beta^2/\gamma^4)\text{Var}(\gamma) \tag{公式 19 - 14}$$

其中 $\text{Var}(\beta)$ 是从公式 19 - 10 中得到,$\text{Var}(\gamma)$ 是从公式 19 - 18 中得到。

相应的可信区间为：

$$\exp[\beta^* \pm Z_{1-\alpha/2}SE(\beta^*)] \tag{公式 19 - 15}$$

在某些情况下,例如用少量的重复测量均值估计真实暴露值(x)时,可能受到个体内随机误差的影响,但由于公式 19 - 8 中使用真实暴露值(x)作为因变量,所以 γ 仍然是回归系数的无偏估计值。然而,x 固有的随机误差可导致 γ 的方差变大,并最终导致校正的相对危险度可信区间更宽。

当给定一个估计的真实相对危险度(RR_t)和 γ 时,公式 19 - 13 可以重新表达为下列公式以计算观察到的相对危险度(RR_0)：

$$RR_0 = (RR_t)\gamma \tag{公式 19 - 16}$$

但是 γ 值并不能很好地解释效度。例如,当 FFQ 测量某营养素值的标准差大于膳食记录测量的标准差时,即使两种方法测量完全相关,FFQ 测量中过大的标准差也会导致 γ 的值小于 1。此外,不佳的测量方法可能会错误地导致方差变大,或者仅仅改变度量单位,均可能会导致 γ 的值大于 1。但如果真实暴露值(x)和观察暴露值(z)的标准差相同或者均是基于百分位排序,如五分位数,则 γ 的值等于 x 和 z 的相关系数。

在多因素 Logistic 回归模型中纳入协变量时应注意对相对危险度校正的影响。原则上,多因素 Logistic 回归模型中纳入的协变量也均应包含在效度研究中,特别是与主要暴露密切相关的协变量。所以在根据公式 19 - 8 进行 x 对 z 的回归之前,应该将拟纳入的协变量作为自变量带入模型中分别对 x 和 z 进行调整。

第三节　总能量摄入的调整

一、概述

个体总能量的摄入与基础代谢、体力活动、体格大小以及体重平衡等因素有关

(图19-6),而这些因素通常与大多数健康结局相关。同时,绝大部分食物或营养素的摄入一般与总能量摄入呈正相关。因此,在营养流行病学研究中,总能量摄入可能是一个重要的混杂,需要在分析时加以调整。另外,对总能量摄入进行调整或"标准化",可以减少基础代谢、体格大小和体力活动等因素引起的额外变异,让研究者更加专注食物或营养素摄入量本身对研究结局的效应;同时,膳食测量中,总能量摄入与食物或营养素摄入之间的测量误差具有高度相关性及相同的倾向性(如同时被高估或低估)。因此,对总能量进行调整可以降低营养流行病学研究中食物或营养素的测量误差。此外,调整了总能量摄入的等能量模型(isocaloric model)还具有模拟膳食干预效果的作用,可分析不同食物或营养素之间的相互替代效应对健康结局的影响。综上所述,对总能量摄入的调整是营养流行病学研究中的一个重要考量,具体原因如下所述。

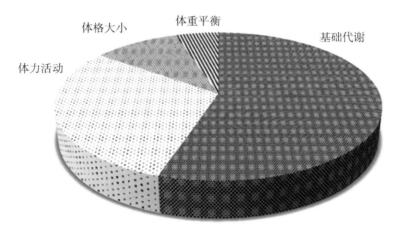

图 19-6 个体总能量摄入的影响因素

(一) 控制混杂偏倚

调整总能量的最主要原因是控制混杂偏倚。由于基础代谢、体力活动和体格大小可能影响疾病的发生风险,所以流行病学研究中总能量摄入量通常与大多数健康结局存在直接或间接的关联。因为个体消耗的总能量越多,摄入的营养素也越多,所以大多数营养素,尤其宏量营养素的摄入量与总能量的摄入量呈显著的正相关。这种情况下,总能量摄入量是一个潜在混杂因素,能够歪曲营养素或食物与疾病的联系。如果总能量与疾病的发生风险有关联,几乎所有营养素都倾向于与疾病的发生风险存在相同方向的关联。

在动物实验和人类代谢实验中对营养素的效应进行评价时,控制总能量的混杂作用是备受关注的问题。以脂肪为例,在一个干预组要增加脂肪摄入,有两种方式,一是单纯增加食物量而不改变膳食组分,二是只增加脂肪摄入量而其他营养素摄入量不变。这两种方式都会导致总能量摄入量和体重增加,对于动物或人,吃得多导致体重增加,这将会对生理和健康产生实质性的影响。这时候,关于营养素的任何结论都是难以解释的,因为总能量的效应无法从营养素的效应中分离出来。为了解决这个问题，评价营养素效应的膳食控制实验被设计为"等能量"实验。可以通过不同营养素间替换来完成，例如利用脂肪替换碳水化合物。

（二）去除外源性变异

即使总能量的摄入与疾病发生风险无关，即基础代谢、体力活动和体格大小等因素不是疾病的决定性因素，但总能量摄入的变异会导致膳食组分无关的外源性变异。如体格大或体力活动水平高的个体有更高的食物或营养素摄入水平。当不考虑总能量摄入变异时，同等的食物或营养素摄入量似乎对那些体格较小或体力活动水平较低的个体有"更大"的健康效应。这显然是不合理的。因此，对总能量摄入进行调整或者"标准化"，可以降低由基础代谢、体力活动和体格大小引入的外源性变异，让研究者更加专注食物或营养素本身对健康结局的效应。

此外，由于个体总能量与营养素的计算均依赖于相同的食物或食物组，膳食测量中营养素的测量误差与总能量的测量误差高度相关，且具有相同的倾向性。如个体的食物或营养素的摄入被高估或者低估了，则相应的能量摄入也可能被高估或低估。因此，控制总能量的变异能够降低食物或营养素的测量误差，这一点可以最直接地反映在营养素密度法中。营养素密度公式中分子与分母分别为营养素绝对摄入量与总能量摄入，均包含了相同的测量误差，调整能量后可以认为"约去"相关的测量误差，见下式（N 为营养素摄入量，E 为总能量摄入量，error 为测量误差）。

$$\frac{N \times \text{error}}{E \times \text{error}} = \frac{N}{E} \qquad \text{（公式 19 - 17）}$$

（三）模拟膳食干预的效果

在体力活动或体重稳定的情况下，个体长期的总能量摄入波动范围较小，几乎是稳定不变的。因此，在总能量摄入稳定的前提下，个体主要通过改变膳食组分的构成来改变食物或营养素的摄入量，而不是通过改变食物或营养素的绝对摄入量。基于此，营养流行病学主要关注调整能量后的营养素摄入量（相对摄入量），而不是营养素的绝对摄入量。如膳食建议推荐总脂肪摄入降低至总能量构成的 30%，而不是降低脂肪的绝对摄入量（如以"g/d"为单位）。此外，总能量调整能在人群中模拟"等能量"的代谢实验，利用等能量模型来分析不同食物或营养素之间相互替代（膳食组分构成的变化）对健康结局的影响，即替代分析（substitution analysis）。

二、总能量摄入的调整方法

对营养素摄入水平进行总能量调整的方法主要有营养素密度法和营养素残差法，主要涉及到 4 种不同的模型（表 19 - 3）。

表 19-3　营养流行病学研究中常见能量控制模型

模型名称	回归方程
模型 1:多元营养素密度模型	疾病风险 $= \beta_1$ 营养素 / 总能量 $+ \beta_2$ 总能量
模型 2A:多元营养素残差模型	疾病风险 $= \beta_3$ 营养素残差 $+ \beta_4$ 总能量
模型 2B:标准多元模型	疾病风险 $= \beta_3$ 营养素 $+ \alpha$ 总能量
模型 2C:能量分解模型	疾病风险 $= (\alpha + \beta_3)$ 营养素 $+ \alpha$ 来自研究营养素以外的能量

（一）多元营养素密度模型

营养素密度(nutrient density)是营养素绝对摄入量与总能量摄入量的比值。对于产热营养素,也可表现为营养素供能比,即该产热营养素贡献的能量与总能量摄入的比值。为了方便表达,营养素密度通常乘以 1000 kcal。营养素密度是测量膳食组分的指标,其优势是计算简单、易用、易理解和可用于膳食指南的制定。

营养素密度能够减少由于基础代谢、体力活动和体格大小导致的营养素摄入量的变异,并降低测量误差。同时,多元营养素密度模型中加入了总能量摄入量,可调整总能量的混杂作用(模型 1)。模型 1 中,β_1 表示营养素对研究结局的效应。由于营养素密度不是总能量固有的一部分或者不与总能量高度相关,故 β_2 代表总能量摄入的效应。当个体间因体格大小变化较大进而导致总能量摄入变化较大时,多元营养素密度模型相对更适用。

（二）多元营养素残差模型

残差法(residual method),又称能量调整法(energy-adjusted method),是以总能量摄入量作为自变量,营养素摄入量作为因变量,拟合线性回归方程(图 19-7)。营养素

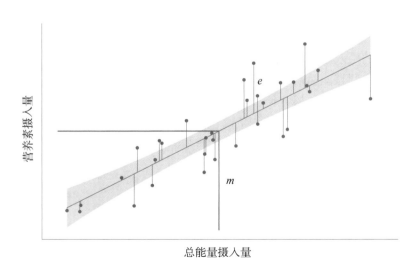

图 19-7　营养素残差法示意图

注:e 是营养素绝对摄入量残差,m 是总能量摄入量为平均值时营养素摄入量的预测值,能量调整的营养素摄入量 $= m + e$。

残差为回归方程预测值与观察值之间的差值。由于残差均数为零,故部分个体的营养素残差小于零,可通过加上一个常数使其成为正值。一般取人群中平均能量摄入对应的营养素预测值,也可取每天热能消耗为 2 000 kcal(相当于 8.4 MJ)等对应的营养素预测值。

从统计学角度来看,营养素残差法可从营养素摄入量的总变异中扣除与总能量摄入量相关的变异,而得到与总能量摄入量无关并能够反映膳食组成的营养素摄入指标。再将营养素残差放入模型来预测疾病风险,同时调整总能量摄入,即多元营养素残差模型(模型 2A)。模型 2A 中,β_3 表示营养素的效应。由于营养素残差独立于总能量摄入,故 β_4 代表总能量摄入的独立效应。

（三）标准多元模型

标准多元模型(standard multivariable model)同时纳入营养素的绝对摄入量与总能量摄入量(模型 2B)。该模型营养素对应的回归系数与模型 2A 中 β_3 相同,均表示营养素的效应。而总能量对应的回归系数则表示排除研究关注的营养素之外,来源于其他营养素的总能量对研究结局的效应,不能解释为总能量摄入的效应。如当研究的营养素是碳水化合物时,模型 2B 可表示为:

$$疾病风险 = \beta_3 \ 碳水化合物 + \alpha \ 总能量$$

此时,α 表示蛋白质与脂肪(即碳水化合物以外的营养素提供的能量)的总效应。而 β_3 则表示在总能量摄入固定不变的情况下,利用碳水化合物替代能提供相同能量的蛋白质与脂肪的效应(详见替代分析部分)。值得注意的是,当研究的营养素与总能量高度相关并同时进入模型时,营养素绝对摄入量可能失去了原有的生物学意义。故仅当待研究的营养素(如某些维生素或矿物质补充剂等)与总能量摄入关联性较弱或不相关时,标准多元模型才有意义。

（四）能量分解模型

能量分解模型(energy partition model)是依据总能量的来源进行拆分,并将各部分能量同时纳入多元回归模型(模型 2C),适合用于探讨宏量产热营养素的健康效应。通过对比模型 2B 与模型 2C 的回归系数,不难发现:①能量分解模型不是基于等能量模型,也没有控制总能量的摄入;②即使研究关注的营养素所贡献的能量与研究结局有联系,仍然无法确定这种联系是来自于待研究的营养素本身;③为分析营养素的效应,需要对比营养素与来自研究关注的营养素以外的能量对应的回归系数。相关效应值的计算可参照替代分析中的部分模型。

三、替代分析

替代分析(substitution analysis)是基于上述等能量模型,分析不同食物或营养素间相互替代对研究结局的效应。例如,与单纯的降低总脂肪的摄入相比,替代分析发现利用不饱和脂肪代替饱和脂肪与反式脂肪可以更有效地降低女性冠心病的发生风险。

替代分析主要采用两种等价模型:剔除模型(leave-one-out model)和部分模型

(partition model)(表 19-4)。以蛋白质与脂肪来代替碳水化合物与中心性肥胖罹患风险的关系为例,在剔除模型(模型 1 与模型 2)中,在假设总能量摄入不变的前提下,不难推导出利用植物性蛋白质与脂肪替代碳水化合物的效应为剔除碳水化合物时,植物性蛋白质与脂肪所对应的相对危险度为 $e^{\alpha 1}$。类似地,利用动物性蛋白质与脂肪替代等能量来源的碳水化合物所对应的相对危险度为 $e^{\alpha 2}$。

模型 1:疾病风险 $=\alpha_1$ 植物性蛋白质与脂肪 $+\alpha_2$ 动物性蛋白质与脂肪 $+\alpha_3$ 总能量摄入量

模型 2:疾病风险 $=\alpha_1$ 植物性蛋白质与脂肪 $+\alpha_2$ 动物性蛋白质与脂肪 $+\alpha_3$(植物性蛋白质与脂肪 $+$ 动物性蛋白质与脂肪 $+$ 碳水化合物)

模型 3:疾病风险 $=(\alpha_1+\alpha_3)$ 植物性蛋白质与脂肪 $+(\alpha_2+\alpha_3)$ 动物性蛋白质与脂肪 $+\alpha_3$ 碳水化合物

模型 4:疾病风险 $=\beta_1$ 植物性蛋白质与脂肪 $+\beta_2$ 动物性蛋白质与脂肪 $+\beta_3$ 碳水化合物

在部分模型中,可以将上述模型 2 整理成模型 3 的形式(二者等价)。令 $\alpha_1+\alpha_3=\beta_1$, $\alpha_2+\alpha_3=\beta_2$, $\alpha_3=\beta_3$,即得模型 4,不难推导出以植物性蛋白质与脂肪替代碳水化合物时,其替代效应所对应的相对危险度估计值为 $e^{(\beta 1-\beta 3)}$,相应可信区间的获得需计算 $(\beta_1-\beta_3)$ 的方差,计算方法见表 19-4。

表 19-4　替代分析模型

模型名称	回归方程	替代效应(A 代替 C)	
		点估计	方差
剔除模型	疾病风险 $=\alpha_1 A+\alpha_2 B+\alpha_3(A+B+C)$	α_1	$Var(\alpha_1)$
部分模型	疾病风险 $=\beta_1 A+\beta_2 B+\beta_3 C$	$\beta_1-\beta_3$	$Var(\beta_1-\beta_3)=Var(\beta_1)+Var(\beta_3)-2Cov(\beta_1,\beta_3)$

第四节　营养流行病学研究实例与展望

一、营养流行病学研究实例——钙摄入与结直肠癌发生风险及预后的研究

营养流行病学在阐述疾病的膳食病因上已经取得了很大的进展。下面以钙摄入与结直肠癌发生及预后关系为例,介绍营养流行病学研究实例。

(一) 研究背景

全球范围内,结直肠癌发病率在肿瘤中排第三位。尽管已有流行病学研究提示钙摄入与结直肠癌发生风险呈负向联系,但是两者之间的关联尚存在争议。世界癌症研究基金会与美国癌症研究所经过系统总结相关证据后,将钙补充剂与奶制品列为结直肠癌发

生的可能但不确定的保护因素,而来源于非奶制品的膳食钙与结直肠癌的关系证据不足,尚未形成定论。此外,钙摄入影响结直肠癌发生的相关机制尚不清楚,结直肠癌诊断后增加膳食钙或钙补充剂的摄入是否有利于患者的预后有待论证。为了回答上述问题,许多学者围绕钙摄入与结直肠癌的发生及预后,开展了一系列研究。

这些研究主要是基于护士健康研究(nurses' health study, NHS)和医疗专业人员随访研究(health professionals follow-up study, HPFS)两个队列。NHS 队列包含 121 700 例已婚女性注册护士,年龄在 30~55 岁之间,并在 1976 年完成了基线调查。HPFS 队列包含 51 529 例男性医务人员,年龄在 40~75 岁之间,并在 1986 年完成了基线调查。NHS 与 HPFS 最显著的特征是利用相似的问卷重复收集了队列人群的行为生活方式等信息。其中,膳食信息每 4 年更新一次,其他行为生活方式等信息每 2 年更新一次。问卷应答率均在 90% 以上。

两个队列均通过邮寄自填问卷的形式,收集过去一年超过 130 种常见食物的摄入频率与每次的摄入量。总钙摄入量是所有钙摄入量之和,包括了食物(奶制品除外)、奶制品、多重维生素和钙补充剂;膳食钙摄入量是来自于非奶制品食物中的钙与奶制品钙摄入量之和。在后续需分析时,利用营养素残差法对钙摄入量进行总能量调整。为了降低钙摄入的个体内随机变异,更好反映钙摄入的长期水平,利用基于重复测量的数据计算累积平均摄入量(cumulative average intake)。类似地,相关协变量若涉及到重复测量,如红肉与加工肉、饮酒、叶酸摄入、维生素 D 等,则在多因素 Cox 分析时纳入时间依存的(time-dependent)累积平均摄入量。

前期分别在两个队列人群中开展小规模的信度与效度研究(图 19 − 3)。针对钙摄入的膳食测量,本次 FFQ 均表现出合理的信度与效度。在信度研究方面,两次 FFQ 测量中,总钙与膳食钙摄入量(总能量调整后)的相关系数分别是 0.54 与 0.59。在效度研究方面,将第二次 FFQ 测量信息与多个 7 天膳食记录的平均水平比较,总钙摄入量相关系数在男性中是 0.53,在女性中是 0.63;膳食钙摄入量相关系数在男性中是 0.53,在女性中是 0.70。

在计算食物或营养素摄入量时,会遇到调查对象部分食物条目无应答的情况。基于队列前期小规模验证研究提示:当缺失项在 70 以内时,则缺失的食物可按照不吃来处理;而当缺失项大于 70 时,则该研究对象的膳食数据不可用。摄入量异常定义为:总能量摄入低于基础代谢的 1.2 倍,如男性与女性每日总热能摄入分别小于 800 kcal 或 600 kcal;过高异常值为每日能量摄入超过 4 000 kcal,原因是即使重体力活动的成年男性一天摄入总能量也不太可能超过 4 000 kcal。针对结直肠癌研究,还排除了基线有非黑色素瘤皮肤癌之外的肿瘤史、息肉病综合征、溃疡性结肠炎和克罗恩病。

NHS 和 HPFS 队列中,通过每两年一次的自报问卷获取结直肠癌发生情况,并进一步通过获取医疗信息进行核对。为减少漏报,与国家死亡索引(National Death Index)和生命统计部门等开展记录联动。

(二) 钙摄入与结直肠癌发生风险的研究

截至 2012 年,NHS 与 HPFS 结直肠癌新发病例数分别为 1828 与 1250 例。与总钙摄入量<600 mg/d 人群相比,总钙摄入量≥1 400 mg/d 人群结肠癌发生风险降低了约20%,并呈明显的线性趋势。与前期的 Meta 分析结果一致,每增加 300 mg/d 的钙摄入约降低 8% 的结直肠癌发生风险。按照不同的解剖学部位分析时,总钙摄入量对远端结肠癌的影响($HR=0.65$,$95\%CI$:$0.43\sim0.99$)要比近端结肠癌的影响($HR=0.94$,95% CI:$0.72\sim1.22$)更强。按照不同钙来源分析时,钙与结直肠癌发生的负向联系仍然能够被重复。

(三) 在人群水平上研究钙摄入与结直肠癌发生的机制

膳食钙抗肿瘤作用的机制仍不清楚。钙敏感受体(CASR)相关通路可能是钙抗肿瘤作用的一个候选机制。如前所述,钙对结直肠癌的保护作用在远端结肠癌上表现得更明显。而远端结肠癌分子特征为低 CpG 岛甲基化、低微卫星不稳定性,高 *KRAS* 突变、低 *BRAF* 和 *PIK3CA* 突变。动物实验提示,膳食钙可能通过够抑制 *KRAS* 突变来影响结肠癌的发生。此外,钙也可能通过免疫与炎症来影响结直肠癌的发生。以下将介绍在人群水平上利用队列研究探究或验证上述钙影响结直肠癌发生的相关机制学假设。

按照肿瘤微环境的 *CASR* 表达情况,将结直肠癌分为 CASR 阴性(即弱表达或不表达)、CASR 阳性(即中到强的表达)两种不同的分子病理亚型。研究发现总钙摄入仅可降低 CASR 阳性的结直肠癌的发生风险,似乎与 CASR 阴性结直肠癌的发生无关,两种分子病理亚型间的关联异质性检验结果临界统计学意义($P=0.06$)。这一发现在人群水平上验证了膳食钙可能通过 CASR 来预防结直肠癌的发生,并进一步提示结直肠癌的发生存在病原学上的异质性。

按照肿瘤微环境的 CpG 岛甲基化状态、微卫星不稳定性、*KRAS* 突变、*BRAF* 突变和 *PIK3CA* 突变,将结直肠癌分为不同分子病理亚型。研究发现钙摄入量与结直肠癌之间的关联在一些子病理亚型之间可能存在异质性。具体表现为钙摄入仅与低 CpG 岛甲基化以及低微卫星不稳定性结肠癌发生风险的降低有关,而似乎与高 CpG 岛甲基化及高微卫星不稳定性结肠癌的发生无关。上述结果部分解释了钙摄入对远端结肠癌的保护作用更强。

类似地,按照肿瘤微环境不同 T 细胞亚群(CD3＋、CD8＋、CD45RO＋和 FOXP3＋)的浸润密度,将结直肠癌分为不同分子病理亚型。研究发现钙摄入可能与 T 细胞浸润密度低的结直肠癌的风险降低有关,而似乎与 T 细胞浸润密度高的肿瘤无关。该结果提示钙可能通过免疫影响结直肠癌的发生。

(四) 钙摄入与结直肠癌预后的研究

前期临床对照试验提示钙补充剂能降低结直肠腺瘤的复发风险,但是结果并不一致。虽有少部分队列研究发现诊断前钙摄入似乎与结直肠癌患者预后无关,诊断后钙摄入是否能改善结直肠癌患者的预后;如果能,这种对预后的改善效应是否独立于诊断前钙摄入值得关注。癌症预防研究-Ⅱ(cancer prevention study-Ⅱ,CPS-Ⅱ)队列结果提示诊断后钙摄入能够降低结直肠癌患者的死亡风险,这种保护作用独立于诊断前的钙摄入。上述结果在 NHS 和 HPFS 队列得到了验证,并进一步提示钙补充剂对预后的改善作用可能更明显。同时,诊断后与诊断前钙补充剂摄入的差值与癌症患者中结直肠癌特异性死亡风险呈显著的负相关（$P_{trend}=0.01$）。由于相关研究较少，上述研究结果还需要在后续临床随机对照试验或队列研究当中进行验证。

综上所述，钙摄入与较低的结直肠癌发生风险的关联存在病因学异质性，部分解释了前期研究钙与结直肠癌相关流行病学研究结果存在的分歧。同时，在人群水平上提示钙可通过 CASR、免疫等来影响结直肠癌的发生。膳食钙特别是钙补充剂的摄入还可能改善结直肠癌病人的预后。

二、营养流行病学研究展望

过去半个世纪，营养研究方法已经超出了体外生物化学、动物模型和以观察危险因素为目的的短期喂养研究等传统营养研究方法。虽然这些传统研究方法仍然是营养研究方法的一部分，但是它们不能直接建立膳食与长期的健康和疾病间联系。直到现在，膳食建议与指南还是部分基于跨种族推断的实验模型或者有限的人群横断面研究和小规模的喂养干预研究。营养流行病学是以其他公共卫生领域的流行病学经验为基础形成的，开始提供重要的新信息，并对全球膳食产生了实质性影响。但是营养流行病学仍处于发展阶段，相关的理论和研究方法还需要不断完善。

（一）开展新的前瞻性膳食队列研究

早期一些有价值的膳食队列研究始于半个世纪之前，使用的膳食调查问卷涉及食物的范围有限，膳食调查方法不够精确（如采用 24 小时回顾法），纳入的研究对象规模较小，或者随访的过程中没有进行膳食信息的更新，存在较多局限性。新一代膳食队列研究基于 FFQ 定期更新膳食信息，且包含大规模的研究对象，可以研究癌症或心血管等低发病率的疾病。现有的前瞻性队列研究主要是基于发达国家人群开展，缺少发展中国家人群的膳食队列研究，两者在膳食或遗传上存在很大差异。此外，另一个被忽视的研究领域是孕期母亲膳食对出生结局或婴儿发育轨迹的影响。

（二）提高膳食评估的准确性

营养流行病学经常因为膳食评估的不准确和基于观察性研究而受到批评。人类膳食的复杂性和动态变化，导致没有完美的方法可以定量膳食摄入的所有方面。生物标志物（如血液脂肪酸和类胡萝卜素水平）和数字技术（如膳食的手机图像）有助于提高膳食评估的准确性，这将是营养流行病学中一个具有吸引力的研究领域。但是，新的生物标志物和技术只能是膳食评估的补充，而不能代替自我报告式的膳食评估方法。

（三）定位膳食与疾病关联中的生化标志物

由于膳食成分的复杂性，膳食中含有众多化学成分，导致在解释膳食和疾病关联，以及制定参考摄入量时非常困难。流行病学的"黑箱"理论致使传统研究只能关注于膳食与疾病关联，而新的生化标志物的开发有助于揭开"黑箱"的秘密。利用蛋白质组学或代谢组学能够高通量地识别与膳食相关且与疾病关联的生化标志物。例如，咖啡能够预防 2 型糖尿病等多种慢性病，但是咖啡含有 1 000 多种生物活性化合物，何种化合物参与咖啡预防糖尿病需要进一步研究。通过血液的代谢组学检测发现 15 个咖啡相关的代谢物与 2 型糖尿病的发生风险相关。

(四) 关注前期临床结局的变化

未来的研究更应该关注膳食对早期临床结局的作用。因为个体很难察觉身体在疾病早期的变化,但是早期的身体变化可能会导致膳食的变化。在病例对照研究中,会产生严重的因果关系转置。临床结局的变化是一个连续性的过程,在可能的条件下,需要定期监测个体的变化。如在心血管研究中,定期测量血压或者血脂等心血管疾病的危险因素,或者用非侵入性的方法测量身体的不同部位动脉硬化程度。有些疾病缺少非侵入性的监测方法或者早期病变的标志物,则可以利用多个组学技术发现疾病早期的生物标志物。这些生物标志物的监测昂贵,标本不易储存,因此以临床前期变化的生物标志物为结局的研究,适合于病例对照设计,而不适合大规模的队列研究。

(五) 营养流行病学研究与组学技术的融合

生命科学的发展已经全面进入到一个多组学时代。多种高通量的研究策略如基因组学、转录组学、蛋白质组学、代谢组学和人类微生物组学使得对疾病展开全方位、多层次的研究成为可能。在营养流行病学中整合多种组学技术,有助于理解个体膳食响应的变异、发现新的膳食标志物、鉴定膳食营养组分、识别可干预的高风险人群和提供分子代谢通路,最终达到制定最优健康促进和疾病预防的个体化精准营养干预策略的目的。

但在营养流行病学研究中,组学研究方法的应用还不够深入,如何将多种组学研究方法融入到营养流行病学研究是未来的研究热点之一。

(六) 数据分析方法

由于膳食数据的特殊性,导致数据分析方法与传统的流行病学数据分析方法不完全一致。在营养流行病学研究中,如果没有严谨的数据分析和结果解释,即使非常谨慎地收集膳食数据,也会得到一个错误的结论。在营养流行病学数据分析中需要考虑测量误差的校正和总能量的控制,以及不同风险模型回归系数的生物学解释。营养素与疾病发生风险之间一般存在非线性的剂量关系,需要对营养素摄入量进行分类化或者利用回归样条(regression splines)探索剂量关系类型。在一些膳食队列研究中定期更新膳食信息,形成膳食暴露重复测量,需要使用时间依存变量 Cox 模型或者边际结构模型(marginal structural models)。高通量的组学方法会产生高维度的数据,分析方法还处于发展与完善阶段,合理分析膳食摄入与高维度组学数据的方法也是未来研究方向之一。

(张学宏　杨万水)

参考文献

1. 李海容,王莹莹,曾旭芬,等. 替代分析在营养流行病学中的应用[J]. 中国卫生统计,2020,37(5):701-703,707.

2. WILLETT W C, SAMPSON L, STAMPFER M J, et al. Reproducibility and validity of a semiquantitative food frequency questionnaire [J]. Am J Epidemiol,

1985,122(1):51-65.

3. WILLETT W C. Nutritional epidemiology [M]. 3rd ed. New York: Oxford University Press, 2013.

4. YANG W, LIU L, MASUGI Y, et al. Calcium intake and risk of colorectal cancer according to expression status of calcium-sensing receptor (CASR) [J]. Gut, 2018,67(8):1475-1483.

第二十章 药物流行病学

第一节 概 述

一、定义

药物流行病学是流行病学的一个分支。顾名思义,它是研究药物在人群中的使用和效果的一门科学。这里所讲的药物涵盖了治疗疾病用的药品、预防疾病用的疫苗,以及医疗器械等。药物流行病学的定义有不同的表述,其中有代表性的定义是指应用流行病学的理论和方法研究药物在人群中使用的疗效和不良反应。药物流行病学研究为安全、有效、合理、经济地使用药物提供了科学依据。

药物流行病学所涉及的流行病学理论主要包括疾病分布的理论以及研判因果关系的原则。它所应用的方法是经典流行病学的研究方法,包括观察性描述性研究和分析性研究。药物流行病学研究的重点内容是药物的不良反应,这是药物安全性的指标。首先在人群中监测、收集和分析与药物使用有关的发病或死亡的不良事件,这是发现安全信号形成因果关系假设的第一步。然后通过分析性研究等常用方法,评估药物暴露与不良反应之间的联系。药物流行病学也用于评价预防和控制不良反应措施的效果。此外,药物流行病学的应用已经进一步扩展到其他领域,包括药物利用、药物的疗效评估以及生命质量评估等。

二、发展简史

在使用药物来治疗和预防疾病时,人们通常关注三个基本问题:药物的使用情况、安全性及有效性。根据药物流行病学的定义,这些都属于药物流行病学研究的核心范畴。药物流行病学是临床药理学与流行病学之间的一门交叉学科,其发展雏形可追溯到 20世纪初。随着各种药物的广泛使用以及不良反应的零星报告,美国等一些国家逐步通过立法来加强对药物安全的监管。20 世纪 60 年代起美国食品药品监督管理局(Food and Drug Administration,FDA)开始系统性地收集药物不良反应报告,并主导以医院为基础的药物监控。1961 年,发生了历史上有名的使用缓解妊娠反应的药物引起新生儿畸形的事件。研究结果明确了孕期使用药物"反应停"(thalidomide)与新生儿海豹式短肢畸形之间存在因果关联。1968 年英国及世界卫生组织相继成立了药物不良反应监控机构。在同一时期(20 世纪 60 年代),有关于药物利用方面的研究开始陆续发表。

药物流行病学真正成为一门学科开始于 20 世纪 80 年代初。1984 年学者们首次将药物与流行病学两个关键词合并成为药物流行病学,并给出了定义和研究范围。1985 年首届国际药物流行病学年会召开。1989 年国际流行病学学会正式成立,极大地促进了传统流行病学研究方法在药物安全性和有效性等方面的应用与发展,也促进了大型储存药物使用信息数据库的发展和完善。1995 年中国成立了中国药学会药物流行病学专业委员会。

药物不良反应和毒副作用的重大事件既催生了药物流行病学,也促进了学科的发展与完善。近 30 多年来随着医药科技的进步,更多的药物以前所未有的速度被发现、研究和上市使用,极大地造福人类。人们对药物的安全性和有效性也倍加关注。这也促进了学科进一步的细化发展。药物流行病学的研究范围不再局限于药物上市后的安全性研究(这仍然是应用的重点),而扩展到更为广泛的研究领域。

第二节 药物流行病学适用范围

一、药物安全性和不良反应研究

(一)药物上市前

任何药物要能用于预防或治疗疾病,必须保证两点——安全、有效。药物的安全性是药物流行病学研究的重点。药物的研发是一个比较漫长的过程,涉及到药理研究、动物研究以及最后阶段的三期临床试验。对于在动物模型上进行的安全性研究药物流行病学参与有限,但是对于人体临床试验,药物流行病学家在安全性评估方面起着重要的作用。

药物不良反应是安全性的重要指标。对于在药物获批上市应用于人群之前的临床试验中有关不良反应的定义、数据采集和汇总分析,药物监管部门均有严格的规定和完善的报告制度。对临床试验中的不良反应是否与试验药物有关的判断标准比上市后不良反应的判断标准更为严格。另外不同的一点是在临床试验中发现的安全问题需要更加快速、及时地评估和提供解决对策。

临床试验的设计原则一般是随机、双盲和有对照组。对照组常给予安慰剂或现有的标准疗法,这样有利于安全性和有效性评估。除此以外,有一些临床试验可能没法设立对照组,比如在晚期肿瘤重症患者中进行的试验,或者在药物还未获批但有紧急或特殊需求下的同情用药,原计划的临床试验到期后延长观察期限或者给予对照组实验用药。

这些特殊情况下的用药,由于病人缺少高度可比的对照,更需要进行药物安全性系统评估。

药物安全性评估本质上是判断药物是否引起某种不良反应及其危害有多大。所以可利用判断因果关系的基本原则进行评估。这些原则有:

(1)不良反应之间的联系强度。联系的指标是相对危险度。其数值越大则联系强度越大,更有可能为因果联系。

(2)联系的可重复性和一致性。多项研究有相同的发现则提示因果联系。

(3)药物暴露与不良反应发生的时间先后关系。两者间的时间先后顺序及间隔长短是否合理。

(4)药物与不良反应之间的剂量反应关系。

(5)来自动物实验和人体随机双盲对照临床试验的发现和证据。

(6)生物学上的可信性。

这些原则在前面有关章节已有系统论述。值得注意的是研判药物与不良反应是否有因果联系需要以流行病学数据为依据,在实际经验的基础上作出判断。这在药物研发过程中非常重要,也需要不同学科和不同机构的协同研究。

(二)药物上市后

药物上市后的安全性评估是药物流行病学最重要的应用。在药物获批上市使用前,来自于临床试验的药物不良反应和安全性数据,已提供一定程度的证据。但是,临床试验的人群是有选择性的,不足以代表获批后使用的具有不同特征的患者群体。另外,参与临床试验的样本人数也是有限的。对于比较常见、发生率较高的药物不良反应,可以通过与对照组发病率的比较,进行统计分析,从而得出药物的不良反应是否严重和二者是否有关的结论。但是人群个体千差万别,对药物的反应会受到诸多因素的影响,比如年龄、性别、种族、遗传、环境、基础疾病、生活习惯等。一些不良反应比较罕见,仅发生在具有某种特征的人群或个体中。因此,药物上市后在真实世界中对药物不良反应及其安全性进行评价是十分必要的。药物流行病学能够在此过程中发挥重要作用。

1. 专题研究　在药企申报上市时,许多国家的药物监管部门可能会要求在药物上市后实施某项药物流行病学观察性专题研究。药企以及学术机构也可能自发进行某项专题研究。研究一般是在已有部分但不够充分的临床试验资料的情况下,针对某一种特定的药物不良反应开展进一步评估,了解危险性大小、因果联系及致病机理等,也可评估药物在真实世界不同使用人群中的危险程度。

专题研究常采用队列研究或病例对照研究方法。依照研究目的需要,可采用不同的数据来源。首先考虑是否有一个或多个数据库可以适用,如果不可行的话,研究者需在明确课题和研究设计后着手收集第一手的原始数据。这类研究是药物流行病学最重要的应用,在药物上市后的不良反应评估中有极其重要的价值。

2. 不良反应监测和安全信号分析　药物不良反应的监测指对药物上市后不良反应的发现、报告、评价以及控制。世界卫生组织和各国的药物监管机构通常采用的是自愿报告系统。即医务人员、药厂、药剂师、病人和家属若知晓有可疑的不良事件,就向医院药厂等有关机构报告,最终汇集到政府监管部门的监测中心。监测中心通过整理分析所收集的不良事件报告进而对与之相关药物的关联性进行评估。

另一种常用的方法是设定重点医院进行监测。通过指定某些有条件的医院,对药物不良反应进行更为完善的系统性监测。除此以外,还可以对某一种特定药物进行重点监测,以便及时发现过去未知的不良反应。

药物监管部门和药企等有关机构利用药物流行病学原理与方法对监测数据进行挖掘以获得一些新的线索和信号,通过描述并结合对人群中药物使用情况和不良反应发生情况的分析,从而发现可能的因果关系。

不良反应数据库的特点是只有病例报告而没有药物使用的人群资料,更没有不同药物的对照组人群资料。但是数据量较大而且同一个数据库中包含了各种药物的各种可疑不良反应。这样可以采用一类独特的分析方法来分析某种药物与某种可疑不良反应之间的联系。最基本的方法是分析比例报告比值(proportional reporting ratio),指将某种药物的所有可疑不良反应报告中某一项可疑不良反应的比例与数据库中所有其他药物同一项可疑不良反应的比例进行比较,观察两个比例的比值是否异常。其正常值应为1左右。若此数值远大于1,则提示可能有药物安全信号,有必要进行进一步的监测与综合分析。除了分析比例报告比值法,其他方法还有相对比值比、序贯概率比检验(sequential probability ratio test)、最大化序贯概率比检验、多项伽马泊松分布缩减法(multi-item gamma Poisson shrinker)等。

近年来有关机构加强了药物不良反应的主动监测,比如美国 FDA 于 2008 年开始实施哨点计划(sentinel initiative)。第一阶段试验性的小型哨点计划(mini-sentinel)于 2016 年过渡到正式的哨点计划。与自愿报告系统相比,其优点在于利用常规收集的多个电子医疗数据库及时地对医疗产品上市后的安全性进行评估。美国疾病控制中心主导了疫苗安全性的主动监测系统,该系统由多个大型医疗保健机构的数据库链接组成,称作 Vaccine Safety Link(VSD)。

二、药物有效性研究

药物上市之前需要进行 I 期至 III 期临床试验来评价其安全性和有效性,其中药物是否有效是重要的方面。但是药物有效性需要在真实世界里进行验证和补充。临床试验不是万能的,基于不同原因药物临床试验有其局限性。可能的主要原因有:①试验人群是有选择性的,排除了一些不合乎试验要求的人群,药物在这些被排除的人群中是否有效需要在真实世界进行评估;②试验人群的年龄、种族、基础疾病、遗传特征、生活习惯等方面无法代表全体人群,比如某种心血管病药物在糖尿病患者身上无效,但上市前临床试验人群中没有包括或仅包括有限的糖尿病患者,以至于无法得出肯定的结论;③由于试验设计不严谨而造成的统计缺陷,比如在 2020 年新冠肺炎肆虐全球时仓促地进行的羟化氯喹疗效试验,因设计不严谨而导致试验结果不一;④临床试验中疗效的指标有局限性,最终需要在实际使用中检验,比如在肺炎球菌疫苗的临床试验中代表免疫力的中和抗体是可接受的评估疫苗预防效果的指标,但是究竟能否起作用、真正降低发病率,则需要后续的观察性研究来验证。

随着医药科技的发展,更多的药物被研发出来应用于疾病的预防和临床治疗。药物流行病学除了研究用药与不用药时的疗效差异,也研究比较不同药物的疗效。疗效比较研究(comparative effectiveness research,CER)近年来有长足发展。它有不同的定义,一般是指系统性地比较包括药物在内的不同干预措施和策略在真实世界的效益和风险,其目的是帮助患者或社会权衡药物的疗效与风险、费用、方便性等方面,以选择最佳的疾病防治策略和措施。比较不同措施的有效性是此类研究最主要的方面。研究的应用范围包括比较不同药物治疗同一种疾病的疗效、不同疫苗预防同一类疾病的预防效果、门诊治疗与住院治疗的效果、药物与介入医疗装置的效果等差异。其研究方法既包括分析性研究和试验性研究的常用方法,也包括系统综述和 Meta 分析。

三、药物利用

药物利用有不同的定义。狭义的定义指的是药物从医生开具处方到患者最终使用药物的全过程。世界卫生组织的定义是指包括药物的上市销售、处方给药,直至患者用药的情况,并特别强调其产生的医疗、社会和经济等多方面的效果和影响。药物利用的研究范围比较广泛,比如研究在人群中的药物利用是否合理恰当,以降低疾病发病率或死亡率。用药不足或用药过量都会造成问题。一方面,高血压病没有很好地得到药物控制,可能会引起心血管疾患的不良后果;疫苗接种率不足直接影响相应传染病的控制。另一方面,不合理用药、不按适应证用药会造成医疗经济上的问题。有些国家药物滥用已造成医疗费用激增,与有限的卫生资源之间的矛盾日益突出。这些都是药物利用研究所涵盖的范围。

药物利用研究一般采用描述性或分析性的流行病学研究方法。

四、药物经济学

药物经济学是卫生经济学的一门分支。其核心内容是从经济学的角度比较和评价不同药物的成本和价值,包括成本-效果分析、成本-效益分析等。药物经济学在一些国家被用于指导政府部门制定针对药品的选购、使用等方面的相关政策和规定。

五、在工业界的其他应用

(一)开展临床试验之前

1. 研究疾病的自然史和疾病造成的负担　疾病的自然史是指在没有药物干预的情况下,疾病发生发展的自然过程。流行病学这门学科最基本和最普遍的应用就是研究疾病的发病率、患病率、病死率、死亡率、生存率等。严格来说疾病分布和疾病造成的负担不属于药物流行病学这门分支的范围,但是通过这些最常用的指标所描述的疾病自然史与药物流行病学密不可分。研究疾病在人群中的发生发展规律以及疾病所造成的医疗需要和负担对于研发机构合理分配资源、布控药物研发的优先顺序有重要的战略指导意义。当然这并不是说少见病罕见病就一定会被忽视,因为不同药物公司的研发和竞争策略有所不同。

另外,在某一种疾病的预防保健治疗已经有相对应的疫苗和治疗药物的实际情况下,疾病在特定人群中的分布和负担同样需要关注和研究。比如尽管某种常见病已有一些不错的药物,但是为什么对有些人疗效不佳或者无效,这些人群有哪些生物学或者遗传学特征,有哪些特殊因素等,这些问题都值得探讨。

2. 估算药物的市场大小 疾病负担的研究对于估算相关药物上市后的市场大小至关重要。一个药物的市场大小取决于许多因素,比如药物本身相比其他已经上市的或正在研发的药物在理论上具有的机理优势、研发成功的可能性、上市的时机、竞争对手的研发进展等。这其中需要对疾病负担的大小及其导致目前情况的原因进行准确的流行病学评估。

（二）临床试验阶段

1. 支持临床试验的设计 新药研发过程中,Ⅰ期至Ⅲ期临床试验由临床专家负责进行。临床试验的设计及完成对于能否准确评估药物的有效性和安全性极为关键,这需要临床专家与其他学科的专家包括统计学家和流行病学家组成的团队共同努力。流行病学家的贡献体现在两个方面:①提供疾病的病程发展史、发病率、病死率等流行病学资料,对所针对的疾病有一个全面的了解。②参与临床试验的设计。流行病学本身是一门方法学,其原理既可以指导观察性研究,也可以指导实验性研究。样本大小的计算需要疾病发病率等相关指标的数据。在有些药企,药物流行病学家还参与到如何从患者主观报告的指标中选择并确定临床试验的研究终点,比如疼痛的缓解程度、生活质量的提高等。另外,在某些特殊情况下,如果无法使用发病率或生存率作为研究终点,选择何种指标作为替代终点也需要有流行病学方面的研究论证。比如是否可以用血胆固醇水平替代心血管疾病发病率作为降脂药的考核指标,这需要充分的数据来证明两者之间的因果联系。

2. 效应-风险分析 绝对安全,没有任何不良反应、毒副作用且绝对有效的药物是几乎不存在的。综合评估药物的安全性和有效性是十分必要的。在晚期恶性肿瘤的治疗中,一些药物可以延缓疾病的病程发展,延长患者的寿命。如果这些药物可能引起某种不良反应,但并不威胁患者生命,比如肝转氨酶升高异常,那么公众和监管部门对于这种不良反应的接受程度相比其他非肿瘤药物要高。

既然药物流行病学既参与药物有效性又参与药物安全性研究,它也自然地可用于药物的效应-风险分析(benefit-risk analysis)。药物有效性指标与安全性指标不同,需要在定性的基础上(是否有效或是否安全)进一步对指标进行定量分析。这与单纯考核有效性或安全性有所不同。药物流行病学家与统计学家、有临床经验的专家或学者共同通过学科的互补渗透进行此类研究。

第三节 | 研 究 方 法

药物流行病学作为流行病学的一门分支,其基本的研究方法与流行病学是相同的。常见的药物流行病学研究方法也分为描述性研究、分析性研究和实验性研究。描述性研究和分析性研究又统称为观察性研究,以与实验性研究相区分。描述性研究用于描述疾病(一般与用药有关)在不同人群、时间和地区的分布特征,找出疾病特征或指标的发生发展规律,为其他研究方法提供基本资料和可能与药物作用有关的线索。分析性研究是药物流行病学的主要研究工具,包括常见的队列研究和病例对照研究,用于研究药物的安全性和有效性等方面。分析性研究可以研究某种不良事件的危险因素,也用于因果关系的假设检验。

实验性研究包括临床试验和社区试验,用于确定药物与不良反应或药物疗效之间的因果关系。需要说明的是药物临床试验一般由临床专家主导,但流行病学的实验性研究方法无疑贯穿从设计到分析的全过程。

除了以上常见的研究方法外,还有 Meta 分析及一些其他特殊的研究方法,比如自身对照研究等。

一、观察性研究常用方法

(一) 队列研究

队列研究也称为定群研究或前瞻性研究,是一种观察药物效果的方法。研究中将被观察对象按用药情况分为用药组和比较组以组成不同的队列,观察分析两组在一定时间内某种事件的发生率。队列研究既可用于不良反应的研究,也可用于药物在真实世界里的有效性研究。

试举一例说明队列研究用于药物安全性的研究。Aprotinin(商品名 Trasylol)是用于控制心血管手术中出血问题的药物,可用于冠状动脉搭桥手术中。有部分资料初步显示术中使用此药可能增加术后死亡的危险。哈佛大学流行病学家利用美国一个真实世界的数据库进行一项队列研究。他们建立了给予 Aprotinin 的队列(共 33 517 名住院手术患者)和给予 Aminocaproic acid 的对照队列(共 44 680 名住院手术患者),对术后住院期间总死亡率和术后 7 天内死亡率进行了分析。结果发现使用 Aprotinin 的患者住院期间总死亡的相对危险度为 1.83(95% CI:1.70~1.98),经控制混杂因素后其相对危险度为 1.64(95% CI:1.50~1.78)。可见,与 Aminocaproic acid 相比,使用 Aprotinin 后死亡率较高,在控制混杂因素后死亡率仍然较高。作者谨慎提示 Aprotinin 会导致术后死亡率增加(表 20-1)。

表 20-1 Aprotinin 用于冠状动脉搭桥手术后的住院期间死亡率的相对危险度

药物	病人总数	术后总死亡			术后 7 天内死亡		
		人数 （%）	相对危险度， 未调整 （95% CI）	相对危险度， 调整后 （95% CI）	人数 （%）	相对危险度， 未调整 （95% CI）	相对危险度， 调整后 （95% CI）
Aprotinin	33 517	1 512 （4.5）	1.83 （1.70～1.98）	1.64 （1.50～1.78）	631 （1.9）	1.93 （1.71～2.18）	1.78 （1.56～2.02）
Aminocaproic acid	44 682	1 101 （2.5）	1.0 （Ref.）	1.0(Ref.)	435 （1.0）	1.0 （Ref.）	1.0 （Ref.）

　　队列研究也用于药物有效性研究。例如，针对 2020 年肆虐全球的 COVID-19，辉瑞公司与德国生物技术公司共同研发的新冠疫苗在Ⅲ期临床试验中显示有效性非常好，其保护率可达 94%～95%。以色列在大规模疫苗接种后进行了几项考察此疫苗有效性的队列研究。其中一项研究分析比较了近 120 万队列人群的新冠病毒感染和患病情况。其中，共有 596 618 人接种了疫苗而组成接种队列，另按 1∶1 配比选择了同等人数但没有接种疫苗的相似人群组成参照队列。结果发现第 1 针疫苗接种后 14～21 天内新冠感染率下降 46%，新冠发病率下降 57%；第 2 针疫苗接种 7 天后新冠感染率下降 92%，新冠发病率下降 94%。疫苗的保护效果在不同性别、年龄和有无基础疾病的人群中基本相似，差异无统计学意义，也与Ⅲ期临床试验结果一致（表 20-2）。

表 20-2 以色列新冠疫苗对新冠感染和疾病的队列研究：第 2 剂疫苗接种 7 天后的保护效果

比较项	新冠感染		COVID-19 疾病	
	疫苗效果 （%，1-RR） （95% CI）	危险差异 （No. per 1000） （95% CI）	疫苗效果 （%，1-RR） （95% CI）	危险差异 （No. per 1000） （95% CI）
合计	92（88～95）	8.6（6.2～11.2）	94（87～98）	4.6（3.3～6.5）
年龄				
16～39 岁	94（87～97）	8.7（5.7～12.7）	99（96～100）	4.1（2.8～5.7）
40～69 岁	90（82～95）	9.0（6.2～13.0）	90（75～98）	5.0（2.5～8.7）
70 岁以上	95（87～100）	6.1（3.4～9.6）	98（90～100）	4.8（2.1～7.7）
基础疾病数				
0	91（83～96）	7.7（4.9～11.1）	93（78～100）	3.5（1.8～5.9）
1～2 个	95（88～98）	10.5（6.7～14.4）	95（88～100）	6.2（3.8～9.0）
3 个以上	86（72～95）	5.8（3.2～9.0）	89（68～98）	4.0（1.4～6.7）

（二）病例对照研究

　　病例对照研究，指以患有某种疾病的患者组成病例组，选择未患该病且与患者其他特征相似的人组成对照组，回顾性分析比较两组人的既往药物暴露史，以判断药物暴露与疾病之间有无统计学联系，进而探索和检验因果关系假设。

　　与队列研究相比，病例对照研究所需的病例数较少，也不需要进行前瞻性的随访，非常适用于快速评估药物的不良反应。受限于回顾性分析药物暴露史的研究方法特点,药物暴露信息的真实性和准确性对该类研究非常关键。而且如何保证病例组与对照组尽可能相似,如何避免和控制各种偏倚和混杂因素也至关重要。

试举一例药物安全性的病例对照研究。女性阴道透明细胞腺癌非常罕见,而且一般只发生于老年女性中。1966—1969 年间在美国一所医院里发现了 7 例病例,年龄范围在 16~22 岁。如此不同寻常的现象必定有特殊的原因。为此,专家们进行了一项病例对照研究,一共调查了 8 例阴道癌病例,对每一个病例匹配 4 名对照。配对的条件包括相似的社会经济地位、出生于同一所医院、出生日期相差在 5 天之内等。收集了母亲的流产史、吸烟史、妊娠期用药史等可疑危险因素资料。经过对危险因素的分析,确定年轻女性的母亲在怀孕期间服用的雌激素己烯雌酚(diethylstilbestrol)是罪魁祸首。母亲都是在妊娠早期服用该药的,其目的是预防和治疗流产、早产及其并发症。己烯雌酚自 1940 年开始使用,在 1971 年此项研究之后就被停用了(表 20-3)。

表 20-3　阴道癌危险因素配对病例对照研究(1∶4 配对)

病例号	母亲妊娠早期使用己烯雌酚(是/总数)	
	病例	对照
1	是	0/4
2	是	0/4
3	是	0/4
4	否	0/4
5	是	0/4
6	是	0/4
7	是	0/4
8	是	0/4
总数	7/8	0/32

注:$\chi^2 = 23.22$, $P < 0.00001$, Odds Ratio > 200。

病例对照研究也用于研究药物在真实世界中的有效性。美国 CDC 每年通过病例对照研究对流感疫苗的预防效果进行评估。病例组由实验室病毒检测阳性的确诊患者组成,对照组由有疑似流感症状但病毒检测阴性的其他患者经配比组成。表 20-4 为基本的 2×2 表,分析计算 OR 和疫苗有效性。

表 20-4　美国流感疫苗 2019—2020 年有效性分析(针对 A 和 B)

流感疫苗接种史	流感病毒实验室检测	
	+(阳性)	-(阴性)
+(是)	1 140	3 388
-(否)	1 582	2 735
总数	2 722	6 123

注:Odds Ratio=0.58;调整后疫苗有效性=39%(95% CI:32%~44%)。

（三）时间序列研究

时间序列研究属于流行病学描述性研究,通过比较某种药物使用的时间变化趋势与某项事件的发生率变化来提示可能的因果联系。比如 1960 年代药物反应停与海豹式短肢畸形的因果关系假设就是首先通过动态的时间序列研究提出来的。另外,肺炎球菌疫苗广泛使用后儿童侵袭性肺炎球菌疾病的发病率逐年下降则提示疫苗有良好的预防效果。

二、其他方法

（一）综述研究和 Meta 分析

系统综述指总结分析以前的有关研究。其被广泛应用于医学研究,也用于药物的安全性和有效性研究。Meta 分析是一种分析和总结多个研究结果以得到一个综合性结果的定量分析方法。药物的安全性评估特别是针对罕见的不良反应的评估,受限于临床试验的病人样本人数,往往有统计效率不足的问题,这样就有必要总结不同的临床试验以获得综合性结果。比如用于降低胆固醇的他汀类药物是否会引起肝脏转氨酶升高,不同临床试验因样本不足而导致结果不一致。一项 Meta 分析共综合分析了 6 种药物的 73 项临床试验包括 12 万试验人群,发现有三种药物在高剂量使用时会引起转氨酶升高。除了应用于不良反应评价以外,Meta 分析也用于评估药物新适应证的疗效,区别药物在不同人群中的疗效差异,以及遴选替代药物等领域。

（二）自身对照研究

在药物流行病学研究中还有一些独特的方法,比如自身对照研究。其原理是:在使用药物后发生急性且短期的不良反应的时间窗口较为明确的前提下,利用自身其他观察时间作为对照来分析药物与不良反应之间的关系。一种自身对照研究是病例交叉设计（case crossover design）,其设计类似于配对的病例对照研究。比较的是病例或事件发生之前的危险时间窗口内的药物暴露与一个或多个对照时间段内的药物暴露有无不同。另一种自身对照研究是自身对照病例系列研究（self-controlled case series study）,其设计类似于队列研究。比较的是危险时间窗口内与其他时间内事件的发生率。自身对照研究只需要发生事件的个体病例,利用自身作对照而没有对照组人群,所以可以避开混杂因素的干扰。但要求不良事件是急性、短促的,而不是慢性的,比如怀疑服用某种药物后会在几小时内发生猝死而没有慢性作用,接种某种疫苗只会在 5~7 天内发生高热惊厥而没有长期作用。

第四节　数 据 来 源

一、常规数据

常规数据包括人口普查之类的人口资料、死亡统计资料、疾病登记、传染病监测等基本的常见的资料。医院的资料包括药物使用数据,包含有疾病的诊断、治疗、病程等数据的病历资料。药物不良反应的数据来源于药物监管部门、疾病控制中心、世界卫生组织等机构收集管理的数据库。药物公司也收集有关药物的销售库存等资料。

二、现有数据库

(一)医疗保险申请报销数据库

医疗保险或医疗保健机构可收集有关病人诊疗的数据以建立大型的数据库。患者的用药资料、疾病转归和不良事件的疾病资料都通过索赔或报销有完整记录,不足之处在于没有患者的临床病历资料。这类数据库被广泛应用于药物流行病学研究。比如,美国的 MarketScan 数据库是一个比较典型的医疗保险数据库。它的历史很长已存在 30 多年,有超过 2 千篇文章采用它的数据。它以公司雇主的医疗保险计划为基础,目前涵盖 2 千多万公司雇员及配偶和子女。数据内容包括来自于门诊和住院的申请报销理赔的诊断和治疗数据,形式为药物代码和疾病代码。该数据库还与实验室检测数据以及美国政府的医疗保健数据库相连接。

(二)电子病历数据库

随着科技的进步和大数据时代的来临,许多大型的数据库正在逐步建立和完善。国际上有许多著名的以患者临床电子病历为基础的数据库,在药物流行病学中得到广泛使用。我国也陆续建立类似的电子病历数据库。下面介绍英国的一个典型数据库。

英国以电子病历为基础的数据库 CPRD(Clinical Practice Research Datalink)是世界上最大的数据库之一。它的数据来源于全科医生医疗系统提供的详细诊断治疗数据。CPRD 被政府药政部门、学术科研机构以及工业界等广泛使用。数据库覆盖的人群范围很广,包含了英国大约 15% 人口的就诊治疗记录。数据本身包括一般特征、临床诊断、症状体征、处方用药、转诊记录、疫苗接种、行为因素(比如饮酒)和实验室检测记录等。CPRD 中患者的随访数据从 1987 年开始,患者的平均随访时间在 10 年左右,约 1/4 超过 20 年。CPRD 的前身是 GPRD,诞生于 1993 年,由数据库 VAMP(Value Added Information Medical Products Ltd)发展而来,在 2012 年 GPRD 发展更名为 CPRD。另外英国有一个与 CPRD 相似的数据库叫作 THIN,但该数据库包括的全科医生和患者的数量都较 CPRD 要少。

对药物流行病学研究来说,CPRD 最大的优点是能够建立用药患者的队列进行前瞻性随访研究,最主要的应用范围是研究药物的不良反应。

近来药物流行病学的研究需要促进了医疗保险数据库与电子病历数据库的链接,从而组成更全面的数据库。随着大数据时代电脑科技的进步,相信会出现更多、更全面和实用的大型数据库,为药物流行病学研究提供充足的数据保障。

(三)临床试验数据

临床试验的数据除了被用于最初的主要研究目的外,还可以进一步用于分析其他的研究目的如 Meta 分析,也可以用于当初研究目的之外的假设建立或假设验证。临床试验的数据有其突出的优点,例如两组(用药组和对照组)之间均衡可比。但也有其缺点,比如目标人群狭窄,对全体可能使用药物的各类人群代表性不足。而如何选用合适的临床试验数据由具体的研究课题所决定。

(四)针对性收集的全新数据

除了利用常规资料或已收集到的资料,药物流行病学也需要有针对性地为研究目的收集原始的第一手数据。这种情况可能是因为以往的数据资料不足以满足研究课题的需求,也可能因为研究目的比较特殊,必须前瞻性地实时随访患者和分析有关数据。比如药物监管部门会要求针对某个特定药物建立患者登记档案,收集用药及某项可能的不良反应的资料。

第五节 | 数据分析与理解

一、统计分析方法的选择

常见的用于流行病学数据的统计分析方法也同样普遍适用于药物流行病学的数据研究。针对不同性质和不同特点的数据,需要选择相应的恰当的方法。比如,在药物不良反应的研究中,常常只有分子,而没有用药人数作为分母来计算发生率,判断药物与某项事件有无关联则需要采取特殊的分析方法。在分析性研究中,药物的暴露和药物的安全性以及有效性的指标都必须尽可能准确定义。一些新衍生的研究方法比如自身对照研究,也需要选择相应的统计分析方法。

二、偏倚与混杂的控制

在药物的临床试验中,患者随机分配至新药组或对照组以保证两组均衡可比。但是在药物疗效和不良反应的观察性研究中,药物暴露与药物的不良反应或有效性之间的真实联系受到年龄、性别、基础疾病等各种因素的影响,会被掩盖或歪曲。此外,还存在信息偏倚、选择偏倚或者混杂因素等,比如药物暴露数据不准确或不完善会引起分组偏倚,疾病结局的数据不准确或不完善会引起信息偏倚。所以在数据分析阶段,需要尽可能控制各种可能的偏倚和混杂因素。在检验假设时应充分考虑所分析数据的质量和缺陷,对研究结果谨慎解读。

一种特殊的混杂现象是两组患者的疾病或事件的风险不同,最终疾病发生率的组间差异不是由不同药物引起的,而是来自于不同用药组之间患者本身的风险差异。这种现象称之为适应证混杂(confounding by indication)。例如,假定某种新药与同类老药相比,疗效相同,但由于经济或其他原因,病程早期、病情更轻的患者更多地使用新药,那么研究结果可能受此混杂的影响,得出新药好于旧药的发现。相反的情形是,如果使用新药的病人更多是病程晚期、病情较重的患者,那么疗效就可能会被掩盖或低估。在疫苗的有效性研究中,如果疫苗的覆盖率不高,具有基础疾病等高危因素的人更多地被医生要求接种疫苗以预防疾病,那么很有可能会发现疫苗组的疾病发病率与非疫苗组相比差不多,甚至会发生比非疫苗组还要高这种不合常理的假象。这类混杂在药物流行病学的研究中比较独特,在疗效和不良反应的研究中都可能发生,也难以较好地控制。通过倾向评分(propensity score)来保证两组相配是常用的一种方法,其目的是保证两组在疾病风险方面尽量相似可比。

另一种独特的偏倚是非死亡时间偏倚(immortal time bias)。在观察药物的队列研究中,如果随访观察时间中包括了一段不可能发生疾病结局的时间,那么就会人为地夸大了用作发生率计算的分母的时间,从而低估发生率使得研究结果发生偏差。举例来说,数据库中记录的医生开出处方的时间与患者开始服药的实际时间有一段时间差。如果选择处方时间作为随访起点就会引入一段没有用药的随访时间。将这段时间视为用药时间或者剔除这段时间都会引起研究结果的偏差(正确的做法是归于非用药时间)。因此,在队列研究中确认药物暴露为零的开始时间非常重要。

第六节 │ 小　　结

药物流行病学是流行病学在药物使用及其安全性和有效性研究方面的应用。其重要性体现在从药物上市前的药物研发,到上市后预防治疗疾病的全过程。在药物获批上市之前的临床试验中,药物的安全性评估依赖于工业界、学术界以及监管部门的流行病学家的参与和贡献。药物上市后的不良反应评估、安全性信号的甄别分析更离不开基本的流行病学疾病指标的对照比较。药物在人群中究竟是否有效,需要在真实世界里进行观察性的流行病学研究。

研究过程中深刻理解、统一认识、明确细化研究的具体问题是研究的第一步。恰当的研究设计是研究能否成功的关键。药物流行病学研究的特殊性体现在必须分析、比较并选用合适的数据来源,准确的定性及定量药物的暴露使用情况,采用合适的药物安全性及有效性的结局指标和参数,并在设计和分析阶段充分考虑到偏倚和混杂因素的存在,加以有效控制。最终结合研究方法,数据质量等方面的局限性,谨慎地解读研究结果。

随着信息时代和大数据时代的来临,数据的采集、利用、分析得到长足的发展和完善,这为药物流行病学提供了更好的数据来源和研究便利。同时随着科技发展的日新月异,有更多的药品、疫苗和医疗器械被用于疾病的预防和控制,这对药物的利用、安全性和有效性研究提出了更高的要求。因此,药物流行病学有着广泛的应用和发展前景,能够与其他学科一起为研发和利用药物以预防和治疗疾病作出重要贡献。

(崔亚东)

参考文献

1. 詹思延. 流行病学 [M]. 8 版. 北京:人民卫生出版社,2017.

2. ARNAUD M, BÉGAUD B, THURIN N, et al. Methods for safety signal detection in healthcare databases: a literature review [J]. Expert Opin Drug Saf, 2017, 16:721 – 732.

3. BEGAUD B. A history of pharmacoepidemiology [J]. Therapie, 2019, 74: 175 – 179.

4. DAGAN N, BARDA N, KEPTEN E, et al. BNT162b2 mRNA COVID – 19 vaccine in a nationwide mass vaccination setting [J]. N Engl J Med, 2021, 384: 1412 – 1423.

5. FARRINGTON P, PUGH S, COLVILLE A, et al. A new method for active surveillance of adverse events from diphtheria/tetanus/pertussis and measles/ mumps/rubella vaccines [J]. Lancet, 1995, 345:567 – 569.

6. GHAZY R M, ALMAGHRABY A, SHAABAN R, et al. A systematic review and metaanalysis on chloroquine and hydroxychloroquine as monotherapy or combined with azithromycin in COVID-19 treatment [J]. Sci Rep, 2020, 10:22139.

7. GHOSH R E, CRELLIN E, BEATTY S, et al. How clinical practice research datalink data are used to support pharmacovigilance [J]. Ther Adv Drug Saf, 2019, 10:1 – 7.

8. HALLAS J, POTTEGARD A. Use of self-controlled designs in pharmacoepidemiology [J]. J Intern Med, 2014, 275: 581 – 589.

9. HARTZEMA A G, PORTA M M, TILSON H H. Pharmacoepidemiology: an introduction [M]. 3rd ed, Cincinnati: Harvey Whitney Books, 1998.

10. HERBST A L, ULFELDER H, POSKANZER D C. Adenocarcinoma of the vagina. Association of maternal stilbestrol therapy with tumor appearance in young women [J]. N Engl J Med, 1971, 284:878 – 881.

11. KYRIACOU D N, LEWIS R J. Confounding by indication in clinical research [J]. J Am Med Assoc, 2016, 316:1818 – 1819.

12. MACLURE M. The case-crossover design: a method for studying transient effects on the risk of acute events [J]. Am J Epidemiol, 1991, 133:144 – 145.

13. REMSCHMIDT C, WICHMANN O, HARDER T. Frequency and impact of confounding by indication and healthy vaccinee bias in observational studies assessing influenza vaccine effectiveness: a systematic review [J]. BMC Infectious Diseases, 2015, 15:429 – 443.

14. SCHNEEWEISS S, SEEGER J D, LANDON J, et al. Aprotinin during coronary-

artery bypass grafting and risk of death [J]. N Engl J Med, 2008, 358:771 - 783.

15. SCHNEEWEISS S. Developments in post-marketing comparative effectiveness research [J]. Clin Pharmacol Ther, 2007, 82: 143 - 156.

16. STROM B L. Pharmacoepidemiology [M]. 3rd ed, Chichester: John Wiley & Sons, Ltd, 2000.

17. SUISSA S. Immortal time bias in pharmacoepidemiology [J]. Am J Epidemiol, 2008, 167:492 - 499.

18. VILLANI R, NAVARESE E P, CAVALLONE F, et al. Risk of statin-induced hypertransaminasemia: a systematic review and meta-analysis of randomized controlled trials [J]. Mayo Clin Proc Innov Qual Outcomes, 2019, 3:131 - 140.

第二十一章　Meta 分析

第一节│概　　述

一、Meta 分析的概念

在世界范围内，针对某一个科学问题可能有几项、几十项，甚至上百项研究。当有的研究结果有统计学显著性，有的研究结果没有统计学显著性，或者大部分研究结果都没有统计学显著性的时候，就需要量化其变异程度并综合考虑结果的意义。即使各研究的结果是一致的，仍需要尽可能精确地估计效应量。采用 Meta 分析（Meta-analysis）可实现以上目的。Meta 分析，又叫荟萃分析，是一种对多个独立研究结果进行统计分析的方法，对具有同质性的研究结果进行统计合并，对具有异质性的研究结果进行差异来源分析。

Meta 分析与传统叙述性文献综述有明显的区别。首先，Meta 分析要求对研究结果进行定量合并；传统叙述性文献综述以定性分析为主。其次，Meta 分析通过明确的流程和清晰的标准，保证了结论的客观性和可重复性；传统叙述性文献综述由综述者选择"重要的""有意义的"信息进行综述，因此综述者的个人观点对传统叙述性文献综述的内容和结论有全面的影响。表 21 - 1 列出 Meta 分析与传统叙述性文献综述的主要区别。

表 21 - 1　Meta 分析与叙述性文献综述的主要区别

比较项	Meta 分析	叙述性文献综述
目的	回答一个具体的科学问题	针对某主题，范围较宽泛
文献检索方法	有标准化的步骤和策略；有多种来源，要求全面检索	检索策略通常不说明；通常不要求全面检索
原始文献的来源	已发表与未发表的文献	通常未查全所有相关文献
原始文献的选择	说明纳入和排除标准	主观判断为主
原始文献的评价	可采用指南推荐的评价工具	主观选择评价方法
结果的合成方法	通常采用定量综合	通常采用定性综合叙述

Meta 分析的目的通常包括以下几个方面:

(1) 提高统计学检验功效:增加样本量是改善统计学检验功效的最有效方法。Meta 分析通过合并多个具有相同研究目的的研究结果,扩大了样本含量,减少了随机误差所致的差异,提高了统计学检验功效,得到更加稳定、可靠的结论。

(2) 提高效应估计的精确度:由于实验设计、对象选择、实验条件、样本含量、统计分析等因素的影响,单个研究得到的总体参数估计的置信区间范围往往较大。Meta 分析通过对独立研究的质量评价等过程综合考虑多种因素,排除质量较差的研究,对高质量研究结果进行合并,获得一个综合的效应估计,一般综合后的效应估计的置信区间更窄、更具有说服力。

(3) 回答单个研究不能解决的问题:独立研究往往受到各种研究因素的限制,无法对研究问题的各个维度进行更为深入的探究。Meta 分析可综合多个研究结果,发现既往研究中的不足之处,回答单个研究中尚未阐明或难以回答的问题,提出新的研究课题和研究方向。

(4) 探讨不同研究结果的异质性,提出新的研究问题和研究思路:同一研究问题的多个独立研究,由于研究对象数量的限制、各种干扰因素的影响,结果可能存在较大差异。Meta 分析对独立研究结果的合并统计分析,可以帮助研究者对不同研究结果间的差异程度进行评估,探索研究间异质性的来源,估计可能存在的各种偏倚,提出新的研究问题,为进一步研究提供思路。

第二节 | Meta 分析的步骤

Meta 分析的统计方法可以分为两类——定性综合和定量综合。定性综合常采用 Fisher 法和 Stouffer 法对多个研究的 P 值进行合并,得出所研究的效应"有统计学意义"或"无统计学意义"的定性综合结论。国内外医学文献中绝大部分的 Meta 分析属于定量综合,较少见到定性 Meta 分析。大部分 Meta 分析通过选择某个特定指标来评价所研究效应的大小,即效应量估计值,再通过统计学方法把多项研究的效应量合并成一个总的估计值。

Meta 分析的一般步骤主要包括以下六步。

1. 异质性检验　Meta 分析纳入的各个原始研究中存在的差异或变异称为异质性。异质性可以分为三类:临床异质性,指不同研究中研究对象、干预措施和结果测量等存在的差异;方法学异质性,指研究设计和质量在不同研究中存在的差异;统计学异质性,指不同研究中干预措施的效应值存在的差异,是临床异质性和方法学异质性共同作用的结果。

异质性检验就是对不同原始研究结果之间的变异程度进行检验,评估各个独立研究的结果是否具有同质性(可合并性)。如果存在严重异质性,建议不要进行 Meta 分析,因为 Meta 分析的实质是对各研究的结果作加权汇总,类似于所有效应值的平均值,如果均值的来源差异太大,得出的均值不能反映所来自的总体分布的特征。值得强调的是,异质性的出现不应该被看作是件不利的事情。通过寻找异质性的来源有助于发现问题,提出问题,有助于开展新的研究。

异质性检验有定性和定量两类方法。定性方法最常采用的是 Q 统计值检验法,Q 统计值服从自由度为 $(k-1)$ 的卡方分布,k 为纳入 Meta 分析的研究个数。Q 检验的无效假设为各项研究的效应值相同。当 $P \leqslant 0.10$ 时,有充足的证据拒绝无效假设,认为各项研究的效应值间存在显著的异质性;当 $P > 0.10$ 时,没有充足的证据拒绝无效假设,接受各项研究的效应值是相同的假设。森林图是另一种定性评价异质性的工具。如果各单独研究的效应值和置信区间的重叠少,则表明不同研究结果之间的异质性较大。

I^2 是定量衡量异质性大小的指标之一,表示由于异质性而不是抽样误差导致的研究间变异占总变异的百分比。

$$I^2 = \begin{cases} \dfrac{Q-(k-1)}{Q} \times 100\%, & Q > k-1 \\ 0, & Q \leqslant k-1 \end{cases}$$ （公式 21-1）

I^2 的范围从 0 到 100%,可以看成是一个率,或类似回归分析中的决定系数,其数值可以简单地理解为异质性部分在效应量总变异中所占的比重。与 Q 检验对研究数目非常敏感不一样,I^2 不受研究数目的影响。在 I^2 值大于 50% 的情况下,一般认为有显著的异质性。大部分研究者采用 25%、50%、75% 来判定异质性的低、中、高程度。在 I^2 值较大的情况下,开展亚组分析或 Meta 回归来寻找异质性来源是有意义的。

2. 合并统计量及 95% 可信区间　一般情况下,合并统计量的统计模型分为两种——固定效应模型和随机效应模型。固定效应模型假定所有纳入的研究有一个真实效应,研究结果间的差异来源于抽样误差。随机效应模型假定有一系列不同的真实效应,不同研究的效应值是从真实效应值的分布中随机抽样的。研究者自主决定采用固定效应模型或随机效应模型。

在实践中,研究者可以参考异质性检验的结果来决定选择固定效应模型还是随机效应模型。如果同质性检验 $P > 0.1$ 或 $I^2 < 25\%$,研究者可认为没有证据支持独立研究间具有显著的异质性,可选择固定效应模型。当齐性检验 $P \leqslant 0.1$ 或 $I^2 > 50\%$ 时,已有证据支持独立研究间具有不可忽略的异质性,更多采用随机效应模型。

合并效应量的统计方法随所选用的效应模型不同而有所不同。固定效应模型的统计方法包括倒方差法、Mantel-Haenszel 法和 Peto 法。随机效应模型通常采用 DerSimonian-Laird 法,近年来发展有最大似然估计、截面似然估计、限制性最大似然估计、"排列法"等。

3. 合并效应的假设检验　无论采用何种模型得到的合并统计量,均需要通过假设检验来判断其是否具有统计学意义,常用的方法是 Z 检验。若 $P \leqslant 0.05$,可认为多个研究的合并效应量具有统计学意义;若 $P > 0.05$,则认为多个研究的合并效应量无统计学意义。

4. 敏感性分析　敏感性分析是检验在一定假设条件下所获结果稳定性的方法。改变某些因素,如纳入标准、研究质量的差异、失访情况、统计方法和效应量的选择等,重新进行 Meta 分析,观察合成结果是否发生变化。如果敏感性分析的前后结果没有本质上改变,说明 Meta 分析结果较为可信。若敏感性分析得到不同结果,提示 Meta 分析的结果缺少稳健性,需要考虑与所研究因素和效应有关的、潜在的重要因素,在结果解释和下结论时应持谨慎态度。

5. 亚组分析   根据某些特征(比如设计方案、研究质量、研究对象的病情、干预措施的类型、疗程长短、发表年代等)把研究分为若干个类别,即亚组,在各亚组内分别进行 Meta 分析,再评价各亚组 Meta 分析的合并效应量之间是否存在差异,这样的分析方法称为亚组分析。

当研究间存在异质性时,可以通过亚组分析探索异质性的来源。一般在 Meta 分析的计划阶段就应说明根据哪些具体的因素开展亚组分析。

6. 发表偏倚检测   发表偏倚指具有统计学显著性的研究结果比无统计学显著性和无效的研究结果更容易被投稿和发表。因为从作者的角度,对阴性结果的解释要难于对阳性结果的解释,研究者会认为意义不大而推迟发表或不发表;从杂志编辑的角度来看,更有可能对报道阴性结果的论文拒稿。因为发表偏倚的存在,即使制定严谨科学的检索策略,也难以纳入全部关于研究问题的原始研究。如果系统综述和 Meta 分析只是基于已经发表的研究结果,可能会夸大疗效或相关危险因素的关联强度。为减少发表偏倚对 Meta 分析结果的影响,研究者应该系统地、全面地收集与研究问题相关的所有文献。

常用于识别发表偏倚的方法有漏斗图法、失效安全数法、剪补法、Begg 法(秩相关法)、Egger 法(线性回归法)。漏斗图是以研究效应值作为横坐标,样本含量作为纵坐标绘制的散点图。漏斗图的基本思想是:每个纳入研究的效应值的精确度随样本含量的增加而增加。因此,理论上小样本研究获得的效应的点估计值呈散在、宽广地分布于坐标系的底部,而大样本研究效应的分布则随样本量的增大而逐渐向上变窄,形成类似于倒置的漏斗形状。因此,若纳入的研究无偏倚,则研究结果会形成一个对称的倒置漏斗形,若图形不对称或不完整,则提示可能存在发表偏倚。通常不被发表的是样本含量较小的阴性结果研究,因此散点图的左下角缺失而不对称。绘制漏斗图需要较多的研究个数,一般要求有 5 个以上研究才能进行。值得注意的是,除了发表偏倚外,还有一些其他因素会影响漏斗图的对称性,如方法学质量不同(特别是小样本研究)、干预措施的异质性等,此外,偶然性也可导致漏斗图不对称。

第三节 | 二分类变量的 Meta 分析

二分类变量是按照某种属性分为互不相容的两组。例如,根据是否发病分为病例组和对照组,是否存活分为死亡组和存活组。二分类变量是公共卫生和临床医学领域中最常见的结果变量,相应的效应指标包括相对危险度(RR)、比值比(OR)。

一、Stata 编码和输出

Stata 是一款商业软件,特点是操作灵活,运行速度快,本节首先介绍二分类变量 Meta 分析的 Stata 编码和输出结果,再介绍二分类变量 Meta 分析所涉及到的统计方法。

例 21-1:有 13 项队列研究报道了 2 型糖尿病与白血病(发病/未发病)之间的相对危险度,但结果不一致(表 21-2)。研究者拟对该 13 项队列研究结果进行 Meta 分析。

表 21-2 关于 2 型糖尿病与白血病之间关联的 13 项队列研究的特征

研究名称 (name)	发表年 (year)	相对危险度 (rr)	95%可信区间下限 (ll)	95%可信区间上限 (ul)
Williams	2018	1.04	0.74	1.46
Williams	2018	0.95	0.65	1.39
Saarela	2018	1.09	1.04	1.15
Gini	2016	1.12	0.76	1.6
Dankner	2016	1.40	1.20	1.64
Harding	2015	1.48	1.24	1.76
Lin	2014	1.74	1.58	1.93
Idilbi	2013	2.77	1.75	4.4
Zhang	2012	3.84	2.16	6.84
Wotton	2011	1.11	0.84	1.46
Atchison	2011	1.14	1.08	1.21
Hemminki	2010	1.95	1.75	2.17
Swerdlow	2005	0.69	0.22	1.61

在 Stata 的命令栏中输入如下命令:

- generate lnrr=ln(rr)
- generate lnll=ln(ll)
- generate lnul=ln(ul)
- generate selnrr=(lnul−lnll)/3.92
- meta lnrr selnrr, eform graph(r) cline xline(1) xlab(0.5, 1.2) id(name) b2title (Relative Risk) print

在 Stata 的结果输出窗口(图 21-1)显示如下内容:

(1)固定效应模型和随机效应模型所得出的合并效应点估计(Pooled Est)、95%可信区间下限(95% CI Lower)、上限(95% CI Upper)、合并效应值的假设检验 Z 值(Asymptomatic z_value)、P 值(Asymptomatic p_value)、研究的个数(No. of studies)。

(2)异质性检验的 Q 统计量为:$Q=183.413$,自由度为 12,对应的 P 值为:$P=0.000$。根据无效假设,认为各项研究的效应值间存在显著的异质性。

　　(3) 各研究(共 13 项)在 Meta 分析中的权重系数(weight fixed、weight random 分别为固定效应模型和随机效应模型的权重系数)、各研究的效应值点估计(Study Est)、95％可信区间下限、上限。

```
Meta-analysis (exponential form)

          |   Pooled      95% CI         Asymptotic       No. of
Method    |   Est    Lower   Upper   z_value  p_value     studies
----------+--------------------------------------------------------
Fixed     |  1.250   1.211   1.289   13.874    0.000        13
Random    |  1.401   1.198   1.639    4.223    0.000

Test for heterogeneity: Q= 183.413 on 12 degrees of freedom (p= 0.000)
Moment-based estimate of between studies variance =  0.060

              |     Weights      Study       95% CI
     Study    |  Fixed   Random   Est    Lower   Upper
--------------+----------------------------------------
  Williams    |   33.28   11.06   1.04   0.74    1.46
  Williams    |   26.60   10.21   0.95   0.65    1.39
   Saarela    | 1520.14   16.40   1.09   1.04    1.15
      Gini    |   27.73   10.37   1.12   0.77    1.63
   Dankner    |  157.48   15.00   1.40   1.20    1.64
   Harding    |  125.30   14.64   1.48   1.24    1.76
       Lin    |  383.79   15.89   1.74   1.57    1.92
    Idilbi    |   18.08    8.65   2.77   1.75    4.39
     Zhang    |   11.57    6.81   3.84   2.16    6.83
    Wotton    |   50.29   12.47   1.11   0.84    1.46
  Atchison    | 1189.49   16.35   1.14   1.08    1.21
  Hemminki    |  332.08   15.79   1.95   1.75    2.17
  Swerdlow    |    3.88    3.14   0.69   0.26    1.87
```

图 21-1　Meta 命令的结果输出窗口

　　森林图是 Meta 分析最重要的输出结果(图 21-2)。森林图中的垂直实线代表无效线($RR=1$ 的位置),图中的 13 条横线分别代表本次 Meta 分析所纳入的 13 个队列研究的 RR 值和 95％可信区间,横线的中点代表该研究效应的点估计值,线条的左、右端分别代表该研究效应的 95％可信区间的下限和上限,线条的长度表示 95％可信区间宽度,横线中央方块的大小代表该研究在 Meta 分析中的权重。当线条横跨无效线(第 1、2、4、10、13 条横线)时,则按 $\alpha=0.05$ 水准可认为该研究的效应不具有统计显著性。当横线与无效线不相交(第 3、5、6、7、8、9、11、12 条横线)时,按 $\alpha=0.05$ 水准可认为该研究的效应具有统计显著性。具体来说,当横线位于无效线的右侧时(第 3、5、6、7、8、9、11、12 条横线),研究组的效应量大于对照组;当横线位于无效线的左侧时,研究组的效应量小于对照组(本例中不存在)。由于研究事件的性质不同(有利结局或不利结局),研究组效应量大于(或小于)对照组的意义完全不同,应注意对其结果的正确解释。森林图最下端的菱形的上下角连线(即垂直虚线)表示合并效应量的点估计值,菱形的左、右角分别表示合并效应量的 95％可信区间的下限和上限。

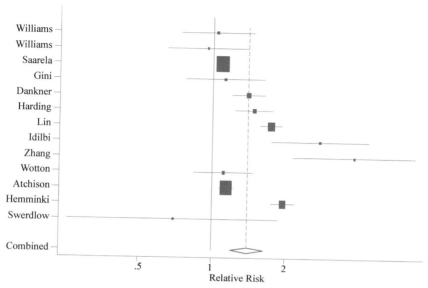

图 21 - 2　2 型糖尿病与白血病关联 Meta 分析的森林图

在 Stata 的命令栏中输入如下命令:

- metainf lnrr selnrr, eform id (name) print

输出的表格中(图 21 - 3)包括如下内容:从 Meta 分析中排除掉的某项研究的名字(study omitted)、排除某项研究后再次执行 Meta 分析所得的汇总效应值(e^coef.)、汇总效应值的 95％可信区间(95％ Conf. Interval)。

```
-------------------------------------------------------------
 Study ommited    |   e^coef.       [95%  Conf.   Interval]
-----------------+-------------------------------------------
 Williams         |   1.2514898     1.2125582     1.2916714
 Williams         |   1.2518703     1.21296       1.2920287
 Saarela          |   1.3644228     1.3104656     1.4206017
 Gini             |   1.2504889     1.2116159     1.290609
 Dankner          |   1.2435068     1.2041936     1.2841035
 Harding          |   1.2424647     1.2033504     1.2828503
 Lin              |   1.2048959     1.1656097     1.2455062
 Idilbi           |   1.2448565     1.2062063     1.2847452
 Zhang            |   1.245317      1.2066845     1.2851863
 Wotton           |   1.2514483     1.212433      1.2917192
 Atchison         |   1.3012184     1.2529652     1.3513299
 Hemminki         |   1.1985159     1.1597189     1.2386107
 Swerdlow         |   1.2502471     1.2114996     1.2902339
-----------------+-------------------------------------------
 Combined         |   1.2495043     1.2107988     1.2894471
-------------------------------------------------------------
```

图 21 - 3　Metainf 命令的结果输出窗口(一)

Stata 输出的图形直观地显示出排除某一项研究后对 Meta 分析结果的影响,很容易看出第 3 项研究(Saarela)、第 11 项研究(Atchison)和第 12 项研究(Hemminki)对 Meta 分析的合并效应值影响较大(图 21-4)。

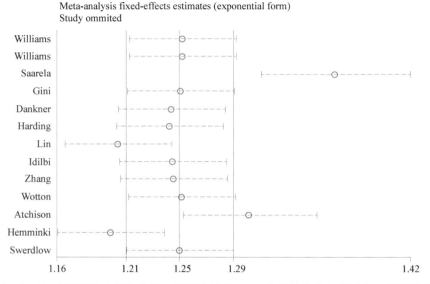

图 21-4　从 13 项研究中逐次排除一项研究后的 Meta 分析效应值点估计和 95%可信区间

在 Stata 的命令栏中输入如下命令:

• metabias lnrr selnrr, graph(begg)

输出的内容(图 21-5)包括 Begg 检验和 Egger 检验的结果。Begg 检验的统计量 $Z=0.24,P=0.807$,不拒绝无效假设,没有充足证据支持存在发表偏倚。Egger 检验的统计量 $t=1.27,P=0.231$,不拒绝无效假设,没有充足证据支持存在发表偏倚。

```
Note: default data input format (theta, se_theta) assumed.

Tests for Publication Bias

Begg's Test

    adj. Kendall's Score (P-Q) =        4
          Std. Dev. of Score =      16.39
          Number of Studies =         13
                          z =       0.24
                   Pr > |z| =      0.807
                          z =       0.18 (continuity corrected)
                   Pr > |z| =      0.855 (continuity corrected)

Egger's test
```

Std_Eff	Coef.	Std. Err.	t	P>|t|	[95% Conf. Interval]	
slope	.1352899	.0922296	1.47	0.170	-.067706	.3382858
bias	2.020412	1.593299	1.27	0.231	-1.486414	5.527239

图 21-5　Metabias 命令的结果输出窗口(一)

Stata 输出的 Begg 漏斗图如图 21 - 6 所示,横轴是 $\ln(RR)$ 的标准差,纵轴是 $\ln(RR)$。漏斗上下外侧都分布散点,对 Meta 分析结果的解释应持慎重的态度。上侧散点稍多,提示高关联效应的研究结果有高发表/检出概率的潜在可能,但是趋势并不明显,对称性尚未被明显破坏,尚不能提示存在发表偏倚(图 21 - 3)。

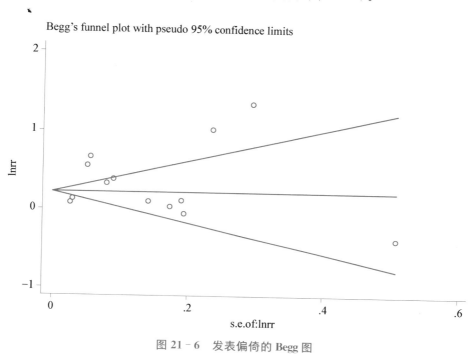

图 21 - 6　发表偏倚的 Begg 图

二、统计方法

Meta 分析合并效应量的统计方法随所选用的效应模型和效应指标的不同而有所不同。本节介绍随机效应模型合并比值比(OR)的统计方法。

例 21 - 2:有 7 项病例对照研究报道了 2 型糖尿病与口腔癌的关联,但结果不一致(表 21 - 3)。研究者拟通过随机效应模型对 2 型糖尿病与口腔癌间的关联进行 Meta 分析。

表 21 - 3　2 型糖尿病与口腔癌关联的 7 项病例对照研究的结果

研究	口腔癌组		对照组		OR_i	y_i	W_i	$W_i y_i$	$W_i y_i^2$
	糖尿病 (a_i)	无糖尿病 (b_i)	糖尿病 (c_i)	无糖尿病 (d_i)					
1	142	656	19 705	131 674	1.446 5	0.369 1	115.942 2	42.796 9	15.797 3
2	89	521	32	542	2.893 4	1.062 4	21.621 5	22.971 0	24.404 8

研究	口腔癌组		对照组		OR_i	y_i	W_i	$W_i y_i$	$W_i y_i^2$
	糖尿病 (a_i)	无糖尿病 (b_i)	糖尿病 (c_i)	无糖尿病 (d_i)					
3	45	986	87	2 324	1. 219 1	0. 198 1	28. 440 6	5. 635 3	1. 116 6
4	61	288	209	854	0. 865 5	− 0. 144 5	38. 727 7	− 5. 595 8	0. 808 5
5	114	310	233	573	0. 904 4	− 0. 100 5	55. 448 4	− 5. 574 0	0. 560 3
6	9	116	13	245	1. 462 2	0. 379 9	4. 981 7	1. 892 7	0. 719 1
7	69	513	65	725	1. 500 2	0. 405 6	30. 115 0	12. 215 1	4. 954 6
合计							295. 277 1	74. 341 3	48. 361 3

1. 同质性检验　假设：

H_0：$OR_1 = OR_2 = OR_3 = OR_4 = OR_5 = OR_6 = OR_7$

H_1：各研究的 OR_i 值不全相等

根据从原始研究中提取的数据(表 21 - 3)，计算效应值(ES)、效应值的标准误($SE_{\ln(OR_i)}$)和每项研究的权重系数(W_i)。

$$ES = \ln(OR_i) \qquad \text{(公式 21 - 2)}$$

$$SE_{\ln(OR_i)} = \sqrt{\frac{1}{a_i} + \frac{1}{b_i} + \frac{1}{c_i} + \frac{1}{d_i}} \qquad \text{(公式 21 - 3)}$$

$$W_i = \frac{1}{SE_{\ln(OR_i)}^2} = \left(\frac{1}{a_i} + \frac{1}{b_i} + \frac{1}{c_i} + \frac{1}{d_i}\right)^{-1} \qquad \text{(公式 21 - 4)}$$

检验统计量 Q 的计算公式：

$$Q = \sum W_i y_i^2 - \frac{\left(\sum W_i y_i\right)^2}{\sum W_i} \qquad \text{(公式 21 - 5)}$$

本例中 $Q = 48.3613 - \dfrac{(74.3413)^2}{295.2771} = 29.64$

本例中 $v = k - 1 = 6$，$Q = 29.64 > \chi^2_{0.10,6} = 10.64$，$P < 0.10$，拒绝 H_0，即 7 个研究结果具有异质性。

本例的 I^2 指数的计算过程如下：

$$I^2 = \frac{29.64 - 6}{29.64} \times 100\% = 79.8\%$$

本例的 $I^2 > 50\%$，提示研究间的异质性具有显著性，提示有必要探索异质性来源。

2. 计算合并 OR 值　当 $Q \geq k - 1$ 时，随机效应模型中的权重系数为：

$$W_i^* = (W_i^{-1} + h)^{-1} \qquad \text{(公式 21 - 6)}$$

$$h = \frac{Q - k + 1}{\sum W_i - \sum W_i^2 / \sum W_i} \qquad \text{（公式 21 - 7）}$$

加权均数 $\overline{y}$ 是：

$$\overline{y} = \frac{\sum W_i^* \, y_i}{\sum W_i^*} = \frac{14.013\,4}{49.092\,4} = 0.285\,4$$

加权均数的方差是：

$$S_{\overline{y}}^2 = (\sum W_i^*)^{-1} = (49.092\,4)^{-1} = 0.020\,4$$

合并的 OR 值是：

$$OR = \exp(\overline{y}) = \exp(0.285\,4) = 1.33$$

3. 计算合并 OR 值的 95％置信区间　$95\%CI$ 则为：

$$95\%CI : \exp(\overline{y} \pm 1.96 S_{\overline{y}}) \qquad \text{（公式 21 - 8）}$$

本例中：

$$\exp(0.285\,4 \pm 1.96 \times \sqrt{0.020\,4}) = 1.01 \sim 1.76$$

合并 OR 值的 95％可信区间不包括 1，可推断 2 型糖尿病患者发生口腔癌的风险升高。

4. 合并效应的假设检验　假设：

H_0：合并 OR 值的总体均数 $=1$

H_1：合并 OR 值的总体均数 $\neq 1$

采用 Z 检验：

$$Z = \frac{\overline{y}}{S_{\overline{y}}} = \frac{0.285\,4}{\sqrt{0.020\,4}} = 2.00$$

查 Z 临界值表可知，$P < 0.05$，拒绝 H_0，推断合并效应量的总体均数不为 1，可推断 2 型糖尿病患者与口腔癌间存在统计学关联。

第四节　连续变量资料的 Meta 分析方法

连续性变量资料如身高、体重、血压、血糖、住院时间等，往往有度量衡单位，且能够做到精确测量。对连续变量开展 Meta 分析，通常事先把资料组织成下表格式（表 21 - 4）。

表 21-4 连续变量资料的数据整理

研究编号	处理组			对照组		
	样本量(n_1)	均数(x_1)	标准差(sd_1)	样本量(n_2)	均数(x_2)	标准差(sd_2)
1						
2						
3						
4						
…						
k						

例 21-3:某研究者拟评价心理干预对抑郁患者的抑郁情绪的改善效果。6 项研究评价了连续 8 周心理干预对抑郁评分(X)的作用。数据见表 21-5,试对其进行 Meta 分析。

表 21-5 心理干预对抑郁患者的抑郁评分的影响

纳入研究	心理干预组			对照组			S_i	d_i	w_i	$w_i d_i$	$w_i d_i^2$	w_i'	$w_i' d_i$	$w_i' d_i^2$
	n_1	$\overline{X}_1$	S_1	n_2	$\overline{X}_2$	S_2								
1	29	3.84	0.59	29	6.13	0.57	0.5801	-3.8946	1.7239	-18.6119	72.4857	1.2317	-4.7971	18.6827
2	27	10.6	0.97	23	12.1	1.05	1.0075	-1.4655	0.9926	-14.1146	20.6851	1.4156	-2.0745	3.0402
3	30	45.87	6.75	30	50.94	6.42	6.5871	-0.7597	0.1518	-10.5786	8.0365	1.4827	-1.1264	0.8557
4	36	42.4	6.6	33	45.7	5.5	6.0994	-0.5350	0.1639	-8.8745	4.7475	1.5085	-0.8070	0.4317
5	42	8.52	4.61	42	13.17	5.59	5.1235	-0.8993	0.1952	-17.0736	15.3536	1.5261	-1.3723	1.2341
6	45	10.2	4.9	53	16.2	5.6	5.2907	-1.1252	0.1890	-23.5296	26.4752	1.5374	-1.7299	1.9465
合计	209			210					3.4164	-92.782	147.7835	8.7021	-11.9073	26.1909

一、Stata 软件实现 Meta 分析

在 Stata 的命令栏中输入如下命令:

• metan n1 x1 s1 n2 x2 s2, random

Stata 输出结果(图 21-7)包括如下内容:

(1) 研究的名字(Study)、各研究的标准化均差(SMD)、各研究标准化均差的 95% 可信区间(95% Conf. Interval)、各研究在 Meta 分析中的权重系数(% Weight)、汇总标准化均数差(D+L pooled SMD)及其 95% 可信区间。

(2) 异质性检验的 Q 统计量为:$Q=47.85$,自由度为 5,对应的 P 值为:$P=0.000$。拒绝无效假设,认为各项研究的效应值间存在显著的异质性。

(3) $I^2=89.6\%$,大于 50%,表示各项研究的效应值间存在显著的异质性。

(4) 汇总效应的假设检验:$Z=4.03$,$P=0.000$。拒绝无效假设,认为心理干预显著

地降低抑郁患者的抑郁评分。

```
        Study    |   SMD   [95% Conf. Interval]    % Weight
-----------------+-----------------------------------------------
1                | -3.948    -4.842    -3.054       14.24
2                | -1.489    -2.120    -0.858       16.28
3                | -0.770    -1.295    -0.245       17.03
4                | -0.541    -1.022    -0.060       17.31
5                | -0.908    -1.357    -0.458       17.51
6                | -1.134    -1.563    -0.706       17.63
-----------------+-----------------------------------------------
D+L pooled SMD   | -1.388    -2.063    -0.713      100.00
-----------------+-----------------------------------------------

Heterogeneity chi-squared =  47.85 (d.f. = 5) p = 0.000
I-squared (variation in SMD attributable to heterogeneity) =  89.6%
Estimate of between-study variance Tau-squared =  0.6247

Test of SMD=0 : z=  4.03 p = 0.000
```

图 21 - 8　Metan 命令的结果输出窗口

Stata 输出的森林图如下(图 21 - 8)。森林图中的垂直实线代表无效线(SMD＝0 的位置),图中的 6 条横线分别代表本次 Meta 分析所纳入的 6 个研究的 SMD 值和 95％可信区间,横线的中点代表该研究效应的点估计值,线条的左、右端分别代表了该研究 SMD 点估计值的 95％可信区间的下限和上限,线条的长度表示该研究 SMD 点估计值的 95％可信区间宽度,横线中央的方块的大小代表该研究在 Meta 分析中的权重。当线条横跨无效线(本例中不存在)时,则按 $\alpha＝0.05$ 水准可认为该研究的 SMD 不具有统计显著性。当横线与无效线不相交(第 1～6 条横线)时,按 $\alpha＝0.05$ 水准可认为该研究的效应具有统计显著性。由于横线位于无效线的左侧,研究组的效应量小于对照组,即抑郁评分降低。森林图最下端的菱形的上下角连线(即垂直虚线)表示合并 SMD 的点估计值,菱形的左右角分别表示合并 SMD 的 95％可信区间的下限和上限。

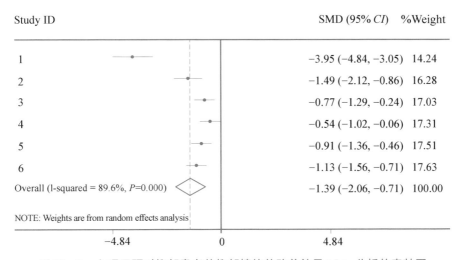

图 21 - 8　心理干预对抑郁患者的抑郁情绪的改善效果 Meta 分析的森林图

在 Stata 的命令栏中输入如下命令：

• metainf _ES _seES, print

输出的表格(图 21-9)中包括如下内容：从 Meta 分析中排除掉的某项研究的名字 (study omitted)、排除某项研究后再次执行 Meta 分析所得的汇总效应值(coef.)、汇总 效应值的 95%可信区间(95% Conf. Interval)。

```
-----------------------------------------------------------------------
Study ommited    |  Coef.        [95%  Conf.  Interval]
-----------------+-----------------------------------------------------
1                |  -.93688041   -1.1558747    -.71788609
2                |  -1.0583289   -1.2842653    -.83239233
3                |  -1.1735475   -1.4061981    -.94089681
4                |  -1.244819    -1.4819572    -1.007681
5                |  -1.1648308   -1.4062533    -.92340839
6                |  -1.0985116   -1.3435466    -.85347641
-----------------+-----------------------------------------------------
Combined         |  -1.1072754   -1.3199826    -.89456829
-----------------------------------------------------------------------
```

图 21-9   Metainf 命令的结果输出窗口(二)

Stata 输出的图形直观地显示出排除第一项研究后对 Meta 分析结果的影响最大(图 21-10)。

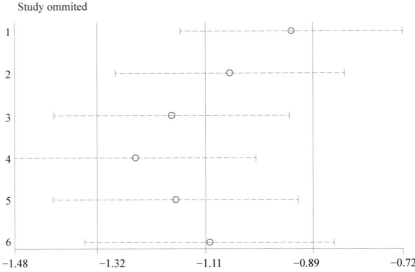

图 21-10   从 6 项研究中逐次排除一项研究后的 Meta 分析效应值点估计和 95%可信区间

在 Stata 的命令栏中输入如下命令：

• metabias _ES _seES, graph(begg)

输出的内容(图 21-11)包括 Begg 检验和 Egger 检验的结果。Begg 检验的统计量

$Z=-0.94$，$P=0.348$，不拒绝无效假设，没有充足证据支持存在发表偏倚。Egger 检验的统计量 $t=-3.18$，$P=0.034$，拒绝无效假设，有充足证据支持存在发表偏倚。

```
Note: default data input format (theta, se_theta) assumed.

Tests for Publication Bias

Begg's Test

  adj. Kendall's Score (P-Q) =          -5
      Std. Dev. of Score =        5.32
      Number of Studies =           6
                     z =        -0.94
               Pr > |z| =        0.348
                     z =         0.75 (continuity corrected)
               Pr > |z| =        0.452 (continuity corrected)
```

Egger's test

Std_Eff	Coef.	Std. Err.	t	P>|t|	[95% Conf. Interval]	
slope	1.765571	.9255448	1.91	0.129	-.8041532	4.335296
bias	-11.06815	3.481672	-3.18	0.034	-20.73482	-1.401482

图 21 - 11　Metabias 命令的结果输出窗口(二)

Stata 输出的 Begg 漏斗图如下(图 21 - 12)，横轴是 SMD 的标准差，纵轴是 SMD。漏斗图外的散点破坏漏斗的对称性，提示发表偏倚的可能性，对结果的解释应持慎重态度。

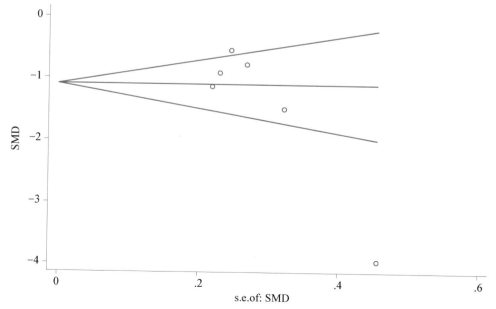

图 21 - 12　心理干预对抑郁患者的抑郁情绪的改善效果 Meta 分析的 Begg 漏斗图

二、统计方法

1. 计算各研究相关统计量　计算每个研究的标准化均数差(d_i)及其标准误(S_{e_i})、各研究权重(w_i)、加权均数($\overline{d}$)和加权方差估计值,部分结果见表 21 - 5。

$$d_i = \frac{\overline{X}_{1i} - \overline{X}_{2i}}{S_i}\left(1 - \frac{3}{4N_i - 9}\right) \qquad \text{(公式 21 - 9)}$$

$$S_i = \sqrt{\frac{(n_{1i} - 1)S_{1i}^2 + (n_{2i} - 1)S_{2i}^2}{n_{1i} + n_{2i} - 2}} \qquad \text{(公式 21 - 10)}$$

$$S_{e_i} = \sqrt{\frac{N_i}{n_{1i}n_{2i}} + \frac{d_i^2}{2(N_i - 3.94)}} \qquad \text{(公式 21 - 11)}$$

其中,$N_i = n_{1i} + n_{2i}$

$$w_i = \frac{1}{S_{e_i}^2} \qquad \text{(公式 21 - 12)}$$

2. 同质性检验　假设:

$H_0: \delta_1 = \delta_2 = \delta_3 = \cdots = \delta_K$,即各研究总体效应值相同

H_1:各研究总体效应值不全相同

计算检验统计量:

$$Q = \sum w_i d_i^2 - \frac{(\sum w_i d_i)^2}{\sum w_i} = 147.7835 - \frac{(-92.7828)^2}{84.8222} = 46.29$$

本例中 $v = k - 1 = 5$,$Q = 46.29 > \chi_{0.10,5}^2$,$P < 0.10$,拒绝 H_0,即这 6 项研究间具有异质性,本例选用随机效应模型。

计算 I^2 统计量:

$$I^2 = \frac{Q - (k - 1)}{Q} = \frac{46.29 - (6 - 1)}{46.29} = 89\%$$

$I^2 > 50\%$ 表明 Meta 分析纳入的 6 项研究具有高度的异质性,这与 Q 统计量检验的判断结果一致。

3. 计算合并统计量及其可信区间　使用随机效应模型,应对权重 w_i 进行调整:

$$w_i' = \frac{1}{\dfrac{1}{w_i} + \tau^2} \qquad \text{(公式 21 - 13)}$$

其中 τ^2 为研究间方差,其计算公式为:

$$\tau^2 = \max\left[0, \frac{Q-(k-1)}{\sum w_i - \left(\sum w_i^2 / \sum w_i\right)}\right] \qquad (公式 21-14)$$

加权均数 $\overline{d}_{DL}$ 的计算公式为：

$$\overline{d}_{DL} = \frac{\sum w'_i d_i}{\sum w'_i} \qquad (公式 21-15)$$

合并效应量的 95% 置信区间为：

$$\overline{d}_{DL} \pm \frac{1.96}{\sqrt{\sum w'_i}} \qquad (公式 21-16)$$

本例 Meta 分析中间过程所涉及到的参数 S_i、w'_i、d_i 列在表 21-5 中。合并标准化均差的点估计值和 95% 可信区间的计算如下：

$$\overline{d}_{DL} = \frac{\sum w'_i d_i}{\sum w'_i} = \frac{-11.9073}{8.7021} = -1.37$$

$$95\%CI = -1.37 \pm \frac{1.96}{\sqrt{8.7021}} = (-2.03, -0.70)$$

Meta 分析的结果显示：通过连续 8 周心理干预，抑郁患者的抑郁评分降低了 1.37 分，95% 可信区间为（-2.03，-0.70）。

第五节　Meta 分析的质量评估

一、Meta 分析的方法学质量评估

高质量的 Meta 分析是最高等级的证据，是循证医学和循证决策成功的关键要素之一。对 Meta 分析的方法学开展质量评估具有重要意义。目前已经发表了许多用于方法学质量评估的量表或清单，研究者可根据研究目的和研究类型选择恰当的评价工具。比如，对随机对照临床试验的质量评价可采用 Jadad 评分、Cochrane 协作网制订的"偏倚风险评估工具 2.0"（The Cochrane risk-of-bias tool for randomized trials，ROB 2.0）进行定性评价；观察性研究常用的质量评价工具有 CASP 清单、NOS 量表等；诊断准确性研究常用的质量评价工具有 QUADAS-2 清单、ROB 2.0、CASP 清单、STARD 声明等。

2017 年出版的 AMSTAR（Assessment of Multiple Systematic Reviews）量表可用作 Meta 分析方法学质量评价的工具，共包含 16 个条目。AMSTAR 量表的条目和评价要点见下表。如果对某条目的回答是"正确"且依据充分，此条目的评价结果就是"是"；如果对该条目的回答是"正确"但依据不够充分，此条目的评价结果就是"部分是"；如果

对该条目的回答是"不正确"或者没有相关内容,此条目的评价结果就是"否"。AMSTAR 量表的 16 项条目和说明见表 21 - 6。

研究者如果能从 Meta 分析的开始阶段就参考 Meta 分析方法学质量评估工具,有助于提高 Meta 分析的质量和可靠性。

表 21 - 6　AMSTAR 2 的 16 个条目

条目	描述及说明
1	研究问题和纳入标准是否包括了 PICOS 部分? 1) 作者应该详细描述研究对象、干预措施、对照措施和结局指标,随访时间则根据结局获得的时限进行选择性描述 2) 在 Meta 分析中,作者对 PICOS 要素描述不全
2	是否报告 Meta 分析研究方法在实施前就已确定? 报告与计划书是否不一致? 1) 作者陈述 Meta 分析是依据事先确定的研究计划,并根据研究问题、检索策略、纳入/排除标准、偏倚风险评估方法等实施研究 2) 在 1)的基础上,提前注册或发表研究计划,研究计划中包括数据合成的方法、查找异质性原因的方法、判断与计划书不一致的方法等,同时作者在文中描述了实施过程中与计划书不一致的地方 3) 作者未在 Meta 分析中提到事先准备计划书,且未检索到计划书,不能根据文中的描述判断研究方法是事先确定的
3	在纳入文献时是否说明纳入研究的类型? 1) 详细解释了只纳入 RCT 研究、只纳入非随机干预研究或两种研究类型均纳入的理由 2) 没有解释纳入何种研究类型的理由
4	是否使用了全面的文献检索策略? 1) 检索至少 2 个相关的数据库,提供检索词和(或)检索策略,对检索限制(如语言、时间)予以合理的解释 2) 在 1)基础上,补充检索纳入研究的参考文献、临床试验或研究注册平台、咨询专家、灰色文献,且在 24 个月内完成 Meta 分析 3) 仅检索 1 个数据库,和(或)未提供检索词和检索策略,和(或)未对语言、时间等限制给予合理的解释
5	是否采用双人独立开展文献选择? 1) 由至少 2 名研究者"背对背"完成文献筛选,如有争议讨论解决;或由 1 位研究者独立完成文献筛选,第二位研究者对纳入研究进行抽样检查,且一致性≥0.8 2) 由 1 位研究者独立完成文献筛选,或文中未对文献筛选过程进行描述
6	是否采用双人独立完成数据提取? 1) 由至少 2 名研究者独立完成数据提取,或由 1 位研究者独立完成文献筛选,第二位研究者对提取的数据进行抽样检查、核对,且一致性≥0.8 2) 由 1 位研究者独立完成数据提取,或文中未对数据提取过程进行描述
7	是否提供了排除文献清单并说明其原因? 1) 作者提供了根据全文阅读进行筛选的所有被排除研究的清单 2) 作者提供了根据全文阅读进行筛选的所有被排除研究的清单和排除理由 3) 作者未列出进入全文阅读阶段中被排除研究的清单,和(或)排除理由
8	是否详细地描述了纳入的研究? 1) 作者描述了研究对象、干预措施、对照措施、结局指标、研究设计类型等基本特征 2) 作者详细描述了研究对象、干预/对照措施(包括相关的剂量)、研究设置、结局指标、研究设计、随访时间等基本特征 3) 作者未全面描述纳入研究的基本特征

续　表

条目	描述及说明
9	是否采用合适工具评估每个纳入研究的偏倚风险? （1）RCT 研究： 　1）作者选择了合适的偏倚风险评估工具对存在的因未隐藏的分配、结局测量时患者与测评者的非双盲所致的偏倚进行评估 　2）在 1)的基础上,作者选择了合适的偏倚风险评估工具,还对因非真正的随机分配、选择性报告所致的偏倚进行评估 　3）Meta 分析只纳入了非随机干预研究 　4）作者未对纳入的 RCT 干预研究中存在的偏倚进行评估,或对存在的偏倚评估不当 （2）非随机干预研究： 　1）选择合适的偏倚风险评估工具对混杂偏倚、样本的选择偏倚进行评估 　2）选择合适的偏倚风险评估工具对混杂偏倚、样本的选择偏倚、暴露和结局的测量偏倚、对研究结局和数据分析的选择性报告偏倚进行评估 　3）Meta 分析只纳入 RCT 研究 　4）未对纳入研究中存在的偏倚风险进行评估或评估不当
10	是否报告所纳入各个研究的资助来源? 1）报告了纳入研究的资金来源,或文中提示查找了这些信息但未报告 2）未查找、关注、报告纳入研究的资金来源信息
11	是否采用了合适的统计方法合并研究结果? 1）对于 RCT 干预研究,选择合适的效应量、统计方式可以进行数据合成,调查了异质性的来源并且对存在的异质性进行了校正 2）对于非随机干预研究,选择合适的效应量、统计方式可以进行数据合成,调查了异质性的来源并且对存在的异质性进行了校正。同时,对经过混杂因素校正的或未校正的结果数据进行分析。当同时纳入 RCT 干预研究和非随机干预研究时,通过亚组分析评价各自的效应量 3）选择了不恰当的统计学方法
12	是否评估了每个纳入研究的偏倚风险对 Meta 分析结果或其他证据综合结果潜在的影响? 1）只纳入高质量、低偏倚的 RCT 干预研究 2）纳入不同偏倚风险的 RCT 和(或)非随机干预研究,且调查了偏倚风险对总效应产生的可能影响 3）未调查存在的偏倚风险对总效应的影响
13	解释/讨论 Meta 分析结果时是否考虑纳入研究的偏倚风险? 1）只纳入高质量、低偏倚的 RCT 干预研究 2）纳入不同偏倚风险的 RCT 和(或)非随机干预研究,且讨论了偏倚风险对结果的影响 3）未调查纳入研究存在的偏倚风险对总效应的影响
14	是否对 Meta 分析结果中的异质性进行合理的解释和讨论? 1）Meta 分析结果中不存在显著异质性 2）调查了结果中异质性的来源,并讨论了其对研究结果的影响 3）未对结果中异质性的来源进行调查,和(或)未讨论其对研究结果的影响
15	是否对发表偏倚(小样本研究偏倚)进行充分的调查,并讨论其对结果可能的影响? 1）采用图形或统计学检验发表偏倚,并讨论了发表偏倚的可能性和对结果的影响 2）未检验发表偏倚,和(或)讨论其对结果的影响
16	是否报告了所有潜在利益冲突,包括所接受的用于制作 Meta 分析的资助? 1）描述资金来源,且声明没有利益冲突关系 2）描述资金来源,且说明如何处理存在的利益冲突关系 3）未描述资金来源,和(或)声明利益冲突关系

引自:陶欢,杨乐天,平安,等. 随机或非随机防治性研究系统评价的质量评价工具 AMSTAR 2 解读[J]. 中国循证医学杂志,2018,18(1):101 - 108.

二、Meta 分析的报告质量评估

PRISMA(Preferred Reporting Items for Systematic Reviews and Meta-Analyses)声明共包括 27 个条目,是 Meta 分析的报告质量的最重要的评估工具之一。清单内容见表 21-7。

有的杂志社要求作者在投稿时提供 PRISMA 文件,要求指出各条目在稿件里的位置(第几页)。研究者在撰写 Meta 分析报告时可以参考 PRISMA,有助于提高报告质量。

表 21-7　PRISMA 清单内容

项目	编号	报 告 要 求
标题		
标题	1	明确本研究报告是系统评价、Meta 分析,还是两者兼有
摘要		
结构式摘要	2	提供结构式摘要,包括背景、目的、资料来源、纳入研究的标准、研究对象和干预措施、研究评价和综合的方法、结果、局限性、结论和主要发现、系统评价的注册号等
前言		
理论基础	3	介绍当前已知的研究理论基础
目的	4	通过对研究对象、干预措施、对照措施、结局指标和研究类型(participants, interventions, comparisons, outcomes, study design, PICOS)5 个方面为导向提出需要解决的研究问题
方法		
方案和注册	5	如果已有研究方案,则说明方案内容并给出可获得该方案的途径(如网址),并且提供现有的已注册的研究信息,包括注册号
纳入标准	6	将指定的研究特征(如 PICOS 和随访的期限)和报告的特征(如检索年限、语种和发表情况)作为纳入研究的标准,并给出合理的说明
信息来源	7	针对每次检索及最终检索的结果描述所有文献信息的来源(如资料库文献,与研究作者联系获取相应的文献)
检索	8	至少说明一个资料库的检索方法,包含所有检索策略的使用,使得检索结果可以重现
研究选择	9	说明纳入研究被选择的过程(包括初筛、合格性鉴定及纳入系统评价等步骤,还可包括纳入 Meta 分析的过程)
资料提取	10	描述资料提取的方法(例如预提取表格、独立提取、重复提取)以及任何向报告作者获取或确认资料的过程
资料条目	11	列出并说明所有资料相关的条目(如 PICOS 和资金来源),以及作出的任何推断和简化形式
单个研究存在的偏倚	12	描述用于评价单个研究偏倚的方法(包括该方法是否用于研究层面或结局层面),以及在资料综合中该信息如何被利用
概况效应指标	13	说明主要的综合结局指标,如相对危险度、均值差
结果综合	14	描述结果综合的方法,如果进行了 Meta 分析,则说明异质性检验的方法

续　表

项目	编号	报　告　要　求
研究偏倚	15	详细评估可能影响数据综合结果可能存在的偏倚(如发表偏倚和研究中的选择性报告偏倚)
其他分析	16	对研究中其他的分析方法进行描述(如敏感性分析或亚组分析、Meta 回归分析),并说明哪些分析是预先制定的
结果		
研究选择	17	报告初筛的文献数,评价符合纳入标准的文献数以及最终纳入研究的文献数,同时给出每一步排除文献的原因,最好提供流程图
研究特征	18	说明每一个被提取资料的文献特征(如样本含量、PICOS 和随访时间),并提供引文出处
研究内部的偏倚风险	19	说明每个研究中可能存在偏倚的相关数据,如果条件允许,还需要说明结局层面的评估(见条目 12)
单个研究的结果	20	针对所有结局指标(有效性或有害性),说明每个研究的各干预组结果的简单合并和综合效应值及其置信区间,最好以森林图形式报告
结果的综合	21	说明每个 Meta 分析的结果,包括置信区间和异质性检验的结果
研究间偏倚	22	说明研究间可能存在偏倚的评价结果(见条目 15)
其他分析	23	如果有其他分析,则给出分析结果(如敏感性分析或亚组分析、Meta 回归分析,见条目 16)
讨论		
证据总结	24	总结研究的主要发现,包括每一个主要结局的证据强度;分析它们与主要利益集团的关联性(如医疗保健的提供者、使用者及政策决策者)
局限性	25	探讨研究层面和结局层面的局限性(如偏倚的风险)以及系统评价的局限性(如检索不全面、报告偏倚等)
结论	26	给出对结果的概要性解析,并提出对未来研究的提示
资金支持		
资金	27	描述本系统评价的资金来源及其他支持(如提供资料)以及资助者在完成系统评价中所起的作用

引自:MOHER D，LIBERATI A，TETZLAFF J，et al. The PRISM A Group. Preferred Reporting Items for Systematic Reviews and meta-analyses：the PRISMA statement［J］. PLoS Med，2009,6(6):el000097.

（张志将）

参考文献

［1］陶欢,杨乐天,平安,等. 随机或非随机防治性研究系统评价的质量评价工具 AMSTAR 2 解读［J］.中国循证医学杂志,2018,18(1):101－108.

［2］于晨,刘欣娟,黄菊,等. 心理干预对脑卒中后抑郁治疗效果的系统评价［J］. 中国循证医学杂志,2011,11(6):670－680.

［3］　MOHER D，LIBERATI A，TETZLAFF J，et al. The PRISM a group. Preferred reporting items for systematic reviews and meta-analyses：the PRISMA statement [J]. PLoS Med，2009,6(6):el000097.

［4］ YAN P，WANG Y，FU T，et al. The association between type 1 and 2 diabetes mellitus and the risk of leukemia：a systematic review and meta-analysis of 18 cohort studies [J]. Endocr J，2021,68(3):281－289.

［5］ YAN P，WANG Y，YU X，et al. Type 2 diabetes mellitus and risk of head and neck cancer subtypes：a systematic review and meta-analysis of observational studies [J]. Acta Diabetol，2021,58(5):549－565.

第二十二章 生殖健康流行病学

第一节 概 述

一、概念

生殖健康（reproductive health）是一个内涵十分丰富、意义非常深远的新概念，提出于 20 世纪 80 年代末，近年来不断得到深化与完善。1994 年联合国人口与发展大会（International Conference on Population and Development，ICPD）将生殖健康写入大会《行动纲领》："生殖健康是指在身体、心理和社会的完好状态中完成生殖过程，而不仅仅是生殖过程中没有疾病和紊乱。这个概念意味着：①人们具备生殖能力，妇女能安全地妊娠和分娩，婴儿能存活并能健康地成长；②人们能够没有健康危害而实现生育调节，有安全和满意的性生活。要实现生殖健康就离不开生殖保健，生殖保健的定义为通过预防和解决生殖健康问题而促进生殖健康的各种方法、技术和服务。

生殖健康流行病学（reproductive health epidemiology）是应用流行病学的方法，研究人群生殖健康问题及其影响因素，提出促进生殖健康的策略和措施，最大限度地提高男性和女性人群生殖健康水平的科学。生殖健康流行病学应用医学、流行病学和社会科学等的研究方法，进行有关生殖与生育调节、出生人口数量的调节与质量的提高、母婴保健与性健康等内容的研究，目的是消除生殖和婴幼儿成长过程中有关疾病和死亡的风险，使妇女、儿童及全人群处于完好的身体、精神和社会适应状态。

近几十年来，有关生殖健康流行病学的研究受到普遍重视，并形成了如生育力流行病学、流产流行病学、围产流行病学、出生缺陷流行病学等分支。同时，与遗传等基础学科、妇产科和儿科等临床学科的多学科广泛合作，使生殖健康流行病学的研究得以广泛发展。

二、历史与现状

早在 19 世纪，生殖流行病学研究的雏形就已形成。维也纳一名产科大夫发现由医学实习生在医院接生的产妇死于产褥热多于助产士接生者。他经调查与分析后发现,造成这种差异的原因是助产士在两次接生之间洗手,而实习生不洗手。现代生殖流行病学在20世纪有了很大的发展。欧洲在18、19世纪和美国在20世纪早期相继建立了出生和死亡登记制度,为卫生工作者研究孕产妇和婴儿死亡的危险因素提供了基础数据,并促进了危险因素干预策略的制定。例如,当发现婴儿死亡率与卫生环境和营养之间存在联系后,就建立了为正在哺乳的母亲提供牛奶的奶站。类似的干预措施还使美国的孕产妇死亡率在1915—1965年间下降了95%。在瑞典,从1749年政府卫生局开始系统建立出生和死亡的生命统计两年后卫生局发现如果由助产士助产,则当年651个孕产妇死亡中至少有400名妇女的死亡是可以避免的。由此,瑞典政府通过培训接生员、使用产钳和无菌技术这三项措施,使其国家的孕产妇死亡率在剖宫产、输血和抗生素发明之前就处于当时的世界领先水平。

全球生殖健康状况在过去的数十年中有了相当大的改善,但也出现了一些新问题,尤其是健康的公平性问题突显。据《2020年世界卫生统计》报告,孕产妇与儿童生存状况已得到了很大的改善,但2017年仍然有29.5万女性由于妊娠或分娩而失去生命,非洲撒哈拉和南亚地区的孕产妇死亡占了全球的86%。在2000—2017年间,平均每年的孕产妇死亡率下降幅度约为2.9%;如果降幅可以持续增大,达到可持续发展目标(至2030年,每个国家/地区孕产妇死亡率降至70/10万),则可以避免至少一百万孕产妇死亡。大多数产妇死亡可以通过适宜的围产期管理来预防,包括产前保健,分娩时的专业助产服务和产后数周内的保健和支持性服务。2014—2019年的数据显示,全球约81%的分娩是在专业助产人员的支持下进行的,但在非洲撒哈拉地区,只有60%的分娩获得了专业助产人员的服务。减少孕产妇的死亡也可通过改善出生间隔实现。在全球范围内,使用现代避孕方法的妇女比例在2020年约为76.8%,而在非洲撒哈拉地区,该率仅为55.5%。

我国生殖健康状况经过几代卫生工作者的努力和社会经济条件的发展,在多方面发生了较大的变化,婴儿死亡率从1949年的200‰下降到2020年的5.4‰。孕产妇死亡率从1500/10万降到16.9/10万;总和生育率近30年来始终低于更替水平。然而在不同的地区、不同民族和城乡之间生殖健康的状况存在较大差异,特别是边远和广大农村地区的生殖健康问题尤其严重,不断产生的生殖健康问题给生殖健康流行病学的研究提出了新的课题。

三、生殖健康研究的意义

流行病学方法可用于人类生殖健康的许多领域,用流行病学方法可以解决生殖健康相关的重要公共卫生问题。

(一) 描述生殖现象的流行状况

通过生殖现象流行状况的描述,了解存在生殖健康问题的亚人群,从而确定目标人群并为之提供干预;为病因学研究提供病因假设和人群基础资料。如描述应用宫内节育器的妇女罹患盆腔炎（pelvic infection，PID）的研究能确定潜在的危险因素，并提供信息，为分析性研究提供假设线索。

（二）发现和确定生殖健康问题

流行病学病因学研究可用于阐明影响生殖健康的危险因素，探索生殖健康相关疾病的病因，为进一步进行干预试验提供依据。问题的确定包括描述人群生殖特征、发现影响生殖健康问题的原因及危险因素，以及进行持续的监测以观察问题的变化趋势。

大量的分析流行病学研究已经证实母亲吸烟与妊娠结局有关，一项基于2011—2018年美国生命信息统计系统包含了2 500万对母子妊娠和出生结局的研究显示，孕前与孕期抽烟与增高的早产率显著相关，即便是低剂量的抽烟仍与升高的早产率相关，且抽烟量与早产存在剂量反应关系。有研究曾估计，如果能有效地消除吸烟这一危险因素，美国的婴儿死亡率可下降10％。

（三）评价避孕节育方法的效果

避孕节育，无论是对妇女个人发展、家庭建设还是社会进步都具有重要意义。目前的避孕节育措施有绝育、宫内节育器（intrauterine device，IUDs）、口服避孕药、避孕针及皮下埋植剂等，新的避孕节育方法还在随科学的发展而不断出现，对各种方法及药品的近远期效果的评价成为亟需解决的问题。

（四）提供预防和控制生殖健康问题的策略及措施

目前在生殖健康领域已开展了大量研究，但影响生殖健康的因素仍未完全明确，在已知的一些危险因素中，可以通过各种有效措施加以控制及治疗。而对那些原因不清的生殖健康问题应采用综合性的防治对策加以预防和控制。策略有全人群策略及高危人群策略，措施可采用病因预防、三早预防及临床治疗等措施。

第二节　生殖健康研究方法

一、衡量生殖健康的常用指标

世界卫生组织对"活产"的定义：妊娠的产物从母体中完全排出时具有呼吸、心跳、脐带动脉搏动和明确的随意肌运动这四种生命现象之一的，即为活产（不管这种现象持续多长时间）。其对"死亡"的定义为：在出生后的任何时候，全部生命现象永远消失称为死亡。活产之前的死亡称为"胎儿死亡"，不应包括在生命统计的"死亡"中。国际疾病分类第十版（ICD-11）对孕产妇死亡定义为：妇女在妊娠期至产后42天以内，由于任何与妊娠有关的原因所致的死亡称为孕产妇死亡，但不包括意外事故死亡。"与妊娠有关的原因"可分为两类：①直接产科原因，包括对妊娠合并症（妊娠期、分娩期及产褥期）的疏忽、治疗不正确等；②间接产科原因，妊娠之前已存在的疾病，由于妊娠使病情恶化引起的死亡。ICD-11同时定义了后期产妇死亡（late maternal death）：妇女因直接或间接产科原因死亡,在妊娠终止后超过 42 天但不到一年。

（一）生育指标

1. 粗出生率(crude birth rate，CBR)　指某地某年平均每千人中的出生数,其公式为:

$$粗出生率 = \frac{同年活产总数}{某年平均人口数} \times 1000‰ \qquad (公式 22-1)$$

上式中平均人口数的取值,在人口普查年,可用普查所得的该地该年 7 月 1 日零时的人口总数;在非人口普查年,则用上年末及本年末两个人口数的平均值。粗出生率的优点在于资料易获得,计算简便,但缺点是受人口的年龄、性别构成和婚姻状况的影响。因此,只能粗略地反映生育水平。

2. 总生育率(general fertility rate，GFR)　指某地某年平均每千名育龄妇女(15~49 岁)的活产数,其公式为:

$$总生育率 = \frac{同年活产总数}{某年 15 \sim 49 岁妇女数} \times 1000‰ \qquad (公式 22-2)$$

总生育率消除了总人口中年龄性别构成不同对生育水平的影响,较粗出生率能更准确地反映生育水平。但在育龄妇女中,不同的年龄阶段生育能力有很大的差别,故该指标受育龄妇女内部年龄构成的影响。

3. 年龄别生育率(age-specific fertility rate，ASFR)　又称年龄组生育率,其公式为:

$$年龄别生育率 = \frac{同年该年龄组妇女活产数}{某年某年龄组妇女数} \times 1000‰ \qquad (公式 22-3)$$

年龄别生育率消除了育龄妇女内部年龄构成不同对生育水平的影响。

（二）围产儿死亡率

围产期是指胎儿体重≥1 000 g 或身长≥35 cm,或孕期满 28 周至出生后 7 天以内的时期。在此期间的死亡称为围产儿死亡。围产儿死亡率(perinatal mortality)的公式为:

$$围产儿死亡率 = \frac{同年围产期死胎数 + 死产数 + 出生 7 天内死亡数}{某年围产期死胎数 + 死产数 + 活产数} \times 1000‰$$

$$(公式 22-4)$$

死胎指妊娠 28 周及以上,临产前死于宫内,出生后无生命征兆者;死产指妊娠 28 周及以上,临产前胎儿存活,产程中胎儿死亡,出生后无生命征兆者。围产期死亡率是衡量孕前、孕期、产期、产后保健工作质量的敏感指标,它不能从出生报告及死亡报告直接计算,必须利用产科病历记录来分析。由于许多国家和地区使用的围生期定义不同,所计算的围产儿死亡率各异,因此,在比较不同国家和地区的围产儿死亡率时应予注意。

（三）孕产妇死亡率

孕产妇死亡率(maternal mortality ratio，MMR)指某年中由于怀孕和分娩及并发症造成的孕产妇死亡人数与同年出生活产数之比,用来表示孕产妇死于妊娠、分娩或产后并发症的可能性大小。以万分率或十万分率表示,其公式为:

$$孕产妇死亡率 = \frac{同年孕产妇死亡数}{某年活产总数} \times \frac{100\,000}{10\,万}$$ （公式22 - 5）

理论上,分母(危险暴露人口数)应该包括某一时期内的所有妊娠妇女,由于难以确定死胎和人工终止妊娠数,因而通常用活产数作分母。孕产妇死亡率包括围产孕妇死亡率和围产产妇死亡率,是一项衡量社会发展与孕产妇保健水平的重要指标。围产儿的死亡与母亲死亡直接相关,如果产程中或分娩时母亲死亡,胎儿也常常死亡;如果母亲产后死亡,也常导致活产婴儿的死亡。

（四）人流活产比

人流活产比(ratio of induced abortion and live birth)表示每100个活产,有多少人工流产。其公式为:

$$人流活产比 = \frac{同年内人工流产次数}{某年活产总数} \times 100\%$$ （公式22 - 6）

像孕产妇死亡率一样,计算人工流产的危险暴露人口数可以用一定时期的活产数代替妊娠总数。人流活产比间接反映了计划外怀孕的情况。

（五）婴儿死亡率

婴儿死亡率(infant mortality rate,IMR)指某地某年平均每千名活产中不满1周岁婴儿的死亡数。其公式为:

$$婴儿死亡率 = \frac{同年内不满1周岁婴儿的死亡数}{某年活产总数} \times 1000‰$$ （公式22 - 7）

由于婴儿对外环境的抵抗能力较弱,常因肺炎、传染病和营养不良而死亡,它是反映社会卫生状况和婴儿保健工作的重要指标。通常在1周岁内,出生后28天以内的死亡率往往高于出生后28天至不满1岁的死亡率,因而将婴儿死亡率分为新生儿死亡率和婴儿后期死亡率两部分。

（六）新生儿死亡率

新生儿死亡率(neonatal mortality rate,NMR)指某地某年平均每千名活产中不满28天的新生儿的死亡数。其公式为:

$$新生儿死亡率 = \frac{同年不满28天的新生儿的死亡数}{某年活产总数} \times 1000‰$$

（公式22 - 8）

在婴儿死亡人数中,新生儿死亡约占婴儿死亡人数的一半以上,因此降低新生儿死亡率是降低婴儿死亡率的关键。但是新生儿死亡的漏报现象较严重,因此要采取有效措施防止漏报,以提高该指标的准确性。

(七) 死胎率

死胎率(fetus mortality rate)指某地某年平均每千名妊娠中的死胎数。用来衡量一定范围内妇女妊娠发生胎儿死亡的可能性大小。胎儿死亡的危险暴露人口数是某年的活产数加上死胎数。其公式为:

$$死胎率 = \frac{同年内死胎数}{某年活产数 + 死胎数} \times 1000‰ \qquad (公式 22-9)$$

二、生殖健康流行病学常用研究方法

(一) 横断面研究

横断面研究常用于调查某一特定时间、特定地区或单位人群中胎儿、婴儿及孕、产妇有关卫生事件的现况、分布及影响因素。横断面研究能够反映人群中生殖现象的现患率,并进行不同人群、时间及地区间的比较,为了解人群生殖健康状况提供基线资料,发现生殖健康问题及影响因素。如关于死于与怀孕有关的妇女的人口学特征及社会经济学因素的横断面研究能确定高危人群,而描述人工流产史的妇女罹患盆腔炎(PID)的研究能确定潜在的危险因素。影响生殖健康结局的重要特征有生育数、家庭规模、生育次序、生育间隔、产前保健、避孕使用以及生育年龄等。

对于大多数健康结局,年龄对其影响很大。通过计算不同年龄段的年龄别患病率,对识别处于最受影响或最高危险的特定年龄组很有帮助。在发达国家研究生殖结局通常限于 15～44 岁的妇女,在发展中国家可为 15～49 岁。图 22-1 显示了在智利、斯里兰卡、墨西哥和法国母亲生育年龄对孕产妇危险性的影响,以年龄为横坐标,产妇死亡率呈"J"形曲线。此图表明在这 4 个国家中,妇女在 20～29 岁间生育是最安全的,产妇死亡率在少女和高龄妇女中最高。这种关系在产妇死亡率和社会经济条件有着很大不同的国家都能被观察到。

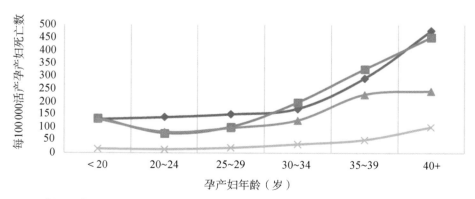

图 22-1 不同年龄孕产妇死亡率(1966—1972 年)

（二）纵向研究

纵向研究（longitudinal study）是在一个比较长的时间内对特定人群进行定期的连续多次调查，对描述生殖健康结局（如婴儿死亡率、宫外孕）的动态变化或时间趋势很有帮助。

约旦曾进行了一个生育率趋势及其决定因素的纵向研究。此生育率估计基于多次调查，如 1976 年约旦全国生育率调查、1979 年约旦生育率调查、1981 年约旦人口调查、1982 年约旦人力调查以及 1983 年约旦生育率和家庭健康调查。结果见表 22-1。

表 22-1　每 1 000 名妇女的总和生育率（TFR）和年龄别生育率（ASFR）

年份（年）	1976	1979	1981	1982	1983
TFR	7.7	7.5	7.1	6.6	6.6
ASFR（岁）					
15～19	133	66	87	40	49
20～24	344	280	252	219	228
25～29	358	361	340	332	335
30～34	336	331	316	321	305
35～39	245	262	239	245	233
40～44	104	141	134	117	127
45～49	11	50	49	45	40
时间范围（年）	1971—1975	1978—1979	1979—1981	1981—1982	1980—1983

数据来源：https://www.jstor.org/stable/2948118.

表 20-1 数据显示，从 1976—1983 年约旦育龄妇女总和生育率从 7.7 下降到 6.6。较年轻的妇女下降最明显，如 20～24 岁组妇女生育率下降了 34%，从 1971—1975 年的每 1 000 个妇女 344 个生育数下降到 1983 年的每 1 000 个妇女 228 个生育数。年龄在 40 岁以上的妇女中，生育率并没有下降。虽然从 1976—1983 年，约旦妇女的生育率有所下降，但是，每个妇女一生中生育约 7 个孩子依然意味着很高的生育率水平。该研究的进一步分析提示，约旦的生育率下降主要归因于晚婚，而非避孕使用增加。因为结婚年龄的变化引起生育率的下降是有限的，增加避孕可能是生育率下降最有效的因素。避孕除了减低人口的快速增长外，还可延长生育间隔使妇女和婴儿健康受益。

（三）监测

监测（surveillance），可提供对生殖健康服务实施及其评估效果的有用的信息，为分析性研究和干预策略的建立及评价提供连续、全面的基础信息。目前在生殖健康领域开展的监测主要有出生缺陷的监测、流产的监测和生育率的监测等。

1960 年前后欧洲因沙利度胺（Thalidomide）发生大批短肢畸形事件，引起人们对出生缺陷的重视，各国陆续对出生缺陷进行系统的监测。自 1974 年"国际出生缺陷监测系统情报交换所"成立以来，已经获得了大量的出生缺陷的流行病学资料。中国在 20 世纪 80 年代建立了以医院为基础的出生缺陷监测系统，包括县以上医院，每年监测孕 28 周以上的出生儿约 80 万,并在 1986—1987 年开展了一次全国范围的出生缺陷监测,为我国出生缺陷的患病率、种类及相关问题提供了大量科学数据。目前我国已建立了医院和人群为基础的出生缺陷监测系统。

系统的出生监测是研究大范围人群出生缺陷分布和趋势行之有效的手段,但该监测系统面临的一个主要问题是漏诊,因为很难发现所有的出生缺陷病例,难以获得准确的发病率。首先,大多数的出生缺陷发生在妊娠的最早期,胚胎缺陷、母体的选择性排斥、诊断性筛查都可能影响胚胎的生存。其次,仅查明出生时的缺陷也会存在很大的问题,出生缺陷在表现上千差万别,并非所有的出生缺陷在分娩后都很明显,随着随访时间的不同,出生缺陷的发病率也差别很大。例如先天性心脏病出生后 1 周只能发现 40%～50%,生后 1 个月仅能发现 50%～60%,智力发育迟缓要更长的一段时间才能表现出来,有些神经发育异常可能终生不被发现。再次,诊断方法、技术水平及检查的强度也对某些出生缺陷的发现有较大影响。有研究显示先心的发病率有增高的趋势,但实际上可能与诊断技术改善有关。

(四) 病例对照研究

病例对照研究是研究生殖健康相关卫生事件影响因素的常用方法,已广泛应用于不孕不育症、自然流产和出生缺陷等病因方面的研究。尤其是当所研究的生殖健康问题发生率低于 1% 时,如出生缺陷,应用更具优势。

张新利等为探讨我国低出生体重儿的有关危险因素,于 1998 年 7—10 月采用分层抽样法对全国 11 个省 44 个县市的 999 例低出生体重儿进行 1∶1 配对的病例对照研究。对照选自同医院(或同乡)、同出生日期、同性别、同民族的分娩体重≥2 500 g 的婴儿。结果提示:多胎是低出生体重最重要的影响因素,其 OR 值在单因素分析中为 42.3,校正了混杂因素后为 106.9,说明孕母多胎本身是构成低出生体重儿高危人群的重要指征。此外,多因素分析还显示:①孕周不足($OR=18.8$)、孕期异常($OR=3.4$)为沿海、内地和边远地区低出生体重的共同危险因素。沿海地区母亲年龄大($OR=24.1$)是重要的危险因素,脐带异常、孕期食欲差、产前检查少是内地($OR_{脐带异常}=30.3$,$OR_{孕期食欲差}=21.3$,$OR_{产前检查少}=2.5$)和边远地区($OR_{脐带异常}=14.5$,$OR_{孕期食欲差}=20.5$,$OR_{产前检查少}=2.4$)重要的危险因素。②城乡危险因素大多相同,但农村母亲疾病史($OR=10.5$)、孕期营养差($OR=4.8$)和产前检查少($OR=2.5$)是危险因素;多胎在城市低出生体重儿中更为重要($OR=202.5$)。③母亲疾病史($OR=3.3$)、孕期营养差($OR=2.4$)为宫内发育迟缓低出生体重儿独立的危险因素;多胎($OR=93.6$)和孕期精神创伤($OR=4.9$)为早产低出生体重儿独立的危险因素。

病例对照研究的选择偏倚发生在设计阶段,如不育症病因研究只从医院选择病例,会由于不育夫妻通常只有一部分就医,而导致选择偏倚发生。又如自然流产的病例对照研究也存在着病例定义和选择的问题,许多自然流产妇女不住院,以住院病例为研究对象时,就存在病例自我选择的可能。此外,由于孕早期的自然流产往往难以识别,病例的代表性就存在着一定的问题。在出生缺陷的病例对照研究中,由于分娩了缺陷孩子的心理创伤,缺陷婴儿的母亲可能会回忆更多的不良暴露,为克服这种回忆偏倚,可使用有其他出生缺陷的婴儿作对照,这样对照的母亲可能和病例的母亲一样有增强回忆。但可能存在一个问题,如果病例和对照有共同的病因,那么就会产生趋向无效的偏倚。在与妊娠有关的研究中,由于暴露可能仅在妊娠的某一阶段起作用,所以确定暴露时间很重要。目前的研究多是对整个妊娠期的暴露分析,很少根据暴露的具体时间来区分,由此产生的错分和混杂几乎难以控制。有研究报告记录每个月的暴露信息来控制这个问题,但实施相对复杂,而对于病例对照研究,采用回忆更难估计暴露时间。

（五）队列研究

一个妊娠周期一般为 10 个月,因此队列研究在生殖研究中具有一定的优势,特别在以妊娠结局作为终点指标时,如流产、早产、死产、低出生体重等。

有学者曾对妊娠期饮酒与自然流产的联系进行了前瞻性队列研究。研究对象为 1989 年 9 月至 1996 年 8 月期间在丹麦 Aarhus 大学医院进行例行产前保健的怀单胎的丹麦籍妇女,将 24 679 名符合研究条件的孕妇按平均每周饮酒 <1、$1\sim2$、$3\sim4$、≥5 次分为 4 组,每次饮酒规定为 1 瓶啤酒、1 杯葡萄酒或 1 小杯烈酒,相当于 12 g 或 15 ml 纯酒精。将最低饮酒量组（<1 次/周）作为对照组,采用 Cox 回归对资料分析,用风险率（HR）表示饮酒量与自然流产的联系。研究结果表明,观察队列中共发生 321 例自然流产和 98 例人工流产。在对照组中,妊娠前 3 个月（$7\sim11$ 周）自然流产发生率为 1.4%;而最高暴露组（≥5 次/周）妊娠前 3 个月自然流产发生率为 8.9%,超额风险为 75/1 000（95%CI:32~119/1 000）。最高暴露组（≥5 次/周）妊娠前 3 个月自然流产的粗 HR 为 5.2(2.9~9.2),调整了年龄、婚姻状况、职业、教育、吸烟史、咖啡因摄入、孕前 BMI、生育史等因素后,最高暴露组（≥5 次/周）妊娠前 3 个月自然流产的调整 HR 为 3.7(2.0~6.8)。然而对于妊娠 $4\sim6$ 个月（$12\sim27$ 周）,没有观察到饮酒与自然流产的风险关系,粗 HR 为 0.7(0.2~2.0),调整 HR 为 0.6(0.2~1.9)。

在生殖健康队列研究中,也应注意偏倚的问题。在研究妊娠丢失时,如果不考虑发现妊娠的时间,则自我检测行为可能成为重要的偏倚。在队列研究中,许多生殖终点如自然流产、死产、出生缺陷以及新生儿死亡之间都不是独立的。因此,仅考虑单一的研究终点,或调整有关的生殖终点和既往妊娠史,均可能会歪曲研究结论。

（六）实验性研究

流行病学实验已广泛地应用于生殖健康相关策略和措施的评价中。在生殖健康的流行病学实验研究中包括相当数量的随机对照试验,如叶酸预防神经管畸形的研究。

研究证据提示孕妇叶酸缺乏是导致胎儿神经管缺陷（neural tube defects，NTDs）的重要因素,补充叶酸预防神经管缺陷的实验性研究为围产保健相关指南的建立提供了重要依据。英国于 20 世纪 80 年代末开展了定期补充叶酸预防 NTDs 复发的大规模随机双盲干预试验,提示对于已生育 NTDs 婴儿的妇女如再想妊娠,应在孕前和孕早中期补充叶酸,并摄入富含叶酸的食物,这些措施可预防 72% 的 NTDs 婴儿复发。

整群随机对照试验（cluster randomized controlled trial，cRCT）在生殖健康领域应用也较常见。整群随机对照试验由具有某些共同特征个体构成的整群（如家庭、社区等）而非单个个体作为研究对象,采用随机抽样的方法（单纯随机、分层随机等）将整个群体分配到不同处理组的试验,基于整群作为研究对象进行干预、随访,比较不同处理组的效应。一项发表于新英格兰杂志的研究即应用此设计,通过整群随机对照研究设计,在巴基斯坦以街道为单位进行随机分组,干预组的3个街道开展传统接生员的培训和分娩工具包的发放,同时开展产科的外展服务,对照组的4个街道仍然提供常规的分娩服务。研究结果显示干预组围产儿死亡率较对照组显著降低,*OR* 值0.70(0.59~0.82),但孕产妇死亡率无显著差异 *OR* 值0.74(0.45~1.23)。

(七) 生殖健康流行病学研究中的特定研究方法

1. 妊娠等待时间研究(time-to-pregnancy study)　近年来在生育力研究方面发展较迅速的一种方法叫妊娠等待时间研究,它在发现对生殖健康有害的暴露因素方面很有价值。与通常的不孕症研究相比,妊娠等待时间研究能更充分地利用信息,而且对于中途退出者(即那些改变要孩子想法的人)的信息也可以用生存分析的方法加以利用。

妊娠等待时间研究分为前瞻性和回顾性两种,前瞻性妊娠等待时间研究是指以准备怀孕的妇女作为研究对象,了解她们的暴露情况并随访观察,直至出现怀孕、重新避孕或者达到最大随访时间而没有怀孕等研究结局,通过比较分析,探索暴露与生育力的关系。暴露信息是通过随访获得,因而比较准确。回顾性妊娠等待时间研究以已妊娠的妇女为研究对象,调查她们怀孕前的暴露情况及等待妊娠的时间,通过比较分析,探讨暴露与生育力的关系。暴露和等待妊娠时间都是通过回忆得到的,当暴露罕见时(如职业性暴露研究),回顾性妊娠等待时间研究可能是唯一可行的生殖研究方法。

(1) 研究对象的选择:前瞻性和回顾性妊娠等待时间研究对研究对象的选择不一致,使得结果也有差异。前瞻性研究中研究对象是准备怀孕的人;而回顾性研究中研究的是已妊娠的人,但这样有可能漏掉人群中不育的夫妻,从而影响暴露与不育的研究。因此,最好采用从一般夫妻中随机抽样的研究方法。

(2) 资料的收集:在妊娠等待时间研究中,除了收集暴露资料与结局资料外,月经周期也是需收集的重要资料,等待妊娠时间的长短就来自月经周期的资料。每个月经周期只能提供一次怀孕机会,因此等待妊娠的时间实际上是以月经周期作为自然计数单位。

在前瞻性研究中,可以通过记录每次月经情况,直接计数月经周期,妊娠的诊断应该客观、灵敏、准确。在回顾性研究中,是通过询问来获得月经周期的资料,妊娠等待时间的确定是通过计算从停止避孕至怀孕所经历的月经周期次数而获得,应注意明确规定月经周期的计数方式。

(3) 资料的分析:常用生殖率比(fecundability ratio)作为妊娠等待时间研究的指标。每对夫妻在停止避孕期间有一个确定的平均每个月经周期的怀孕概率,人口学上称这种概率为生殖率(fecundability)。如果资料是随机抽样,并且假定避孕方法没有残留效应,人群的生殖率就是停止避孕的第一个月经周期内怀孕的比例,而生殖率比就是暴露组和非暴露组的生殖率的比值,实际上是一种危险比(risk ratio)。若资料不是无偏样本,或受到某些因素的影响,可以用参数模型拟合升值率的分布。为充分利用月经周期的资料,分析的时候可按月经周期分层,假定层间有固定的生殖率比(即暴露组每一个月经周期的怀孕概率与非暴露组怀孕概率之比),可应用离散的 Cox 比例风险模型来控制可能的混杂因素。在前瞻性研究中,研究对象可不仅限于刚刚准备怀孕的夫妻,那些已经试图怀孕一段时期的夫妻也应包括进来,可以用生存分析的方法来分析资料。

妊娠等待时间研究能揭示许多影响人类生育力的因素,但也存在特有的缺陷和偏倚,在应用时要加以注意。首先,进入研究前的等待妊娠时间对研究有一定影响,可能会带来偏倚。因此在定义等待妊娠时间时,应包括进入研究前的妊娠等待时间。其次,医疗干预也会影响研究结果,应了解夫妻寻求医疗帮助的情况,妊娠等待时间的分析应是准备怀孕开始至就医前的月经周期资料。回顾性妊娠等待时间研究中,避孕失败的定义也会引入偏倚,在研究的第一个月经周期发生的妊娠可能包括了避孕失败导致的偶然妊娠,而不同夫妻对此有不同的理解。如果暴露组和非暴露组在第一个月经周期的偶然妊娠上存在差异,就会出现偏倚。剔除第一个月经周期的资料,从第二个月经周期开始分析资料可防止这种偏倚。此外,生殖健康的妇女、想要孩子的妇女和已经有小孩的妇女倾向于离开工作岗位,而有潜在生殖问题的妇女则倾向于留下来工作,这就是所谓的“工人不育效应”。比较就业妇女和家庭妇女的生殖终点时若不考虑这种现象,就会带来偏倚。

2. 遗传与环境交互作用研究　尽管大多数出生缺陷的病因还不能确定,但已经知道环境和遗传因素都起着作用,可能还存在交互作用。病例对照研究是研究遗传与环境交互作用的传统流行病学方法,但由于混杂的影响,有时会得到假相关。近年来出现一些新的研究设计,即不设对照的病例对照研究。

(1) 单纯病例研究(case-only study):顾名思义,此类设计只有病例组,而无对照组。通过比较有暴露史和无暴露史的出生缺陷婴儿的基因型,评价遗传与暴露的交互作用。

(2) 病例父母对照研究(case-parental control study):病例组为出生缺陷婴儿,通过识别其父母未交换的等位基因,形成虚拟个体,作为遗传上的对照。本设计需要有患儿父母的基因信息,实施相对也比较容易。但主要的缺陷是“对照”可能不能代表未患病人群的基因型,特别是当父母的基因型与生殖问题有关时。

(3) 患病亲属对研究(affected relative-pair study):通过研究患病亲属对的基因分布探索交互作用。常用的是患病同胞对研究(affected sib-pair study)。患病亲属对研究可以根据暴露情况对患者进行分层分析,并且可为连锁分析提供信息。但因其至少需要家庭中两个病例,所以病例的数量受到限制。研究评价的是位点连锁,而不是某一基因。

以上三种方法有各自的适用条件和局限性,并不能替代病例对照研究,因而应根据具体条件采用适宜的研究方法。

3. 实施性研究　随着循证医学的发展,人们发现如何将经证实的干预措施在真实世界中加以实施成为关键。证据的有效实施会受很多因素的影响,包括证据本身实施的难易程度、证据的可及性、证据的宣传力度、管理者和政策制定者的支持程度、卫生服务提供者的实践惯性、患者的喜好和价值观等。为了解决证据实施和转化过程中的各种问题,实施性研究(implementation research)应运而生。2013 年《英国医学杂志》(BMJ)将实施性研究定义为“对有关实施的问题进行的科学探索——将意图付诸实施的行为。实施性研究在健康领域实施的对象可以是政策、方案或个人行为(统称为干预)”。

实施科学研究可依托广泛存在于各学科中的定性、定量和混合方法来开展,这些方法的运用有助于研究者了解实施背景与环境、评估实施策略、识别个人和(或)组织实践过程中的变化。

整群随机对照试验虽然在生殖健康流行病学领域较为常用,但当资源受限时往往无法同一时间在所有区域实施干预,需要分阶段实施,因而在实施性干预研究中常用的一个方法是阶梯设计(stepped wedge design,SWD),其基本原理是根据研究目的将研究对象分为若干个小组,并对各组进行随机编号,然后按照时间先后顺序将干预过程划分为不同阶段。研究开始后,按照事先确定的随机编号顺序给予对应小组实施干预,已纳入的小组将在研究过程中持续接受干预,而未纳入的小组则保持空白等待状态,直到按顺序接受干预,如此反复直至所有小组均接受干预。SWD 的结果分析有同期比较和前后比较两种方式,可使用 Cox 回归模型、Logistic 回归模型及 Poisson 回归模型等进行分析。阶梯设计适用于评价"利大于弊"的干预措施,尤其适用于当资源受限时需要分阶段实施干预措施的情况。

例如,在中国四川凉山彝族自治州一个 HIV 高发农村少数民族地区,针对孕妇参与产前保健率低容易造成 HIV 母婴传播这一挑战,基于计划-实施-研究-行动(plan-do-study-act,PDSA)模型,实施了让宗族参与激励孕妇参加产前保健的策略,结果显示干预后产前服务意识和利用率显著增加,孕妇参加产前服务的比例及孕早期接受第一次产前服务访视率均呈上升趋势。研究结果提示该策略的实施有助于当地卫生行政部门制定因地制宜且基于证据的决策,进而改善卫生服务的利用。

第三节 | 生殖健康领域的主要公共卫生问题

一、不孕不育症

不孕(infecundity 或 sterility)是指没有受孕能力,丧失生育下一代的能力。不育(infertility)是指实际上或临床上未能生育,生育下一代的能力受限,其中包括不孕。不育分为原发性不育和继发性不育,前者是指一对夫妻暴露于妊娠中达 1 年及以上而从未妊娠者,后者是指一对夫妻既往妊娠过,暴露于妊娠中达 1 年及以上而未能再妊娠者。生育力的研究表明,夫妇不避孕每个排卵周期的受孕机会是 20%～25%,12 个月的受孕机会是 80%～90%,2 年是 93%～95%。

瑞典的一个研究生育力低下(在未避孕情况下 1 年及以上未怀孕)的出生队列研究结果显示,妇女生育力低下由 1983 年的 12.7% 下降到 1993 年的 8.3%;并且在同一年龄组中,出生越晚的队列生育力低下率越低,如在 25～29 岁组,1950—1954 年的出生队列生育力低下为 17%,而 1965—1969 年的出生队列仅为 6%,应该注意随着时间的推移,一些影响生殖行为的因素也在变化,如生育初胎的年龄等,而且研究者认为这种下降与有效控制淋病有很大关系。我国 1988 年全国 2‰生育节育调查数据显示,1976—1985 年我国初婚育龄妇女 2 年内未避孕的不孕率为 6.89％。WHO 从 1980—1986 年在 25 个国家进行了不孕症的流行病学调查,采用"暴露于无保护性交 2 年而未受孕"为标准,结果显示发达国家约 5％～8％的夫妇患有不孕症,而发展中国家一些地区不孕症患病率高达 30％。根据 2009 年国际辅助生殖技术监测委员会(ICMART)和世界卫生组织界定的不孕症定义"在 12 个月或更长时期内无保护措施的性交后未能怀孕",英国于 2010—2012 年开展的一项大规模调查显示不孕症的患病率约为 12.5％,而美国和法国的不孕症患病率分别为 15.5％和 24％。我国 2012 年育龄女性的抽样调查显示我国不孕不育患者已超过 5 000 万,其中西南地区不孕不育发生率高达 20％。

不育的危险随着年龄的增高而上升,这种上升趋势从接近 35 岁时开始明显。国内资料表明,初婚年龄小于 20 岁和大于 29 岁的妇女,不孕率显著高于结婚年龄为 20～29 岁者。我国生殖健康流行病学调查分析结果显示,2007～2020 年间,我国不孕发病率已从 12％升至 18％。文化程度与不育有一定的关系,随着经济的发展,在高文化程度人群中,自愿不育现象比较明显。罗马尼亚的一个研究显示在知识分子中,结婚 5～9 年妇女未生育者超过 20％。我国资料表明,文盲妇女和大学文化程度的妇女不孕率接近,高于其他文化程度者。

(一) 不孕不育的危险因素主要有:

1. 吸烟　许多研究表明吸烟者不孕的危险性增高,即使调整其他可能的混杂因素,这种关联依然存在。与不吸烟者比较,吸烟者生育时间显著推迟,而且存在剂量反应关系。一项对有关吸烟与育龄妇女不孕关系的 Meta 分析,选择了 8 个队列研究和 4 个病例对照研究,共包含 10 928 名暴露妇女和 19 179 名未暴露妇女。研究结果表明,与未暴露组相比,吸烟妇女不孕危险的总 OR 值为 1.60(1.34～1.91);在队列研究中,暴露组与未暴露组相比,怀孕时间推迟 1 年以上的 OR 值为 1.42(1.27～1.58);在病例对照研究中,吸烟的 OR 值为 2.27(1.28～4.02)。研究结果支持吸烟与育龄妇女不孕的关系。吸烟同样被认为是男性不育的一个危险因子,研究发现男性吸烟可能会降低精子的密度、运动能力和影响精子的功能,有学者对 218 名不孕男性和 240 名妻子在研究期已怀孕的男性进行的病例对照研究发现,病例组的精子参数如精子密度、总精子计数、运动能力、精子发育等均低于对照组,吸烟的调整 OR 值为 2.96(1.84～4.42)。

2. 性传播疾病　目前已知淋球菌、沙眼衣原体和支原体等可引起女性生殖道的急慢性感染,导致慢性盆腔炎,进而引起整个输卵管闭锁而造成不孕。在这些性传播感染中,沙眼衣原体感染是目前证据最多的病原体,约有 20％的下生殖道感染的妇女发展为盆腔炎,3％不孕,2％导致不良妊娠结局。淋病被认为是引起继发不育和生育力低下的常见病因,瑞典的研究提示,其 20 世纪 80 年代生育力回升的主要是由于淋病的消除。此外,这些病原体也可引起男性不育,但相对来说,性传播疾病病原体导致男性不育的危险性可能比女性要低。

3. 避孕和人工流产　口服避孕药与生育力的队列研究显示,停药后会出现妊娠延迟的现象,部分妇女停用避孕药后 5 年仍未怀孕。未生育且有多个性伴的妇女可能增加输卵管不育风险。人工流产可能造成继发不育,既可能与人流过程的解剖损伤有关,也可能与人流造成的感染继发盆腔炎有关。非法人流和在不正规诊所人流可能继发不育,因此医院的医疗技术和卫生条件对防止人流后不育非常重要。有研究显示人工流产与继发性不育相关,但一项对人工流产与输卵管不育的关系的病例对照研究,结果并不支持人流与输卵管不育的关系,研究者认为这主要是由于安全正规的人工流产减少了输卵管不育的危险。

4. **职业危害因素**　职业暴露与不育的关系国内外学者作过不少探讨。职业因素如高温、电离辐射、铅、无机汞、氯丙烷、莠酮类等可直接干扰精子的形成或激素调节而影响男性生育力,还可能造成性欲下降或致阳痿。有研究报道皮革制造工、排字工、接触放射线、接触有机溶剂可通过影响精子机能而增加男性不育的风险。有报道认为暴露于高浓度的一氧化氮或无机汞蒸汽的半导体行业女工、女性医务人员的生育力有所下降。国外报道 DDT(一种农药)可引起无排卵性月经和少精症;重金属暴露者(研磨、抛光、切割、焊接、油漆工)精液异常的可能性是非暴露者的 5.4 倍(95%CI:1.6~18.1)。程立法等在河南省进行不孕症的危险因素的病例对照研究,发现具有有害物接触史(从事油漆、打字、洒农药)一年以上的女性不孕的危险显著增高,OR 值为 35.7。1996—2000 年在安徽一大型编织厂开展的纺织工效学与生殖健康关系的队列研究发现,工作强度对妊娠等待时间有显著影响,且呈剂量反应关系,工作紧张可能与临床自然流产有关。

5. **其他**　妇女体重过轻可能引起不育,而且剧烈的体力活动也可能会改变激素水平和月经周期,从而导致不育。但目前还不清楚一般的体力活动和控制体重是否会导致不育。有证据显示慢性营养不良会影响妇女的生育力。有些药物如激素和避孕药能导致不育,此外,服用可卡因和大麻可能会影响生育力,造成不育的发生。有些环境因素,如接触具有内分泌干扰特性的化学物质会对生殖产生不利影响,有学者对环境内分泌干扰物(EDCS),主要包括除虫剂、双酚 A(Bisphenol A,BPA)和邻苯二甲酸盐等,对男性和女性生殖的影响进行了全面的概述,总体结论表明,暴露于 EDC 与生殖系统疾病(如女性不育、习惯性流产、子宫内膜异位症,男性精液质量和睾丸发育不良)存在正相关。

(二) 辅助生殖技术

人类辅助生殖技术(assisted reproductive technology,ART)是指通过医疗辅助手段帮助不育夫妇受孕的一种方法,主要包括体外受精(in vitro fertilization,IVF)、卵胞浆内单精子注射(intracytoplasmic sperm injection,ICSI)和胚胎植入前遗传学检测(preimplantation genetic testing,PGT)。目前世界上通过试管婴儿技术出生的人数已接近世界人口的 1%,我国通过辅助生殖技术出生的婴儿比例在 1%~2%。目前辅助生殖技术主要包括人工授精、体外受精-胚胎移植、卵胞质内单精子注射技术(ICSI)和胚胎着床前遗传病诊断(embryonic pre-bed genetic disease diagnosis,PGD)。

近年来辅助生殖技术的应用对不良妊娠、出生结局和子代健康的影响广受关注,有综述显示即使没有辅助生殖技术的应用,不孕症或生育力低下是产科并发症和不良围产期健康结局的独立风险因素;在单胎妊娠中,辅助生殖技术与早产和低出生体重婴儿的风险增加有关,而诱导排卵与低出生体重婴儿的风险增加有关;辅助生殖技术应用导致的多胎妊娠是对孕产妇、产科和围产期不良结局最有力的预测因素。ICSI 助孕组出生缺陷高于体外受精-胚胎移植(in vitro fertilization and embryo transfer,IVF - ET)组,冷冻胚胎体外受精的比新鲜胚胎移植后发生的不良妊娠结局和出生缺陷更少,ICSI 助孕组高于 IVF - ET 组的原因可能在于 ICSI 组将精子直接注入卵子内,其跨过了对精子的自然筛选,缺陷精子有可能传给子代;鲜胚移植组发生的不良妊娠结局和出生缺陷高于冻胚移植组的可能原因在于超排卵导致的体内某些激素的水平增高有关,而冻胚移植患者体内激素更接近于自然水平。有国内的学者对比了 ART 助孕组子代与自然受孕(natural conceived,NC)组子代之间远期体格、神经精神发育状况的差异性,得出的结论是 ART 助孕的子代与自然受孕所产生的子代在远期体格及神经发育上无明显差别,与国外的研究结论相似。有国外学者研究发现 ART 助孕子代罹患恶性肿瘤的发生率较 NC 子代明显增高,主要表现在白血病、视网膜母细胞瘤、中枢神经系统肿瘤,尤其是朗格汉斯细胞增多症的发病率增多在多篇文献中均有报道,但部分报道该病的增多差异无统计学意义。

二、自然流产

根据 WHO 的定义,自然流产(spontaneous abortion)是指:从末次月经算起,宫内妊娠未满 28 周的非故意终止妊娠,且胎儿在排出母体前已死亡。自然流产是妊娠中比较常见的结局事件,从距末次月经 4 周起计算,自然流产发生率约占妊娠总数的 10%～20%,末次月经后 4 周内的自然流产常被误认为月经失调,一般易被漏诊,如将这部分自然流产算进来,全部自然流产将达到全部妊娠的 1/3。不同国家或地区报道的自然流产发生率差异很大,可能与诊断标准或不同人群的危险因素不同所致。米勒和克兰等学者先用人绒毛促性腺激素来证实妊娠,发现在怀孕 3 周时自然流产的发生率分别为 42.4% 和 34.5%,如改用流出物中有胎儿或胎盘组织,则发生率为 13.9% 和 18.2%。医院经横断面调查得到的流产,大多数有病理学证明的胎儿或胎盘排出;而在人群中进行横断面调查时,往往易将一些延迟的月经误认为流产。因此在比较不同国家、不同地区以及不同时期的自然流产发生率时,应注意诊断标准的一致性。

连续发生 3 次或以上的自然流产通常称为习惯性流产(recurrent abortion),其发生率占自然流产发生率的 1% 左右。主要原因可为黄体功能不全、精神因素、子宫畸形及宫颈内口松弛等。近年来一些研究表明,习惯性流产与自身免疫密切相关,据估计由该因素所致的习惯性流产约占总数的 30%～40%。

自然流产的季节变化比较明显,但不同国家的研究结果并不相同。匈牙利一项研究显示 4—6 月自然流产数最低,10—2 月最多。而瑞典的研究发现总的自然流产率的高峰在 6 月。自然流产的季节变化可能与日照、降雨、食物中的致畸物质以及传染病的流行有一定的关系。关于地区分布,由于缺乏跨国界的自然流产流行病学调查,各国间的资料又缺乏可比性,故难以评估自然流产的国际分布情况。

自然流产的危险性随孕妇年龄的增高而上升,从 30～35 岁开始明显加大。随母亲年龄增高,染色体异常及正常胎儿的自然流产发生率均有上升,特别是 35 岁以上的孕妇。据统计 15～24 岁妊娠者,自然流产发生率为 10%～20%,而 35～44 岁妊娠者自然流产的发生率上升为 31%。

除了年龄、种族、社会经济状况等因素外,自然流产的危险因素主要包括以下几方面。

(一) 染色体异常

染色体异常在自然流产中起着重要的作用,大约 35%～55% 的自然流产发生在有染色体异常的胎儿。16 号染色体三体和四体者流产率可能为 100%,21 号三体约 70% 流产,某些性染色体三体者约 20%～40% 流产,因此染色体异常的活产儿以性染色体畸形较为多见。另外一些自然流产的染色体是正常的,但可能有器官形态异常而导致胎儿死亡。如染色体正常而神经管缺陷者,常在宫内死亡而流产,染色体正常的妊娠发生自然流产者占 10% 左右。

(二) 吸烟

研究发现,吸烟与自然流产相关,相对危险度在 1.3～2.2。在校正各种可能的混杂因子如年龄、流产史、产次、孕期饮酒、毒物接触史之后,这种关联仍然存在,且呈剂量-反应关系。一项对米兰地区孕妇的病例对照研究发现,孕妇在孕期前 3 个月吸烟会增加自然流产的危险,每天吸烟 1～4、5～9、≥10 支的 OR 值分别为 1.3(0.9～1.9)、1.4(0.9～2.2)、1.4(1.0～2.1);而孕妇怀孕以前吸烟并没有增加自然流产的危险,OR 值为 0.7(0.5～1.0)。澳大利亚一项队列研究显示,吸烟及既往吸烟者比从不吸烟者流产的危险性大,每天吸烟≥20 支的人自然流产的危险性为 2.0。

对于不同核型的自然流产,分别有两项研究得出不同的结果。在巴黎年轻吸烟孕妇的自然流产中,染色体正常的比例较高;而在伦敦,调整了其他几个相关因素后并未发现这个现象。20 世纪 90 年代美国的一项大规模研究提示,在核型正常的妇女中,吸烟增加自然流产的危险。

(三) 饮酒

病例对照研究和队列研究均表明,经常饮酒的孕妇发生自然流产(不分核型)的危险性显著高于对照组,尤其是染色体正常的胎儿的自然流产。1980 年一项发表在 Lancet 上的研究显示,孕早期每周饮酒 2 次及以上者,发生自然流产的风险是 2 次以下者的 2.6 倍。有研究者对美国超过 5 000 名妇女进行了适度饮酒与自然流产的前瞻性队列研究,结果显示妊娠期适度饮酒也能增加自然流产的危险性,在妊娠期前 3 个月每周饮酒 3 次以上者调整 OR 值为 2.3(1.1～4.5),妊娠 3 个月内流产的危险性高于妊娠 6 个月内流产的危险性,且妊娠 10 周内的危险性更高,OR 值为 3.8(1.7～8.7),而没有发现怀孕以前的饮酒与自然流产有关系。丹麦学者有研究发现:自然流产组每周饮酒 5 次以上者比例显著高于对照组,粗 OR 值为 5.3(3.30～8.54),经调整年龄、生育史、职业、吸烟和咖啡因摄入等潜在混杂因子后,结论仍一致,调整 OR 值为 4.8(2.87～8.16)。而每周饮酒 1～4 次者与自然流产无显著性关联。

有资料显示社会经济条件较差的妇女发生自然流产受饮酒的影响较大,饮酒主要是影响染色体正常的妊娠发生自然流产。研究资料也显示,孕前饮酒也许与三体型以外的染色体异常的自然流产有关。此外,地理差异可能会影响饮酒与自然流产的关系,这可能与研究对象的社会经济地位有关。

（四）咖啡因

国外有关咖啡因与自然流产的关系的研究进行得比较多。美国的一项前瞻性队列研究结果发现,在妊娠1个月咖啡因与自然流产的关联强度高于饮酒和吸烟。与未摄入咖啡因的对照组相比,每天摄入＞300 mg 咖啡因的孕妇发生自然流产的调整 OR 值为1.75(0.88～3.47),每天喝3杯以上的咖啡或茶的暴露组自然流产的危险性显著提高,调整 OR 值分别为2.63(1.29～5.34)和2.33(0.92～5.85)。一项对丹麦11088名20～29岁的妇女研究孕前咖啡因摄入与自然流产的关系的巢式病例对照研究,结果显示:与孕前每天摄入＜75 mg 咖啡因者相比,孕前每天摄入75～300、301～500、501～900及＞900 mg 咖啡因的妇女发生自然流产的调整 OR 值分别为1.3(0.8～2.1)、1.5(0.9～2.4)、1.4(0.9～2.4)和1.7(1.0～3.0)。美国护士健康队列包含了11072位女性的数据分析也显示孕前每天摄入4份咖啡及以上者,孕8～19周的自然流产率也增高。由于大部分妇女知道自己怀孕后,会倾向于减少咖啡因的摄入,因此,孕前的咖啡因摄入也许可以代表妊娠早期或不知道已怀孕情况下的咖啡因摄入。

（五）流产史

很多妇女有流产史,据调查,曾发生1次流产史者,占所有妊娠数的15%;有2次流产史者为4%;有3次以上流产史者为3%。有研究表明,发生一次自然流产的妇女再次发生自然流产的危险性是第一次自然流产的1.6倍,并且再发自然流产的危险性随自然流产次数的增多而增大。自然流产的再发危险与前次自然流产染色体是否正常有关,前次染色体正常的自然流产再发危险性是前次染色体异常的自然流产的2倍。将发生3次以上自然流产的妇女与只有1次自然流产的妇女比较,发现前者在妊娠期发生的染色体正常的自然流产较多。

有许多学者对人工流产是否增加以后妊娠的自然流产的危险性进行了研究。有足够的样本量可以表明,一次人工流产不会增加以后妊娠1～3个月自然流产的危险性。由于多次人工流产的妇女样本量太少,重复人流对自然流产的影响目前还难以研究。一些研究已注意到,发生人工流产的妇女与未人流的妇女在人口学与生活方式上可能不同,如不控制这些潜在的混杂因素,可能得出错误的结论。

（六）职业危害因素

某些职业暴露,如孕妇暴露于铅、二硫化碳、乙烯、乙二醇、乙醚、废弃麻醉剂等,孕妇的丈夫暴露于氯乙烯、三溴氯丙烷、放射线等,均可使自然流产的危险性增大。长期以来,铅一直被认为对生殖有害,甚至被用于堕胎。瑞典的一项研究表明,暴露于有铅的工作环境中的妇女自然流产率较高,且存在剂量反应关系。夫妻双方均暴露于铅,自然流产率最高。2016—2018年间北京协和医院一项300人的病例对照研究显示:与孕妇血铅水平＜5 $\mu g/L$ 相比,血铅10～14,15～24,25～39和≥40 $\mu g/L$ 的孕妇自然流产的风险分别为 3.1，4.6，6.3 和 22.6。关于暴露于放射线与自然流产的关系的研究，有研究发现，丈夫暴露于放射线的孕妇发生染色体异常的自然流产较多，提示放射线可能是作用于精子的发育而导致自然流产的发生，这还有待进一步证实。

有学者对美国 14 家半导体工厂 6 088 名女工进行了一项妊娠前 3 个月接触化学物质(氟化物、感光性溶剂、乙二醇等)与自然流产的关系的历史性队列研究，发现制造车间 18～44 岁女工的自然流产率为 15.0%，非制造车间同龄女工的自然流产率为 10.4%，调整 RR 值为 1.4(1.0～2.1)。制造车间中从事蚀刻工序的女工自然流产率最高，为 22.2%，调整 RR 值为 2.1(1.3～3.2)。

(七) 避孕措施

1. 宫内节育器(intrauterine device，IUD)　研究宫内节育器与自然流产的关系时需考虑两种情况：受孕前使用过宫内节育器和带器妊娠。许多研究表明，孕前使用宫内节育器与自然流产无关，但带器妊娠使自然流产的危险性升高 2～3 倍，即使在妊娠早期将节育器取出者，这一危险性仍然存在。

2. 口服避孕药　有个别研究报道，服用口服避孕药的妇女总的染色体异常型自然流产率高于未服用口服避孕药者，虽然升高很小，但差异有统计学意义。目前还不十分清楚口服避孕药失败是否会增加自然流产的危险。

3. 杀精剂　杀精剂对自然流产的影响在不同研究中(包括孕前和受孕时)结果尚不一致，1982 的两项队列研究和 1986 的一项大规模病例对照研究均未发现杀精剂与自然流产之间的关联。

三、早产

早产(premature delivery)是指孕妇在满 28 至 37 周(196～258 天)生产，分娩出的新生儿一般体重小于 2 500 g，身体尚未发育成熟。早产约占所有分娩数的 5%～15%，早产儿约 15%于新生儿期死亡，另有 8%虽能存活，但会遗留智力障碍或神经系统后遗症。1989—1991 年我国 8 个省市调查 26 941 例分娩，其中单胎早产率为 2.8%。伦敦热带病医学院儿童健康流行病学参照组(The London School of Hygiene & Tropical Medicine，CHERG)和世界卫生组织报道 2010 年全球总的早产率为 11.1%，从欧洲国家的 5%到非洲国家的 18%不等，超过 60%的早产儿出生在南亚和非洲撒哈拉地区。早产是 5 岁以下儿童死亡的第二主要原因，也是新生儿死亡最重要的直接原因。

早产的发生与许多原因有关，目前认为其危险因素主要包括以下几方面。

(一) 孕妇一般状况及营养

20 岁以下及 35 岁以上的孕妇早产发生率较高，有报道称 20 岁以下的孕妇早产发生率是 25～29 岁孕妇的 2 倍。孕妇体重过轻(<45 kg)，身高过矮(<145 cm)，早产发生率也比正常身高体重的孕妇高 2～3 倍，孕 20 周以后每周体重增加不足 0.23 kg 的孕妇，早产发生的危险增加。因此，妊娠期增加体重对预防早产有益。孕妇的营养状况是决定胎儿宫内生长环境的主要因素，孕期营养不足，会造成胎儿宫内发育迟滞，可能引起早

产。有学者对丹麦妇女妊娠期食用海产鱼类和早产的关系进行了前瞻性队列研究,结果表明与每周至少食用 1 次海产鱼类的孕妇相比,从不食用海产鱼类的孕妇的早产风险显著增高,调整 *RR* 值为 3.6(1.2～11.2)。据 Cochrane 综述显示孕妇摄入较多的长链多不饱和脂肪酸的食物(例如鱼类)与该类脂肪酸摄入较少的孕妇相比,37 周前早产率显著降低,两组早产率分别为 13.4％和 11.9％(*RR* 0.9, 95％*CI* 0.8～1.00,包括 26 项随机对照研究 10 304 名研究对象的高质量证据);并且 34 周前的早产率也显著降低,两组早产率分别为 4.6％和 2.7％(*RR* 0.6, 95％ *CI* 0.4～0.8,包括 9 项随机对照研究 5 204 名研究对象的高质量证据)。

(二)母体因素及胎儿因素

妊娠期宫内感染会导致胎儿早产率增加。患风疹的孕妇早产率高达 1/3,妊娠期高血压本身即可引起早产。前一胎为死胎或婴儿出生体重<2 500 g,或有早产史者,发生早产的危险增加。妊娠早期 3 个月内有阴道出血也会增加早产的危险。此外,早产的发生还与孕妇的体力劳动强度、站立作业有关。一些研究表明,早产的发生与某些胎儿及胎盘因素有关。如羊水过多、多胎妊娠的孕妇早产率分别增加 50％及 30％～50％。胎位异常孕妇的早产率高于正常胎位者,常导致胎膜早破,约 1/3 的早产发生于胎膜早破。龚娥等在重庆开展的包括了 4 万余名孕妇的研究显示母亲分娩时为高龄者,与适龄者相比,早产率显著增高。

(三)不良生活方式

孕妇吸烟早产的发生率高于不吸烟者。有报道被动吸烟,特别是在妊娠晚期被动吸入尼古丁会使孕妇早产。国外有针对孕期咖啡因摄入与早产关系的研究,如 1995 年一项研究报道妊娠早期和中期每天摄入<150 mg 咖啡因会增加早产的危险;但 2014 年一项系统综述研究并未显示孕期摄入咖啡因与早产之间存在关联。

四、出生缺陷

出生缺陷(birth defect)又称为先天异常(congenital anomalies),是指胚胎在宫内因遗传或环境危害因素等而引起的先天性畸形(可表现在体表或体内)或生理功能障碍,即形态结构的异常和功能、代谢、行为、精神、遗传的异常。出生缺陷发生的对象包括活产儿、流产和死产。胎龄 2～8 周是胎儿生长发育的关键时期,各系统组织器官迅速分化发育,如受内外因素影响,发育受阻,即可引起各种出生缺陷。一种出生缺陷可由多种病因引起,如白内障可由风疹病毒感染、Down 综合征、半乳糖血症等 20 多种疾病引起;一种病因也可引起多种缺陷,如风疹病毒感染可引起先天心脏缺陷、先天白内障、耳聋、智力低下等。出生缺陷不仅易造成胎儿早期夭折,如流产、死胎等,也是导致婴儿期死亡的重要原因之一。存活者也可能保持终身病残。

根据现有资料,不同国家或地区报道的出生缺陷患病率由于缺陷种类及诊断标准的不一,差异很大。低收入、中等收入和高收入国家的出生缺陷患病率分别约为 6.42％、5.57％和 4.72％。我国 1986 年 10 月 1 日至 1987 年 9 月 30 日,全国 29 个省(直辖市、自治区)945 所医院连续 1 年监测了 1 243 284 例围产儿,出生缺陷总患病率为 130.1/万,死亡围产儿的出生缺陷总患病率为 2 177.9/万,出生缺陷儿在全国围产儿死因构成中占 17.8%,足月低体重儿的出生缺陷患病率为 393.1/万。共查出 101 种出生缺陷,排在前 5 位的出生缺陷是无脑儿、脑积水、开放性脊柱裂、唇裂并腭裂、先天性心脏病,前三者并称神经管缺陷,患病率为 27.4/万。男性出生缺陷患病率为 131.0/万,女性为 125.5/万。表 20-2 显示了 14 种出生缺陷的患病率。随着出生缺陷监测手段的提升,《中国出生缺陷防治报告(2012)》(卫生部)中估计我国的出生缺陷患病率约为 5.6% 左右,每年新增出生缺陷数约 90 万例,其中出生时临床明显可见的出生缺陷约有 25 万例。全国出生缺陷监测数据表明,我国围产期出生缺陷总体患病率呈上升趋势,由 2000 年的 109.79/万上升到 2011 年的 153.23/万。但一些群体干预手段初见成效,2009—2011 年,中央财政为农村孕前和孕早期妇女免费增补叶酸预防神经管缺陷,取得明显成效,围产儿神经管缺陷率持续降低,由 1987 年的 27.4/万下降至 2017 年的 1.5/万,其中从 1996 年的 13.6/万下降到 2011 年的 4.5/万(表 22-2),近 20 年间的总降幅达 94.5%,从围产期重点监测的 23 个出生缺陷病种的第 1 位下降至第 12 位。此外,地中海贫血防治成效明显,广东、广西胎儿水肿综合征(重型 α 地贫)发生率由 2006 年的 21.7/万和 44.6/万分别下降至 2017 年的 1.9/万和 3.2/万,降幅分别达 91% 和 93%。

表 22-2　我国围产期出生缺陷发生顺位(1/万)

顺位	1996 年	2000 年	2005 年	2010 年	2011 年
1	总唇裂 (14.50)	总唇裂 (14.07)	先天性心脏病 (23.96)	先天性心脏病 (28.82)	先天性心脏病 (40.95)
2	神经管缺陷 (13.60)	多指(趾) (12.45)	多指(趾) (14.66)	多指(趾) (15.91)	多指(趾) (16.73)
3	多指(趾) (9.20)	神经管缺陷 (11.96)	总唇裂 (13.73)	总唇裂 (13.17)	总唇裂 (11.43)
4	脑积水 (6.50)	先天性心脏病 (11.40)	神经管缺陷 (8.84)	神经管缺陷 (6.48)	脑积水 (5.47)
5	先天性心脏病 (6.20)	脑积水 (7.10)	脑积水 (7.52)	脑积水 (6.00)	马蹄内翻 (5.17)

引自:中华人民共和国卫生部. 中国出生缺陷防治报告(2012)[R]. 北京:中华人民共和国卫生部,2012.

　　许多资料显示出生缺陷的发生与季节有一定的关系,如:美、英、德国及以色列的无脑儿冬春季较多;挪威和美国波士顿地区的无脑儿则以夏秋季较多。我国天津的出生缺陷在 7—9 月较低,而在 10—12 月较高,即冬春季受孕的妇女产出缺陷儿的频率较高。根据美国的监测资料,排名前四位的出生缺陷依次是:尿道下裂、多(并)指(趾)、足内(外)翻及先天性心脏病。而英国的出生缺陷排前三位的分别是先天性心脏病、神经管缺陷、幽门狭窄或闭锁。我国围产期神经管缺陷发生率由 1987 年的第 1 位(27.4/万)下降到 2011 年的第 8 位,为 4.50/万,2000—2011 年期间,下降幅度达 62.4%;其中,农村下降幅度达到 72.8%,城市下降幅度达 64.5%(图 22-2);我国围产期肢体短缩畸形率由

2000 年的 5.81/万降至 2011 年的 4.09/万,下降了 29.6%,其中城市降幅达 35.5%,农村降幅为 27.6%;2000—2011 年围产期先天性心脏病患病率呈上升趋势,2011 年全国先天性心脏病患病率为 2000 年的 3.6 倍,城市为 4.4 倍,农村为 3.0 倍(图 22-3)。

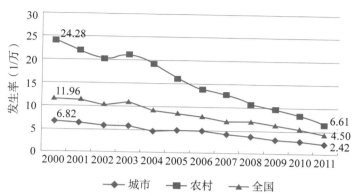

图 22-2 2000—2011 年全国围产儿神经管缺陷的发病趋势

引自:中华人民共和国卫生部. 中国出生缺陷防治报告(2012)[R]. 北京:中华人民共和国卫生部,2012.

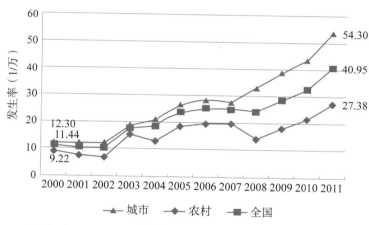

图 22-3 2000—2011年全国围产期先天性心脏病的发病趋势

引自:中华人民共和国卫生部. 中国出生缺陷防治报告(2012)[R]. 北京:中华人民共和国卫生部,2012.

出生缺陷与母亲的社会经济条件和教育程度有关。苏格兰 1960—1972 年的资料显示母亲的社会经济条件越差,无脑畸形率越高。我国北方的监测结果表明,母亲为文盲或半文盲,总出生缺陷率及神经管缺陷率均最高,且随母亲的文化程度上升而降低。职业方面,有研究总结了美英三次职业危害调查,以操作挥发性麻醉剂和手术室其他工作人员的下一代出生缺陷的危险最大。我国目前还没有发现关于出生缺陷职业分布的规律性的研究结果。

出生缺陷的原因复杂,既包括遗传因素也包括环境因素,主要有以下几种。

(一) 遗传因素

一般认为,由遗传因素如染色体畸变、基因突变导致的出生缺陷约占 20%～30%。

常染色体变异易导致新生儿的先天愚型,性染色体变异可导致生殖系统发育异常、骨骼畸形及内分泌障碍等。常见的出生缺陷如多(并)指、先天性聋哑属单基因遗传病,多数疾病都是遗传和环境共同作用的结果,如无脑畸形、脑积水、脊柱裂、多数先天性心脏病、唇裂并腭裂、先天性髋关节脱位、马蹄内翻等多基因遗传病。地中海贫血是一组遗传性溶血性贫血疾病,由于遗传的基因缺陷致使血红蛋白中一种或一种以上珠蛋白链合成缺如或不足所导致的贫血或病理状态,该病在我国广东、广西、四川多见。

我国 8 个省市出生缺陷监测资料显示,近亲婚配发生神经管缺陷、唇腭裂等常见缺陷和总出生缺陷的相对危险度在 3.9～5.4 之间,并且单基因病和多基因病等出生缺陷都受近亲婚配的影响。

(二) 父母年龄

母亲分娩时年龄在 35 岁以上,尤其是 40 岁以上者产出先天愚型婴儿的机会,比母龄小于 35 岁者大得多。美国 CDC 的资料显示,美国白人中父龄≥40 岁者与≤35 岁者相比,子女出现出生缺陷的风险增大 20%,而且软骨发育不良、内脏逆位、房间隔缺损、室间隔缺损等 4 种出生缺陷,与父龄较大(40 岁以上)有重要关联。

(三) 营养状况

怀孕期间如蛋白质和热量严重供给不足,将严重影响胎儿的生长发育,特别是脑的发育。宫内发育迟缓有时也会促使出生缺陷的发生。研究证明孕妇补充叶酸能显著降低神经管缺陷的发生。因此,孕妇需要平衡的膳食和足够丰富的营养以预防种种出生缺陷。

(四) 感染

母亲孕期感染,特别是妊娠早期 3 个月的感染可引起多种出生缺陷。例如,风疹病毒感染可引起先天性心脏病、眼缺陷、耳聋及脑损害等;弓形虫感染可导致脑损害、脉络膜视网膜炎、耳聋、脑积水及智力低下等;巨细胞病毒感染可导致耳聋、脑损害、小头症等。妊娠感染的不同结局常取决于感染的严重程度和感染时间的早晚。如母亲及胎儿感染风疹病毒的时间越早,胎儿患先天性风疹综合征的危险越大,胎龄 1 个月时感染风疹病毒,出生缺陷率约为 50%,胎龄 2 个月受感染者,畸形率约为 30%,如胎儿感染时间为妊娠 3～4 个月,则畸形率降为 20% 以内。由于大部分孕妇感染都是无症状感染,加之有些感染(如巨细胞病毒)只侵犯胎盘,不累及胎儿,使得孕妇感染导致出生缺陷的研究较为困难。

现已证明能确实导致胎儿出生缺陷的病毒有风疹病毒、巨细胞病毒及刚地弓形虫。与胎儿出生缺陷可能有关联的病毒有 II 型单纯疱疹病毒、B 组柯萨奇病毒、水痘病毒、委内瑞拉马脑炎病毒、梅毒螺旋体及泌尿道感染的病原物等。

(五) 疾病史

在出生缺陷的总体中,约 3.5% 是由于母亲疾病引起的,其中由传染病引起的约占 2%,由糖尿病引起的占 1.4%,归咎于其他疾病者小于 1%。英国一项为期 5 年的队列研究显示,妊娠期进行胰岛素治疗的妇女中 17% 出现自然流产、2% 死产、5% 因胎儿先天性畸形而终止妊娠。有综述认为糖尿病母亲所分娩婴儿的出生缺陷率为 6.6%～13%,平均为 9.1%,即为一般水平的 3 倍。1990 年在亚特兰大进行了一项以人群为基础的病例对照研究来评估母亲患糖尿病与婴儿出生缺陷的关系,病例组为 4 929 名患有出生缺陷的活产或死产婴儿,对照组为 3 029 名正常婴儿。研究结果显示,与对照组相比,患胰岛素依赖型糖尿病的母亲生育畸形婴儿的相对危险度 RR 为 7.9(1.9~33.5),生育中枢神经系统缺陷和心血管系统缺陷婴儿的 RR 为 15.5(3.3~73.8)和 18.0(3.9~82.5)。患胰岛素依赖型糖尿病的母亲生育畸形婴儿、中枢神经系统缺陷婴儿和心血管系统缺陷婴儿的绝对风险分别是 18.4%、5.3%和 8.5%。有学者在匈牙利进行了一项以人群为基础的病例对照研究,对象为 22 843 名患有出生缺陷的活产或死产婴儿和 38 151 名正常婴儿对照。目的是评估与出生缺陷的风险。研究结果显示,与对照组相比,母亲患 1 型糖尿病(DM-1)与孤立性肾发育不全、尿路梗阻性、心血管性和多发性出生缺陷有关,调整 OR 为 1.5(1.1~2.0),而未见孕妇患 2 型糖尿病(DM-2)和妊娠期糖尿病(gestational diabetes mellitus,GDM)与后代总的出生缺陷危险性有关。

（六）药物

许多学者对孕妇用药与出生缺陷的关系开展了研究。一项大规模病例对照研究发现,在 17 类主要药物中,与出生缺陷关联较强的 4 类药物是抗抑郁药、麻醉止痛剂、抗情绪兴奋剂及某些抗生素,并且初次服药时为妊娠早期危险性更大。

20 世纪 80 年代初,陆续有学者对一种抗痉剂二丙基乙酸的致畸作用进行了研究,1980 年最先报道了首例相关的出生缺陷儿,患儿母亲在怀孕期间只服用过二丙基乙酸这一种药。法国曾进行二丙基乙酸与脊柱裂关系的大规模病例对照研究,该研究包含子女有脊柱裂的产妇 146 人和对照 6 616 名,分析显示相对危险度 OR 为 20.6(8.2~47.9)。有学者在荷兰进行了一项孕妇服用抗癫痫药与出生缺陷关系的大规模回顾性队列研究,选用 921 名患癫痫且在妊娠前 3 个月服用过抗癫痫药的孕妇为暴露组,1 955 名非癫痫孕妇为对照组,结果暴露组和对照组分娩子女出生缺陷发生率分别为 36.85‰和 14.50‰。单独服用酰胺咪嗪及二-丙基戊酸钠能显著增加出生缺陷的风险,RR 值分别为 2.6(1.4~5.0)和 4.1(1.9~8.8),且与每日服用二-丙基戊酸钠≤600 mg 的孕妇相比,每日服用量≥1 000 mg 的孕妇所生子女患出生缺陷的 RR 值为 3.9(1.4~11.1)。联合服用镇静安眠剂、其他抗癫痫药和咖啡因的孕妇生育出生缺陷子女的风险明显增大,RR 值为 5.1(1.5~17.4)。

五、低出生体重

低出生体重(low birth weight,LBW)是指出生体重≤2 500 g 的早产儿或宫内发育迟缓(intrauterine growth retardation,IUGR)儿,后者又叫足月低体重儿。通常把出生体重≤1 500 g 者称为极低出生体重(very low birth weight,VLBW)。LBW 是新生儿死亡的主要原因之一,部分低出生体重儿长大后易出现躯体及智力发育障碍。

西方发达国家的 LBW 发生率一般为 4%~5%,南亚的 LBW 发生率最高,达 25%,亚撒哈拉非洲和拉丁美洲的 LBW 发生率为 10%~12%。根据中国出生缺陷监测协作组(1991 年)报道,1986—1987 年对全国 29 个省(直辖市、自治区)的 1 243 282 例围产儿的监测结果表明,我国 LBW 发生率为 6.4%,其中 IUGR 的发生率为 3.58%。LBW 发生率农村高于城市,低出生体重儿死亡率为 17.67%,是≥2 500 g 组(1.59%)的 11.1 倍。林良明等采用分层抽样方法,对中国 11 个省的 16 个市、28 个县,于 1998 年 7—10 月出生的孕周≥28 周的全部活产婴儿进行出生体重测查,共测查活产儿 22 350 人(男 11 584 人、女 10 766 人),显示我国城市、农村和全国加权低出生体重儿发生率分别为 4.2%、6.3% 和 5.9%。姜海利等对北京地区 2011 年 1—12 月分娩的孕妇,采用多中心、分层的方法,选取北京妇产医院、友谊医院、大兴妇幼保健院、通州妇幼保健院进行调查,采集病例 18 396 例,回顾性分析低出生体重儿的现状。发现北京地区低出生体重儿发生率为 4.4%,超低出生体重儿(出生体重≤1 000 g)发生率为 0.03%,极低出生体重儿(出生体重≤1 500 g)发生率为 0.46%。崔浩等使用以人群为基础的中国 5 岁以下儿童死亡监测系统的数据资料分析 1996—2013 年中国早产或低出生体重儿死亡率的变化趋势,发现 1996—2013 年农村和城市早产或低出生体重儿死亡率(infant mortality rate due to premature birth or low birth weight,IMR_{PL})随时间均呈下降趋势,18 年间分别下降了 28.1% 和 66.6%,但城乡早产或低出生体重儿死亡率差距仍明显。同期,中部地区的年平均早产或低出生体重儿死亡率是东部地区的 1.4 倍(95%CI:1.3~1.5),而西部地区的年平均早产或低出生体重儿死亡率是东部地区的 2.3 倍(95%CI:2.1~2.4),区域间差异明显。1996—2013 年中国早产或低出生体重儿死亡率呈总体下降趋势,农村地区降幅较城市大,城乡和区域间差异明显。

出生体重是反映胎儿宫内发育成熟程度的定量指标。胎儿宫内生长发育受母体与胎儿双重影响,既包括先天遗传因素,也包括后天环境因素。LBW 的危险因素主要包括以下几方面。

(一) 孕妇一般状况

孕妇的年龄与 LBW 有一定的关系,孕妇年龄过大与过小都会增加 LBW 的风险。有研究显示,≥35 岁组 LBW 发生率(4.3%)显著高于 20~24 岁组(2.7%),而<15 岁的未成年产妇 LBW 发生率为 10.9%。孕妇的身高和体重是影响 LBW 的危险因素。随着母亲的身高、体重增加,其子女的出生体重也相应增加。如身高<149 cm 的妇女生育低出生体重儿的危险显著高于身高>150 cm 的妇女;体重≤40 kg、41~49 kg、≥50 kg 的妇女生育低出生体重儿的危险依次减少。通过对全世界超过 100 000 名妇女的资料进行 Meta 分析,WHO 指出怀孕前体重、身高、孕前的体重指数(BMI)及中上臂围过低是与 LBW 有关的危险因素,OR 值分别为 2.3、1.7、1.8 和 1.9。社会经济地位的高低、妊娠期接触有害化学物质如铅、苯等与 LBW 有关。此外,未接受产前检查的孕妇与定期接受产前检查的孕妇相比,LBW 的发生率显著升高。定期接受产前检查可及时发现和纠正妊娠中的问题,从而减少 LBW 的危险。刘毅等对 2008—2019 年中国新生儿低出和体重相关因素的病例对照研究的 Meta 分析显示孕母高龄、母亲从事体力劳动职业、不良孕产史等是 LBW 的相关因素。

(二) 孕妇的营养状况

胎儿在宫内的生长发育与母亲的营养状况密切相关。孕妇缺铁、缺钙会影响胎儿的正常发育,孕妇缺锌可使低出生体重危险性增加 2 倍。维生素与胎儿发育关系密切,广泛参与氨基酸、核酸、脂肪代谢,并与组织分化、增生密切相关,孕期若摄入不足可影响胎儿发育。大部分发展中国家的低出生体重儿是因为妊娠早期营养不良而造成的胎儿宫内发育迟缓。有研究认为发展中国家超过 50% 的低出生体重儿是由于母亲孕前和孕中营养不良导致的。国外关于妊娠期摄入海产鱼类与低出生体重及妊娠时间的研究较多,认为海产鱼类体内含的 n-3 脂肪酸可以减少血液黏滞度,促进胎盘血液循环,从而有利于胎儿生长。有学者对英国妇女妊娠晚期(孕 32 周后)的海产鱼类摄入与宫内发育迟缓的关系进行队列研究,结果显示从不吃鱼的孕妇与每天至少吃 1 次鱼的孕妇相比,胎儿宫内发育迟缓的危险显著增加,调整 OR 值为 1.4(1.0~1.8),支持妊娠期多食用海产鱼可以促进胎儿生长,增加胎儿出生体重的结论。

（三）不良生活方式

许多研究发现妊娠期吸烟与 LBW、IUGR 等有关。20 世纪 50 年代最早报道了孕妇吸烟与 LBW 的关系,发现吸烟者生育低出生体重儿发生率是不吸烟者的 2 倍。有学者综合分析了 10 个相关研究,发现吸烟量与平均出生体重、低出生体重均有明显的剂量反应关系。一项系统综述包含了 1984—2016 年在美国开展的所有孕产妇吸烟的病例对照和队列研究,结果显示孕妇吸烟与低出体重显著相关($OR=2.0$,95%CI:1.8~2.3;$I^2=66.3\%$)。欧洲 9 个国家多中心对孕期饮酒与妊娠结局进行的协作研究发现,孕期饮酒者的 LBW 发生率与非饮酒者有显著差异,LBW 的比例随饮酒量的增加而增加,平均出生体重随饮酒量增加而减少。调整吸烟因素后,关联依然显著。

（四）妊娠期疾病

妊娠期疾病会影响胎儿在宫内的正常生长发育而引起 LBW。早产是 LBW 的主要原因,据估计,早产儿的 LBW 危险性比足月儿增加约 16.3 倍。孕早、中期的先兆流产会影响胎儿在宫内的正常发育而致 LBW。妊娠高血压可因肾血管痉挛导致全身动脉尤其是中小动脉痉挛,导致胎盘供血不足及胎盘功能减退而引起 IUGR。此外,基因异常、宫内感染、内分泌失调也会使胎儿在宫内发育迟缓,增加 LBW 的危险。近年来陆续有人关注妊娠期口腔感染如牙周炎与 LBW 的关系,认为口腔感染和泌尿生殖道感染类似,也可引起 LBW。机体的免疫系统在抵抗细菌脂多糖的反应中产生大量 PGE2、IL-1β 和 TNF-α 等物质,这些物质会促使子宫膜破裂引起早产和生长迟缓。一项基于 7 项研究 3 470 名研究对象的 Cochrane 综述显示孕期治疗牙周病有可能减少低出生体重的发生(9.7% vs 12.6%;RR 0.7,95%CI:0.5~1.0)。

（五）围产期感染

围产期感染(perinatal infection)是指围产期内孕、产妇与胎儿、新生儿的细菌、病毒、螺旋体、衣原体及原虫感染。母亲感染病原体后可以经胎盘、羊水途径、经生殖道逆行途径、分娩时经产道途径或产后经母乳喂养途径感染子代。围产期感染不仅可以影响胎儿的正常生长发育,引起流产、早产、死胎、先天缺陷等危害,有的可使子代终生感染,并且对孕、产妇的身心健康造成严重危害。

新生儿各类病原体感染约占新生儿疾病的 90%。细菌性感染是造成许多新生儿死亡的重要原因。目前,对胎儿或新生儿危害最为严重的主要为病毒感染,包括 HIV 病毒、风疹病毒、乙肝病毒、巨细胞病毒等。

有研究指出,感染乙肝病毒的母亲主要在妊娠晚期(7～9 个月)及产后致子代感染,感染乙肝病毒的孕妇所生的婴儿中,约 20%～30%会成为乙肝病毒携带者,而如果孕妇的 HBeAg 阳性,则约 85%的婴儿会感染乙肝病毒。围产期感染乙肝病毒的婴儿多为无症状慢性感染,很少引起急性或暴发性肝炎,并有可能进一步发展为肝硬化和原发性肝癌。对乙肝表面抗原阳性孕产妇所生新生儿,在出生后 24 小时内注射乙肝免疫球蛋白(100 国际单位)。按照国家免疫规划要求,完成 24 小时内及 1 月龄和 6 月龄儿童的三次乙肝疫苗接种。我国是乙肝高发国家,在全面推广新生儿乙肝疫苗接种前,人群中 HBsAg 携带率约为 10%,每天约有 2 000 名新生儿在围产期受到感染而成为 HBsAg 慢性携带者。2002 年起,我国已将新生儿乙肝疫苗免疫纳入免疫规划,目前我国 5 岁以下儿童乙肝病毒感染率已经降至 1%以下。

据 WHO 数据报告显示,孕妇感染 HIV,如果不进行治疗,病毒通过母婴传播的可能性为 15%～45%。然而,抗逆转录病毒治疗和其他干预措施(剖腹产和人工喂养等)可以将这种风险降低到 5%以下。随着母婴阻断措施的实施,联合国儿童基金会的数据显示至 2014 年,全球 60%的孕妇可以获得 HIV 的母婴阻断服务措施,发达国家 HIV 母婴垂直传播率已低于 5%,然而非洲很多地区的垂直传播率仍高达 25%,在高感染国家和地区该率甚至达 35%以上,意味着在这些国家和地区 HIV 母婴阻断服务的可及性仍有待进一步提高。

近年来,流行病学研究方法在生殖健康领域得到了广泛的应用,大量流行病学研究结果已被应用于生殖健康领域,这些循证的干预和预防措施促进了人群的生殖健康。生殖健康是家庭和谐,人类繁衍和社会发展的重要前提,生殖健康流行病学研究在理论、方法学和应用上的发展必将为提高人群总体健康水平、促进全生命周期健康发展发挥重要作用。

(蒋　泓　钱　序)

参考文献

1. 全球慢性病联盟中-加抑郁研究团队. 推进实施性研究在中国公共卫生领域的应用[J]. 中华预防医学杂志,2020,(1):8-12.

2. 谢润生,徐东,李慧,等. 医疗卫生领域中实施科学的研究方法[J]. 中国循证医学杂志,2020,20(9):1104-1110.

3. MA W, LIU B, NAN L, et al. Clan-involved approaches to increasing antenatal care use in a rural minority area of China: implementation research [J]. Acta Paediatr, 2018, 107 Suppl 471:7-16.

4. PETERS D H, ADAM T, ALONGE O, et al. Implementation research: what it is and how to do it [J]. BMJ, 2013,347: f6753.

图书在版编目（CIP）数据

流行病学原理/徐飚主编. —2 版. —上海：复旦大学出版社，2023.5
ISBN 978-7-309-16392-6

Ⅰ. ①流⋯　Ⅱ. ①徐⋯　Ⅲ. ①流行病学　Ⅳ. ①R18

中国版本图书馆 CIP 数据核字（2022）第 160432 号

流行病学原理（第二版）
徐　飚　主编
责任编辑/张　怡

复旦大学出版社有限公司出版发行
上海市国权路 579 号　邮编：200433
网址：fupnet@ fudanpress.com　http://www.fudanpress.com
门市零售：86-21-65102580　　团体订购：86-21-65104505
出版部电话：86-21-65642845
上海丽佳制版印刷有限公司

开本 787×1092　1/16　印张 32　字数 701 千
2023 年 5 月第 2 版
2023 年 5 月第 2 版第 1 次印刷

ISBN 978-7-309-16392-6/R・1968
定价：88.00 元